Obesidade e nutrição

Obesidade e nutrição

Organizadoras
Dilina do Nascimento Marreiro
Silvia Maria Franciscato Cozzolino

manole
editora

Produção editorial: Paris Serviços Editoriais e Educacionais
Projeto gráfico: Departamento de Arte da Editora Manole
Diagramação e ilustrações: Luargraf Serviços Gráficos Ltda. ME
Capa: Iuri Guião

CIP-BRASIL. CATALOGAÇÃO NA PUBLICAÇÃO
SINDICATO NACIONAL DOS EDITORES DE LIVROS, RJ

O14

Obesidade e nutrição / organizadoras Dilina do Nascimento Marreiro, Silvia Maria Franciscato Cozzolino ; colaboradores Ana Raquel Soares de Oliveira ... [et al.]. - 1. ed. - Barueri [SP] : Manole, 2023.

Inclui bibliografia e índice
ISBN 9788520460320

1. Nutrição. 2. Obesidade. 3. Dieta de emagrecimento. I. Marreiro, Dilina do Nascimento. II. Cozzolino, Silvia Maria Franciscato. III. Oliveira, Ana Raquel Soares de.

CDD: 616.3980654
23-83596 CDU: 612.39:616.33-008.4

Meri Gleice Rodrigues de Souza - Bibliotecária - CRB-7/6439

Edição – 2023

Editora Manole Ltda.
Alameda América, 876 – Tamboré
06543-315 – Santana de Parnaíba – SP – Brasil
Tel.: (11) 4196-6000
www.manole.com.br | https://atendimento.manole.com.br/

Impresso no Brasil
Printed in Brazil

Agradecimentos

Dedico esta obra aos meus pais, Francisco Marreiro e Luiza Antonia do Nascimento (*in memoriam*), por acreditarem que a educação é o melhor presente que se deve dar a um filho.

À minha querida filha, Valentina Marreiro Demes, e ao meu marido, Luiz Cláudio Demes, pela paciência, carinho e muito amor pelo meu trabalho.

Homenagem especial aos meus queridos alunos, pela colaboração imprescindível, não apenas como autores dos capítulos, mas também pelo entusiasmo, compromisso, conhecimento compartilhado e muito zelo na elaboração desta obra.

Meu agradecimento a todos vocês.

Dilina do Nascimento Marreiro

A todos aqueles que de alguma forma participaram e deixaram suas marcas na minha vida.

Silvia Maria Franciscato Cozzolino

Sobre os autores

SOBRE AS ORGANIZADORAS

Dilina do Nascimento Marreiro

Nutricionista (UFPI). Mestre e doutora em Ciência dos Alimentos, área de Nutrição Experimental, temática de obesidade e minerais (FCF/USP). Professora titular da UFPI. Coordenadora da disciplina na pós-graduação "Obesidade – Aspectos Metabólicos e Nutricionais" e responsável pela disciplina Nutrição e Atividade Física na graduação. Orientadora dos programas de pós-graduação em Alimentos e Nutrição e Ciências e Saúde (UFPI), com ênfase em projetos de pesquisa sobre obesidade e nutrição. Presidente do II Congresso Brasileiro de Alimentos e Nutrição (Conban) em 2019 com o tema obesidade. Pesquisadora da área de Nutrição, em particular sobre a relação entre micronutrientes e obesidade, com publicações em revistas nacionais e internacionais. Autora de capítulos dos livros: *Biodisponibilidade de nutrientes, Tratado de nutrição e dietoterapia* e *Bases bioquímicas e fisiológicas da nutrição*, entre outros. Membro de conselho editorial de revistas da área de atuação. Pesquisadora Nível PQ-2 do CNPq.

Silvia Maria Franciscato Cozzolino

Nutricionista (FSP/USP). Mestre e doutora em Ciência dos Alimentos, área de Nutrição Experimental (FCF-USP). Livre-docente e professora titular da FCF/USP. Foi responsável por disciplinas da área de Nutrição Humana tanto na graduação como na pós-graduação e orientadora dos programas de pós-graduação em Ciência dos Alimentos (FCF/USP) e Nutrição Humana Aplicada (FEA-FCF-FSP/USP). Foi coordenadora e presidente da Comissão de pós-graduação do programa de pós-graduação Interunidades de Nutrição Humana Aplicada. Representou a USP no Consea-SP de 2004 a 2008. Participa do Comitê Científico da International Society for Trace Elements Research in Humans (ISTERH). Fez parte do Comitê Científico do Congresso "Bioavailability 2018" realizado em Norwich-UK. Pesquisadora da área de Nutrição com ênfase em Micronutrientes e suas interações com outros nutrientes e compostos bioativos, na saúde e na doença, com publicações em revistas nacionais e internacionais. Organizadora e autora de capítulos dos livros: *Biodisponibilidade de nutrientes* e *Bases bioquímicas e fisiológicas da nutrição*, entre outros. Foi presidente da Sociedade Brasileira de Alimentação e Nutrição (Sban) de 1997 a 2003 e de 2006 a 2009. Pesquisadora 1 A do CNPq de 1982 a 2021. Consultora científica de instituições públicas e privadas. Presidente do Conselho Regional de Nutricionistas no período de 2014 a 2017 e conselheira do Conselho Federal de Nutricionistas de 2018 a 2021.

SOBRE OS COLABORADORES

Ana Raquel Soares de Oliveira

Nutricionista, mestre e doutora em Alimentos e Nutrição (UFPI).

Bianca Mickaela Santos Chaves

Graduanda em Nutrição (UFPI).

Bruna Emanuele Pereira Cardoso

Nutricionista (UFPI). Especialista em Nutrição Clínica. Mestre em Alimentos e Nutrição (UFPI).

Diana Stefany Cardoso de Araújo

Nutricionista (UFPI). Especialista em Nutrição Clínica e Esportiva (Unieducacional). Mestre em Alimentos e Nutrição (UFPI).

Jennifer Beatriz Silva Morais

Nutricionista (UFPI). Especialista em Fitoterapia Aplicada à Nutrição (Única). Mestre e doutoranda em Alimentos e Nutrição (UFPI).

Jéssica Batista Beserra

Nutricionista (UFPI). Pós-graduada em Nutrição Clínica, Funcional e Estética (Uninovafapi). Mestre em Ciências e Saúde (UFPI). Doutora em Alimentos e Nutrição (UFPI).

Juliana Soares Severo

Nutricionista (UFPI). Especialista em Fitoterapia Aplicada à Nutrição (Única) e em Nutrição Esportiva e Obesidade (USP). Mestre e doutora em Alimentos e Nutrição (UFPI). Pós-doutoranda Fapepi/CNPq/UFPI.

Kyria Jayanne Clímaco Cruz

Nutricionista (UFPI). Especialista em Fitoterapia Aplicada à Nutrição (Única). Mestre e doutora em Alimentos e Nutrição (UFPI). Professora substituta do Departamento de Nutrição da UFPI.

Larissa Cristina Fontenelle

Nutricionista (UFPI). Mestre e doutora em Alimentos e Nutrição (UFPI).

Loanne Rocha dos Santos

Nutricionista (UFPI). Pós-graduada em Nutrição Clínica e Esportiva (iPGS) e em Nutrição com ênfase em Obesidade e Emagrecimento (Faculdade Prominas). Mestre e doutoranda em Alimentos e Nutrição (UFPI).

Luana Mota Martins

Nutricionista (UFPI). Pós-graduada em Nutrição nos Ciclos da Vida (Novafapi). Mestre em Alimentos e Nutrição (UFPI). Doutora em Biotecnologia e Saúde pela Rede Nordeste em Biotecnologia (Renorbio/UFPI).

Lyandra Dias da Silva

Nutricionista (UFPI). Especialista em Nutrição Clínica e Esportiva e Docência do Ensino Superior. Mestranda em Alimentos e Nutrição (UFPI).

Mickael de Paiva Sousa

Nutricionista (UFPI). Pós-graduado em Nutrição Esportiva e Docência do Ensino Superior (Faeme). Mestre em Alimentos e Nutrição (UFPI).

Nilmara Cunha da Silva

Nutricionista (UFPI). Especialista em Nutrição Clínica, Esportiva e Prescrição de Fitoterápicos e Docência do Ensino Superior (Instituto Unieducacional/FAR). Mestranda em Alimentos e Nutrição (UFPI).

Stéfany Rodrigues de Sousa Melo

Nutricionista (UFPI). Mestre e doutoranda em Alimentos e Nutrição (UFPI). Especialista em Nutrição Clínica e professora do Curso de Nutrição do UniFAP e do curso de pós-graduação em Nutrição Clínica e Funcional.

Talyta Quaresma Loureiro Valcarenghi

Nutricionista (UFPI). Pós-graduada em Nutrição Clínica, Estética, Esportiva e Prescrição de Fitoterápicos (Ipog).

Tamires da Cunha Soares

Nutricionista (UFPI). Especialização em Nutrição Clínica e Práticas Esportivas (Funeso). Mestre em Alimentos e Nutrição (PPGAN/UFPI). Doutoranda em Alimentos e Nutrição (PPGAN/UFPI).

Thaline Milany da Silva Dias

Nutricionista (UFPI). Residência em Alta Complexidade (Hospital Universitário da UFPI). Mestre em Ciências e Saúde (UFPI).

Thayanne Gabryelle Visgueira de Sousa

Nutricionista (UFPI). Especialista em Nutrição Esportiva e Funcional (Uninovafapi). Mestre e doutoranda em Alimentos e Nutrição (UFPI).

Sumário

Prefácio

Ao aceitar o honroso convite para prefaciar a obra *Obesidade e nutrição*, organizada pelas professoras Marreiro e Cozzolino, perguntei-me do por que escrever um novo livro sobre esse tema para nutricionistas no Brasil.

A resposta é múltipla. Inclui o aumento da prevalência da obesidade e enfermidades correlatas no país, o que exige atualização contínua dos profissionais da área. Por estar focado no Brasil, permite adicionar especificidades culturais como hábitos alimentares e desafios socioeconômicos associados à obesidade. Adiciona-se que a pesquisa nessa área está em rápida evolução, demandando constante atualização de informações e estratégias alicerçadas em evidências científicas.

Obesidade e nutrição foi organizado pela nutricionista Dilina do Nascimento Marreiro, mestre e doutora em Ciência dos Alimentos e professora titular da Universidade Federal do Piauí (UFPI), e Silvia Maria Franciscato Cozzolino, nutricionista livre-docente e professora titular da Faculdade de Ciências Farmacêuticas da Universidade de São Paulo (FCF/USP). O livro, editado pela Editora Manole, conta com a colaboração de 19 nutricionistas da Universidade Federal do Piauí e é dividido em 21 capítulos.

A obra inicia abordando a epidemiologia da obesidade, discutindo a prevalência e a distribuição global dessa condição, bem como as implicações socioeconômicas e de saúde pública. Em seguida, os capítulos exploram a fisiopatologia da obesidade, apresentando os mecanismos biológicos e genéticos que contribuem para o desenvolvimento e a manutenção do excesso de peso.

Os autores também discutem a resistência à insulina e a inflamação como importantes fatores associados à obesidade, destacando seu papel no desenvolvimento de doenças metabólicas e cardiovasculares. Além disso, o livro analisa a relação entre a microbiota intestinal e a obesidade, descrevendo como o desequilíbrio na composição e na função dos microrganismos intestinais pode influenciar o metabolismo energético e a regulação do peso.

No que diz respeito ao metabolismo energético, a obra aborda os processos de balanço energético, termogênese e regulação do apetite, enfatizando a importância da nutrição adequada e da atividade física na prevenção e no tratamento da obesidade. O risco cardiovascular associado à obesidade é também explorado, esclarecendo as alterações metabólicas e hemodinâmicas que levam ao aumento do risco de eventos cardiovasculares.

A genômica nutricional é um tema importante no livro, pois explica como a interação entre genes e nutrientes pode influenciar a suscetibilidade à obesidade e às doenças relacionadas, bem como a resposta individual às intervenções dietéticas.

Nos capítulos finais, a obra aborda a importância dos macro e microelementos na obesidade, destacando o papel de nutrientes como proteínas, carboidratos, lipídios, vitaminas e minerais no controle do peso e na prevenção de complicações associadas. Além disso, os autores discutem estratégias nutricionais para a promoção de um peso saudável e a melhoria da saúde geral da população.

Obesidade e nutrição é uma leitura indispensável para profissionais da área da saúde, estudantes e pesquisadores interessados em ampliar seus conhecimentos sobre o tema. A obra oferece uma visão abrangente e atualizada, contribuindo para a formação e a prática profissional de qualidade no campo da nutrição e da saúde pública.

Dan L. Waitzberg
Mestre, doutor e livre-docente pela FMUSP. Professor associado do Departamento de Gastroenterologia da FMUSP, coordenador do laboratório LIM-35 do ICHC-FMUSP, coordenador médico das EMTNs do Hospital da Clínicas (ICHC-FMUSP), Instituto do Câncer do Estado de São Paulo (Icesp) e Hospital Santa Catarina. Diretor presidente do Grupo Ganep Nutrição Humana e diretor científico de Bioma4me.

Apresentação

O objetivo deste livro é proporcionar aos profissionais da área da saúde um conhecimento mais aprofundado da relação dos nutrientes com a obesidade. Inicialmente, procuramos mostrar a importância de cada nutriente para o organismo humano, as principais funções fisiológicas, a recomendação de ingestão, fontes alimentares e em seguida a influência do sobrepeso e da obesidade tanto no metabolismo dos nutrientes quanto nos aspectos ligados às suas deficiências ou excessos. Para isso, foi construída uma estrutura de trabalho em três partes, a primeira considerando a importância das principais desordens metabólicas e os mecanismos envolvidos na fisiopatologia da obesidade; a segunda, os macronutrientes e sua relação principalmente com o aspecto de fornecimento de energia e como a obesidade pode interagir nesse processo; a terceira parte considerou os principais micronutrientes envolvidos nessa temática. Dentre os minerais relacionamos zinco, magnésio, selênio, cobre, cálcio, ferro, e dentre as vitaminas, vitamina D, vitamina C e vitamina E. Para cada nutriente fez-se uma revisão extensa sobre os trabalhos científicos publicados nos últimos anos relacionados com o tema obesidade, de forma mais resumida e didática, porém sem deixar de aprofundar o conhecimento sobre como as mudanças decorrentes dessa condição de saúde podem refletir na resposta dos indivíduos em relação a eles, ou seja, no seu estado nutricional, interferindo no metabolismo e na função do nutriente. Portanto, esperamos que esse livro traga a seus leitores uma visão mais abrangente de como cada nutriente pode estar relacionado com essa condição de doença e que com isso desperte sua atenção para a importância da prescrição adequada desses nutrientes no controle da obesidade e de suas desordens metabólicas associadas.

Dedicamos o livro a todos os nutricionistas e demais profissionais de saúde militantes nesse tema.

Dilina do Nascimento Marreiro
Silvia M. Franciscato Cozzolino

1

Epidemiologia da obesidade

Dilina do Nascimento Marreiro
Jéssica Batista Beserra
Tamires da Cunha Soares

INTRODUÇÃO

A obesidade é uma doença crônica caracterizada pelo acúmulo excessivo de gordura corporal, considerada atualmente um dos principais problemas de saúde pública, com prevalência cada vez mais crescente em todo o mundo. Nesse cenário, destaca-se o impacto da obesidade como fator de risco para o desenvolvimento de doenças crônicas não transmissíveis, a exemplo do diabetes *mellitus*, cirrose hepática não alcoólica, câncer e doenças cardiovasculares, com reflexo na qualidade de vida da população (Nyberg *et al.*, 2018; WHO, 2021).

A avaliação do estado nutricional dos indivíduos na perspectiva do diagnóstico da obesidade em âmbito epidemiológico é realizada por meio do índice de massa corporal (IMC), o qual é calculado pela relação entre o peso (em quilogramas), dividido pelo quadrado da estatura (em metros) do indivíduo, sendo o indicador utilizado mundialmente para classificar o estado nutricional da população. Esse indicador apresenta pontos de corte estabelecidos para considerar a definição de obesidade em indivíduos na fase adulta, conforme mostra o Quadro 1.

Nessa temática, considerando as variações na composição corporal durante as fases de desenvolvimento, a avaliação do estado nutricional de crianças e adolescentes difere daquela realizada na fase adulta, pois deve-se considerar o sexo e a faixa etária do indivíduo. Assim, o Ministério da Saúde adota as recomendações da World Health Organization (WHO) para o uso de curvas de referência distribuídas em percentis e escores Z de acordo com sexo e idade, como mostram os Quadros 2 e 3 (WHO, 2006; WHO, 2007).

QUADRO 1 Classificação do estado nutricional de adultos segundo o IMC

IMC	Classificação
< 18,5	Abaixo do peso
18,5-24,9	Normal ou eutrófico
25-29,9	Sobrepeso ou pré-obeso
30-34,9	Obesidade grau I
35-39,9	Obesidade grau II
> 40	Obesidade grau III

IMC: índice de massa corporal.
Fonte: WHO (2000).

QUADRO 2 Classificação do estado nutricional de adolescentes segundo o IMC

Valores críticos		Índices antropométricos para adolescentes (idade)	
		IMC para a idade	Estatura para a idade
< percentil 0,1	< escore Z −3	Magreza acentuada	Muito baixa estatura para a idade
> percentil 0,1 e < percentil 3	≥ escore Z −3 e < escore Z −2	Magreza	Baixa estatura para a idade
≥ percentil 3 e < percentil 15	≥ escore Z −2 e < escore Z −1	Eutrofia	Estatura adequada para a idade
≥ percentil 15 e ≤ percentil 85	≥ escore Z −1 e ≤ escore Z +1		
> percentil 85 e ≤ percentil 97	> escore Z +1 e ≤ escore Z +2	Sobrepeso	
> percentil 97 e ≤ percentil 99,9	> escore Z +2 e ≤ escore Z +3	Obesidade	
> percentil 99,9	> escore Z +3	Obesidade grave	

IMC: índice de massa corporal.
Fonte: WHO (2007).

A classificação do estado nutricional da população idosa também difere daquela recomendada para os indivíduos que estão na fase adulta, conforme mostra o Quadro 4. Tal recomendação é fundamentada nas alterações que ocorrem na composição corporal durante o período do envelhecimento, as quais são caracterizadas pelo aumento da gordura corporal e pela redução da massa magra, o que contribui para o aumento da frequência de sarcopenia nesse grupo populacional (Abeso, 2016).

Sobre a avaliação do estado nutricional dos indivíduos, verifica-se na literatura uma ampla discussão acerca do valor do IMC quando avaliado isolada-

QUADRO 3 Classificação do estado nutricional de crianças

Valores críticos		Índices antropométricos				
		Crianças de 0-5 anos incompletos			Crianças de 5-10 anos incompletos	
		Peso para a idade	Peso para a estatura	IMC para a idade	Peso para a idade	IMC para a idade
< percentil 0,1	< escore Z −3	Muito baixo peso para a idade	Magreza acentuada	Magreza acentuada	Muito baixo peso para a idade	Magreza acentuada
≥ percentil 0,1 e < percentil 3	≥ escore Z −3 e < escore Z -2	Baixo peso para a idade	Magreza	Magreza	Baixo peso para a idade	Magreza
≥ percentil 3 e < percentil 15	≥ escore Z -2 e < escore Z -1	Peso adequado para a idade	Eutrofia	Eutrofia	Peso adequado para a idade	Eutrofia
≥ percentil 15 e ≤ percentil 85	> escore Z -1 e ≤ escore Z +1					
> percentil 85 e ≤ percentil 97	> escore Z +1 e ≤ escore Z +2		Risco de sobrepeso	Risco de sobrepeso		Sobrepeso
> percentil 97 e ≤ percentil 99,9	> escore Z +2 e ≤ escore Z +3	Peso elevado para a idade	Sobrepeso	Sobrepeso	Peso elevado para a idade	Obesidade
> percentil 99,9	> escore Z +3		Obesidade	Obesidade		Obesidade grave

IMC: índice de massa corporal.
Fonte: WHO (2006); WHO (2007).

QUADRO 4 Classificação do estado nutricional de idosos segundo o IMC

IMC	Classificação
< 22	Baixo peso
22-27	Normal ou eutrófico
> 27	Sobrepeso

Fonte: Lipschitz (1994).

mente para predição da condição nutricional dos indivíduos, pois tal índice não considera as diferenças na composição corporal em função de sexo, idade, etnia e nível de atividade física, e, consequentemente, não reflete a distribuição da gordura corporal (Abeso, 2016).

Além disso, o fato de o IMC não considerar a quantidade de massa gorda e de massa magra torna o uso desse parâmetro menos preciso na avaliação do estado nutricional de indivíduos idosos, pois sabe-se que ocorre perda de massa muscular durante essa fase da vida. De forma semelhante, também se verifica a limitação no uso desse índice na avaliação do estado nutricional de adultos, pois indivíduos que possuem grande quantidade de massa muscular podem ser diagnosticados com obesidade de forma equivocada (Abeso, 2016).

Dessa forma, percebe-se uma grande preocupação na área clínica com a avaliação da distribuição da gordura corporal dos indivíduos, uma vez que a literatura mostra que a gordura localizada em compartimentos específicos, a exemplo do visceral, constitui fator de risco potencial para o desenvolvimento de doenças crônicas, independentemente da gordura corporal total.

Nesse sentido, tem sido recomendado o uso do IMC associado com outros parâmetros para a obtenção de um diagnóstico mais preciso sobre a distribuição da gordura corporal e, consequentemente, do risco à saúde do indivíduo. Assim, a medida da circunferência abdominal, medidas de pregas cutâneas, ultrassonografia e análise de bioimpedância constituem métodos mais simples e de menor custo para tal avaliação (Abeso, 2016).

Associado a isso, outras técnicas também são recomendadas, a exemplo do uso da calorimetria indireta, pesagem hidrostática (peso submerso), absorciometria com raios X de dupla energia (Dexa), técnicas de imagem como a ressonância magnética, tomografia computadorizada, embora sejam métodos mais onerosos com limitação na prática clínica (Abeso, 2016).

Conforme descrito pela British Association for Parenteral and Enteral Nutrition (Bapen, 2011), a ferramenta MUST (*Malnutrition Universal Screening Tool*) tem sido uma estratégia de triagem utilizada na avaliação do estado nutricional da população, a qual apresenta cinco passos para a identificação do risco de desnutrição e obesidade:

- Passo 1: aferição das medidas de peso e estatura para obtenção do IMC. Na impossibilidade da obtenção de tais medidas, deve-se utilizar a medida de estatura mais recente ou estimativas a partir de medidas da altura do joelho e envergadura.
- Passo 2: registro da porcentagem da perda de peso involuntária e pontuação desse valor em tabelas específicas dessa ferramenta.
- Passo 3: estabelecer a pontuação do impacto de doença grave, caso tenha, considerando tabelas específicas.
- Passo 4: somatória das pontuações dos passos 1, 2 e 3 para obtenção do risco geral de malnutrição.
- Passo 5: utilização de linhas de orientação de controle e/ou adoção de política local para desenvolver um plano de cuidados.

A ferramenta MUST categoriza o risco de malnutrição em baixo, médio ou alto a partir da pontuação final obtida, o que contribui para a adoção de medidas de intervenção nutricional em cada caso observado, conforme o Quadro 5.

QUADRO 5 Classificação do risco de malnutrição de acordo com a ferramenta MUST

Nível de risco	Intervenção
Baixo risco	• Repetir o rastreio: ✓ Hospital: semanalmente. ✓ Instituições de cuidados: mensalmente. ✓ Comunidade: anualmente para grupos especiais, por exemplo, os indivíduos > 75 anos.
Risco médio	• Registrar a ingestão nutricional durante 3 dias. • Se for adequada: preocupação ligeira e repetir o rastreio. ✓ Hospital: semanalmente. ✓ Instituição de cuidados: pelo menos mensalmente. ✓ Comunidade: pelo menos de 2-3 meses. • Se for inadequada: ✓ Seguir as políticas locais, definir objetivos, melhorar e aumentar a ingestão nutricional geral, monitorizar e rever o plano de cuidados regularmente.
Risco alto	• Remeter ao nutricionista, à equipe de suporte nutricional ou implementar a política local. • Definir objetivos, melhorar e aumentar a ingestão nutricional geral. • Monitorizar e rever o plano de cuidados: ✓ Hospital: semanalmente. ✓ Instituição de cuidados: mensalmente. ✓ Comunidade: mensalmente.

MUST: *Malnutrition Universal Screening Tool.*
Fonte: Bapen (2011).

Outro método utilizado para avaliação do estado nutricional diz respeito à adequação do IMC de acordo com sexo e idade proposto por Must, Dallal e Dietz (1991). Esse método distribui as classificações em 5 percentis (5, 15, 50, 85 e 90), sendo os percentis 85 e 90 utilizados para definir obesidade e obesidade grave. Os valores utilizados para avaliação segundo esse método são apresentados na Tabela 1.

OBESIDADE NO MUNDO

Nas últimas décadas, diversos países passaram por um processo de transição nutricional, associado à urbanização, caracterizado pelo consumo elevado de alimentos com alto valor calórico e prática de atividade física reduzida, o que contribuiu para o aumento da prevalência de obesidade e de outras doenças crônicas não transmissíveis. Sobre esse aspecto, a literatura destaca que o excesso de peso e a obesidade, considerados anteriormente problemas de saúde pública em países de alta renda, passaram a fazer parte da realidade de países de baixa e média renda, particularmente em ambientes urbanos, tornando-se ainda mais frequentes do que a desnutrição em todas as regiões do mundo, com exceção da África Subsaariana e da Ásia (NCD Risk Factor Collaboration, 2017; Popkin; Ng, 2022; World Obesity Federation, 2022).

A prevalência mundial de excesso de peso quase triplicou entre 1975 e 2016. Em 2016, mais de 1,9 bilhão de adultos com 18 anos ou mais estavam acima do peso, o que corresponde a 39% dos adultos (39% dos homens e 40% das mulheres). Destes, mais de 650 milhões eram obesos, ou seja, 13% da população mundial (11% dos homens e 15% das mulheres) (NCD Risk Factor Collaboration, 2017; WHO, 2021).

Nessa perspectiva, destaca-se que a prevalência da obesidade tende a aumentar cada vez mais, pois estima-se que 1 em cada 5 mulheres e 1 em cada 7 homens viverão com obesidade até 2030, o que equivale a mais de 1 bilhão de pessoas em todo o mundo (World Obesity Federation, 2022).

A alta prevalência de sobrepeso e obesidade também é uma realidade entre as crianças e adolescentes, tendo aumentado de 11 milhões em 1975 para 124 milhões em 2016 na população com idade entre 5 e 19 anos de idade. Estima-se que o número de crianças e adolescentes obesos, com idades entre 5 e 19 anos, aumente para 254 milhões até 2030, de acordo com projeções da World Obesity Federation com base em dados da NCD Risk Factor Collaboration (NCD Risk Factor Collaboration, 2017; World Obesity Federation, 2022).

A maior prevalência de obesidade ocorre em países de baixa e média renda, onde a dupla carga de doenças relacionadas à malnutrição, ou seja, desnutrição e obesidade, ainda ocorre, e onde os sistemas de saúde estão despreparados

TABELA 1 Distribuição do IMC segundo gênero e idade de acordo com Must, Dallal e Dietz (1991)

Masculino							Feminino						
Percentil							Percentil						
Idade (anos)	N	5	15	50	85	95	Idade (anos)	N	5	15	50	85	95
6	165	12,86	13,43	14,54	16,64	18,02	**6**	161	12,83	13,37	14,31	16,17	17,49
7	164	13,24	13,85	15,07	17,37	19,18	**7**	174	13,17	13,79	14,98	17,17	18,93
8	149	13,63	14,28	15,62	18,11	20,33	**8**	153	13,51	14,22	15,66	18,18	20,36
9	177	14,03	14,71	16,17	18,85	21,47	**9**	173	13,87	14,66	16,33	19,19	21,78
10	177	14,42	15,15	16,72	19,60	22,60	**10**	194	14,23	15,09	17	20,19	23,20
11	169	14,83	15,59	17,28	20,35	23,73	**11**	163	14,60	15,53	17,67	21,18	24,59
12	204	15,24	16,06	17,87	21,12	24,89	**12**	177	14,98	15,98	18,35	22,17	25,95
13	177	15,73	16,62	18,53	21,93	25,93	**13**	199	15,36	16,43	18,95	23,08	27,07
14	173	16,18	17,20	19,22	22,77	26,93	**14**	192	15,67	16,79	19,32	23,88	27,97
15	175	16,59	17,76	19,92	23,63	27,76	**15**	164	16,01	17,16	19,69	24,29	28,51
16	172	17,01	18,32	20,63	24,45	28,53	**16**	173	16,37	17,54	20,09	24,74	29,10
17	167	17,31	18,68	21,12	25,18	29,32	**17**	159	16,59	17,81	20,36	25,23	29,72
18	120	17,54	18,89	21,45	25,92	30,02	**18**	140	16,71	17,99	20,57	25,56	30,22

(continua)

TABELA 1 Distribuição do IMC segundo gênero e idade de acordo com Must, Dallal e Dietz (1991) (*continuação*)

Masculino							Feminino						
Percentil							Percentil						
Idade (anos)	N	5	15	50	85	95	Idade (anos)	N	5	15	50	85	95
19	137	17,80	19,20	21,86	26,36	30,66	**19**	142	16,87	18,20	20,80	25,85	30,72
20-24	514	18,66	20,21	23,07	26,87	31,26	**20-24**	1244	17,38	18,64	21,46	26,14	31,20
25-29	671	19,11	20,98	24,19	28,08	31,72	**25-29**	1307	17,84	19,09	22,10	27,68	33,16
30-34	466	19,52	21,51	24,90	28,75	31,99	**30-34**	1092	18,23	19,54	22,69	28,87	34,58
35-39	451	19,55	21,71	25,25	29,18	32,23	**35-39**	1017	18,51	19,91	23,25	29,54	35,35
40-44	474	19,52	21,75	25,49	29,37	32,41	**40-44**	999	18,65	20,20	23,74	30,11	35,85
45-49	532	19,45	21,72	25,55	29,39	32,40	**45-49**	603	18,71	20,45	24,17	30,65	36,02
50-54	531	19,35	21,66	25,54	29,31	32,27	**50-54**	615	18,79	20,66	24,54	30,79	35,95
55-59	468	19,25	21,58	25,51	29,24	32,18	**55-59**	492	18,88	20,86	24,92	31	35,88
60-64	378	19,15	21,49	25,47	29,17	32,08	**60-64**	463	18,96	21,06	25,29	31,21	35,80
65-69	1084	19,05	21,39	25,41	29,08	31,98	**65-69**	1157	19,03	21,25	25,66	31,40	35,70
70-74	752	18,94	21,29	25,33	28,99	31,87	**70-74**	848	19,09	21,44	26,01	31,58	35,58

IMC: índice de massa corporal.
Fonte: adaptação de Must, Dallal e Dietz (1991).

para lidar efetivamente com a obesidade e suas consequências. Metade de todas as mulheres que vivem com obesidade está em 11 países: EUA, China, Índia, Brasil, México, Rússia, Egito, Indonésia, Irã, Turquia e Paquistão. Metade de todos os homens que vivem com obesidade está em 9 países: EUA, China, Índia, Brasil, México, Rússia, Egito, Alemanha e Turquia (NCD Risk Factor Collaboration, 2017; World Obesity Federation, 2022).

A obesidade representa uma carga significativa de custos para os sistemas de saúde. Estima-se que o custo total do sobrepeso para esses serviços seja de US$ 990 bilhões por ano globalmente, o que representa mais de 13% de todos os gastos com saúde. A obesidade também resulta em custos indiretos, podendo prejudicar a produtividade do indivíduo, além de reduzir a expectativa e a qualidade de vida, o que impacta de forma negativa no crescimento econômico e nos gastos com a saúde da população (OECD, 2019).

OBESIDADE NO BRASIL

Nas últimas décadas, o Brasil também passou por importantes mudanças demográficas e socioeconômicas inseridas em um contexto nacional cada vez mais urbano e globalizado que culminaram em uma transição nutricional, sendo esta caracterizada pela redução da prevalência de carências nutricionais e pelo aumento da prevalência de doenças crônicas não transmissíveis (GBD 2016 Brazil Collaborators, 2018; Soares *et al.*, 2013).

A World Obesity Federation classifica o Brasil como um país com "alto risco nacional de obesidade", atribuindo escore 7,5, em uma escala cuja pontuação máxima é 10, com base em fatores como prevalência e taxa de crescimento da obesidade no país (World Obesity Federation, 2022).

Projeções do estudo *A epidemia de obesidade e as DCNT: causas, custos e sobrecarga no SUS*, realizado por uma equipe formada por 17 pesquisadores de diversas universidades do Brasil e uma do Chile, afirmam que 68% dos brasileiros poderão estar com excesso de peso até 2030, o que corresponde a 7 em cada 10 pessoas. Já a obesidade poderá atingir 26% da população geral, ou seja, 1 a cada 4 indivíduos (Rezende, 2021).

No Brasil, segundo a Pesquisa Nacional de Saúde publicada em 2020, houve aumento expressivo no percentual de indivíduos acima de 20 anos com obesidade, chegando a 26,8% em 2019. A proporção da população adulta com excesso de peso passou de 43,3 para 61,7%, no período entre 2002 e 2019, representando quase dois terços dos brasileiros (Brasil, 2020b).

Em relação à prevalência de sobrepeso entre os gêneros, a pesquisa Vigitel de 2020 mostra que o excesso de peso é maior entre homens (58,9%) do que entre mulheres (56,2%). Quanto à obesidade, a frequência foi semelhante entre mulheres (22,6%) e homens (20,3%) adultos. Um fato interessante verificado nos resultados dessa pesquisa foi que, entre as mulheres, a frequência de sobrepeso e de obesidade reduziu de forma significativa com o aumento da escolaridade (Brasil, 2021).

Verificou-se ainda que o percentual de excesso de peso no país entre os adolescentes foi de 19,4% em 2019, o que representa 1,8 milhão de pessoas, tendo prevalência maior entre adolescentes do sexo feminino (22,9%) do que no masculino (16%) (Brasil, 2020b). Quanto à situação epidemiológica da obesidade, os dados da Pesquisa Nacional de Saúde (Brasil, 2020b) mostram que 6,7% da população de adolescentes apresenta essa condição, sendo 8% do sexo feminino, e 5,4% do sexo masculino. De forma semelhante, a obesidade infantil atingiu números expressivos nos últimos anos, com 29,3% das crianças brasileiras entre 5 e 9 anos apresentando excesso de peso, 8,4% obesidade e 5,22% obesidade grave (Brasil, 2020b).

A prevalência elevada de obesidade entre crianças e adolescentes representa um cenário preocupante, já que a tendência é que esses números aumentem no decorrer da vida. A Pesquisa Nacional de Saúde realizada em 2020 mostra que 33,7% das pessoas na faixa etária entre 18 e 24 anos apresentavam excesso de peso e que, naqueles indivíduos com idade entre 40 e 59 anos, a prevalência chegou a atingir 70,3% (Brasil, 2020b).

Além disso, a obesidade na infância e na adolescência está associada a maior chance de apresentar problemas respiratórios, fraturas e outros agravos osteoarticulares, hipertensão arterial sistêmica, doenças cardiovasculares, resistência à insulina e efeitos psicológicos, como baixa autoestima, isolamento social e transtornos alimentares (Kansra; Lakkunarajah; Jay, 2021).

Vale ressaltar que as mudanças demográficas e epidemiológicas no Brasil não ocorreram de maneira uniforme entre os estados, o que contribuiu para disparidades na prevalência de excesso de peso. Ao considerar a prevalência de obesidade por região, a partir de resultados referentes ao acompanhamento do estado nutricional de 12.776.938 adultos assistidos pela Atenção Primária no Brasil em 2019, observou-se que a região Sul possuía os maiores índices e a região Norte os menores (Figura 1) (Brasil, 2020b; GBD 2016 Brazil Collaborators, 2018).

O cenário epidemiológico da obesidade também é responsável pelo aumento de gastos públicos com serviços de saúde, em razão do aumento das despesas com assistência médica e hospitalar. Sobre esse aspecto, destaca-se que o custo financeiro da obesidade com hospitalizações e gastos ambulatoriais do Sistema Único de Saúde (SUS), em 2011, foi estimado em R$ 488 milhões, dos quais quase 24% eram atribuíveis à obesidade mórbida. Em 2018, os custos totais chegaram a aproximadamente R$ 669 milhões, destinados a hospitalizações e

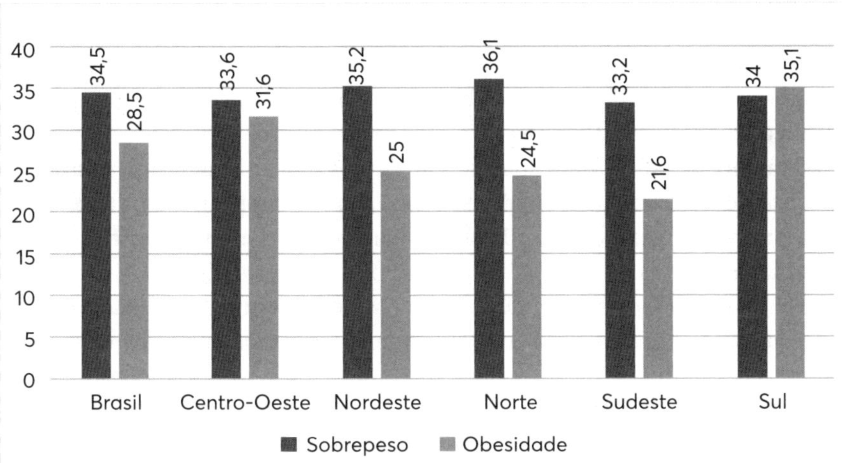

FIGURA 1 Prevalência de sobrepeso e obesidade em adultos por regiões do Brasil em 2019.

Fonte: adaptação da Pesquisa Nacional de Saúde (Brasil, 2020b).

gastos ambulatoriais, além disso, acrescenta-se a esse valor R$ 722 milhões em gastos com medicamentos, ou seja, um total de R$ 1,39 bilhão (Nilson *et al.*, 2019; Oliveira *et al.*, 2015).

A obesidade, além de ser considerada fator de risco importante para a manifestação de outras doenças crônicas, a exemplo do câncer e do diabetes *mellitus*, também contribui para o aumento de gastos necessários para o tratamento de tais doenças. O Instituto Nacional de Câncer (Inca), em parceria com a Universidade do Estado do Rio de Janeiro e a Universidade Federal do Rio Grande do Sul, publicou dados que revelam que o gasto no tratamento de casos de câncer relacionado à obesidade entre adultos foi de R$ 1,4 bilhão do total de R$ 3,5 bilhões aplicados em 2018 pelo governo federal no tratamento da doença na rede do SUS (Silva, 2021).

OBESIDADE GRAVE

A obesidade grave, também conhecida como obesidade grau 3 ou mórbida, é caracterizada pelo IMC igual ou superior a 40 kg/m^2 e associada ao aumento significativo do risco de problemas de saúde graves e crônicos, bem como à redução da qualidade de vida do indivíduo (Hales *et al.*, 2020; Ward *et al.*, 2019; WHO, 2000).

O estudo conduzido por Lung *et al.* (2019), que objetivou estimar reduções na expectativa de vida em anos de vida perdidos associados ao sobrepeso e obesidade, em relação àqueles indivíduos com peso saudável para adultos australianos, identificou que os anos de vida perdidos aumentam de acordo com a gravidade da doença. Assim, os resultados desse estudo revelaram que, para os indivíduos com sobrepeso, a perda prevista foi de aproximadamente 3,3 anos, para aqueles indivíduos que apresentavam obesidade, a perda de anos de vida foi prevista em 5,6 a 7,6 anos e, para os indivíduos com obesidade grave, 8,1 a 10,3 anos, para homens e mulheres com idades entre 20 e 29 anos.

Nesse sentido, dados de saúde provenientes de estudo realizado nos EUA referentes aos anos de 2011 a 2016 evidenciaram que os gastos com saúde são mais elevados para indivíduos que apresentam obesidade grave. Entre os adultos, a obesidade foi associada a um adicional de $ 1.861 nos custos médicos anuais por pessoa, enquanto a obesidade grave foi associada a um aumento de $ 3.097 por adulto (Ward *et al.*, 2021). Destaca-se que no Brasil, em 2011, quase 24% dos US$ 269,6 milhões dos gastos hospitalares e ambulatoriais do SUS com obesidade eram atribuíveis à obesidade grave (Oliveira *et al.*, 2015).

A prevalência de obesidade grave por idade entre adultos dos EUA foi de 9,2% entre 2017 e 2018, sendo mais prevalente entre as mulheres (11,5%) quando comparada aos homens (6,9%). Quanto à idade, a prevalência de obesidade grau 3 foi maior entre adultos de 40 a 59 anos (11,5%), seguida por adultos de 20 a 39 anos (9,1%) e adultos com 60 anos ou mais (5,8%) (Hales *et al.*, 2020). Estima-se que nesse país quase 1 em cada 4 adultos tenha obesidade grave até 2030 e que a obesidade grave provavelmente se tornará a categoria de IMC mais comum entre as mulheres e entre a população de baixa renda (Ward *et al.*, 2019).

No Brasil, estudo realizado com dados da população adulta das capitais entre os anos 2006 e 2017 evidenciou aumento da prevalência de obesidade grave em todos os níveis de escolaridade e regiões do Brasil. Quanto ao sexo, assim como nos EUA, as mulheres apresentaram maiores prevalências (1,3% em 2006 e 1,9% em 2017) ao serem comparadas com os homens (0,9 e 1,4%) (Malta *et al.*, 2017).

FATORES CONTRIBUINTES PARA O IMPACTO EPIDEMIOLÓGICO DA OBESIDADE

A etiologia da obesidade é complexa, com mecanismos ainda não totalmente esclarecidos, envolvendo diversos fatores contribuintes para seu desenvolvimento e manutenção no organismo. Assim, torna-se evidente a necessidade da busca de conhecimentos sobre as prováveis causas e ainda as possíveis estratégias de prevenção e tratamento dessa doença.

Consumo alimentar inadequado

Nas últimas décadas, a indústria alimentícia passou por importantes modificações, com avanços na tecnologia e processamento de alimentos, resultando em maior comercialização e acessibilidade a produtos ricos em açúcares e gorduras. Nesse sentido, a globalização associada a transformações sociais induziu mudanças no padrão de consumo alimentar da população, com aumento da frequência do consumo desses alimentos em detrimento da ingestão de alimentos naturais, contribuindo para o desenvolvimento de sobrepeso e obesidade (Popkin; Reardon, 2018; Poti *et al.*, 2017). Estudos realizados sobre o consumo alimentar da população infantil demonstram que o percentual de energia constante nas dietas proveniente da ingestão de alimentos ultraprocessados é de 25% no Brasil, 34% na Colômbia, 48% no Canadá e 58% nos EUA (Poti *et al.*, 2017).

A Figura 2 apresenta o percentual de pessoas que consumiram frutas e hortaliças de acordo com a recomendação (5 vezes ao dia), e ainda o consumo de alimentos ultraprocessados no Brasil, no ano de 2019. Sobre o consumo de frutas e hortaliças, 13% consumiram esses alimentos de forma adequada, sendo o menor percentual observado na região Nordeste (9%) e a maior frequência observada no Sudeste (16%). Em média, 14,3% relataram consumo de alimentos ultraprocessados, sendo a menor frequência no Nordeste (8,8%) e a maior no Sul (19,9%) (Brasil, 2020b).

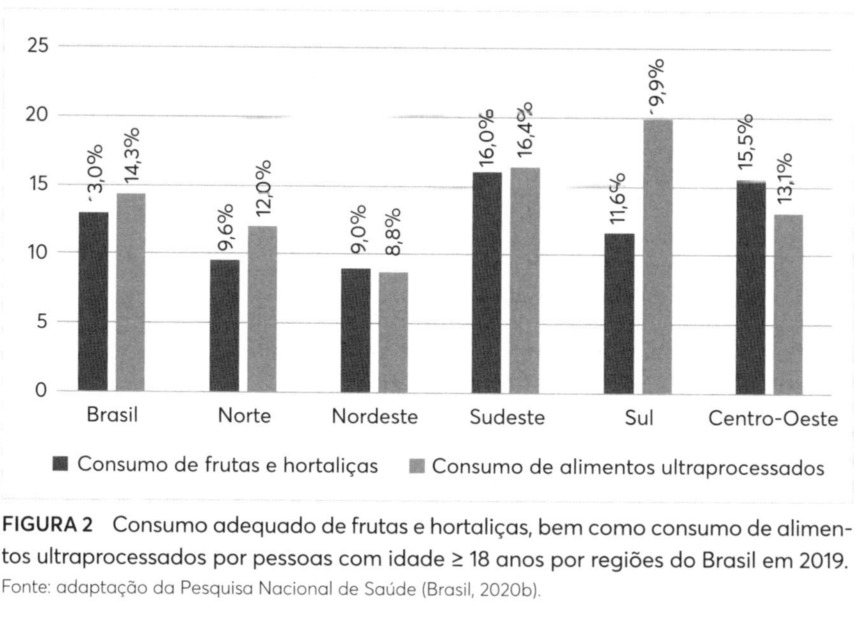

FIGURA 2 Consumo adequado de frutas e hortaliças, bem como consumo de alimentos ultraprocessados por pessoas com idade ≥ 18 anos por regiões do Brasil em 2019.
Fonte: adaptação da Pesquisa Nacional de Saúde (Brasil, 2020b).

A associação entre a exposição a alimentos ultraprocessados e obesidade, ou desfechos relacionados à obesidade entre adultos, foi examinada por dois estudos ecológicos, por cinco estudos transversais (Brasil, EUA, França, Canadá e Reino Unido) e por três estudos longitudinais (SUN, Centro de Saúde da Mulher de St. Louis e o coorte Elsa), que demonstraram associações positivas significativas nos dois estudos ecológicos, em quatro dos cinco estudos transversais nacionais e nos três estudos de coorte (Monteiro *et al.*, 2019).

O ensaio clínico randomizado do National Institutes of Health (NIH) mostrou que, quando expostos a dietas ultraprocessadas *ad libitum* (81,3% da energia total de alimentos ultraprocessados), os participantes consumiram em média 508 kcal a mais por dia do que quando expostos a dietas *ad libitum* sem alimentos ultraprocessados, e que no final de 2 semanas os participantes aumentaram 0,9 kg consumindo a dieta ultraprocessada e diminuíram 0,9 kg consumindo a dieta não ultraprocessada (Monteiro *et al.*, 2019).

Algumas características inerentes aos alimentos ultraprocessados explicam sua associação com o excesso de peso e a obesidade. Além de densidade energética elevada, os alimentos ultraprocessados apresentam, geralmente, hiperpalatabilidade, tamanhos exagerados, fácil absorção de calorias (no caso de refrigerantes, refrescos e outras bebidas), praticidade de consumo, visto que muitos desses produtos são formulados para serem consumidos em qualquer lugar e a qualquer momento (Brasil, 2014).

Considerando-se a importância da alimentação saudável como um fator contribuinte para a prevenção do desenvolvimento de doenças crônicas, a exemplo da obesidade, torna-se relevante a adoção de políticas públicas que possam intervir na divulgação de informações sobre a alimentação adequada, com impacto no controle do excesso de peso e comorbidades associadas (Brasil, 2020a).

No Brasil, foi aprovada a nova norma de rotulagem nutricional de alimentos embalados, que adota medidas que visam a melhor compreensão das informações nutricionais dos produtos, bem como buscam facilitar a comparação entre alimentos. Entre as principais mudanças aprovadas estão: a rotulagem nutricional frontal, que consiste em um símbolo que informa altos teores de açúcares adicionados, gordura saturada e sódio; a tabela de informação nutricional, cuja formatação obrigatória será letras pretas e fundo branco, o que confere melhor legibilidade, que deve apresentar valor energético e nutricional por 100 g ou 100 mL de alimento, além de apresentar os teores de açúcares totais e adicionados, quantidades de porções contidas na embalagem e medidas caseiras (Brasil, 2020a).

Algumas estratégias nutricionais têm sido propostas na perspectiva de prevenir a obesidade, a exemplo de dietas com teores reduzidos de carboidratos e lipídios, associada à ingestão elevada de proteínas, sendo verificado o estímulo ao consumo de carnes vermelhas (Daneshzad *et al.*, 2021). No entanto a ingestão excessiva de alimentos de origem animal merece atenção especial, pois, apesar de esses alimentos representarem boas fontes de nutrientes, como proteínas, vitaminas e minerais, não contêm fibras alimentares e têm densidade energética elevada em razão do teor elevado de lipídios.

Associado a isso, o consumo de carne tem ligação com o aumento da ingestão de gordura saturada e baixo consumo de vegetais, o que está relacionado ao aumento do risco do desenvolvimento de sobrepeso e obesidade, além de outras doenças crônicas não transmissíveis (Brasil, 2014; Daneshzad *et al.*, 2021).

Sedentarismo

Nas últimas décadas, têm sido verificadas mudanças comportamentais na sociedade com impacto importante no perfil epidemiológico, como redução do padrão de atividade física em decorrência da globalização e modernização dos serviços, com predominância de ocupações que demandam menor gasto energético, em relação às de períodos anteriores. Tal fato, relativamente atual, contribui para o balanço energético negativo, o qual é favorável à ascensão do sobrepeso e obesidade e contribui para o cenário epidemiológico preocupante dessa doença no mundo (Rodulfo, 2019).

Estudos demonstram que a prática de atividade física de forma regular promove perda de peso e adaptações benéficas ao organismo, como melhora da sensibilidade à ação da insulina e do perfil lipídico, aumento da massa muscular esquelética e maior taxa metabólica, contribuindo para a prevenção e o tratamento de doenças crônicas não transmissíveis (Swift *et al.*, 2018; Tchang *et al.*, 2020). A Organização Mundial de Saúde recomenda a prática semanal de, no mínimo, 150 minutos de atividades físicas de leve a moderada intensidade, ou a prática de, no mínimo, 75 minutos de atividades físicas de alta intensidade (WHO, 2010; WHO, 2014).

A prática de atividade física na infância e adolescência é importante para prevenir o excesso de peso na idade adulta. Baixos níveis de atividade física na infância estão associados ao aumento da prevalência do desenvolvimento de comorbidades relativas ao sobrepeso e obesidade, a exemplo das doenças cardiometabólicas e vasculares (Hills *et al.*, 2011).

A Pesquisa Nacional de Saúde, realizada no Brasil em 2019, evidenciou que em média apenas 30,1% dos brasileiros com idade ≥ 18 anos praticavam atividade física no lazer de forma regular. Além disso, demonstrou-se uma tendência à redução da prática de atividade física com o aumento da idade, conforme ilustra a Figura 3 (Brasil, 2020b).

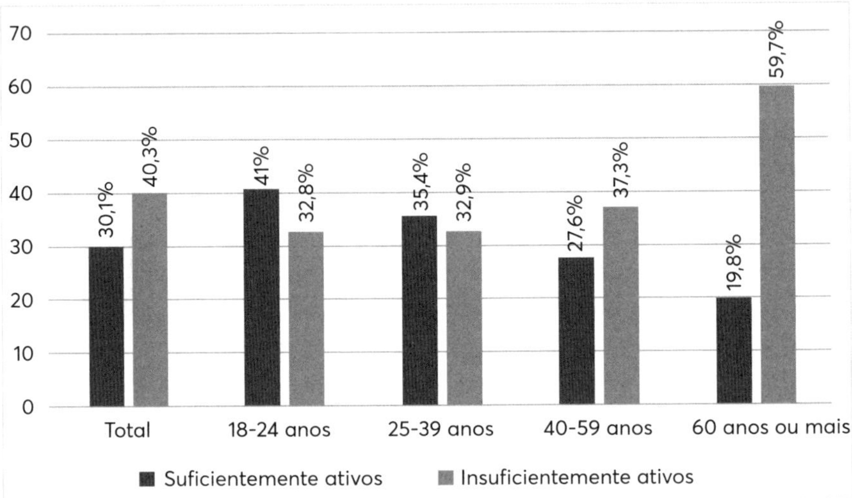

FIGURA 3 Frequência da prática de nível adequado de atividade física no lazer e frequência de pessoas insuficientemente ativas com idade ≥ 18 anos no Brasil em 2019.
Fonte: adaptação da Pesquisa Nacional de Saúde (Brasil, 2020b).

Por outro lado, o percentual de pessoas insuficientemente ativas se mostrou maior que a prevalência de prática regular de atividade física em cada uma das estratificações etárias (Brasil, 2020b). Assim, torna-se evidente que o aumento do comportamento sedentário associado a hábitos alimentares não saudáveis parece ser o principal responsável pela prevalência elevada de obesidade.

Ambiente

A etiologia da obesidade envolve fatores ambientais relacionados à expansão populacional, sendo que locais que apresentem opções reduzidas de comercialização de alimentos, ou baixa estrutura para prática de atividade física, são considerados ambientes que favorecem o excesso de adiposidade (Nicolaidis, 2019; Silva *et al.*, 2019; Swinburn *et al.*, 1999).

Nessa perspectiva, estudos foram desenvolvidos no Brasil e em outros países visando avaliar a relação entre ambiente e obesidade. Os resultados provenientes dessas pesquisas demonstraram que um ambiente que oferece maior disponibilidade e acessibilidade a alimentos saudáveis, além de locais destinados à prática de atividade física, podem propiciar a obtenção de hábitos saudáveis e favorecer a adequação do peso corporal (Dubowitz *et al.*, 2012; Gomes *et al.*, 2016; Hutchinson *et al.*, 2012; Jaime *et al.*, 2011; Morgan *et al.*, 2017).

Destaca-se que os fatores ambientais apresentam impacto diferenciado sobre o ganho de peso, a depender da fase de vida do indivíduo. Alguns estudos têm demonstrado que crianças sofrem maior influência do ambiente quanto ao ganho de peso corporal quando comparadas aos adolescentes. Nesse mesmo sentido, pessoas jovens apresentam em média 68% a mais de chances de desenvolver obesidade quando se encontram em ambientes com limitações de acesso a espaços recreativos. Em adultos e idosos, a relação entre ambiente e aumento de adiposidade precisa ser mais bem investigada e discutida na literatura (Morgan *et al.*, 2017; Nicolaidis, 2019).

Tempo em frente a telas

A intensificação das inovações tecnológicas e o maior acesso a mídias digitais contribuiu para o aumento do tempo desprendido em frente a telas (televisores, computadores, *smartphones*, redes sociais, videogame e outros), realidade cada vez mais frequente e que está relacionada ao ganho de peso, principalmente em crianças, adolescentes e idosos. Tal prática contribui para o sedentarismo e para o maior consumo de alimentos com densidade energética elevada. Dados demonstram que o risco de ganho de peso é de 5 a 15% maior, à medida que aumenta o tempo gasto em frente às telas (Fang *et al.*, 2019; Nicolaidis, 2019).

Fatores psicológicos

A literatura tem chamado a atenção para a importância de alguns distúrbios psicológicos na etiologia do aumento excessivo da adiposidade corporal. Nesse sentido, estudos demonstram que a obesidade está associada à sintomas de ansiedade, estresse, bem como perfil cognitivo disfuncional quanto ao padrão de ingestão alimentar e autoestima. Tal perfil, por sua vez, favorece a adoção de hábitos não saudáveis, como alimentação compulsiva e prática de atividade física insuficiente (Lima; Oliveira, 2016).

Além de ser influenciada por um perfil psicológico não favorável, a obesidade também atua negativamente na saúde mental, trazendo efeitos deletérios que estão associados ao desenvolvimento de mudanças do comportamento alimentar daquele indivíduo. Assim, os alimentos podem ser vistos como "alívio" ou "fuga" de sentimentos desfavoráveis, gerando compulsão e ingestão energética excessiva, que virá a ser refletida no aumento de peso corporal (Lima; Oliveira, 2016; Piya *et al.*, 2021; Teixeira; Marques, 2017). Já tem sido bastante relatado na literatura que indivíduos com obesidade sofrem grande pressão da sociedade em geral que os categorizam como preguiçosos, sem autoestima, sem força de vontade e gulosos. O chamado "estigma da obesidade" ainda é uma realidade bastante observada, que parte do pressuposto de que o ganho excessivo de peso é uma escolha que pode ser totalmente revertida pela simples decisão de comer menos. Esse estigma ignora totalmente o caráter multifatorial que a obesidade apresenta e pode causar importantes consequências psicológicas àqueles que sofrem com a doença (Rubino *et al.*, 2020).

Fatores genéticos

Dentre os fatores contribuintes para o impacto epidemiológico da obesidade, destaca-se a propensão genética ao ganho de peso, constituindo um fator causal para o desenvolvimento dessa doença. A sociedade como se apresenta hoje vem de contextos históricos de escassez de alimentos, sendo o corpo preparado para armazenar energia em forma de gordura corporal. No entanto, no atual contexto de maior acesso a esses recursos, tal herança genética pode ser prejudicial por favorecer o excesso de adiposidade (Goodarzi, 2018; Nicolaidis, 2019).

Estudos que avaliaram associação entre genes e medidas de adiposidade (IMC, relação cintura-quadril, p. ex.) identificaram mais de 300 polimorfismos de nucleotídeo único existentes. Apesar dos avanços nesse campo da ciência, os dados obtidos até o momento ainda não permitem uma compreensão mais específica dos mecanismos envolvidos nos polimorfismos encontrados, bem como o modo como esse aspecto influencia o fenótipo (Goodarzi, 2018). Além disso, deve-se destacar que, apesar de sua grande importância, a suscetibilidade genética não é o fator mais determinante para a obesidade, sendo necessária a interação com causas ambientais e comportamentais para atingirem tal estado de inadequação nutricional (Goodarzi, 2018; Nicolaidis, 2019).

REFERÊNCIAS

ASSOCIAÇÃO BRASILEIRA PARA O ESTUDO DA OBESIDADE E DA SÍNDROME METABÓLICA (ABESO). *Diretrizes brasileiras de obesidade 2016*. 4. ed. São Paulo: Abeso, 2016.

BRASIL. Agência Nacional de Vigilância Sanitária (Anvisa). *Resolução de Diretoria Colegiada – RDC n. 429, de 8 de outubro de 2020a*. Dispõe sobre a rotulagem dos alimentos embalados. Disponível em: http://antigo.anvisa.gov.br/documents/10181/3882585/RDC_429_2020_.pdf/9dc15f3a-db4c-4d-3f-90d8-ef4b80537380. Acesso em: abr. 2023.

BRASIL. Instituto Brasileiro de Geografia e Estatística (IBGE). *Pesquisa nacional de saúde 2019*: percepção do estado de saúde, estilos de vida, doenças crônicas e saúde bucal. Brasil e grandes regiões. Rio de Janeiro: IBGE, 2020b.

BRASIL. Ministério da Saúde. Secretaria de Atenção à Saúde. Departamento de Atenção Básica. *Guia alimentar para a população brasileira*. 2. ed. Brasília, DF: Ministério da Saúde, 2014.

BRASIL. Ministério da Saúde. Secretaria de Vigilância em Saúde. Departamento de Análise em Saúde e Vigilância de Doenças Não Transmissíveis. *Vigitel Brasil 2020:* vigilância de fatores de risco e proteção para doenças crônicas por inquérito telefônico. Estimativas sobre frequência e distribuição sociodemográfica de fatores de risco e proteção para doenças crônicas nas capitais dos 26 estados brasileiros e no Distrito Federal em 2020. Brasília, DF: Ministério da Saúde, 2021.

BRITISH ASSOCIATION FOR PARENTERAL AND ENTERAL NUTRITION (BAPEN). *Malnutrition Universal Screening Tool.* 2011. Disponível em: https://www.bapen.org.uk/pdfs/must/must_full.pdf. Acesso em: fev. 2023.

DANESHZAD, E. *et al.* Red meat, overweight and obesity: a systematic review and meta-analysis of observational studies. *Clin Nutr Espen*, v. 45, p. 66-74, 2021.

DUBOWITZ, T. *et al.* The Women's Health Initiative: the food environment, neighborhood socioeconomic status, BMI, and blood pressure. *Obesity*, v. 20, n. 4, p. 862-71, 2012.

FANG, K. *et al.* Screen time and childhood overweight/obesity: a systematic review and meta-analysis. *Child Care Health Dev*, v. 45, p. 744-753, 2019.

GBD 2016 BRAZIL COLLABORATORS. Burden of disease in Brazil, 1990-2016: a systematic subnational analysis for the Global Burden of Disease Study 2016. *Lancet,* v. 392, n. 10149, p. 760-775, 2018.

GOODARZI, M. O. Genetics of obesity: what genetic association studies have taught us about the biology of obesity and its complications. *Lancet Diabetes Endocrinol*, v. 6, n. 3, p. 223-236, 2018.

GOMES, C. S. *et al.* Physical and social environment are associated to leisure time physical activity in adults of a Brazilian City: a cross-sectional study. *PLoS One*, v. 11, n. 2, p. e0150017, 2016.

HALES, C. M. *et al.* Prevalence of obesity and severe obesity among adults: United States, 2017-2018. *NCHS Data Brief*, n. 360, p. 1-8, 2020.

HILLS, A. P. *et al.* Physical activity and obesity in children. *Br J Sports Med*, v. 45, n. 11, p. 866-870, 2011.

HUTCHINSON, P. L. *et al.* Neighbourhood food environments and obesity in southeast Louisiana. *Health Place*, v. 18, n. 4, p. 854-60, 2012.

JAIME, P. C. *et al.* Investigating environmental determinants of diet, physical activity, and overweight among adults in São Paulo, Brazil. *J Urban Health*, v. 88, n. 3, p. 567-81, 2011.

KANSRA, A. R.; LAKKUNARAJAH, S.; JAY, M. S. Childhood and adolescent obesity: a review. *Front Pediatr*, v. 12, n. 8, p. 581461, 2021.

LIMA, A. C. R.; OLIVEIRA, A. B. Fatores psicológicos da obesidade e alguns apontamentos baseada na Terapia do Esquema. *Mudanças – Psicologia da Saúde*, v. 24, n. 1, p. 1-14, 2016.

LIPSCHITZ, D. A. Screening for nutritional status in the elderly. *Primary Care*, [*S. l.*], v. 21, n. 1, p. 55-67, mar. 1994. (Indexed for MEDLINE). Disponível em: https://pubmed.ncbi.nlm.nih.gov/8197257/. Acesso em: abr. 2023.

LUNG, T. *et al.* Impact of overweight, obesity and severe obesity on life expectancy of Australian adults. *Int J Obes* (Lond), v. 43, n. 4, p. 782-789, Apr. 2019.

MALTA, D. C. *et al.* Fatores de risco relacionados à carga global de doença do Brasil e Unidades Federadas, 2015. *Rev Bras Epidemiol*, v. 20, n. 1, p. 217-232, 2017.

MONTEIRO, C. A. *et al. Ultra-processed foods, diet quality, and health using the NOVA classification system.* Rome: Food and Agriculture Organization of the United Nations, 2019.

MORGAN, P. J. *et al.* Involvement of fathers in pediatric obesity treatment and prevention trials: a systematic review. *Pediatrics*, v. 139, n. 2, p. e20162635, 2017.

MUST, A.; DALLAL, G. E.; DIETZ, W. H. Reference data for obesity: 85th and 95th percentiles of body mass index $(wt/ht)^2$ and triceps skinfold thickness. *Am J Clin Nutr*, v. 53, p. 839-846, 1991.

NCD RISK FACTOR COLLABORATION. Worldwide trends in bodymass index, underweight, over weight, and obesity from 1975 to 2016: a pooled analysis of 2416 population-based measurement studies in 128.9 million children, adolescents, and adults. *Lancet,* v. 390, p. 2627-2642, 2017.

NICOLAIDIS, S. Environment and obesity. *Metabolism*, v. 100S, p. 153942, 2019.

NILSON, E. A. F. *et al.* Custos atribuíveis a obesidade, hipertensão e diabetes no Sistema Único de Saúde, Brasil, 2018. *Rev Panam Salud Publica*, v. 43, 2019.

NYBERG, S. T. *et al.* Obesity and loss of disease-free years owing to major non-communicable diseases: a multicohort study. *Lancet Public Health*, v. 3, n. 10, p. e490-e497, Oct. 2018.

OLIVEIRA, M. L. *et al.* Direct healthcare cost of obesity in Brazil: an application of the cost-of-illness method from the perspective of the public health system in 2011. *PLoS One*, v. 10, n. 4, p. e0121160, 2015.

ORGANIZAÇÃO PARA A COOPERAÇÃO E DESENVOLVIMENTO ECONÔMICO (OECD). *The heavy burden of obesity*: the economics of prevention. Paris: OECD Health Policy Studies, OECD Publishing, 2019.

PIYA, M. K. *et al.* Improvement in eating disorder risk and psychological health in people with class 3 obesity: effects of a multidisciplinary weight management program. *Nutrients*, v. 13, n. 5, p. 1425, 2021.

POPKIN, B. M.; REARDON, T. Obesity and the food system transformation in Latin America. *Obes Rev*, v. 19, n. 8, p. 1028-1064, 2018.

POPKIN, B. M.; NG, S. W. The nutrition transition to a stage of high obesity and noncommunicable disease prevalence dominated by ultra-processed foods is not inevitable. *Obes Rev,* v. 23, n. 1, p. e13366, 2022.

POTI, J. M. *et al.* Ultra-procesed food intake and obesity: what really matters for health – processing or nutrient content? *Curr Obes Rep*, v. 6, n. 4, p. 420-431, 2017.

REZENDE, L. F. M. A epidemia de obesidade e as DCNT: causas, custos e sobrecarga no SUS. São Paulo, SP: 2021. Disponível em: https://rezendelfm.github.io/obesidade-e-as-dcnt/. Acesso em: abr. 2023

RODULFO, J. I. A. Sedentary lifestyle a disease from CCI Century. *Clin Investig Arterioscler*, v. 31, n. 5, p. 233-240, 2019.

RUBINO, F. *et al.* Joint international consensus statement for ending stigma of obesity. *Nature Medicine*, v. 26, n. 4, p. 485-497, 2020.

SILVA, F. M. O. *et al.* Fatores ambientais associados à obesidade em população adulta de um município brasileiro de médio porte. *Cad Saúde Pública*, v. 35, n. 5, p. e00119618, 2019.

SILVA, R. C. F. *et al.* Costs of cancer attributable to excess body weight in the Brazilian public health system in 2018. *PLoS One*, v. 16, n. 3, p. e0247983, 2021.

SOARES, L. R. *et al.* A transição da desnutrição para a obesidade. Br J Surg Clin Res, v. 5, n. 1, p. 64-68, 2013.

SWIFT, D. L. *et al.* The effects of exercise and physical activity on weight loss and maintenance. *Prog Cardiovasc Dis*, v. 61, n. 2, p. 206-213, 2018.

SWINBURN, B. *et al.* Dissecting obesogenic environments: the development and application of a framework for identifying and prioritizing environmental interventions for obesity. *Prev Med*, v. 29, n. 6, p. 563-570, 1999.

TCHANG, B. G. *et al.* Best practices in the management of overweight and obesity. *Med Clin North Am*, v. 105, n. 1, p. 149-174, 2020.

TEIXEIRA, P. J.; MARQUES, M. M. Health behavior change for obesity management. *Obesity Facts*, v. 10, n. 6, p. 666-673, 2017.

WARD, Z. J. *et al.* Projected U.S. State-level prevalence of adult obesity and severe obesity. *N Engl J Med*, v. 381, n. 25, p. 2440-2450, 2019.

WARD, Z. J.; BLEICH, S. N.; LONG, M. W.; GORTMAKER, S. L. Association of body mass index with health care expenditures in the United States by age and sex. *PLoS One*, v. 16, n. 3, p. e0247307, 2021.

WORLD HEALTH ORGANIZATION (WHO). *Child growth standards:* length/height-for-age, weight-for-age, weight-for-length, weight-for-height and body mass index-for-age. Methods and development. WHO (nonserial publication). Geneva, Switzerland: WHO, 2006.

WORLD HEALTH ORGANIZATION (WHO). *Child growth standards:* head circumference-for-age, arm circumference-for-age, triceps skinfold-for-age and subscapular skinfold-for-age: methods and development. Geneva: World Health Organization, 2007.

WORLD HEALTH ORGANIZATION (WHO). *Global recommendations on physical activity for health.* Geneva: WHO, 2010. Disponível em: https://www.who.int/publications/i/item/9789241599979. Acesso em: abr. 2023.

WORLD HEALTH ORGANIZATION (WHO). *Global status report 2014*: health statistics and information systems. Geneva: WHO; 2014.

WORLD HEALTH ORGANIZATION (WHO). *Obesity:* preventing and managing the global epidemic. Report of a World Health Organization Consultation. Geneva: World Health Organization, 2000 (WHO Obesity Technical Report Series, n. 894). Disponível em: http://www.who.int/nutrition/publications/obesity/WHO_TRS_894/en/. Acesso em: jul. 2021.

WORLD HEALTH ORGANIZATION (WHO). *Obesity.* Geneva: 2021. Disponível em: https://www.who.int/topics/obesity/en/. Acesso em: abr. 2023.

WORLD OBESITY FEDERATION. *World obesity atlas 2022.* London, 2022.

2

Fisiopatologia da obesidade

Kyria Jayanne Clímaco Cruz
Jennifer Beatriz Silva Morais
Mickael de Paiva Sousa

INTRODUÇÃO

A fisiopatologia da obesidade é complexa, pois envolve fatores ambientais, socioculturais, comportamentais, fisiológicos, genéticos e epigenéticos. Nessa complexidade, destaca-se que o armazenamento excessivo de gordura favorece a expansão do tecido adiposo por meio da adipogênese, ou seja, os pré-adipócitos se diferenciam em adipócitos maduros, que se expandem em tamanho para suprir as necessidades de estoque, tornando-se hipertróficos (Lin; Li, 2021).

Nessa temática, um aspecto importante que deve ser ressaltado trata do fato de que, em condições fisiológicas, o organismo possui capacidade para adaptar-se a mudanças na ingestão de energia a depender da habilidade de expansão do tecido adiposo para armazenar o excesso de calorias ingeridas. Citocinas inflamatórias atuam na expansão e remodelamento desse tecido, capacitando-o a armazenar, de forma segura, o excesso de nutrientes (Goossens, 2017; Jiang *et al.*, 2019).

No entanto, quando o tecido adiposo subcutâneo apresenta sua função comprometida, ultrapassando seu limite de expansibilidade, ocorre disfunção desse tecido, favorecendo o depósito ectópico de gorduras em outros órgãos e, consequentemente, o desenvolvimento de desordens metabólicas importantes, como a inflamação crônica de baixo grau e a resistência à insulina (Carobbio *et al.*, 2017; Goossens, 2017; Jiang *et al.*, 2019).

FISIOLOGIA DO TECIDO ADIPOSO

O tecido adiposo é complexo e heterogêneo, composto por diversos tipos de células, tais como adipócitos, pré-adipócitos, linfócitos, macrófagos, células endoteliais e fibroblastos, sendo classificado em duas formas com funções distintas: tecido adiposo branco e tecido adiposo marrom. O tecido adiposo branco é o principal reservatório energético do organismo, por fornecer substrato para outros tecidos, como o muscular e o hepático, enquanto o tecido adiposo marrom é especializado na geração de calor a partir da oxidação de ácidos graxos (Chait; Hartigh, 2020; Lee *et al.*, 2019).

Nessa abordagem, é oportuno chamar a atenção para os avanços obtidos sobre a caracterização do tecido adiposo, já sendo evidenciada a existência de adipócitos beges, os quais não se assemelham aos demais adipócitos por possuir perfil de expressão embrionária diferente (Sanchez-Gurmaches; Guertin, 2014). Assim, destaca-se que o tecido adiposo bege, quando em condições de ingestão de energia superior ao gasto energético, atua de forma semelhante ao tecido adiposo branco, ou seja, armazena o excesso de energia na forma de lipídios. No entanto, quando esse tecido é estimulado pela exposição ao frio ou pela ativação simpática, eleva a expressão da proteína desacopladora de energia 1 (UCP-1), de forma semelhante ao tecido adiposo marrom, promovendo maior dissipação de energia na forma de calor e aumentando a taxa metabólica (Wu *et al.*, 2013; Bartelt; Heeren, 2014).

Especificamente, o tecido adiposo branco é compartimentalizado em subcutâneo e visceral; o subcutâneo compreende os depósitos de gordura situados abaixo da pele, nas regiões abdominal, glútea e femoral (Figura 1). O tecido adiposo visceral, por sua vez, constitui a gordura localizada próximo ou no interior dos órgãos da cavidade abdominal, e está envolvido na patogênese de doenças crônicas por meio da produção e secreção de citocinas pró-inflamatórias (Mittal, 2019).

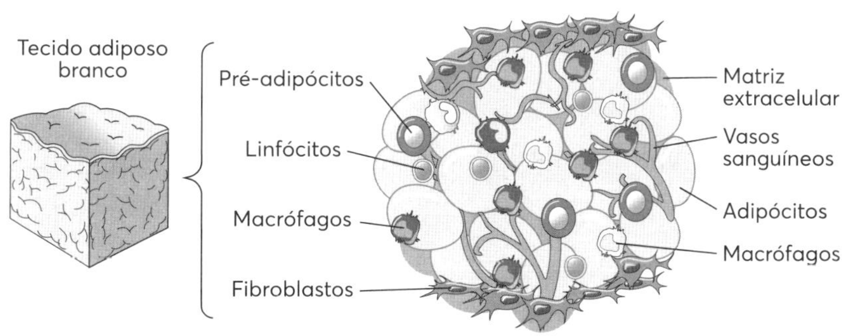

FIGURA 1 Estrutura do tecido adiposo.

Fonte: elaboração dos autores.

Sobre o processo de expansão do tecido adiposo branco, a hipertrofia dos adipócitos é caracterizada pela formação anormal de capilares, enquanto a hiperplasia ocorre pelo aumento da angiogênese e desenvolvimento de novos vasos sanguíneos. O processo de hiperplasia constitui a forma menos prejudicial de expansão do tecido adiposo, pois promove a formação de novos adipócitos com maior vascularização e menor atividade inflamatória (Figura 2) (Hammarstedt *et al.*, 2018). A expansão do tecido adiposo induz a formação de fenômenos locais de hipóxia, aumentando a expressão de fatores angiogênicos, de citocinas e adipocinas, os quais determinam a densidade e permeabilidade do vaso, sendo importante para a expansão fisiológica ou fisiopatológica desse tecido (Bruning *et al.*, 2018).

A matriz extracelular contribui para a expansão do tecido adiposo, pois permite a formação de novos vasos sanguíneos, essenciais para a formação de um tecido adiposo saudável. Ressalta-se que tal estrutura extracelular é composta por diferentes proteínas, proteoglicanos e polissacarídeos e está envolvida na modulação de processos biológicos, como adesão celular, migração, reparo, sobrevivência e desenvolvimento. No tecido adiposo, em particular, a matriz extracelular é composta principalmente por colágenos dos tipos I, II, III e IV e fibronectina (Ruiz-Ojeda *et al.*, 2019).

As principais ações metabólicas do tecido adiposo branco são classificadas em atividades lipogênicas e lipolíticas. A atividade lipogênica envolve todos

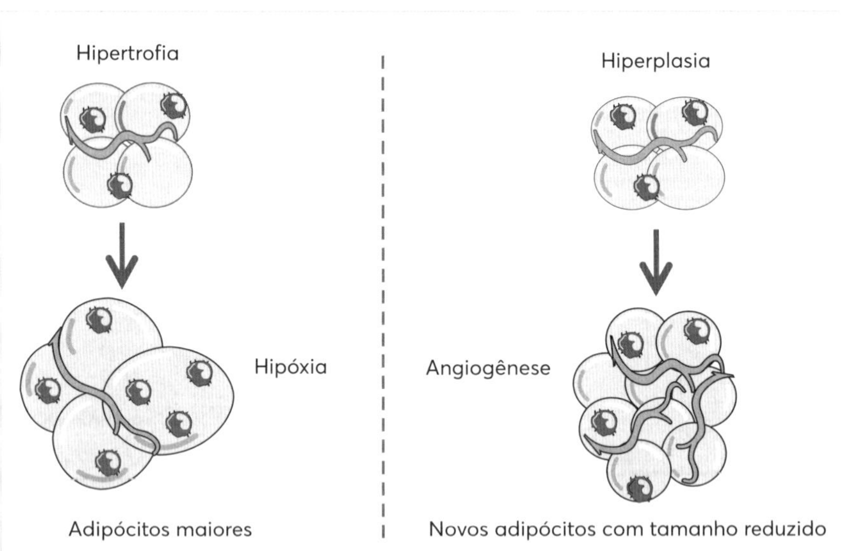

FIGURA 2 Processos de expansão do tecido adiposo.
Fonte: elaboração dos autores.

os processos metabólicos que resultam em biossíntese, incorporação e armazenamento de triacilgliceróis no espaço intracitoplasmático, em particular em situação de balanço energético positivo (Schoettl *et al.*, 2018). Sobre a função lipolítica do tecido adiposo, esta é caracterizada pela hidrólise dos triacilgliceróis em ácidos graxos livres e glicerol, que, por sua vez, são liberados na corrente sanguínea e posteriormente utilizados por outros tecidos (Illesca *et al.*, 2019; Sztalryd; Brasaemle, 2017).

Nas últimas décadas também tem havido um interesse crescente nas funções endócrinas desempenhadas pelo tecido adiposo, pois são de grande relevância para a homeostase do organismo. Os resultados de alguns estudos mostram que esse tecido atua no controle do metabolismo e interage com diferentes órgãos e sistemas, via substâncias e hormônios que exercem ações na adipogênese, secreção de substratos e sítio de metabolização de moléculas esteroides (Maximus *et al.,* 2020).

Outro aspecto que tem sido bastante investigado entre as atuações do tecido adiposo trata de seu papel na defesa antimicrobiana, cicatrização de feridas e inflamação (Exley *et al.*, 2014). Ressalta-se que as células imunes presentes no tecido adiposo incluem macrófagos, neutrófilos, células dendríticas, eosinófilos, células *natural killer* (NKT) e células linfoides inatas, além de células da imunidade adaptativa, como células B e T (CD4 e CD8), e células regulatórias T (Treg) (Chung *et al.*, 2018; McLaughlin *et al.*, 2011).

ASPECTOS FISIOPATOLÓGICOS DA OBESIDADE

Alguns estudos têm demonstrado que alterações na função do tecido adiposo subcutâneo favorecem a disfunção desse tecido, promovendo depósito ectópico de gorduras em outros órgãos, como fígado e músculo esquelético, e, consequentemente, o desenvolvimento de distúrbios metabólicos, a exemplo da inflamação crônica de baixo grau e resistência à ação da insulina (Figura 3) (Carobbio *et al.*, 2017; Goossens, 2017).

Influência do estilo de vida na fisiopatologia da obesidade

O ambiente moderno, caracterizado pela redução da atividade física e aumento na ingestão calórica, constitui fator ambiental determinante para o desenvolvimento da obesidade (Abeso, 2016). Os dados obtidos por meio da pesquisa Vigilância de Fatores de Risco e Proteção para Doenças Crônicas por Inquérito Telefônico (Vigitel – Brasil, 2019) revelaram números significativos da população brasileira que exibem prática insuficiente de atividade física ou são sedentários. Associado a isso, tem-se evidenciado consumo elevado de ali-

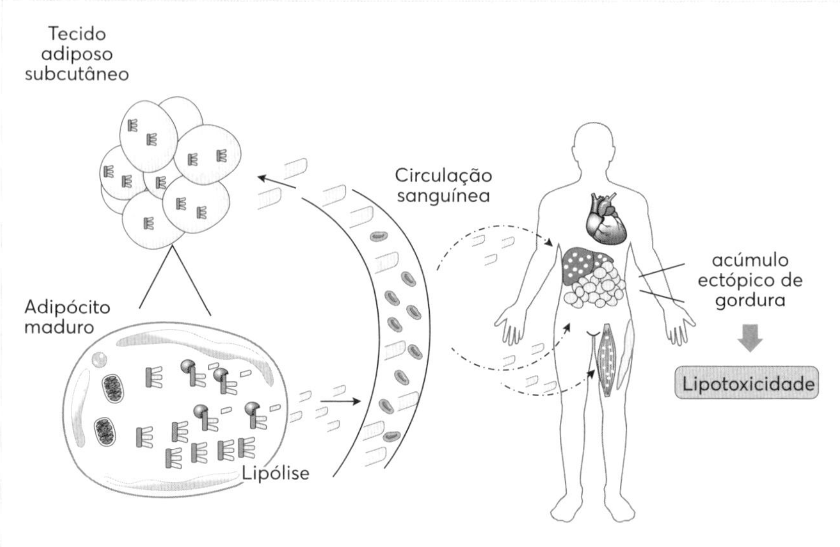

FIGURA 3 Acúmulo ectópico de gordura corporal.
Fonte: elaboração dos autores.

mentos ricos em açúcares simples, bem como redução da ingestão de frutas e hortaliças e alimentos *in natura* (Brasil, 2019).

Ingestão alimentar e composição da dieta

A literatura mostra que a ingestão alimentar pode ser regulada por dois mecanismos principais: homeostáticos e não homeostáticos ou hedônicos. O sistema homeostático se refere ao controle exercido por hormônios reguladores do comportamento alimentar e da homeostase energética, que atuam em circuitos neuronais hipotalâmicos e do tronco cerebral (Ribeiro; Santos, 2013).

No núcleo arqueado do hipotálamo, existem dois tipos de neurônios que regulam o apetite e o estoque lipídico: os neurônios orexígenos que expressam neuropeptídeo Y (NPY) e o peptídeo relacionado ao *agouti* (AgRP), e neurônios anorexígenos que expressam proopiomelanocortina (POMC). Em indivíduos saudáveis, hormônios, como grelina (orexígeno) e leptina (anorexígeno), exercem ações opostas em áreas hipotalâmicas para controlar a homeostase energética a depender da condição de estado de jejum ou pós-prandial (Figura 4) (Timper; Brüning, 2017).

Por outro lado, alterações nos mecanismos fisiológicos de controle da fome e da saciedade estão envolvidas na patogênese da obesidade, a exemplo da infla-

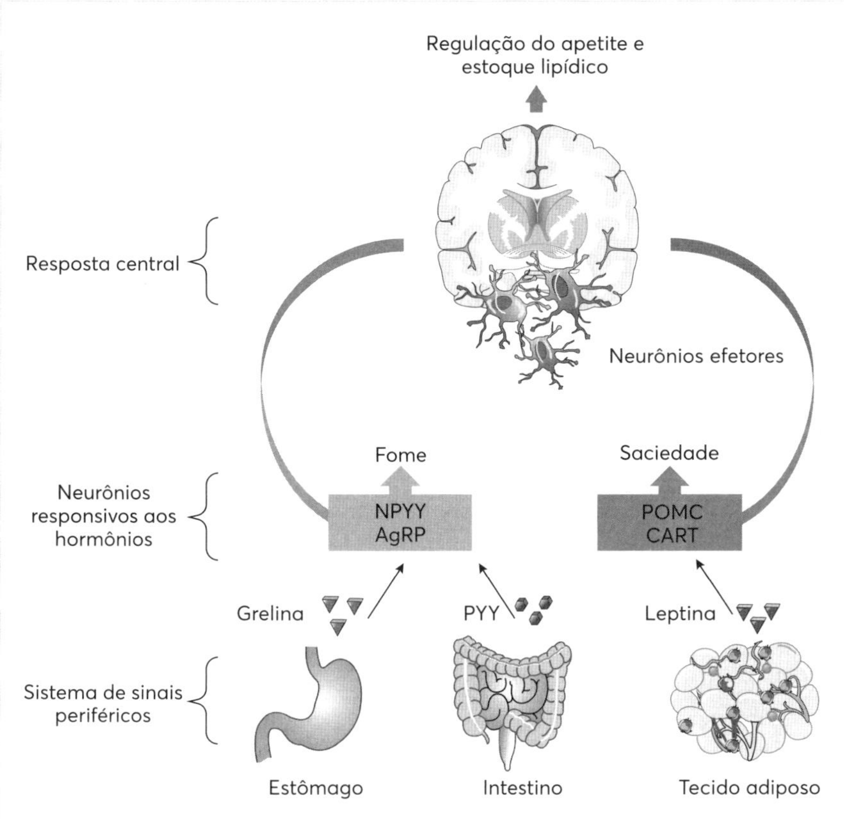

FIGURA 4 Regulação hipotalâmica do apetite e estoque lipídico.

AgRP: peptídeo relacionado ao agouti; CART: transcrito regulado por anfetamina e cocaína; NPYY: neuropeptídeo YY; POMC: neurônios anorexígenos que expressam proopiomelanocortina; PYY: peptídeo YY. Fonte: adaptação de Panduro *et al.* (2017).

mação hipotalâmica, que induz resistência central à leptina e à insulina, comprometendo a função desses hormônios e contribuindo para hiperfagia, desregulação do metabolismo glicídico e ainda ganho de peso corporal. A manutenção das ações da grelina, peptídeo orexígeno, no núcleo paraventricular do hipotálamo favorece o aumento na capacidade de estocar gordura e adiposidade, independentemente da ingestão alimentar (Thaler *et al.*, 2013; Timper; Brüning, 2017).

É oportuno destacar a importância de hormônios intestinais anorexígenos que atuam na regulação da fome e da saciedade via mecanismos neuroendócrinos, a exemplo do peptídeo semelhante ao glucagon-1 (GLP-1), peptídeo YY (PYY), oxintomodulina e colecistocinina (CKK). Na obesidade, ocorre comprometimento da resposta pós-prandial no intestino, afetando a secreção desses hormônios e, dessa forma, estimulando a ingestão alimentar e o ganho de peso corporal (Hellstrom, 2013; Timper; Brüning, 2017).

O sistema não homeostático ou hedônico de regulação da ingestão alimentar, por sua vez, envolve o sistema de recompensa cerebral ou mesolímbico, responsável pelo prazer induzido por alimentos, decorrente da liberação de dopamina, principalmente pelo núcleo *accumbens*, pela área tegmental ventral do cérebro e pelos neurônios dopaminérgicos (Ribeiro; Santos, 2013). Tal sistema é baseado em três fases: "*wanting*", "*liking*" e "*learning*". *Wanting* refere-se à motivação para obter alimentos e, portanto, estimula o aumento do apetite. *Liking* diz respeito ao afeto ou emoção e envolve o impacto hedônico dos alimentos, ou seja, o prazer e a palatabilidade. *Learning* é a aprendizagem que permite fazer associações e predições sobre recompensas futuras com base em experiências anteriores (Figura 5) (Jager; Witkamp, 2014).

Ainda sobre o sistema hedônico, destaca-se que alimentos que possuem alta palatabilidade, caracterizada por teores elevados de açúcar e gordura, induzem a ingestão alimentar prolongada, sendo frequentemente consumidos mesmo após as necessidades energéticas terem sido atingidas. Isso ocorre pelo fato de que tais alimentos atuam modulando sinais metabólicos da fome e saciedade e ativam o sistema de recompensa cerebral, induzindo a motivação para a obtenção de alimentos. O consumo desses alimentos por período prolongado pode contribuir para alterações neuroquímicas em zonas cerebrais en-

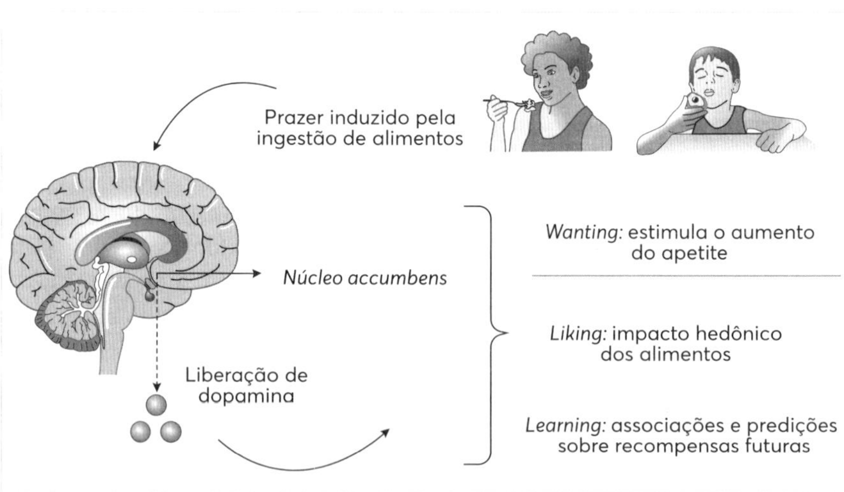

FIGURA 5 Sistema de recompensa cerebral.
Fonte: elaboração dos autores.

volvidas na ingestão e na recompensa, comprometendo o controle da ingestão alimentar e, consequentemente, induzindo o ganho de peso corporal (Ribeiro; Santos, 2013).

Alguns estudos têm demostrado que indivíduos com obesidade apresentam alterações na percepção do sabor, com limiares gustativos aumentados para azedo e amargo e reduzidos para salgado; no entanto, ainda há muitos resultados conflitantes quanto ao limiar para o sabor doce. Associado a isso, tem sido demostrado que indivíduos com índice de massa corporal (IMC) elevado parecem ter maior motivação para comer e menor para parar de comer, fato relacionado a mudanças na percepção do paladar (Donaldson *et al.*, 2009; Simchen *et al.*, 2006).

Nesse sentido, na obesidade, parece existir menor capacidade de sinalização da dopamina, comprometendo o sistema de recompensa cerebral, sendo tal fato decorrente da menor disponibilidade do receptor D2 de dopamina. Portanto, essas alterações na via de sinalização da dopamina podem estar envolvidas em mudanças de percepção do sabor e maior motivação para comer, favorecendo o ganho de peso corporal (Volkow *et al.*, 2008; Wang *et al.*, 2001).

Outro aspecto importante trata da contribuição da composição da dieta ingerida a longo prazo no desenvolvimento de obesidade, pois a ingestão crônica de dieta hipercalórica induz balanço energético positivo e estoque de energia. Dessa forma, a literatura deixa claro que a dieta hipercalórica estimula a lipogênese e a síntese de triacilgliceróis no tecido adiposo e, consequentemente, o estoque de lipídios. Além disso, a ingestão de dieta com quantidade elevada de calorias também favorece o aumento da produção e secreção de lipoproteínas de muito baixa densidade (VLDL-colesterol) no fígado (Meneses; Flores, 2019).

A dieta hiperglicídica também está associada ao ganho de peso corporal e ao desenvolvimento da obesidade, pois a ingestão de carboidratos induz a secreção de insulina, resultando em depleção nas concentrações sanguíneas de combustíveis metabólicos para a lipogênese. A redução das concentrações séricas de glicose e lipídios constitui um sinal para o sistema nervoso central e outros sistemas celulares estimularem a hiperfagia e o hipometabolismo, bem como induz armazenamento preferencial das calorias ingeridas na forma de gordura, e consequentemente ganho de gordura corporal associado à dificuldade no controle do peso (Howell; Kones, 2017; Seid; Rosenbaum, 2019).

A dieta hiperlipídica, por sua vez, induz a manifestação de alterações metabólicas associadas à patogênese da obesidade. Os mecanismos já estão bem fundamentados na literatura, conforme mostra o Quadro 1.

QUADRO 1 Alterações metabólicas associadas à patogênese da obesidade induzidas pelo consumo de dieta hiperlipídica

Alterações metabólicas induzidas pela dieta hiperlipídica	Desfechos envolvidos na etiopatogenia da obesidade
Redução na expressão da proteína quinase ativada por AMPK.	Diminuição na oxidação dos ácidos graxos.
Redução na expressão do FIAF.	Ativação da LPL e acúmulo de triglicerídeos.
Redução do hormônio PYY.	Diminuição da saciedade.
Redução do GLP-1.	Manifestação da resistência à insulina.
Alteração na microbiota intestinal com redução nas populações de *Bifidobacterium* e aumento de *Firmicutes*.	Comprometimento da permeabilidade da membrana intestinal.
Liberação de LPS em razão de danos no epitélio intestinal.	• Ativação do sistema endocanabinoide. • Aumento da lipogênese por meio da regulação positiva das enzimas ACC-1 e FAS. • Modulação da resposta imune intestinal via sinalização do TLR-5. • Inflamação sistêmica causada por citocinas inflamatórias e bacterianas.

ACC-1: acetil-CoA carboxilase-1; AMPK: adenosina monofosfato; FAS: ácido graxo sintase; FIAF: fator adiposo induzido pelo jejum; GLP-1: peptídeo semelhante ao glucagon-1; LPL: lipase de lipoproteína; LPS: lipopolissacarídeo; PYY: peptídeo YY; TLR-5: *Toll-like*-5.
Fonte: Seide; Rosenbaum (2019).

Redução do gasto energético total

Existem três componentes do gasto energético diário, a saber: o efeito térmico dos alimentos, o gasto energético em repouso e o gasto com atividade física. O efeito térmico dos alimentos, também conhecido como termogênese induzida pela dieta ou ação dinâmica específica, corresponde ao aumento na taxa metabólica verificado após a ingestão de uma refeição devido ao gasto de energia que ocorre durante o metabolismo dos macronutrientes. Assim, a termogênese é o componente que menos contribui para o gasto energético, sendo mais expressiva após o consumo de proteínas, seguida pelos carboidratos e posteriormente pelos lipídios (Hall; Guo, 2017; Müller *et al.*, 2016).

O gasto energético em repouso se refere à energia gasta quando não se realiza qualquer atividade física, representando o maior percentual do gasto energético total diário. Nesse sentido, destaca-se que indivíduos com obesidade podem possuir elevada massa livre de gordura, tecido considerado metabolicamente ativo, o que favorece gasto energético em repouso elevado quando comparados com eutróficos (Hall; Guo, 2017; Müller *et al.*, 2016).

No que diz respeito ao gasto com atividade física, este pode ser subdividido em exercício volitivo, determinado de acordo com a duração e a intensidade, e atividades da vida diária, ou seja, aquelas atividades realizadas de forma espontânea, ou, ainda, decorrente da termogênese induzida pela atividade sem exercício. Vale ressaltar que indivíduos com obesidade em geral são menos fisicamente ativos, o que contribui para a redução no gasto energético diário (Hall; Guo, 2017; Müller *et al.*, 2016).

A redução da prática de atividade física contribui para o menor gasto energético total diário, o que pode levar ao aumento de adiposidade e, consequentemente, da obesidade. Nessa mesma temática, a redução da termogênese induzida pela atividade sem exercício, característica do comportamento sedentário, correlaciona-se com a redução da atividade de enzimas que participam do metabolismo lipídico, o que compromete o catabolismo das lipoproteínas plasmáticas, induzindo a hipertrigliceridemia (Hand; Blair, 2014).

Influência da genética na obesidade

Nas últimas décadas, torna-se evidente na literatura o impacto da carga genética na suscetibilidade do indivíduo a desenvolver obesidade, em particular quando é exposto a um ambiente obesogênico (Brener *et al.*, 2021; Dinescu *et al.*, 2016; Elks *et al.*, 2012). Assim, a identificação de genes que aumentam a suscetibilidade do indivíduo para o desenvolvimento da obesidade pode contribuir para esclarecer os mecanismos envolvidos na regulação do peso corporal e da distribuição de gordura, bem como para elucidar novas formas de prevenção e tratamento da doença (Abeso, 2016).

A obesidade genética pode ser classificada em dois tipos:

1. Monogênica: decorrente da mutação de um único gene, a exemplo dos genes codificantes para leptina ou receptor de leptina; no entanto, é um tipo raro, pois existem poucos genes que apresentam relação determinante com a doença.
2. Poligênica: acontece em razão de alterações em alelos frequentes de vários genes, cada um com pequeno efeito sobre o IMC (ou outro fenótipo associado à obesidade), os quais determinam o peso corporal do indivíduo pela soma dos efeitos (Joffe; Houghton, 2016).

As principais variações genéticas associadas à obesidade têm sido relacionadas aos polimorfismos, em particular os polimorfismos de nucleotídeo único (SNP), em que ocorre a troca de apenas um nucleotídeo em uma posição específica do DNA, o que pode resultar ou não em alteração da proteína traduzida. Assim, quando a troca do nucleotídeo resulta na tradução no mesmo aminoácido, o SNP é conhecido como sinônimo ou silencioso, pois não altera a proteína traduzida. Por outro lado, caso a variação resulte em códon que dará origem a um aminoácido diferente, o SNP é conhecido como não sinônimo ou *missense*. Outra possibilidade é a troca do nucleotídeo resultar em um códon de terminação da tradução ou *stop códon*, sendo o SNP conhecido como *nonsense* (Cominetti; Rogero; Horst, 2017).

A literatura também tem evidenciado a participação de genes na fisiopatologia da obesidade, os quais são apresentados no Quadro 2.

QUADRO 2 Participação de genes na fisiopatologia da obesidade

Mecanismos envolvidos na fisiopatologia da obesidade	Genes
Ingestão energética	Leptina, FTO, POMC e receptor de melanocortina 3 e 4.
Metabolismo lipídico e adipogênese	Perilipina 1, apolipoproteína A5, proteína de ligação de ácidos graxos 2 e lipase hepática.
Termogênese	Receptores beta-adrenérgicos e UCP.
Ritmo circadiano e de fatores de transcrição	PPAR-gama.

FTO: *fat mass and obesity associated*; POMC; pró-opiomelanocortina; PPAR-gama: receptor ativado por proliferadores de peroxissoma; UCP: proteínas desacopladoras.
Fonte: Joffe; Houghton (2016).

Sobre a genômica nutricional, destacam-se alguns mecanismos epigenéticos, a exemplo da modificação das histonas, metilação do DNA e micro-RNA (RNA não codificantes), que estão envolvidos na fisiopatologia da obesidade. Um aspecto importante é o fato de que essas alterações epigenéticas são reversíveis e ocorrem no perfil de expressão gênica, sem que haja alteração na sequência de DNA, sendo herdadas mesmo na ausência do sinal ou do evento que as iniciou. Além disso, é oportuno chamar a atenção para o fato de que o estilo de vida do indivíduo influencia esses mecanismos epigenéticos, destacando-se a interação entre estes e os nutrientes e compostos bioativos de alimentos presentes na alimentação, o que caracteriza a epigenômica nutricional (Obri *et al.*, 2020.; Ramos-Lopez *et al.*, 2017).

FENÓTIPOS DA OBESIDADE

Atualmente, quatro fenótipos de indivíduos com obesidade têm sido amplamente descritos na literatura:

1. Obesidade com peso normal.
2. Peso normal com obesidade metabólica.
3. Obesidade metabolicamente saudável.
4. Obesidade metabolicamente não saudável ou obeso "em risco" com síndrome metabólica.

As características dos quatro fenótipos obesos estão representadas na Figura 6.

Obesidade com peso normal

O fenótipo obesidade com peso normal é caracterizado pelo IMC na faixa de eutrofia (18,5 a 24,9 kg/m²) e pelo percentual de gordura corporal elevado (homens, ≥ 23,5%, mulheres, ≥ 29,2%), acúmulo de gordura visceral, bem como pela inflamação crônica de baixo grau acentuada, com risco de doença cardiometabólica. Os indivíduos com tal fenótipo apresentam pressão arterial sistêmica significativamente mais elevada, glicemia de jejum e perfil lipídico alterados, quando comparados a indivíduos eutróficos (Goossens, 2017).

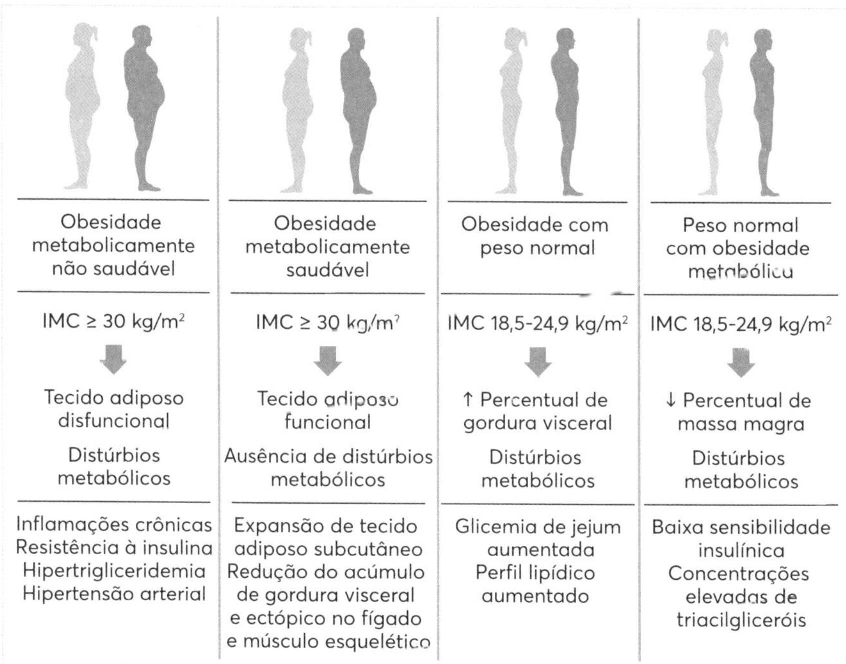

FIGURA 6 Principais características dos fenótipos da obesidade.

IMC: índice de massa corporal.

Fonte: adaptação de De Lorenzo *et al.* (2016).

A literatura tem evidenciado três possíveis mecanismos para explicar a relação entre o fenótipo obesidade com peso normal e aumento da mortalidade. O primeiro diz respeito ao fato de que o excesso de gordura visceral abdominal favorece acúmulo de gordura nos órgãos da cavidade abdominal, aumentando a inflamação crônica de baixo grau e a resistência à insulina. O segundo mecanismo trata da redução na quantidade de gordura subcutânea armazenada nas pernas, quadris e nádegas, sendo por sua vez estocado no compartimento visceral, o que favorece o risco do desenvolvimento do risco de doenças cardiovasculares. O terceiro e último mecanismo se refere à limitação na quantidade de massa muscular, o que torna o indivíduo mais suscetível ao desenvolvimento de sarcopenia (De Lorenzo *et al.*, 2016).

Peso normal metabolicamente obeso

O fenótipo peso normal metabolicamente obeso, descrito pela primeira vez por Ruderman, Schneider e Berchtold (1981), trata de um subconjunto de indivíduos que possuem IMC dentro da faixa de eutrofia, no entanto apresentam percentual de gordura visceral elevado, massa magra reduzida, baixa sensibilidade insulínica e concentrações elevadas de triacilgliceróis, o que aumenta o risco de desenvolver síndrome metabólica (De Lorenzo *et al.*, 2016).

Obesidade metabolicamente saudável

O fenótipo obesidade metabolicamente saudável é caracterizado pela ausência de alterações metabólicas, como dislipidemia, resistência à insulina, hipertensão arterial e perfil inflamatório desfavorável (Jung *et al.*, 2017). Alguns fatores têm sido associados a esse tipo de fenótipo, a exemplo da redução da gordura visceral em relação aos depósitos subcutâneos, da manutenção da função fisiológica do adipócito, o qual possui menor infiltração de células imunes com padrão de secreção de adipocinas normal, e ainda sensibilidade à ação da insulina. No entanto, os mecanismos envolvidos no desenvolvimento desse fenótipo ainda não estão totalmente esclarecidos (Blüher, 2014; Jung *et al.*, 2017; Stefan *et al.*, 2013).

Obesidade metabolicamente não saudável

O fenótipo obesidade metabolicamente não saudável é caracterizado pela presença de tecido adiposo disfuncional e de distúrbios metabólicos associados (Bray *et al.*, 2018; Goossens, 2017; Huang *et al.*, 2018). Assim, a disfunção do tecido adiposo em obesos metabolicamente não saudáveis exerce papel importante na gênese de desordens metabólicas importantes, a exemplo da inflamação crônica de baixo grau, resistência à insulina e dislipidemia. Os mecanismos envolvidos incluem acúmulo ectópico de lipídios, alterações na composição celular do tecido adiposo com infiltração de células imunes, aumento na secreção de citocinas pró-inflamatórias e redução de adipocinas sensibilizadoras da insulina, como a adiponectina (Figura 7) (Blüher, 2009, 2010; Bray *et al.*, 2018; Denis; Obin, 2013).

A estratificação de indivíduos com obesidade baseada na saúde metabólica pode ser útil para melhor entendimento da função do tecido adiposo e dos mecanismos envolvidos nas complicações relacionadas à obesidade. Além disso, a compreensão de tais fenótipos poderá contribuir para definir estratégias de prevenção e tratamento desse grupo populacional.

PARTICIPAÇÃO DO CICLO CIRCADIANO NA FISIOPATOLOGIA DA OBESIDADE

O sistema circadiano é uma rede de *feedback* complexa que está intimamente ligada à homeostase metabólica e envolve interações entre o sistema nervoso central e tecidos periféricos. A principal função desse sistema é manter a homeostase e garantir respostas fisiológicas adaptáveis ao ambiente, a exemplo da

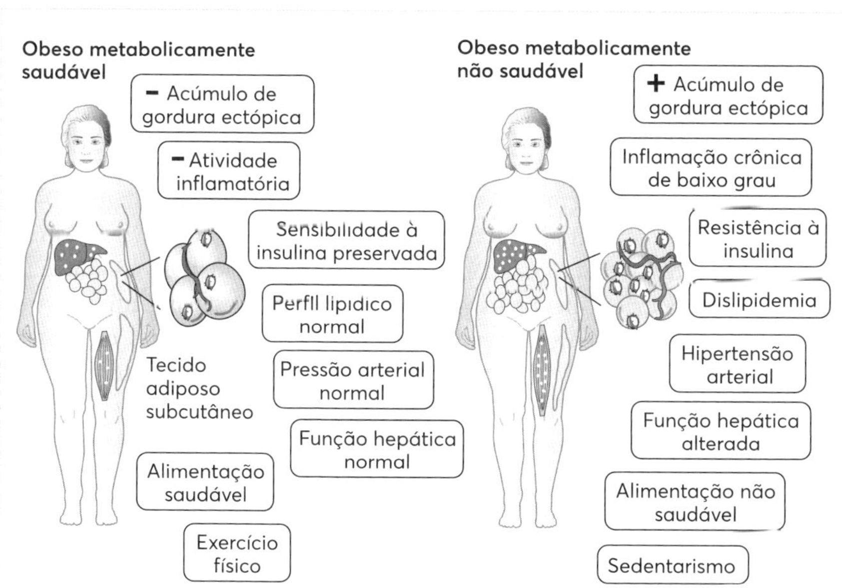

FIGURA 7 Caracterização dos fenótipos da obesidade metabolicamente saudável e não saudável.

Fonte: adaptação de Goossens (2017) e Iacobini *et al.* (2019).

expressão gênica, fatores de transcrição, vias de sinalização, secreção hormonal e metabolismo energético (Li *et al.*, 2020).

Dessa forma, alterações genéticas ou ambientais no sistema circadiano estão associadas ao aumento da prevalência de doenças crônicas e alterações metabólicas. Nos últimos anos, evidências experimentais mostram que a interrupção circadiana compromete amplamente o metabolismo lipídico e acelera o desenvolvimento da obesidade, no entanto os mecanismos pelos quais o ciclo circadiano regula o metabolismo dos lipídios ainda não foram totalmente elucidados (Allen *et al.*, 2019; Li *et al.*, 2020).

Alguns estudos têm demonstrado que exposição à luz artificial durante o período noturno contribui para a interrupção do ciclo circadiano e para a alterações no metabolismo lipídico (Allen *et al.*, 2019; Li *et al.*, 2020). A duração do sono noturno inferior a 6 horas tem sido considerada fator contribuinte para a redução das concentrações de leptina e para a manifestação da resistência à insulina. Além disso, o consumo regular de lanches noturnos está associado de forma positiva com o ganho de peso corporal (Liu *et al.*, 2017; Li *et al.*, 2020).

É oportuno ressaltar que a condição de fome ou de saciedade do indivíduo pode ser sinalizada por receptores e correceptores nucleares, proteínas reguladoras da transcrição e proteínas quinases, que sincronizam a expressão gênica metabólica e a modificação epigenética, bem como a produção e o gasto de energia com o ciclo comportamental e claro/escuro (Mazzoccoli *et al.*, 2012). A alimentação e o horário das refeições são potentes reguladores do ritmo circadiano nos tecidos periféricos, e a restrição alimentar temporal sob condições de claro-escuro ou escuro-escuro pode alterar a fase da expressão gênica circadiana em células periféricas, levando a um desacoplamento de osciladores periféricos do marcapasso central, o que favorece o ganho de peso (Engin, 2017).

Outro aspecto importante diz respeito ao envolvimento de hormônios, como melatonina, leptina e glicocorticoide e seus receptores, que atuam na regulação da alimentação, metabolismo lipídico e acúmulo de gordura corporal. Esses hormônios possuem ritmicidade em um ciclo claro-escuro ou dependente da disponibilidade de alimentos, o que pode fundamentar um mecanismo potencial de interação entre o ritmo diurno e a obesidade (Yin *et al.*, 2018). Dessa forma, alterações genéticas ou ambientais no ritmo circadiano comprometem o metabolismo dos lipídios, o centro da saciedade e a sinalização hormonal, aumentando o risco de desenvolvimento da obesidade (Figura 8).

DISFUNÇÃO DO TECIDO ADIPOSO NA OBESIDADE

A disfunção do tecido adiposo em indivíduos com obesidade parece ser decorrente do fato desse tecido exceder sua capacidade de expansão para arma-

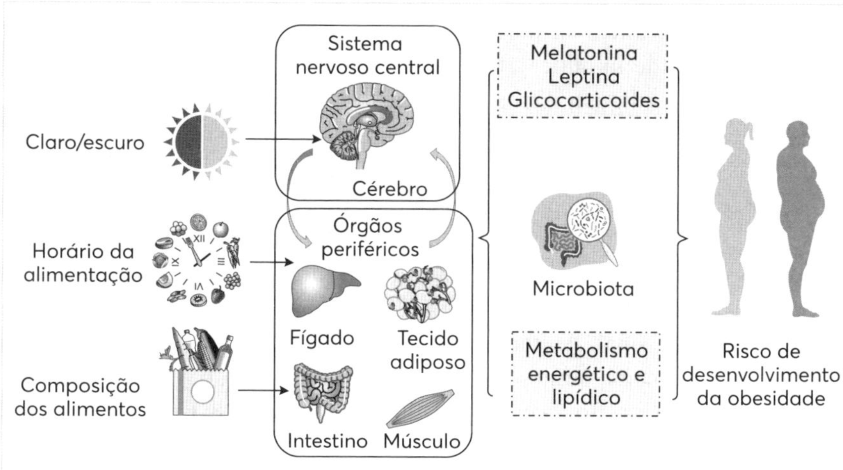

FIGURA 8 Mecanismos associados ao ciclo circadiano na fisiopatologia da obesidade.

Fonte: adaptação de Li *et al.* (2020).

zenar o excesso de calorias ingeridas (Bray *et al.*, 2018; Goossens, 2017; Huang *et al.*, 2018). Assim, a obesidade disfuncional é caracterizada pela desregulação na deposição do colágeno e de outros componentes da matriz extracelular, contribuindo para a fibrose, o que limita a capacidade de expansão do adipócito, favorecendo o estresse nessas células e a ativação de vias pró-inflamatórias e, consequentemente, disfunção metabólica local e sistêmica (Denis; Obin, 2013; Henegar *et al.*, 2008).

Ressalta-se que a disfunção do tecido adiposo em indivíduos com obesidade exerce papel importante na gênese de desordens metabólicas associadas à obesidade, como inflamação crônica de baixo grau, resistência à insulina, hipertrigliceridemia, redução na concentração sérica de HDL-colesterol e hipertensão arterial sistêmica. Alguns estudos fundamentam mecanismos envolvidos em vias nas quais a disfunção do tecido adiposo contribui para a manifestação de tais desordens metabólicas, dentre eles o acúmulo ectópico de lipídios, alterações na composição celular do tecido adiposo com infiltração de células imunes, aumento na secreção de citocinas pró-inflamatórias e redução de adipocinas sensibilizadoras da insulina, como adiponectina (Blüher, 2009, 2010; Bray *et al.*, 2018; Denis; Obin, 2013).

Sobre esse aspecto, destaca-se que o acúmulo ectópico de gordura inclui a expansão do tecido adiposo intra-abdominal, visceral, omental, pericardial, perirrenal e retroperitoneal, assim como o aumento de lipídios em tecidos periféricos como o hepático, musculoesquelético e cardíaco, o que caracteriza a distribuição disfuncional do excesso de lipídios. O tecido adiposo visceral apresenta atividade lipolítica elevada, portanto induz a liberação de ácidos graxos do tecido adiposo disfuncional, que resulta em lipotoxicidade nos tecidos periféricos, contribuindo para a manifestação de resistência à insulina e de doenças crônicas associadas à obesidade (Blüher, 2009; Huang *et al.*, 2018).

Assim, a concentração plasmática elevada de ácidos graxos livres no tecido muscular esquelético promove acúmulo de lipídios intramiocelulares, como as ceramidas e o diacilglicerol, e este último estimula a fosforilação em resíduos serina do substrato 1 do receptor de insulina (IRS-1), inibindo sua capacidade de transdução de sinal. As ceramidas, por sua vez, comprometem a ação da enzima AKT (proteína quinase B), limitando a captação de glicose pela célula muscular esquelética (Boucher *et al.*, 2014; Bray *et al.*, 2018; Huang *et al.*, 2018; Yang *et al.*, 2018).

Outro aspecto importante é que a oxidação excessiva de ácidos graxos nas mitocôndrias da célula muscular aumenta a produção de metabólitos lipídicos e de espécies reativas de oxigênio, estresse intracelular que induz quinases responsáveis pela inibição de IRS-1 e parece exercer efeitos na via AKT/AS160, comprometendo a translocação do transportador de glicose tipo 4 (GLUT-4) e a utilização de glicose pelo tecido. Dessa forma, o acúmulo de lipídios na fibra muscular induz a resistência à insulina em indivíduos com obesidade (Huang *et al.*, 2018).

O acúmulo ectópico de gordura no fígado favorece a oxidação excessiva de ácidos graxos nos hepatócitos, aumentando o conteúdo de acetil-CoA, que ativa a enzima piruvato carboxilase, essencial para gliconeogênese, além de aumentar a concentração de diacilgliceróis no fígado, o que limita a via (fosfatidilinositol 3-quinase) PI3K/AKT e exacerba a resistência à insulina (Huang *et al.*, 2018).

O excesso de ácidos graxos livres no fígado também estimula a síntese de partículas de VLDL-colesterol, as quais, em excesso, comprometem a lipólise dos quilomícrons por meio de mecanismos de competição pela lipase de lipoproteínas, acumulando triacilgliceróis remanescentes nos hepatócitos. Além disso, quantidade elevada de VLDL-colesterol e de quilomícrons induz alterações no metabolismo da HDL-colesterol, lipoproteína responsável pelo transporte reverso do colesterol, portanto a gordura corporal em quantidade elevada associada a disfunção do tecido adiposo contribui para o desenvolvimento de dislipidemias em indivíduos com obesidade (Clemente-Postigo *et al.*, 2011; Ebbert; Jensen, 2013; Franssen *et al.*, 2011; Jung; Choi, 2014).

O acúmulo excessivo de gordura corporal também está associado à ativação de vias pró-inflamatórias, como janus quinase (JNK) e quinase do inibidor do fator nuclear kappa-B (IKK), que estimulam a produção de citocinas pró-inflamatórias pelos adipócitos. Os ácidos graxos saturados se ligam a receptores *Toll-like* (TLR), em particular TLR-4, cuja expressão encontra-se elevada no tecido adiposo e musculoesquelético de indivíduos obesos, ativando a via do fator de transcrição fator nuclear kappa-B (NF-kappa-B) e JNK, o que aumenta a secreção de citocinas pró-inflamatórias (Boucher *et al.*, 2014; Schrover *et al.*, 2016; Shi *et al.*, 2006; Sinha *et al.*, 2004).

A expansão disfuncional do tecido adiposo em indivíduos com obesidade aumenta ainda a infiltração de células do sistema imune, como macrófagos, bem como favorece a troca de macrófagos M2 (anti-inflamatórios) por M1 (pró-inflamatórios) nesse tecido, aumentando a secreção de citocinas inflamatórias e, consequentemente, exacerbando a inflamação crônica de baixo grau e a resistência à insulina (Cancello; Clément, 2006; Schrover *et al.*, 2016; Smitka; Marešová, 2015).

Outro fator determinante das desordens metabólicas associadas a obesidade é a oxigenação do tecido adiposo, que depende do equilíbrio local entre a oferta e o consumo de oxigênio. No entanto, a expansão desse tecido, quando acompanhada de vascularização inadequada, pode induzir hipóxia, que contribui para a disfunção do tecido adiposo, com infiltração de macrófagos e inflamação crônica. Vale mencionar que o fator 1-alfa induzido por hipóxia (HIF-1-alfa) é superexpresso nos adipócitos de indivíduos com obesidade e estimula a retenção de macrófagos nessas Células (BLÜHER, 2009; Cancello; Clément, 2006).

Pesquisas demonstram que o aumento da secreção de citocinas pró-inflamatórias, tanto por células do sistema imune quanto por adipócitos de obesos, induz a resistência à insulina por meio de diversos mecanismos, incluindo ativação de quinases serina/treonina, inibição do receptor de insulina, redução na expressão e ativação do IRS-1, PI3K e AKT, bem como diminuição na expressão do GLUT-4 e de fatores sinalizadores da insulina, a exemplo do PPAR-gama e da adiponectina (Akash *et al.*, 2018; Akbari; Hassan-Zadeh, 2018; Keane *et al.*, 2015; Rehman; Akash, 2016; Zand *et al.*, 2017).

O estresse oxidativo sistêmico constitui outra alteração presente na expansão disfuncional do tecido adiposo, que ocorre em razão de um desequilíbrio entre a produção de espécies reativas de oxigênio e a capacidade antioxidante, levando à interrupção da sinalização e ao controle redox e/ou dano molecular (Ji; Yeo, 2021). Essa desordem induz danos no DNA, incluindo mutações pontuais e aberrações cromossômicas, além de ativar vias de tradução de sinais, alterando a expressão de diversos genes. A cronicidade desse processo promove a peroxidação dos lipídios da membrana e agressão às proteínas teciduais, contribuindo para a patogênese de diversas doenças metabólicas (Tan *et al.*, 2018).

Outra característica da disfunção do tecido adiposo trata de alterações no retículo endoplasmático (RE), com consequente indução de estresse nessa organela, as quais envolvem a ativação de respostas de proteínas *Unfolded Protein Response* (UPR), degradação de proteínas associada ao retículo endoplasmático (Erad), bem como autofagia para restabelecer a homeostase metabólica (Kalhara *et al.*, 2021). Tais alterações no RE podem limitar funções celulares importantes, a exemplo do metabolismo lipídico e glicídico, inflamação, sinalização de insulina e autofagia, comprometendo o equilíbrio metabólico dos adipócitos (Ghemrawi *et al.*, 2018).

Outro aspecto interessante é o fato de que tanto o estoque excessivo de lipídios quanto a inflamação crônica de baixo grau contribuem para a peroxidação lipídica e para o estresse oxidativo, por meio do aumento na atividade da enzima NADPH oxidase (NOX) e do desacoplamento da enzima óxido nítrico sintase endotelial (eNOS), o que induz à disfunção mitocondrial, além da redução da expressão de enzimas antioxidantes (Infante-Menéndez *et al.*, 2020).

CICLICIDADE DO PESO

Nas últimas décadas tem havido interesse crescente na comunidade científica pela definição de estratégias tanto para a perda de peso quanto para a manutenção do peso perdido, ou seja, perder intencionalmente a partir de 10% do peso inicial e mantê-lo por 1 ano ou mais (Wing; Hill, 2001). Nesse sentido, verifica-se a busca de conhecimentos que possam fundamentar os mecanismos envolvidos na ciclicidade do peso, também conhecido como "efeito sanfona" (Busetto *et al.*, 2021).

É importante destacar que o peso corporal, a massa magra e a massa gorda são regulados por vários mecanismos fisiológicos complexos que não se resumem à ingestão voluntária de alimentos e à prática de exercícios físicos. Além disso, evidências mostram a influência da perda de peso na ativação de mecanismos biológicos que tendem a interromper o emagrecimento e restaurar o peso corporal (Bajerska *et al.*, 2021; Sumithran *et al.*, 2011).

O estresse mecânico no tecido adiposo, por inibir a lipólise e induzir a liberação de ácidos graxos dos adipócitos, favorece novo acúmulo de gordura nessas células, redução do gasto energético em repouso em proporções elevadas, o que favorece o reganho de peso. Associado a isso, ocorre redução das concentrações séricas de ácidos graxos livres após a ingestão alimentar em indivíduos que passaram pelo processo de perda de peso, tendo seus efeitos supressores da alimentação minimizados (Busetto *et al.*, 2021; Van Baak; Mariman, 2019).

Outro mecanismo diz respeito à ação de hormônios intestinais, que participam da regulação da homeostase energética, via circuitos cerebrais homeostáticos e hedônicos, impulsionando o comportamento alimentar. Após a perda de peso induzida por dieta, ocorre aumento nas concentrações dos hormônios orexígenos grelina e polipeptídeo inibidor gástrico, e redução dos hormônios anorexígenos leptina, PYY, CCK, amilina e GLP-1, o que favorece o reganho do peso corporal (Busetto *et al.*, 2021).

Alguns estudos demonstram a existência de "sinais de adiposidade", caracterizados pelas concentrações séricas de leptina e insulina, que após a perda de peso são reduzidas em proporções superiores às que seriam esperadas para a quantidade de gordura. Tal fato parece ser decorrente da redução do tamanho dos adipócitos, que por sua vez secretam menos leptina, bem como se tornam mais sensíveis à ação da insulina, o que presumivelmente significa a necessidade de menor concentração desse hormônio para o controle metabólico (Crujeiras *et al.*, 2015). Assim, tais sinais de adiposidade informam ao cérebro a redução das reservas totais de energia, bem como que os adipócitos estão muito abaixo de sua capacidade máxima de armazenar energia.

As alterações nas concentrações séricas de leptina e insulina contribuem diretamente para aumentar a expressão hipotalâmica do NPY e do AgRP, bem como para reduzir a expressão de POMC, alterações que caracterizam o estado anabólico, promovendo balanço energético positivo e ganho de peso corporal (Figura 9) (MacLean *et al.*, 2011).

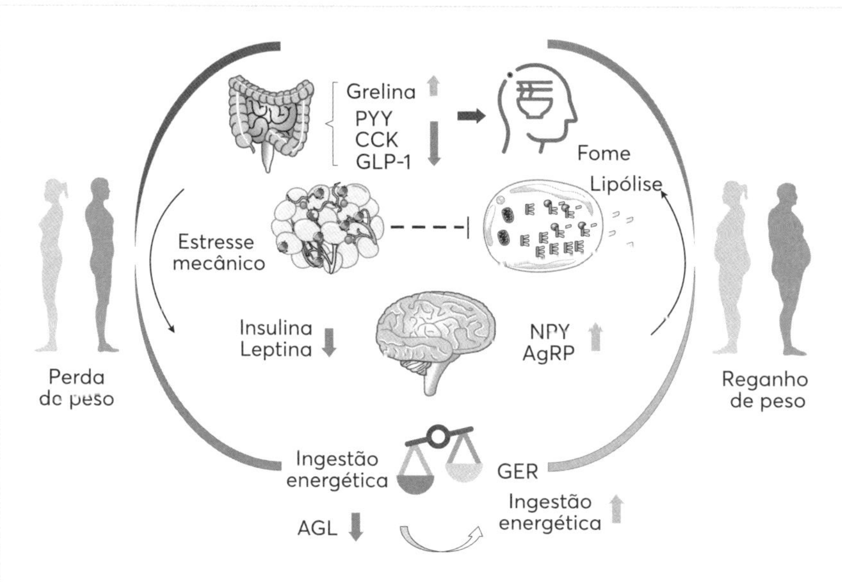

FIGURA 9 Ciclicidade do peso.

AGL: ácidos graxos livres; AgRP: proteína relacionada à agouti; CCK: colecistocinina; GER: gasto energético de repouso; GLP-1: peptídeo semelhante ao glucagon-1; NPY: neuropeptídeo Y; PYY: peptídeo YY. Fonte: elaboração dos autores.

A adaptação metabólica também constitui fator responsável pelo reganho de peso após o emagrecimento. Os mecanismos envolvidos no declínio do gasto energético após a perda de peso provavelmente estão ligados à redução da massa corporal e ao aumento da eficiência metabólica. Destaca-se que a redução do gasto energético provavelmente não é considerada impulso para o reganho de peso, desde que ocorra em paralelo à redução da ingestão energética.

Outro aspecto que também influencia no reganho do peso trata das alterações que ocorrem no metabolismo de nutrientes. Essa resposta metabólica aos nutrientes ingeridos é aumentada, em parte, em razão do aumento na sensibilidade à insulina, que, embora benéfica, prepara o corpo para um ganho de peso rápido durante a superalimentação crônica. Enquanto o indivíduo com peso reduzido restringe a ingestão e permanece em equilíbrio energético, há pouco impacto da adaptação metabólica na oxidação dos substratos dietéticos em 24 horas; no entanto, a rapidez e a eficiência da absorção de nutrientes podem razoavelmente acelerar a transição para um estado pós-absortivo, o aumento da sensação de fome e a persistência da adaptação metabólica (Van Baak; Mariman, 2019).

Os mecanismos associados à ciclicidade do peso envolvem sinais de recompensa alimentar e do apetite subjetivo, este último regulado por meio de uma interação complexa entre a fome e a saciedade, processos de recompensa e de controle cognitivo, os quais são sustentados por interações entre os tecidos periféricos e cerebrais (Morales; Berridge, 2020). O sistema de recompensa alimentar pode anular a sinalização de saciedade, induzindo a vontade de comer, comprometendo a capacidade de exercer controle de ingestão em situação de excesso de alimentos, na presença de alguns estímulos, sejam ambientais, biológicos ou emocionais. Tal fato potencializa o acúmulo de gordura corporal em ambientes modernos "obesogênicos", ocidentalizados, nos quais alimentos com densidade energética elevada e altamente palatáveis são fortemente comercializados e de fácil acesso (Johnson, 2013).

Sobre o apetite subjetivo, a literatura demonstra que pode ser avaliado por meio de uma escala visual analógica, que utiliza como critérios alguns componentes, quais sejam: o desejo de comer, a fome e o consumo alimentar prospectivo. Alguns estudos já evidenciaram que a perda de peso induzida pela dieta em indivíduos com obesidade é acompanhada pelo aumento em todos esses componentes do apetite (Sumithram *et al.*, 2011; Vink *et al.*, 2017). Além disso, o desejo de comer apresenta-se como componente da resposta hedônica à comida, e, nesse sentido, tem-se demonstrado que fazer dieta ou comer com moderação aumenta a probabilidade de desejo por comida, embora, a longo prazo, a dieta reduza o desejo por alimentos ricos em gordura e carboidratos (Anton *et al.*, 2012).

Portanto, o reganho de peso após o emagrecimento não pode ser atribuível apenas à perda de motivação ou adesão do indivíduo à dieta, mas também envolve mecanismos biológicos que estimulam a ingestão de alimentos e diminuem o gasto energético, que favorecem a ingestão alimentar em excesso, induzindo o prazer e a recompensa pela comida. Nesse sentido, qualquer estratégia de perda de peso que não considere tal influência metabólica certamente não terá redução do peso e sua manutenção sustentável (Busetto *et al.*, 2021; MacLean *et al.*, 2011).

Os aspectos fisiológicos e biológicos envolvidos no reganho do peso perdido podem ser controlados por meio de intervenções ambientais, comportamentais e farmacêuticas, e a composição da dieta e a prática regular de exercícios físicos têm impacto significativo em vários aspectos dessa resposta homeostática. O reconhecimento do surgimento desses impulsos biológicos que afetam a homeostase do peso corporal, em situação de dietas de emagrecimento, permite o desenvolvimento e a implementação de estratégias de prevenção da recuperação do peso perdido (MacLean *et al.*, 2011).

REFERÊNCIAS

AKASH, M. S. H. *et al.* Tumor necrosis factor-alpha: role in development of insulin resistance and pathogenesis of type 2 diabetes mellitus. *J Cell Biochem*, v. 119, n. 1, p. 105-110, 2018.

AKBARI, M.; HASSAN-ZADEH, V. IL-6 signalling pathways and the development of type 2 diabetes. *Inflammopharmacology*, v. 26, n. 3, p. 685-698, 2018.

ALLEN, N. C. *et al.* Desynchronization of the molecular clock contributes to the heterogeneity of the inflammatory response. *Sci Signal*, v. 12, n. 571, 2019.

ANTON, S. D. *et al.* Diet type and changes in food cravings following weight loss: findings from the Pounds lost trial. *Eat Weight Disord*, v. 17, p. 101-108, 2012.

ASSOCIAÇÃO BRASILEIRA PARA O ESTUDO DA OBESIDADE E DA SÍNDROME METABÓLICA (ABESO). *Diretrizes brasileiras de obesidade*. 4. ed. São Paulo: Abeso, 2016.

BAJERSKA J. *et al.* Determinants favoring weight regain after weight-loss therapy among postmenopausal women. *Sci Rep*, v. 10, n. 1, p. 17713, 2020.

BARTELT, A.; HEEREN, J. Adipose tissue browning and metabolic health. *Nat Rev Endocrinol*, v. 10, p. 24-36, 2014.

BLÜHER, M. Adipose tissue dysfunction in obesity. *Exp Clin Endocrinol Diabetes*, v. 117, n. 6, p. 241-50, 2009.

BLÜHER, M. The distinction of metabolically "healthy" from "unhealthy" obese individuals. *Curr Opin Lipidol*, v. 21, n. 1, p. 38-43, 2010.

BLÜHER, M. Are metabolically healthy obese individuals really healthy? *Eur J Endocrinol*, v. 171, n. 6, p. R209-R219, 2014.

BOUCHER, J. *et al.* Insulin receptor signaling in normal and insulin-resistant states. *Cold Spring Harb Perspect Biol*, v. 1, n. 6, p. 1-25, 2014.

BRASIL. Ministério da Saúde. Secretaria de Vigilância em Saúde. Departamento de Vigilância de Doenças e Agravos Não Transmissíveis e Promoção da Saúde. *Vigitel Brasil 2019:* vigilância de fatores de risco e proteção para doenças crônicas por inquérito telefônico: estimativas sobre frequência e distribuição sociodemográfica de fatores de risco e proteção para doenças crônicas nas capitais dos 26 estados brasileiros e no Distrito Federal em 2019. Brasília: Ministério da Saúde, 2020.

BRAY, G. A. *et al.* The science of obesity management: an Endocrine Society Scientific Statement. *Endocr Rev,* v. 39, n. 1, p. 79-132, 2018.

BRENER, A. *et al.* The heritability of body composition. *BMC Pediatr*, v. 21, n. 1, p. 225, 2021.

BRUNING, U. *et al.* O comprometimento da angiogênese pela inibição da ácido graxo sintase envolve a malonilação de mTOR. *Metab Cell*, v. 28, p. 866-880, 2018.

BUSETTO, L. *et al.* Mechanisms of weight regain. *Eur J Intern Med,* v. 93, p. 3-7, 2021.

CANCELLO, R.; CLÉMENT, K. Is obesity an inflammatory illness? Role of low-grade inflammation and macrophage infiltration in human white adipose tissue. *BJOG*, v. 113, n. 10, p. 1141-1147, 2006.

CAROBBIO, S. *et al.* Adipose tissue function and expandability as determinants of lipotoxicity and the metabolic syndrome. *Adv Exp Med Biol*, v. 960, p. 161-196, 2017.

CHAIT, A.; HARTIGH, L. J. Adipose tissue distribution, inflammation and its metabolic consequences, including diabetes and cardiovascular disease. *Front Cardiovasc Med*, p. 7-22, 2020.

CHUNG, K. J. *et al.* Innate immune cells in the adipose tissue. *Rev Endocr Metab Disord*, v. 19, p. 283-292, 2018.

CLEMENTE-POSTIGO, M. *et al.* Adipose tissue gene expression of factors related to lipid processing in obesity. *PLoS One*, v. 6, n. 9, e24783, 2011.

CRUJEIRAS, A. B. *et al.* Leptin resistance in obesity: an epigenetic landscape. *Life Sci*, v. 140, p, 57-63, 2015.

COMINETTI; C.; ROGERO, M. M.; HORST, M. A. *Genômica nutricional:* dos fundamentos à nutrição molecular. Barueri: Manole, 2017. Acesso em: 16 fev. 2023.

DE LORENZO, A. *et al.* New obesity classification criteria as a tool for bariatric surgery indication. *World J Gastroenterol*, v. 22, n. 2, p. 681-703, 2016.

DENIS, G. V.; OBIN, M. S. Metabolically healthy obesity: origins and implications. *Mol Aspects Med,* v. 34, n. 1, p. 59-70, 2013.

DINESCU, D. *et al.* Socioeconomic modifiers of genetic and environmental influences on body mass index in adult twins. *Health Psychol*, v. 35, n. 2, p. 157-166, 2016.

DONALDSON, L. F. *et al.* Taste and weight: is there a link? *Am J Clin Nutr*, v. 90, n. 3, p. 800S-803S, 2009.

EBBERT, J. O.; JENSEN, M. D. Fat depots, free fatty acids, and dyslipidemia. *Nutrients*, v. 5, n. 2, p. 498-508, 2013.

EXLEY, M. A.; HAND, L.; O'SHEA, D.; LYNCH, L. Interplay between the immune system and adipose tissue in obesity. *J Endocrinol,* v. 223, n. 2, p. 41-48, 2014.

ELKS, C. E. *et al.* Variability in the heritability of body mass index: a systematic review and meta-regression. *Front Endocrinol (Lausanne)*, v. 28, p. 3-29, 2012.

ENGIN, A. Circadian rhythms in diet-induced obesity. *In*: ENGIN, A.; ENGIN, A. (ed.). *Obesity and lipotoxicity:* advances in experimental medicine and biology. Springer: Cham, 2017. v. 960.

FRANSSEN, R. *et al.* Obesity and dyslipidemia. *Med Clin North Am*, v. 95, n. 5, p. 893-902, 2011.

GHEMRAWI, R. *et al.* Endoplasmic reticulum stress in metabolic disorders. *Cells*, v. 7, n. 63, 2018.

GOOSSENS, G. H. The metabolic phenotype in obesity: fat mass, body fat distribution, and adipose tissue function. *Obesity Facts*, v. 10, n. 1, p. 207-215, 2017.

HALL, K.D.; GUO, J. obesity energetics: body weight regulation and the effects of diet composition. *Gastroenterology*, v. 152, n. 7, p. 1718-1727, 2017.

HAMMARSTEDT, A. *et al.* Impaired adipogenesis and dysfunctional adipose tissue in human hypertrophic obesity. *Physiol Rev*, v. 98, p. 1911-1941, 2018.

HAND, A. G.; BLAIR, N. S. Energy flux and its role in obesity and metabolic disease. *Eur Endocrinol*, v. 10, n. 2, p. 131-135, 2014.

HELLSTRÖM, P. M. Satiety signals and obesity. *Curr Opin Gastroenterol*, v. 29, n. 2, p. 222-227, 2013.

HENEGAR, C. *et al.* Adipose tissue transcriptomic signature highlights the pathological relevance of extracellular matrix in human obesity. *Genome Biol*, v. 9, n. 1, p. R14, 2008.

HOWELL, S.; KONES, R. "Calories in, calories out" and macronutrient intake: the hope, hype, and science of calories. *Am J Physiol Endocrinol Metab*, v. 313, n. 5, p. E608-E612, 2017.

HUANG, X. *et al.* The PI3K/AKT pathway in obesity and type 2 diabetes. *Int J Biol Sci*, v. 14, n. 11, p. 1483-1496, 2018.

IACOBINI, C. *et al.* Metabolically healthy versus metabolically unhealthy obesity. *Metabolism*, v. 92, n. 1, p. 51-60, 2019.

ILLESCA, P. *et al.* Hydroxytyrosol supplementation ameliorates the metabolic disturbances in white adipose tissue from mice fed a high-fat diet through recovery of transcription factors Nrf2, SREBP-1c, PPAR-γ and NF-κB. *Biomed Pharmacother*, v. 109, p. 2472-2481, 2019.

INFANTE-MENÉNDEZ, J. *et al.* The interplay between oxidative stress and miRNAs in obesity-associated hepatic and vascular complications. *Antioxidants*, v. 9, n. 7, p. 607, 2020.

JAGER, G.; WITKAMP, R. F. The endocannabinoid system and appetite: relevance for food reward. *Nutr Res Rev*, v. 27, n. 1, p. 172-85, 2014.

JI, L. L.; YEO, D. Oxidative stress: an evolving definition. *Fac Rev*, v. 9, n. 10, p. 13 2021.

JIANG, N. *et al.* Cytokines and inflammation in adipogenesis: an updated review. *Front Med*, v. 13, n. 3, p. 314-329, 2019.

JOFFE, Y. T.; HOUGHTON, C. A. A novel approach to the nutrigenetics and nutrigenomics of obesity and weight management. *Curr Oncol Rep*, v. 18, n. 7, p. 43, 2016.

JOHNSON, A. W. Eating beyond metabolic need: how environmental cues influence feeding behavior. *Trends Neurosci*, v. 36, n. 2, p. 101-109, Feb. 2013.

JUNG, C. H. *et al.* Metabolically healthy obesity: a friend or foe? *Korean J Intern Med*, v. 32, n. 4, p. 611-621, 2017.

JUNG, U. J.; CHOI, M. S. Obesity and its metabolic complications: the role of adipokines and the relationship between obesity, inflammation, insulin resistance, dyslipidemia and nonalcoholic fatty liver disease. *Int J Mol Sci*, v. 15, n. 4, p. 6184-223, 2014.

KALHARA, R. *et al.* Mechanisms linking endoplasmic reticulum (ER) stress and microRNAs to adipose tissue dysfunction in obesity. *Crit Rev Biochem Mol Biol*, v. 56, p. 455-481, 2021.

KEANE, K. N. *et al.* Molecular events linking oxidative stress and inflammation to insulin resistance and ß-cell dysfunction. *Oxid Med Cell Longev*, v. 2015, n. 181643, p. 1-15, 2015.

LEE, M. W. *et al.* Adipose tissue-derived signatures for obesity and type 2 diabetes: adipokines, batokines and microRNAs. *J Clin Med*, v. 8, n. 6, p. 854, 2019.

LI, Y. *et al.* Circadian rhythms and obesity: Timekeeping governs lipid metabolism. *J Pineal Res*, v. 69, n. 3, 2020.

LIN, X.; LI, H. Obesity: epidemiology, pathophysiology, and therapeutics. *Front Endocrinol*, v. 12, n. 706978, 2021.

LIU, X. *et al.* Nighttime snacking is associated with risk of obesity and hyperglycemia in adults: a cross-sectional survey from Chinese adult teachers. *J Biomed Res*, v. 31, n. 6, 2017.

MACLEAN, P. S. *et al.* Biology's response to dieting: the impetus for weight regain. *Am J Physiol Regul Integr Comp Physiol*, v. 301, n. 3, p. 581-600, 2011.

MAXIMUS, P. S. *et al.* Adipocytokines: are they the theory of everything? *Cytokine*, v. 133, n. 155144, 2020.

MAZZOCCOLI, G. et al. Altered expression of the clock gene machinery in kidney cancer patients. *Biomed Phamacother*, v. 66, n. 3, p. 175-179, 2012.

MCLAUGHLIN, T. *et al.* Preferential fat deposition in subcutaneous versus visceral depots is associated with insulin sensitivity. *J Clin Endocrinol Metab*, v. 96, p. 1756-1760, 2011.

MENESES, M. M.; FLORES, M. E. J. Flavonoids: a promising therapy for obesity due to the high-fat diet. *In*: BADRIA, F. A.; ANANGA, A. (ed.). *Flavonoids:* a coloring model for cheering up life. London: IntechOpen, 2019. Disponível em: https://www.intechopen.com/chapters/65940. Acesso em: 31 jan. 2023.

MITTAL, B. Subcutaneous adipose tissue & visceral adipose tissue. *Indian J Med Res*, v. 149, p. 571-573, 2019.

MORALES, I.; BERRIDGE, K. C. "Liking" and "wanting" in eating and food reward: brain mechanisms and clinical implications. *Physiol Behav*, v. 227, n. 113152, 2020.

MÜLLER, M. J. *et al.* Changes in energy expenditure with weight gain and weight loss in humans. *Curr Obes Rep*, v. 5, n. 4, p. 413-423, 2016.

OBRI, A. *et al.* The role of epigenetics in the development of obesity. *Biochem Pharmacol*, v. 177, p. 113973, 2020.

PANDURO, A. *et al.* Genes, emotions and gut microbiota: The next frontier for the gastroenterologist. *World J Gastroenterol*, v. 23, n. 17, p. 3030, 2017.

RAMOS-LOPEZ, O. *et al.* Guide for current nutrigenetic, nutrigenomic, and nutriepigenetic approaches for precision nutrition involving the prevention and management of chronic diseases associated with obesity. *J Nutrigenet Nutrigenomics*, v. 10, n. 1-2, p. 43-62, 2017.

REHMAN, K.; AKASH, M. S. H. Mechanisms of inflammatory responses and development of insulin resistance: how are they interlinked? *J Biomed Sci*, v. 23, n. 87, p. 1-18, 2016.

RIBEIRO, G.; SANTOS, O. Recompensa alimentar: mecanismos envolvidos e implicações para a obesidade. *Rev Port Endocrinol Diabetes Metab*, v. 8, n. 2, p. 82-88, 2013.

RUDERMAN, N. B.; SCHNEIDER, S. H.; BERCHTOLD, P. The "metabolically-obese," normal-weight individual. *Am J Clin Nutr*, v. 34, n. 8, p. 1617-1621, 1981.

RUIZ-OJEDA, F. J. *et al.* Extracellular matrix remodeling of adipose tissue in obesity and metabolic diseases. *Int J Mol Sci*, v. 20, n. 4888, 2019.

SANCHEZ-GURMACHES, J.; GUERTIN, D. A. Adipocytes arise from multiple lineages that are heterogeneously and dynamically distributed. *Nat Commun*, v. 5, n. 4099, 2014.

SCHOETTL, T. *et al.* Heterogeneity of adipose tissue in development and metabolic function. *J Exp Biol*, v. 221, 2018.

SCHROVER, I. M. *et al.* Adipose tissue dysfunction: clinical relevance and diagnostic possibilities. *Horm Metab Res*, v. 48, n. 4, p. 213-25, 2016.

SEID, H.; ROSENBAUM, M. Low carbohydrate and low-fat diets: what we don't know and why we should know it. *Nutrients*, v. 11, n. 11, p. 2749, 2019.

SHI, H. *et al.* TLR4 links innate immunity and fatty acid-induced insulin resistance. *J Clin Invest*, v. 116, n. 1, p. 3015-3025, 2006.

SIMCHEN, U. *et al.* Odour and taste sensitivity is associated with body weight and extent of misreporting of body weight. *Eur J Clin Nutr*, v. 60, n. 6, p. 698-705, 2006.

SINHA, S. *et al.* Fatty acid-induced insulin resistance in L6 myotubes is prevented by inhibition of activation and nuclear localization of nuclear factor k B. *J Biol Chem*, v. 279, n. 1, p. 41294-41301, 2004.

SMITKA, K.; MAREŠOVÁ, D. Adipose tissue as an endocrine organ: an update on pro-inflammatory and anti-inflammatory microenvironment. *Prague Med Rep*, v. 116, n. 2, p. 87-111, 2015.

STEFAN, N. *et al.* Metabolically healthy obesity: epidemiology, mechanisms, and clinical implications. *Lancet Diabetes Endocrinol*, v. 1, n. 2, p. 152-62, 2013.

SUMITHRAN, P. *et al.* Long-term persistence of hormonal adaptations to weight loss. *N Engl J Med*, v. 365, p. 1597-1604, 2011.

SZTALRYD, C.; BRASAEMLE, D. L. The perilipin family of lipid droplet proteins: Gatekeepers of intracellular lipolysis. *Biochim Biophys Acta Mol Cell Biol Lipids*, v. 1862, p. 1221-1232, 2017.

TAN, B. L. *et al.* Antioxidant and oxidative stress: a mutual interplay in age-related diseases. *Front Pharmacol*, v. 16, n. 1162, 2018.

THALER, J. P. *et al.* Hypothalamic inflammation: marker or mechanism of obesity pathogenesis? *Diabetes*, v. 62, n. 8, p. 2629-2634, 2013.

TIMPER, K.; BRÜNING, J. C. Hypothalamic circuits regulating appetite and energy homeostasis: pathways to obesity. *Dis Model Mech*, v. 10, p. 679-689, 2017.

VAN BAAK, M. A.; MARIMAN, E. C. M. Mechanisms of weight regain after weight loss: the role of adipose tissue. *Nat Rev Endocrinol*, v. 15, n. 5, p. 274-287, 2019.
VINK, R. G. *et al.* Dietary weight loss-induced changes in RBP4, FFA, and ACE predict weight regain in people with overweight and obesity. *Physiol Rep*, v. 5, n. 21, p. e13450, 2017.
VOLKOW, N. D. *et al.* Low dopamine striatal D2 receptors are associated with prefrontal metabolism in obese subjects: possible contributing factors. *Neuroimage*, v. 42, n. 4, p. 1537-1543, 2008.
WANG, G. J. *et al.* Brain dopamine and obesity. *Lancet*, v. 357, n. 9253, p. 354-357, 2001.
WING, R. R.; HILL, J. O. Successful weight loss maintenance. *Annu Rev Nutr*, v. 21, p. 323-341, 2001.
WU, J. *et al.* Adaptive thermogenesis in adipocytes: is beige the new brown? *Genes Dev*, v. 27, n. 3, p. 234-250, 2013.
YANG, Q. *et al.* Metabolites as regulators of insulin sensitivity and metabolism. *Nat Rev Mol Cell Biol*, v. 19, n. 1, p. 654-672, 2018.
YIN, J. *et al.* Melatonin reprogramming of gut microbiota improves lipid dysmetabolism in high-fat diet-fed mice. *J Pineal Res*, v. 65, n. 4, 2018.
ZAND, H. *et al.* Signaling pathways linking inflammation to insulin resistance. *Diabetes Metab Syndr*, v. 11, n. 1, p. S307-S309, 2017.

3

Obesidade e resistência à insulina

Tamires da Cunha Soares
Jennifer Beatriz Silva Morais
Thaline Milany da Silva Dias

INTRODUÇÃO

Nos últimos anos, houve mudança considerável no que diz respeito ao estilo de vida da população, com ênfase em alterações na qualidade e quantidade dos alimentos consumidos. Associado a isso, mudança nos fatores socioeconômicos e comportamentais impactaram de forma negativa a saúde pública, pois favoreceram aumento na prevalência da obesidade e consequentemente das desordens metabólicas associadas, a exemplo do estresse oxidativo, inflamação crônica de baixo grau e resistência à insulina (Videira-Silva *et al.*, 2019).

A resistência à insulina é caracterizada principalmente por alterações no metabolismo da glicose decorrentes da inibição da via de sinalização da ação desse hormônio, bem como da secreção elevada de glicose pelo fígado. Sobre os fatores contribuintes para a manifestação de tal desordem metabólica, destaca-se o excesso de gordura corporal, particularmente o acúmulo de gordura intra-abdominal (Capurso; Capurso, 2012; Xu; Schwab; Marette, 2014; Ye, 2013).

O avanço na obtenção de conhecimento da base molecular que contempla os mecanismos envolvidos na resistência à insulina na disfunção do tecido adiposo tem contribuído para esclarecer a participação da inflamação crônica de baixo grau na etiologia dessa desordem metabólica. A literatura mostra que a secreção desregulada de adipocinas parece determinar um estado pró-inflamatório crônico que compromete a eficiência das vias de sinalização da ação da insulina (Guo, 2014; Ye, 2013).

Neste capítulo serão abordados aspectos fisiológicos envolvidos na secreção e ação da insulina e fatores contribuintes para manifestação da resistência à ação desse hormônio na obesidade.

SECREÇÃO DA INSULINA

A insulina é um hormônio cuja síntese ocorre nas ilhotas de Langerhans, especificamente nas células beta pancreáticas, sendo comumente estimulada pelo estado de hiperglicemia pós-prandial. O gene da insulina codifica 110 aminoácidos precursores conhecidos como pré-proinsulina, que interage com as partículas de reconhecimento de sinal (SRP) das ribonucleoproteínas citosólicas. As SRP facilitam a translocação da pré-proinsulina através da membrana do retículo endoplasmático rugoso para o lúmen, processo que ocorre através do canal condutor de peptídeo, onde a sequência sinalizadora é clivada da pré-proinsulina por uma peptidase, formando a proinsulina, que é posteriormente submetida ao processo de dobragem e formação de três pontes de Dissulfetos (Park *et al.*, 2021; Kalwat, 2021).

Destaca-se que a proinsulina dobrada é transportada para o complexo de Golgi, onde entra nas vesículas secretórias, sendo clivada em insulina e peptídeo C. A insulina e o peptídeo C são armazenados nesses grânulos junto com o peptídeo amilina e outros produtos das células beta, menos abundantes. A insulina é, então, liberada na circulação sanguínea por exocitose, processo regulado principalmente pelas concentrações de glicose no plasma. Outros nutrientes, hormônios gastrointestinais, pancreáticos e neurotransmissores também estão envolvidos (Ducy, 2020; Padhi *et al.*, 2020)

Em condições fisiológicas, a glicose é transportada para o interior das células beta por meio do transportador de glicose do tipo 2 (GLUT-2), o único que é expresso na membrana das células beta e que realiza esse processo por difusão facilitada. Diferentemente do GLUT-4 presente no músculo esquelético e adipócitos, a mobilização do GLUT-2 na membrana plasmática não é dependente da insulina, garantindo influxo elevado de glicose para a célula (Kalwat, 2021; Padhi *et al.*, 2020)

No citoplasma celular, a glicose é metabolizada a glicose-6-fosfato, e ao final da via glicolítica o piruvato é oxidado por meio do ciclo do ácido tricarboxílico (TCA) na mitocôndria, para produzir ATP. Destaca-se que o piruvato é metabolizado a acetil-CoA pela piruvato desidrogenase (PDH), favorecendo o aumento da produção de ATP e da razão ATP/ADP no citoplasma (Chamberlain *et al.*, 2021; Park *et al.*, 2021).

Com o aumento de tal razão no citoplasma, ocorre fechamento dos canais de K^+_{ATP} e a consequente despolarização da membrana celular e abertura dos canais de Ca^{2+} dependentes de voltagem do tipo L. As concentrações de Ca^{2+} elevadas no citoplasma estimulam a mobilização dos grânulos de insulina para a membrana plasmática, levando a fusão e exocitose da insulina das células beta pancreáticas para a corrente sanguínea (Figura 1) (Park *et al.*, 2021; Ducy, 2020).

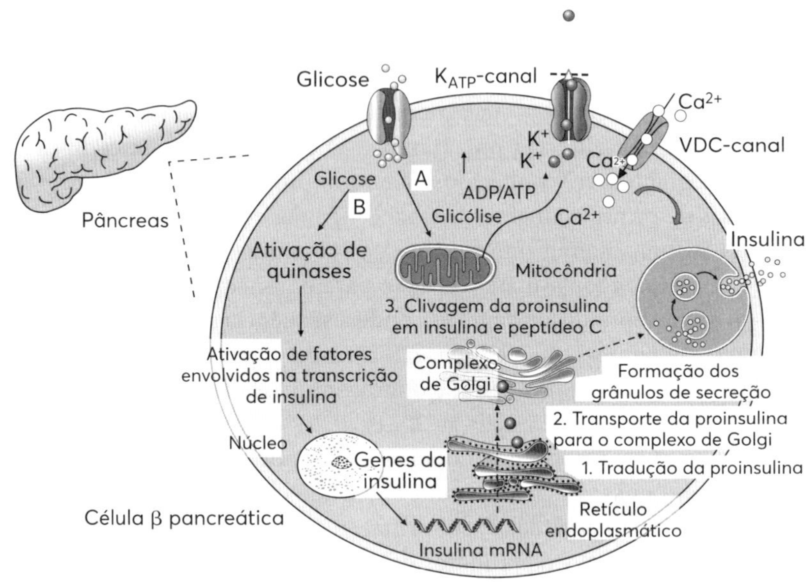

FIGURA 1 Mecanismos de secreção da insulina.

ADP: adenosina difosfato; ATP: adenosina trifosfato; Ca^{2+}: cálcio; K^+: potássio; VDC-canal: canais de Ca^{2+} dependentes de voltagem do tipo L.

Fonte: adaptação de Fu *et al.* (2013).

SINALIZAÇÃO DA AÇÃO DA INSULINA

A insulina desempenha papel relevante para a manutenção de diversas respostas fisiológicas no organismo, a exemplo do uso ou armazenamento de glicose pelos tecidos periféricos, inibição da lipólise no tecido adiposo, estímulo aos processos de liponeogênese e gliconeogênese no fígado, além de promover a síntese proteica no tecido muscular esquelético (Ieronymaki *et al.*, 2019; Melo *et al.*, 2022; Vasiljevic *et al.*, 2020).

Pesquisas recentes têm contribuído para o entendimento da via molecular da ação da insulina, no que diz respeito à atividade catalítica do seu receptor e aos eventos sinalizadores em cascata que envolvem a ação desse hormônio (Petersen *et al.*, 2016; Petersen; Shulman, 2018). A insulina exerce suas funções fisiológicas ligando-se ao seu receptor na membrana plasmática de células-alvo. Existem duas isoformas do receptor de insulina, A e B. A isoforma B é mais específica à insulina, além de ser a principal isoforma expressa no fígado, músculo e tecido adiposo branco. Já a isoforma A é altamente expressa durante o desenvolvimento fetal, pela sua afinidade pelo fator de crescimento semelhante à insulina-2 (IGF-2), sendo essa isoforma diferenciada pelo *splicing* do exon 11 (Belfiore *et al.*, 2017; Petersen; Shulman, 2018).

Ressalta-se que o receptor de insulina é uma glicoproteína transmembrana constituída por quatro subunidades: duas extracelulares, que se ligam à insulina, e duas intracelulares, cada uma contendo um domínio de tirosina quinase, que fazem a transdução do sinal da insulina à célula (Fontenelle *et al.*, 2018). Em concentrações fisiológicas, apenas uma molécula de insulina se liga e ativa um receptor, o que induz a mudança conformacional nas subunidades beta, permitindo a transautofosforilação das tirosinas em um *loop* de ativação, nessa ordem: Tyr1162, Tyr1158 e Tyr1163. As subunidades beta, assim ativadas pela trifosforilação, sofrem mais fosforilação da tirosina nos resíduos, incluindo Tyr972 na região justamembrana; esses eventos adicionais são importantes para o recrutamento de substratos do receptor de insulina (IRS) e proteínas Src homólogas e colágeno (Shc) (Fontenelle *et al.*, 2018; Kolb *et al.*, 2020).

Os eventos de sinalização do receptor de insulina podem ser funcionalmente classificados em sinais mitogênicos e metabólicos. Este último se inicia após a ligação da insulina a esse receptor, que se autofosforila e recruta diversos substratos. Dentre esses substratos, destaca-se o substrato 1 do receptor de insulina (IRS-1), que, ao ativar a fosfatidilinositol-3-quinase (PI3K), proporciona continuidade a uma cascata de sinalização, com ativação de outros substratos citoplasmáticos, como as serinas quinases, a proteína quinase B (AKT) e a proteína quinase C (PCK), que, uma vez fosforiladas, também participam das vias de transmissão do sinal de insulina (Figura 2) (Cruz *et al.*, 2018; Petersen; Shulman, 2018).

A via de sinalização PI3K/AKT se inicia quando a insulina se liga às subunidades alfa do seu receptor, levando à autoativação das subunidades beta e IRS, que incluem IRS-1, IRS-2, IRS-3 e IRS-4. Os IRS, por sua vez, induzem a fosforilação da PI3K, que medeia a ativação da proteína fosfatidilinositol-3,-4-bifosfato (PIP-2) e PIP-3. Nesse processo, proteínas como a AKT são recrutadas, estimulando a translocação do transportador de glicose 4 (GLUT-4), presentes nas vesículas intracelulares para a membrana plasmática, para que ocorra a captação de glicose por células de tecidos alvo (Haeusler; Mcgraw; Accili, 2018; Petersen; Shulman, 2018).

A via CAP/Cbl ocorre após a fosforilação do receptor de insulina, induzida pela ativação do oncogene Cbl, que é associado à proteína CAP na maioria dos tecidos insulinossensíveis, formando o complexo CAP-Cbl. Na membrana plasmática, esse complexo interage com a proteína C3G, que é responsável pela conversão catalítica de GDP em GTP presentes na proteína TC10. Após sua ativação, a proteína TC10 estimula a translocação do GLUT-4 para a membrana plasmática, culminando com a captação de glicose para o meio intracelular (Fontenelle *et al.*, 2018; Hirabara *et al.*, 2012; Litvinova *et al.*, 2014).

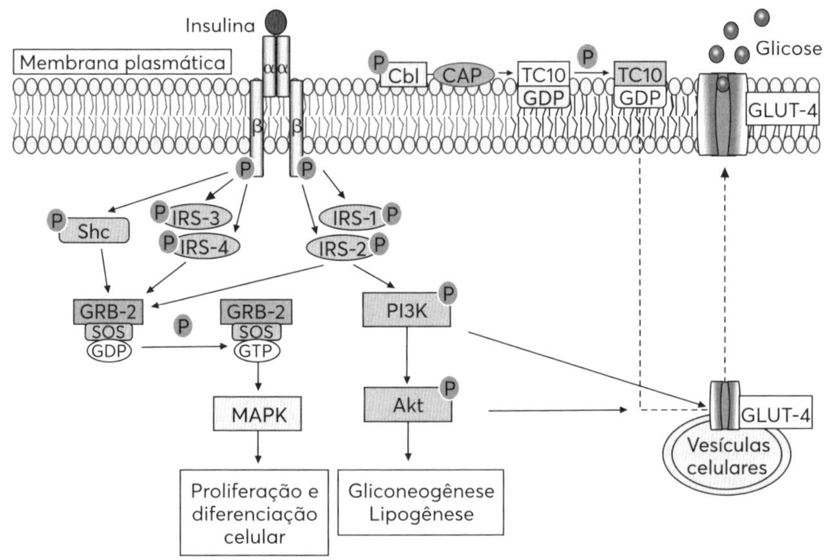

FIGURA 2 Vias moleculares de sinalização da insulina.

α: subunidade alfa do receptor da insulina; β: subunidade beta do receptor da insulina; Akt: proteína quinase B; CAP: proteína associada a Cbl; Cbl: oncogene Cbl; GDP: grupo guanosina difosfato; GLUT-4: transportador de glicose 4; GRB-2: proteína 2 de ligação ao fator de crescimento; GTP: grupo guanosina trifosfato; IRS: substratos do receptor de insulina; MAPK: proteína quinase ativada por mitógeno; P: fosfato; PI3K: proteína fosfatidil inositol 3-quinase; Shc: Src homóloga de colágeno; SOS: proteína *Son of Souenless*; TC10: proteína TC10.

Fonte: elaboração das autoras.

Já a sinalização mitogênica envolve a via da proteína quinase ativada por mitógeno (MAPK), que é iniciada pelo receptor do fator de crescimento 2 (GRB-2) e SHC. O GRB-2 associa-se à proteína *Son of Sevenless* (SOS), que catalisa a mudança de GDP em GTP, e essa troca ocorre por meio da proteína de ligação a GTP (RAS), ativando-a. Tal ativação tem a participação da fosfatase 2 da homologia de Src (SHP-2), que, uma vez ativada, a RAS estimula a fosforilação da serina na cascata da MAPK, que por sua vez promove a proliferação e/ou diferenciação celular (Fontenelle *et al.*, 2018).

Um aspecto interessante que deve ser destacado é o fato de que alterações em alguma etapa da via de sinalização da ação da insulina em tecidos específicos favorecem a manifestação da resistência à insulina com comprometimento das funções fisiológicas desempenhadas por esse hormônio (Samuel; Shulman, 2016; Yaribeygi *et al.*, 2019).

RESISTÊNCIA À AÇÃO DA INSULINA NA OBESIDADE

Inflamação crônica de baixo grau na resistência à ação da insulina

O recrutamento e a infiltração de macrófagos no tecido adiposo branco de indivíduos com obesidade, em especial no visceral, favorecem a produção de citocinas pró-inflamatórias, o que constitui fator contribuinte importante para a redução da sensibilidade à ação da insulina (Kojta; Chacińska; Błachnio-Zabielska, 2020). Assim, destacam-se alguns mecanismos envolvidos na influência da inflamação crônica de baixo grau na manifestação da resistência à insulina, que já estão bem fundamentados na literatura.

Diversos estudos mostram que a interleucina-6 (IL-6), em particular, foi a primeira citocina pró-inflamatória a ser considerada capaz de induzir a resistência à insulina em indivíduos com obesidade. Essa citocina reduz a síntese hepática de glicogênio e a captação de glicose nos adipócitos e no músculo esquelético, por inibir a interação do receptor de insulina com IRS-1 e a translocação do transportador de glicose GLUT-4, além de estimular a degradação das proteínas do substrato do receptor de insulina (IRS). Os resultados das pesquisas mostram que tais mecanismos podem ser mediados pelo aumento da expressão do supressor da sinalização de citocinas 3 (SOCS-3) (Kwon; Pessin, 2013; Ouchi *et al.*, 2011; Rehman; Akash, 2017).

A interleucina-1-beta (IL-1-beta) também contribui para o desenvolvimento da resistência à insulina, por ativar a via do fator nuclear kappa-B (NF-kappa-B), favorecendo a expressão de genes codificantes de proteínas inflamatórias e moléculas de adesão, induzindo apoptose das células beta pancreáticas, além de reduzir a secreção de insulina. Para ratificar tal fato, resultados de estudos mostram que o bloqueio do receptor das interleucinas-1 (IL-1) melhora a função das células beta e inibe a ação citotóxica dessa citocina (Marques-Vidal *et al.*, 2012; Schroder; Zhou; Tschopp, 2010).

Associado a isso, é oportuno ressaltar que, na obesidade, o aumento de marcadores inflamatórios, tais como o fibrinogênio, inibidor do ativador de plasminogênio 1 (PAI-1) e proteína C reativa (PCR), potencializa o quadro de resistência à insulina (Lee; Lee, 2014). Tal processo inflamatório desencadeia ativação de proteínas quinases relacionadas às vias de sinalização de "Toll" e receptores de fator de necrose tumoral alfa (TNF-alfa), como o inibidor de kappa beta quinase (IKK-beta) e c-jun N-terminal quinase (JNK)-1, que são capazes de fosforilar IRS-1 no resíduo de serina 307, reduzindo a transdução do sinal da insulina (Rogero; Calder, 2018).

Dessa forma, a ativação das vias de proteínas quinases IKK-beta e JNK-1 pelos marcadores inflamatórios fibrinogênio, PAI-1 e PCR estimula a translocação do fator de transcrição nuclear kappa-B (NF-kappa-B), favorecendo a produção de citocinas pró-inflamatórias e a manifestação da resistência à ação da insulina em tecidos específicos (Figura 3) (Rogero; Calder, 2018).

Estresse oxidativo na resistência à ação da insulina

A regulação do equilíbrio redox celular é essencial para a manutenção da secreção e sensibilidade à ação da insulina nos tecidos alvos, e a síntese excessiva de espécies reativas de oxigênio tem sido apontada como fator contribuinte importante na etiologia da resistência à insulina (Steinbrenner; Sies, 2013; Henriksen; Diamond-Stanic; Marchionne, 2011).

Nesse sentido, destaca-se que na disfunção do tecido adiposo presente na obesidade ocorre hiperglicemia, dislipidemia, estresse do retículo endoplasmático, produtos finais de glicação avançada (AGE) e peróxidos lipídicos, favorecendo a produção excessiva de espécies reativas de oxigênio, o que consequentemente contribui para a manifestação da resistência à ação da insulina.

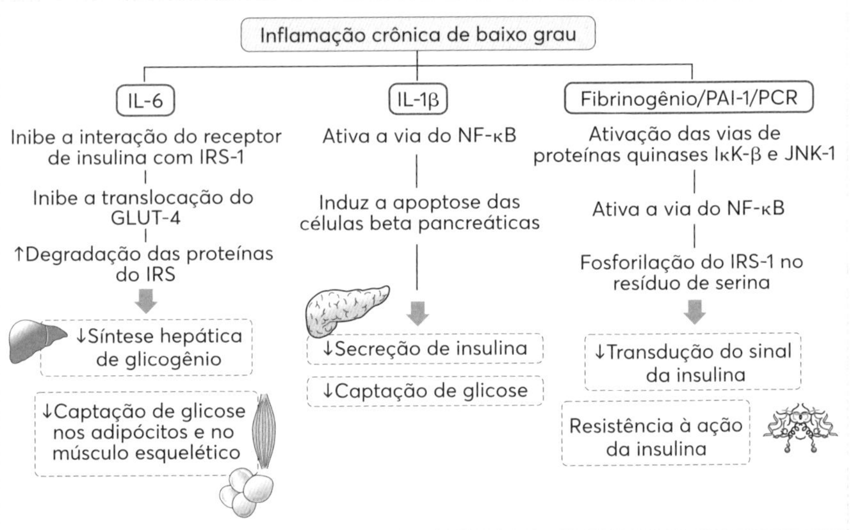

FIGURA 3 Inflamação crônica de baixo grau e resistência à ação da insulina.

IKK-β: inibidor de kappa beta quinase; IL: interleucina; IRS-1: substrato do receptor de insulina 1; JNK: c-jun N-terminal quinase; NF-κ-B: fator de transcrição nuclear-kappa-B; PAI-1: inibidor do ativador de plasminogênio 1; PCR: proteína C reativa.

Fonte: elaboração das autoras.

A literatura fundamenta possíveis consequências decorrentes da produção excessiva de espécies reativas de oxigênio em indivíduos com obesidade. Sobre esse aspecto, destaca-se a ativação do sistema imune inato no tecido adiposo e subsequente inflamação sistêmica crônica de baixo grau, redução na capacidade antioxidante, peroxidação lipídica generalizada nas células, o que libera íons de metais de transição das células rompidas, exacerbando o dano celular, lesão do DNA mitocondrial, depleção de ATP e lipotoxicidade (Hurrle; Hsu, 2017; Panic *et al.*, 2022).

O estresse oxidativo induz disfunção mitocondrial, interferindo nas vias de sinalização da insulina e favorecendo a resistência à ação desse hormônio. Dois mecanismos específicos esclarecem tal fato: o aumento da ativação da NADPH oxidase e o excesso de produção de peróxido de hidrogênio mitocondrial (H_2O_2) em condições de elevada produção de energia, este último promovendo disfunção mitocondrial nas células beta pancreáticas, o que limita a secreção de insulina (Wang *et al.*, 2013; Panic *et al.*, 2022).

Além disso, estudos mostram que a produção excessiva de H_2O_2 está relacionada com a resistência à insulina no músculo esquelético de indivíduos que possuem ingestão de lipídios elevada. O aumento da ativação da NADPH oxidase, por sua vez, ocorre em condições em que os receptores de angiotensina II geram ânions superóxido e comprometem a sinalização da insulina, afetando a translocação do GLUT-4 (Fontenelle *et al.*, 2018; Rains; Jain, 2011).

O estresse oxidativo promove danos celulares principalmente nas células beta pancreáticas que possuem concentrações reduzidas de enzimas antioxidantes, sendo, assim, mais suscetíveis aos danos induzidos pelos radicais livres. Além disso, os radicais livres também liberam mediadores inflamatórios, culminando em um ciclo vicioso que leva à disfunção das células beta, à resistência insulínica e ao declínio metabólico, que, em conjunto, constituem fatores determinantes para o desenvolvimento do diabetes *mellitus* (Figura 4) (Panic *et al.*, 2022).

Impacto do cortisol na resistência à ação da insulina

Sobre a atuação do cortisol na manifestação da resistência à insulina em indivíduos com obesidade, destaca-se que esse hormônio atua como antagonista funcional da insulina e regula negativamente a captação de glicose, pois libera substratos energéticos para a oxidação mitocondrial durante o estresse, aumentando a proteólise muscular, a lipólise do tecido adiposo e a gliconeogênese hepática, o que compromete a utilização da glicose (Hackett *et al.*, 2016; Kamble *et al.*, 2016).

Nesse sentido, é importante ressaltar aspectos relevantes sobre o metabolismo do cortisol, o qual contempla a ação da enzima 11-beta desidrogenase 1

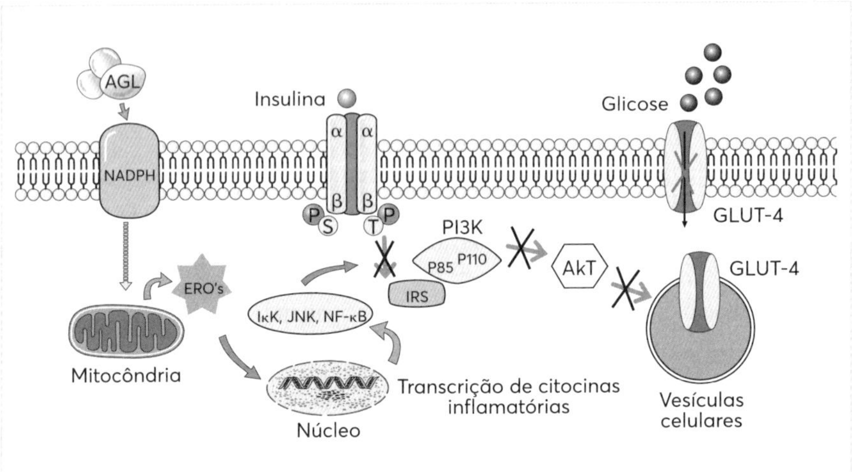

FIGURA 4 Estresse oxidativo e resistência à ação da insulina.

AGL: ácidos graxos livres; AkT: proteína quinase B; ERO: espécies reativas de oxigênio; GLUT-4: transportador de glicose 4; IKK-β: inibidor de κβ quinase; IRS: substrato do receptor de insulina; JNK: c-jun N-terminal quinase; NADPH: nicotinamida adenina dinucleótido fosfato; NF-κ-B: fator de transcrição nuclear kappa-B; PI3k: fosfatidilinositol 3 quinase.

Fonte: adaptação de Souza (2018).

(11-beta-HSD1), altamente expressa no tecido adiposo, que converte a forma inativa, cortisona, para a forma ativa, cortisol, ampliando a ação local dos glicocorticoides, independentemente das suas concentrações circulantes (Gathercole *et al.*, 2011; Yuan *et al.*, 2016). No tecido adiposo subcutâneo, o aumento na expressão e atividade da 11-beta-HSD1 correlaciona-se positivamente com a obesidade e a resistência à insulina (Rask *et al.*, 2002; Shao *et al.*, 2016). Além disso, a inibição da ação da 11-beta-HSD1 em pacientes com diabetes tipo 2, por exemplo, tem demonstrado eficácia clínica na melhora da sensibilidade à insulina (Rosenstock *et al.*, 2010).

Outro aspecto importante diz respeito ao papel do cortisol na regulação da função do tecido adiposo, por induzir a diferenciação de pré-adipócitos em adipócitos maduros, ao mesmo tempo que promove a lipólise do tecido adiposo em situações específicas. A exposição crônica ao cortisol constitui fator contribuinte para a expansão do tecido adiposo, o que consequentemente compromete a ação da insulina, contribuindo para a hiperglicemia e a dislipidemia (Benbaibeche *et al.*, 2015; Chao *et al.*, 2017). Por outro lado, o cortisol tem a função de estimular a lipólise por meio de sua ação sobre a enzima lipase hormônio sensível, com liberação resultante de ácidos graxos livres, induzindo a resistência à insulina (Beaudry; Riddell, 2012; Hackett *et al.*, 2016).

O cortisol também inibe a translocação do transportador de glicose 4 (GLUT-4) para a membrana plasmática, reduzindo a captação de glicose pela célula, com resultante hiperglicemia (MacFarlane *et al.*, 2014; Morais *et al.*, 2019). Além disso, pode reduzir a afinidade do receptor de insulina e, ainda, o número de receptores, o que contribui para a manifestação da resistência à ação desse hormônio (Buren *et al.*, 2002).

As diferenças biológicas específicas existentes entre os depósitos de gordura corporal influenciam os efeitos do cortisol sobre a sensibilidade à insulina (Hazlehurst *et al.*, 2013). Sobre esse aspecto, destaca-se o estudo realizado por Lundgren *et al.* (2004) que mostrou que os glicocorticoides reduzem a captação de glicose dependente da insulina em adipócitos viscerais, por comprometerem a sinalização do hormônio. Por outro lado, a atuação dos glicocorticoides no tecido adiposo subcutâneo é caracterizada por induzir a fosforilação do substrato receptor de insulina, aumentando a sensibilidade à insulina nesse tecido (Gathercole *et al.*, 2007).

Os glicocorticoides reduzem a captação de glicose no músculo esquelético, por aumentar a ativação de quinases serina, o que resulta na fosforilação e inativação do receptor de insulina (MacFarlane *et al.*, 2014; Morgan *et al.*, 2013). O acúmulo de lipídios intramiocelular induzido pelo cortisol, parece contribuir para a manifestação da resistência à insulina (Lim *et al.*, 2009; Morgan *et al.*, 2013). No fígado, o cortisol pode influenciar o metabolismo da glicose por aumentar a expressão de genes codificantes para enzimas gliconeogênicas, como a fosfenolpiruvato carboxiquinase e a glicose-6-fosfatase, que catalisam etapas limitantes da gliconeogênese, promovendo aumento nas concentrações plasmáticas de glicose (Bataglini *et al.*, 2017; Lim *et al.*, 2009).

A exposição crônica ao cortisol, como ocorre em indivíduos com obesidade, promove alterações morfológicas importantes nas células beta pancreáticas, como hipertrofia e hiperplasia, que resultam no aumento da síntese e secreção de insulina, com consequente hiperinsulinemia. Associado a isso, essas substâncias também exercem efeito central por promover estimulação vagal e, dessa forma, aumentam a secreção de insulina, contribuindo para a manifestação da resistência à ação desse hormônio na obesidade (Figura 5) (Geer *et al.*, 2014; Stubbs; York, 1991).

O Quadro 1 apresenta um resumo das principais funções do cortisol na manifestação da resistência à ação da insulina.

Dislipidemias na resistência à ação da insulina

Nessa abordagem, é oportuno chamar a atenção para o fato de que, em condições fisiológicas, os ácidos graxos livres são direcionados para a bios-

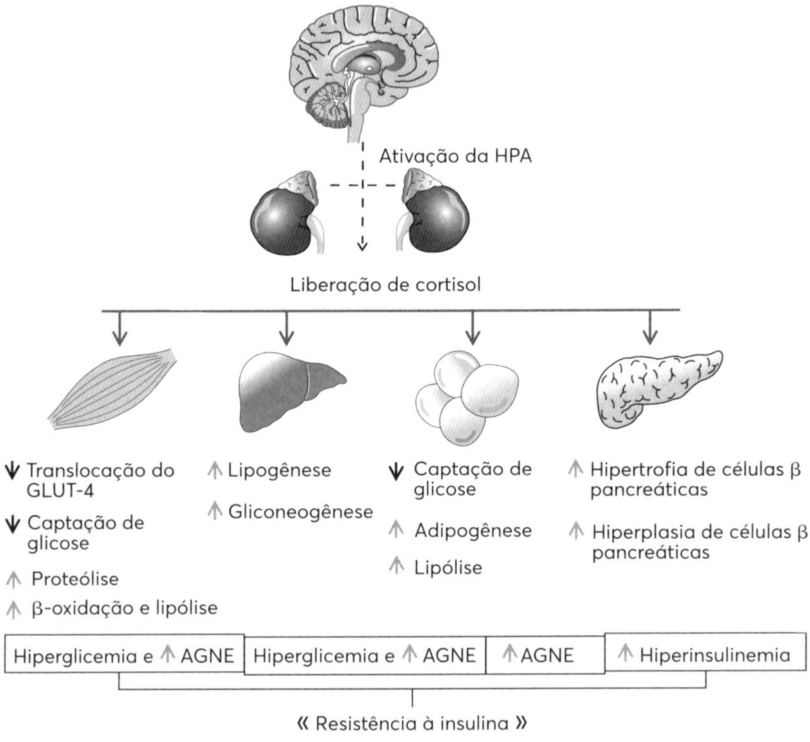

FIGURA 5 Mecanismos envolvidos na participação do cortisol sobre a manifestação da resistência à insulina.

AGNE: ácidos graxos não esterificados; GLUT-4: transportador de glicose 4; HPA: eixo hipotalâmico pituitário adrenal.

Fonte: Morais *et al.* (2019).

QUADRO 1 Principais ações do cortisol na manifestação da resistência à ação da insulina

Ações do cortisol	Repercussões na sinalização da insulina
Antagonista funcional da insulina	• Regula negativamente a captação de glicose. • Libera substratos energéticos para a oxidação mitocondrial durante o estresse. • Aumenta a proteólise muscular. • Favorece a lipólise do tecido adiposo. • Estimula a gliconeogênese hepática.
Favorece a expansão do tecido adiposo	• Hiperglicemia. • Dislipidemia.

(continua)

QUADRO 1 Principais ações do cortisol na manifestação da resistência à ação da insulina (*continuação*)

Ações do cortisol	Repercussões na sinalização da insulina
Estimula a enzima lipase hormônio sensível	Aumenta a liberação de ácidos graxos não esterificados na corrente sanguínea.
Inibe a translocação do GLUT-4	Hiperglicemia.
Reduz a afinidade e o número dos receptores de insulina	Resistência à ação da insulina.
Fosforilação em resíduos serina do receptor de insulina	Resistência à ação da insulina.
Aumenta a expressão de genes codificantes para enzimas gliconeogênicas	Hiperglicemia.
Hipertrofia e hiperplasia das células beta pancreáticas	Hiperinsulinemia.

GLUT-4: transportador de glicose do tipo 4.
Fonte: Bataglini et al. (2017); Benbaibeche et al. (2015); Chao et al. (2017); Geer et al. (2014).

síntese de moléculas lipídicas complexas ou para oxidação em diferentes tecidos. No entanto, em situações adversas, a exemplo da disfunção do tecido adiposo, ocorre saturação dessas vias metabólicas em função de elevadas concentrações de ácidos graxos circulantes, promovendo acúmulo ectópico de lipídios no fígado e músculo esquelético (Samuel; Schulman, 2016; Vekic *et al.*, 2019).

O tecido adiposo visceral é mais sensível à lipólise induzida pelas catecolaminas, por possuir número expressivo de beta-adrenorreceptores, quando comparados ao tecido subcutâneo. Sob estímulo do beta-3-adrenorreceptor pelas catecolaminas ocorre a liberação de ácidos graxos não esterificados, favorecendo o aumento das concentrações desse substrato na corrente sanguínea (Petersen; Shulman, 2018).

O acúmulo de ácidos graxos livres no fígado, por um mecanismo de competição por substrato, a exemplo da glicose, favorece a resistência à ação da insulina. Além disso, o aumento do catabolismo de ácidos graxos livres nos hepatócitos aumenta as concentrações de acetil-CoA, ativador da enzima piruvato carboxilase, estimulando a gliconeogênese. Esses mecanismos resultam no desenvolvimento de hiperglicemia e hiperinsulinemia, característicos da resistência à insulina (Petersen; Shulman, 2018; Samuel; Schulman, 2016; Vekic *et al.*, 2019).

Outro mecanismo que fundamenta a participação dos ácidos graxos não esterificados na manifestação da resistência à ação da insulina trata da fosforilação em resíduos serina dos IRS, fator que reduz a sinalização da insulina nos adipócitos hipertróficos (Draznin, 2006; Vekic *et al.*, 2019). O excesso de ácidos graxos não esterificados resultantes da lipólise na obesidade também inibe a depuração da insulina pelos tecidos, bem como reduz a expressão, transcrição e translocação do GLUT-4, comprometendo o influxo de glicose para o citoplasma das células (Morais *et al.*, 2019). Além disso, os ácidos graxos impedem a sinalização da insulina por meio da ativação da proteína quinase C (PKC) no citoplasma (Figura 6) (Nandipati *et al.*, 2017).

ALTERAÇÃO NA SECREÇÃO DE INSULINA NA OBESIDADE

Nas últimas décadas, os mecanismos envolvidos na secreção de insulina em indivíduos com obesidade vêm sendo esclarecidos, os quais envolvem a hiper-reatividade das células beta à glicose em razão da hiperplasia dessas células induzidas pelo consumo excessivo e o catabolismo da glicose. Além disso, o aumento da liberação de ácidos graxos pelo tecido adiposo para as células pancreáticas contribui para a hipersecreção de insulina (Van Vliet *et al.*, 2020).

Recentemente, tem sido verificado que as modificações epigenéticas desempenham papel importante na atividade das células beta pancreáticas. A

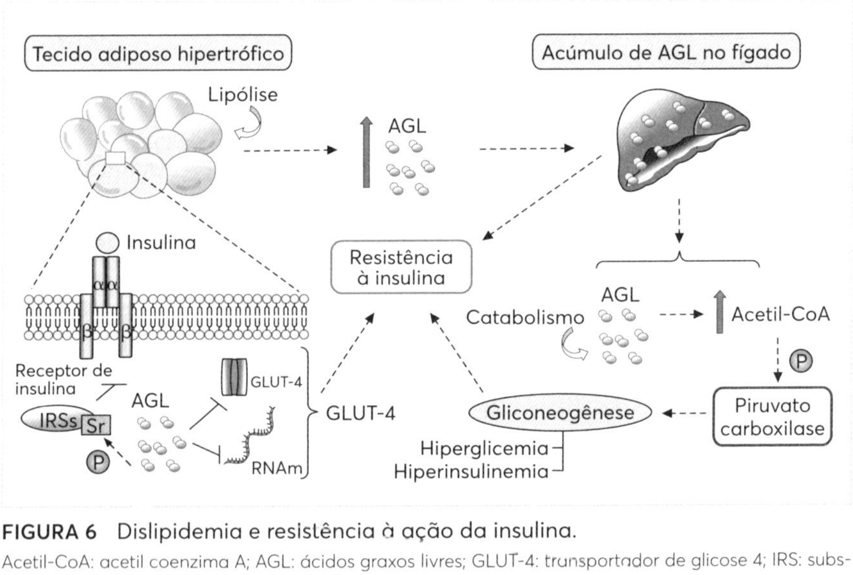

FIGURA 6 Dislipidemia e resistência à ação da insulina.

Acetil-CoA: acetil coenzima A; AGL: ácidos graxos livres; GLUT-4: transportador de glicose 4; IRS: substratos do receptor de insulina; RNAm: ácido ribonucleico; Sr: resíduo de serina; P: fosfato.

Fonte: elaboração das autoras.

desregulação epigenética pode causar perda da identidade das células beta, caracterizada pela redução da expressão de genes que são importantes para a função celular, expressão ectópica de genes e perda de impressão genética, favorecendo a disfunção celular beta pancreática e limitando a secreção da insulina (Singh *et al.*, 2020; Ahmed *et al.*, 2020). Sobre esse aspecto, a literatura tem considerado alguns fatores contribuintes para a desregulação epigenética, como obesidade parental, ambiente intrauterino adverso, hiperglicemia, lipotoxicidade, envelhecimento, inatividade física e disfunção mitocondrial (Davegårdh *et al.*, 2018).

Vale destacar que as células beta pancreáticas respondem continuamente aos nutrientes dietéticos para a secreção de insulina, em particular a glicose, sendo que concentrações elevadas desse substrato têm sido associadas à deterioração das células beta, com a dessensibilização da glicose progredindo à glicotoxicidade (Janssen, 2021).

De forma semelhante, a exposição crônica aos ácidos graxos não esterificados presentes na disfunção do tecido adiposo pode favorecer a lipotoxicidade. Assim, tanto a hiperglicemia quanto a hiperlipidemia podem alterar a função das células beta pancreáticas e a secreção de insulina, consequentemente contribuindo para a manifestação da resistência à ação da insulina (Figura 7) (Mann *et al.*, 2020).

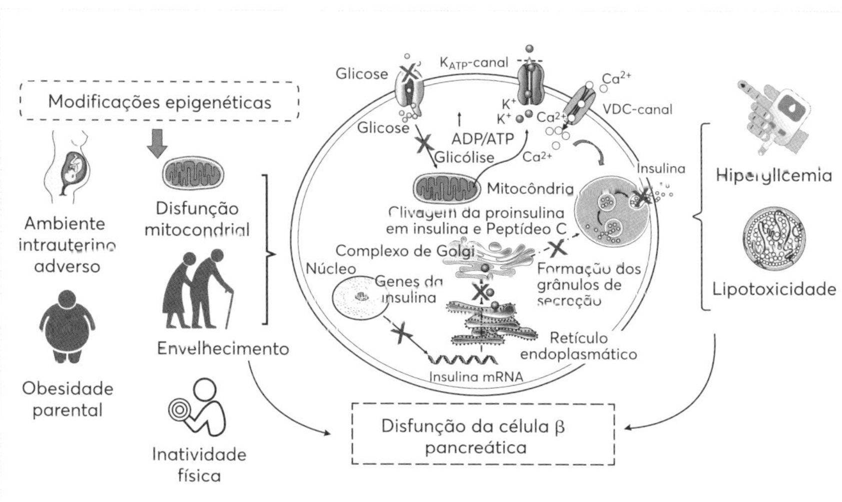

FIGURA 7 Alteração na secreção de insulina na obesidade.
ADP: adenosina difosfato; ATP: adenosina trifosfato; Ca^{2+}: cálcio; K^+: potássio; K_{ATP}: canal de potássio sensível ao ATP; VDC-canal: canais de Ca^{2+} dependentes de voltagem do tipo L.
Fonte: elaboração das autoras.

REFERÊNCIAS

AHMED, S. A. H. *et al.* The role of DNA methylation in the pathogenesis of type 2 diabetes mellitus. *Clinical Epigenetics*, v. 12, n. 1, p. 1-23, 2020.

BATAGLINI, C. *et al.* Glutamine dipeptide and cortisol change the liver glucose metabolism and reduce the severity of insulin-induced hypoglycaemia in untreated T1DM Swiss mice. *Arch Physiol Biochem*, v. 123, n. 2, p. 134-144, 2017.

BEAUDRY, J. L.; RIDDELL, M. C. Effects of glucocorticoids and exercise on pancreatic β-cell function and diabetes development. *Diabetes Metab Res Rev*, v. 28, n. 7, p. 560-73, 2012.

BELFIORE, A. *et al.* Insulin receptor isoforms in physiology and disease: an updated view. *Endocrine reviews*, v. 38, n. 5, p. 379-431, 2017.

BENBAIBECHE, H. *et al.* Implication of corticotropic hormone axis in eating behaviour pattern in obese and type 2 diabetic participants. *Br J Nutr*, v. 113, n. 8, p. 1237-1243, 2015.

BUREN, J. *et al.* Dexamethasone impairs insulin signalling and glucose transport by depletion of insulin receptor substrate-1, phosphatidylinositol 3-kinase and protein kinase B in primary cultured rat adipocytes. *Eur J Endocrinol*, v. 146, n. 3, p. 419-429, 2002.

CAPURSO, C.; CAPURSO, A. From excess adiposity to insulin resistance: the role of free fatty acids. *Vascular pharmacology*, v. 57, n. 2-4, p. 91-97, 2012.

CHAMBERLAIN, L. H. *et al.* Regulatory effects of protein S-acylation on insulin secretion and insulin action. *Open Biol*, v. 11, n. 3, p. 210017, Mar. 2021.

CHAO, A. M. *et al.* Stress, cortisol, and other appetite-related hormones: prospective prediction of 6-month changes in food cravings and weight. *Obesity (Silver Spring)*, v. 25, n. 4, p. 713-720, 2017.

CRUZ, K. J. C. *et al.* Zinc and insulin resistance: biochemical and molecular aspects. *Biological Trace Element Research*, v. 186, n. 2, p. 407-412, 2018.

DAVEGÅRDH, C. *et al.* DNA methylation in the pathogenesis of type 2 diabetes in humans. *Molecular Metabolism*, v. 14, p. 12-25, 2018.

DRAZNIN, B. Molecular mechanisms of insulin resistance: serine phosphorylation of insulin receptor substrate-1 and increased expression of p85alpha: the two sides of a coin. *Diabetes*, v. 55, n. 8, p. 2392-2397, 2006.

DUCY, P. Bone regulation of insulin secretion and glucose homeostasis. *Endocrinology*, v. 1, n. 161(10), bqaa149, Oct. 2020.

FONTENELLE, L. C. *et al.* O papel do selênio na resistência à insulina. *Braz J Pharm Sci*, São Paulo, v. 54, n. 1, e00139, 2018.

FU, Z. *et al.* Regulation of insulin synthesis and secretion and pancreatic beta-cell dysfunction in diabetes. *Curr Diabetes Rev*, v. 1, n. 9(1), p. 25-53, Jan. 2013.

GATHERCOLE, L. L. *et al.* Glucocorticoid modulation of insulin signaling in human subcutaneous adipose tissue. *J Clin Endocrinol Metab*, v. 92, n. 11, p. 4332-4339, 2007.

GATHERCOLE, L. L. *et al.* Regulation of lipogenesis by glucocorticoids and insulin in human adipose tissue. *PLoS One*, v. 6, n. 10, e26223, 2011.

GEER, E. B. *et al.* Mechanisms of glucocorticoid-induced insulin resistance: focus on adipose tissue function and lipid metabolism. *Endocrinol Metab Clin North Am*, v. 43, n. 1, p. 75-102, 2014.

GUO, S. Insulin signaling, resistance, and the metabolic syndrome: insights from mouse models to disease mechanisms. *The Journal of endocrinology*, v. 220, n. 2, p. T1, 2014.

HACKETT, R. A. *et al.* Diurnal cortisol patterns, future diabetes, and impaired glucose metabolism in the Whitehall II cohort study. *J Clin Endocrinol Metab*, v. 101, n. 2, p. 619-625, 2016.

HAEUSLER, R. A.; MCGRAW, T. E.; ACCILI, D. Biochemical and cellular properties of insulin receptor signalling. *Nat Rev Mol Cell Biol*, v. 19, n. 1, p. 31-44, 2018.

HAZLEHURST, J. M. *et al.* Glucocorticoids fail to cause insulin resistance in human subcutaneous adipose tissue in vivo. *J Clin Endocrinol Metab*, v. 98, n. 4, p. 1631-1640, 2013.

HENRIKSEN, E. J.; DIAMOND-STANIC, M. K.; MARCHIONNE, E. M. Oxidative stress and the etiology of insulin resistance and type 2 diabetes. *Free Radical Biology and Medicine*, v. 51, n. 5, p. 993-999, 2011.

HIRABARA, S. M. *et al.* Molecular targets related to inflammation and insulin resistance and potential interventions. *J Biomed Biotechnol*, v. 2012, p. 379024, 2012.

HURRLE S.; HSU, W. H. The etiology of oxidative stress in insulin resistance. *Biomed J*, v. 40, n. 5, p. 257-262, Oct. 2017.

IERONYMAKI, E. *et al.* Insulin signaling and insulin resistance facilitate trained immunity in macrophages through metabolic and epigenetic changes. *Front Immunol*, v. 10, p. 1330, 2019.

JANSSEN, J. A. M. J. L. Hyperinsulinemia and its pivotal role in aging, obesity, type 2 diabetes, cardiovascular disease and cancer. *International Journal of Molecular Sciences*, v. 22, n. 15, p. 7797, 2021.

KALWAT, M. A. High-throughput screening for insulin secretion modulators. *Methods Mol Biol*, v. 2233, p. 131-138, 2021.

KAMBLE, P. G. *et al.* Lipocalin 2 produces insulin resistance and can be upregulated by glucocorticoids in human adipose tissue. *Mol Cell Endocrinol*, v. 15, n. 427, p. 124-32, 2016.

KOJTA, I.; CHACIŃSKA, M.; BŁACHNIO-ZABIELSKA, A. Obesity, bioactive lipids, and adipose tissue inflammation in insulin resistance. *Nutrients*, v. 12, n. 5, p. 1305, 2020.

KOLB, H. *et al.* Insulin: too much of a good thing is bad. *BMC Med*, v. 18, n. 1, p. 224, 2020.

KWON, H.; PESSIN, J. E. Adipokines mediate inflammation and insulin resistance. *Front Endocrinol*, v. 12, p. 71, 2013.

LEE, B.; LEE, J. Agentes celulares e moleculares na inflamação do tecido adiposo no desenvolvimento da resistência à insulina induzida pela obesidade. *Biochimica et Biophysica Acta (BBA) Bases Moleculares da Doença*, v. 1842, n. 3, p. 446-462, 2014.

LIM, S. *et al.* Fat in liver/muscle correlates more strongly with insulin sensitivity in rats than abdominal fat. *Obesity (Silver Spring)*, v. 17, n. 1, p. 188-195, 2009.

LITVINOVA, L. S. *et al.* Pathogenesis of insulin resistance in metabolic obesity. *Biochemistry (Moscow) Supplement Series B:* Biomedical Chemistry, v. 8, n. 3, p. 192-202, 2014.

LUNDGREN, M. *et al.* Glucocorticoids down-regulate glucose uptake capacity and insulin-signaling proteins in omental but not subcutaneous human adipocytes. *J Clin Endocrinol Metab*, v. 89, n. 6, p. 2989-2997, 2004.

MACFARLANE, D. P. *et al.* Effects of acute glucocorticoid blockade on metabolic dysfunction in patients with type 2 diabetes with and without fatty liver. *Am J Physiol Gastrointest Liver Physiol*, v. 307, n. 7, p. 760-768, 2014.

MANN, E. *et al.* Secretion of insulin in response to diet and hormones. *Pancreapedia:* The Exocrine Pancreas Knowledge Base, 2020.

MARQUES-VIDAL, P. *et al.* Adipocytokines, hepatic and inflammatory biomarkers and incidence of type 2 diabetes. the CoLaus study. *PLoS One*, v. 7, n. 12, p. e51768, 2012.

MELO, S. R. S. *et al.* Participation of magnesium in the secretion and signaling pathways of insulin: an updated review. *Biol Trace Elem Res*, v. 200, n. 8, p. 3545-3553, 2022.

MORAIS, J. B. S. *et al.* Association between Cortisol, insulin resistance and zinc in obesity: a mini-review. *Biological Trace Element Research*, p. 1-8, 2019.

MORGAN, S. A. *et al.* Regulation of lipid metabolism by glucocorticoids and 11beta-HSD1 in skeletal muscle. *Endocrinology*, v. 154, n. 7, p. 2374-2784, 2013.

NANDIPATI, K. C. *et al.* Protein kinases: mechanisms and downstream targets in inflammation-mediated obesity and insulin resistance. *Molecular and Cellular Biochemistry*, v. 426, n. 1-2, p. 27-45, 2017.

OUCHI, N. et al. Adipokines in inflammation and metabolic disease. *Nature reviews immunology*, v. 11, n. 2, p. 85-97, 2011.

PADHI S. *et al*. Type II diabetes mellitus: a review on recent drug-based therapeutics. *Biomed Pharmacother*, v. 131, p. 110708, Nov. 2020.

PANIC, A. *et al*. Oxidative stress in obesity and insulin resistance. *Explor Med*, v. 3, p. 58-70, 2022.

PARK, S. Y. *et al*. Assessment of insulin secretion and insulin resistance in human. *Diabetes Metab J*, v. 45, n. 5, p. 641-654, 2021.

PETERSEN, M. C. *et al*. Insulin receptor Thr 1160 phosphorylation mediates lipid-induced hepatic insulin resistance. *The Journal of clinical investigation*, v. 126, n. 11, p. 4361-4371, 2016.

PETERSEN, M. C.; SHULMAN, G. I. Mechanisms of insulin action and insulin resistance. *Physiological Reviews*, v. 98, n. 4, p. 2133-2223, 2018.

RAINS, J. L.; JAIN, S. K. Oxidative stress, insulin signaling, and diabetes. *Free Radical Biology and Medicine*, v. 50, n. 5, p. 567-575, 2011.

RASK, E. *et al*. Tissue-specific changes in peripheral cortisol metabolism in obese women: increased adipose 11β-hydroxysteroid dehydrogenase type 1 activity. *The Journal of Clinical Endocrinology & Metabolism*, v. 87, n. 7, p. 3330-3336, 2002.

REHMAN, K.; AKASH, M. S. H. Mechanism of generation of oxidative stress and pathophysiology of type 2 diabetes mellitus: how are they interlinked?. *Journal of cellular biochemistry*, v. 118, n. 11, p. 3577-3585, 2017.

ROGERO, M.; CALDER, P. Obesity, inflammation, toll-like receptor 4 and fatty acids. *Nutrients*, v. 10, n. 4, p. 432, 2018.

ROSENSTOCK, J. *et al*. The 11-beta-hydroxysteroid dehydrogenase type 1 inhibitor INCB13739 improves hyperglycemia in patients with type 2 diabetes inadequately controlled by metformin monotherapy. *Diabetes Care*, v. 33, n. 7, p. 1516-1522, 2010.

SAMUEL, V. T.; SHULMAN, G. I. The pathogenesis of insulin resistance: integrating signaling pathways and substrate flux. *J Clin Invest*, v. 126, n. 1, p. 12-22, 2016.

SCHRODER, K.; ZHOU, R.; TSCHOPP, J. The NLRP3 inflammasome: a sensor for metabolic danger?. *Science*, v. 327, n. 5963, p. 296-300, 2010.

SHAO, S. *et al*. Inhibition of 11β-hydroxysteroid dehydrogenase type 1 ameliorates obesity-related insulin resistance. *Biochem Biophys Res Commun*, v. 478, n. 1, p. 474-480, 2016.

SINGH, R. *et al*. Epigenetic modification and therapeutic targets of diabetes mellitus. *Bioscience Reports*, v. 40, n. 9, 2020.

SOUZA, C. T. Envolvimento da inflamação subclínica e do estresse oxidativo na resistência à insulina associada a obesidade. *HU Revista*, v. 44, n. 2, p. 211-220, 2018.

STEINBRENNER, H.; SIES, H. Selenium homeostasis and antioxidant selenoproteins in brain: implications for disorders in the central nervous system. *Archives of biochemistry and biophysics*, v. 536, n. 2, p. 152-157, 2013.

STUBBS, M.; YORK, D. A. Central glucocorticoid regulation of parasympathetic drive to pancreatic B-cells in the obese fa/fa rat. *Int J Obes*, v. 15, n. 8, p. 547-553, 1991.

VAN VLIET, S. *et al*. Obesity is associated with increased basal and postprandial β-cell insulin secretion even in the absence of insulin resistance. *Diabetes*, v. 69, n. 10, p. 2112-2119, 2020.

VASILJEVIĆ, J. *et al*. The making of insulin in health and disease. *Diabetologia*, v. 63, n. 10, p. 1981-1989, 2020.

VEKIC, J. *et al*. Obesity and dyslipidemia. *Metabolism*, v. 92, p. 71-81, 2019.

VIDEIRA-SILVA, A. *et al*. Acanthosis nigricans as a clinical marker of insulin resistance among overweight adolescents. *Annals of Pediatric Endocrinology & Metabolism*, v. 24, n. 2, p. 10-14, 2019.

WANG, C. H. *et al*. Mitochondrial dysfunction leads to impairment of insulin sensitivity and adiponectin secretion in adipocytes. *FEBS J*, v. 280, p. 1039-1050, 2013.

XU, E.; SCHWAB, M.; MARETTE, A. Role of protein tyrosine phosphatases in the modulation of insulin signaling and their implication in the pathogenesis of obesity-linked insulin resistance. *Reviews in endocrine and metabolic disorders*, v. 15, p. 79-97, 2014.

YARIBEYGI, H. *et al.* Insulin resistance: review of the underlying molecular mechanisms. *J Cell Physiol*, v. 234, n. 6, p. 8152-8161, 2019.

YE, J. Mechanisms of insulin resistance in obesity. *Frontiers of medicine*, v. 7, p. 14-24, 2013.

YUAN, X. *et al.* The 11β-hydroxysteroid dehydrogenase type 1 inhibitor protects against the insulin resistance and hepatic steatosis in db/db mice. *Eur J Pharmacol*, v. 27, n. 788, p. 140-151, 2016.

4

Obesidade, inflamação e estresse oxidativo

Larissa Cristina Fontenelle
Ana Raquel Soares de Oliveira
Thayanne Gabryelle Visgueira de Sousa

INTRODUÇÃO

O tecido adiposo é considerado um órgão endócrino com papel fundamental na homeostase corporal, sendo constituído por células adiposas que secretam moléculas bioativas denominadas adipocinas, as quais participam de mecanismos envolvidos na regulação da ingestão de energia, na via de sensibilidade à ação da insulina e na modulação do processo inflamatório crônico de baixo grau associado à obesidade (Unamuno *et al.*, 2018).

Na obesidade, o tecido adiposo passa por diferentes processos de remodelação celular e estrutural em resposta a ingestão calórica excessiva, incluindo: expansão por meio da hiperplasia e hipertrofia de adipócitos, infiltração de células imunes no tecido adiposo e remodelação da matriz extracelular para permitir adequada expansão tecidual (Pellegrinelli *et al.*, 2016; Wang *et al.*, 2013). Dessa forma, o excesso de adiposidade favorece a manifestação da disfunção do tecido adiposo, bem como de desordens metabólicas importantes, como a inflamação crônica de baixo grau e o estresse oxidativo provocado pelas espécies reativas de oxigênio e nitrogênio (ERO e ERN) (Graßmann *et al.*, 2017; Fonseca-Alaniz *et al.*, 2007; Ouchi *et al.*, 2011).

Destaca-se que o estresse oxidativo sistêmico consiste em uma desordem metabólica caracterizada pelo desbalanço entre a produção de ERO e ERN e a capacidade do sistema de defesa antioxidante para neutralizá-los. Tal desordem compromete a sinalização redox e promove danos a biomoléculas, com consequências fisiopatológicas relevantes. A cronicidade desse processo leva à peroxidação dos lipídios de membrana e à agressão às proteínas de tecidos, contribuindo para a patogênese de doenças metabólicas, como câncer, diabetes *mellitus* tipo 2 e doenças cardiovasculares (Sies, 2018; Tan *et al.*, 2018).

OBESIDADE E ESTRESSE OXIDATIVO

Estresse oxidativo

O termo estresse oxidativo foi utilizado pela primeira vez por Sies em 1985 com o objetivo de definir o desequilíbrio entre moléculas oxidantes e mecanismos de defesa do sistema antioxidante, que podem contribuir para o dano celular. Assim, a produção excessiva dessas moléculas altera processos metabólicos, por serem altamente instáveis e reativas, com um elétron desemparelhado em uma órbita atômica, podendo facilmente doar ou receber um elétron de outra molécula, modificando suas características funcionais (Ray *et al.*, 2012; Pisoschi *et al.*, 2021).

Outro aspecto importante sobre os radicais livres trata do fato de essas moléculas serem geradas naturalmente no organismo à medida que ocorrem processos metabólicos normais, por exemplo, a respiração celular nas mitocôndrias, a auto-oxidação de flavinas e tióis, o metabolismo do ácido araquidônico, e ainda produtos de reações químicas geradas por metais de transição como ferro e cobre. Os radicais livres também podem ser originados de fontes externas como exposição aos raios X, ozônio, fumo, poluentes e produtos químicos. O Quadro 1 apresenta exemplos de moléculas envolvidas no estresse oxidativo (Valko *et al.*, 2007; Pisoschi; Pop, 2015; Ávila-Escalante *et al.*, 2020).

A interação dos radicais livres com o ácido desoxirribonucleico (DNA) promove mutações, alterações na estabilidade genômica e morte celular, contribuindo para a manifestação de desordens metabólicas e, consequentemente, para o desenvolvimento de doenças crônicas não transmissíveis, por exemplo, dislipidemias, hipertensão arterial sistêmica, diabetes *mellitus*, obesidade e câncer (Molayi-Jabdaragi *et al.*, 2020; Sies *et al.*, 2017, Pisoschi *et al.*, 2021).

Alguns mecanismos têm sido propostos para fundamentar a contribuição do estresse oxidativo na manifestação de doenças crônicas não transmissíveis, como alterações funcionais em células e tecidos, como nas células endoteliais vasculares, miócitos e células beta pancreáticas, bem como na sinalização redox celular (Le Lay *et al.*, 2014; Manna; Jain, 2015). Além disso, as ERO comprometem a secreção de insulina pelas células beta pancreáticas, o transporte de glicose na corrente sanguínea e em tecidos específicos, como músculos e tecido adiposo, e ainda favorecem a manifestação da disfunção endotelial (Marseglia *et al.*, 2014).

Diante disso, destaca-se a importância da atuação do sistema de defesa antioxidante na proteção do organismo contra os efeitos nocivos das ERO e ERN. Esse sistema é composto tanto por enzimas, como a superóxido dismutase, catalase, glutationa peroxidase e glutationa S-transferase, quanto por componentes endógenos, por exemplo, ácido úrico, glutationa, melatonina, proteínas quelantes (transferrina, lactoferrina e ceruloplasmina). Compostos bioativos também podem participar desse processo, como betacaroteno, ascorbato, alfa-tocoferol, antocianinas e polifenóis (Lushchak, 2014; Srivastava; Kumar, 2015).

O Quadro 1 mostra exemplos de moléculas envolvidas na gênese do estresse oxidativo.

QUADRO 1 Moléculas envolvidas na gênese do estresse oxidativo

Moléculas envolvidas no estresse oxidativo	
Espécies reativas de oxigênio (ERO)	Espécies reativas de nitrogênio (ERN)
• Ânion superóxido ($O^{2\cdot}$). • Radical hidroxila ($OH^{\cdot}$). • Radical peroxil ($ROO^{\cdot}$). • Radical alcoxil ($RO^{\cdot}$). •	• Peróxido de hidrogênio (H_2O_2). • Hidroperóxido orgânico (ROOH). • Oxigênio singlete ($^1O_2$). • Ácido hipocloroso (HClO). • Óxido nítrico ($NO^{\cdot}$). • Dióxido de nitrogênio ($NO_{2\cdot}$). • Nitrito (NO_{2-}). • Ânion nitroxila (NO^-). • Peroxinitrito ($ONOO^-$). • Peroxinitrato (O_2NOO^-). • Nitrosoperoxicarbonato ($ONOOCO_{2-}$).

Fonte: Sies *et al.* (2017).

A manifestação do estresse oxidativo em indivíduos com obesidade, a saber, hiperglicemia, composição da dieta, disfunção endotelial, hiperleptinemia, disfunção mitocondrial, concentrações de lipídios elevadas, disfunção do sistema renina angiotensina, aumento da atividade muscular, deficiência de vitaminas e minerais, bem como inflamação crônica de baixo grau, está sendo estudada visando a maior compreensão dos mecanismos envolvidos.

Hiperglicemia e estresse oxidativo na obesidade

A hiperglicemia crônica na manifestação do estresse oxidativo na obesidade pode ser em razão da sobrecarga de glicose intracelular, que ativa a via glicolítica e o ciclo do ácido tricarboxílico, promovendo a superprodução de dinucleotídeo de nicotinamida adenina (NADH) e do dinucleotídeo de flavina adenina, o que resulta em aumento no gradiente de prótons na membrana interna mitocondrial e, consequentemente, na produção de ânion superóxido (Manna; Jain, 2015).

Outro mecanismo trata da participação da hiperglicemia na ativação das vias do poliol, hexosamina, proteína quinase C (PKC) e produtos finais de glicação avançada (PGA). Sobre a via dos polióis, ocorre aumento da ocorrência da conversão da glicose a sorbitol, o que reduz a concentração das enzimas nicotinamida adenina dinucleotídeo fosfato (NADPH) e glutationa. Ainda nessa via, o sorbitol é convertido em frutose, resultando no aumento da relação NADH/NAD+, o que por sua vez eleva a produção do ânion superóxido e inibe a atividade da enzima gliceraldeído-3-fosfato desidrogenase (GAPDH) (Manna; Jain, 2015; Pennathur; Heinecke, 2004).

A inibição da atividade da enzima GAPDH favorece aumento nas concentrações da triose fosfato e da formação do metilglioxal, precursor de PGA, e diacilglicerol (DAG), ativando a via da PKC, com consequente aumento da hiperglicemia intracelular. O acúmulo de compostos intermediários da via glicolítica é o fator que favorece a síntese *de novo* de DAG. Nessa via, o glicerol-3-fosfato, composto formado a partir do intermediário glicolítico di-hidroxiacetona fosfato, é utilizado como substrato na formação de DAG, e este, por sua vez, é capaz de ativar diferentes isoformas de PKC, e consequentemente levar a aumento na geração de ERO (Brownlee, 2001; Ramana *et al.*, 2005).

A partir da hiperglicemia a via dos PGA pode ser ativada, e o excesso de glicose intracelular favorece o processo de auto-oxidação desse substrato, levando à síntese de metilglioxal, composto capaz de reagir com grupos amino de proteínas intracelulares e extracelulares, formando PGA. Ressalta-se que os PGA são moléculas com potencial elevado para a promoção de danos celulares, pois alteram as funções de proteínas intracelulares. À medida que se ligam a seus receptores presentes em células endoteliais e macrófagos, promovem a produção de ERO, como os radicais hidroxila e ânion superóxido, por meio da ativação do fator nuclear kappa-B (NF-kappa-B) (Brownlee, 2001; Babizhayev *et al.*, 2015; Manna; Jain, 2015).

Sobre a via das hexosaminas, a glicose é convertida em glucosamina-6-fosfato, substrato posteriormente metabolizado em difosfato de uridina N-acetil-glucosamina, utilizado na glicosilação enzimática de várias proteínas, que regulam a expressão de genes inflamatórios (Fiorentino *et al.*, 2013).

Outro mecanismo envolvido na participação da hiperglicemia crônica na geração de ERO diz respeito à ativação do NF-kappa-B e das proteínas quinases ativadas por mitogênio (MAPK), bem como ao comprometimento da sinalização à ação da insulina e da atividade endotelial da enzima óxido nítrico sintase (eNOS), o que induz a disfunção mitocondrial, o aumento da produção excessiva de ERO e a expressão de fatores pró-inflamatórios, conforme descrito na Figura 1 (Fiorentino *et al.*, 2013; Román-Pintos *et al.*, 2016).

Composição da dieta e estresse oxidativo na obesidade

Alguns estudos têm demonstrado a importância do padrão alimentar de indivíduos com obesidade para a manifestação do estresse oxidativo. A inges-

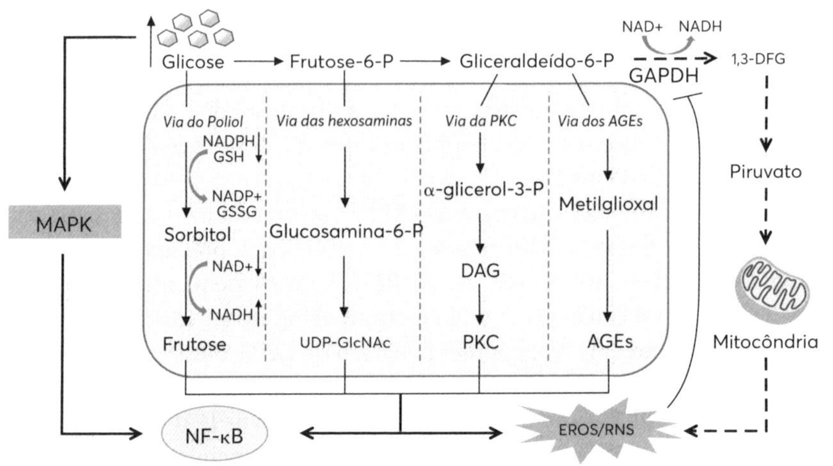

FIGURA 1 Mecanismos envolvidos na participação da hiperglicemia na produção de ERO/RNS.

1,3 DFG: 1,3-difosfoglicerato; AGE: produtos finais de glicação avançada; DAG: diacilglicerol; ERO: espécies reativas de oxigênio; GAPDH: gliceraldeído-3-fosfato desidrogenase; GSH: glutationa reduzida; GSSG: glutationa oxidada; MAPK: proteína quinase ativada por mitógenos; NAD: nicotinamida adenina dinucleotídeo; NADH: nicotinamida adenina dinucleotideo reduzida; NADP: nicotinamida adenina dinucleotideo fosfato oxidada; NADPH: nicotinamida adenina dinucleotideo fosfato; NF-κ-B: fator nuclear kappa-B; PKC: proteína quinase C; RNS: espécies reativas de nitrogênio; UDP-GlcNAc: difosfato de uridina N-α-cetil-glucosamina.

Fonte: adaptação de Fiorentino *et al.* (2013); Román-Pintos *et al.* (2016).

tão elevada de alimentos calóricos, incluindo o excesso de gorduras, especialmente de ácidos graxos saturados e *trans*, associada ao consumo excessivo de carboidratos simples e à redução do consumo de nutrientes antioxidantes, fibras alimentares e ácidos graxos poli-insaturados, exerce papel importante na manifestação do estresse oxidativo (Valenzuela *et al.*, 2018).

Resultados de pesquisas mostram que dietas ricas em gordura promovem aumento na produção de peróxido de hidrogênio (H_2O_2) nas mitocôndrias do músculo esquelético, bem como parecem reduzir a atividade de enzimas antioxidantes hepáticas, como a superóxido dismutase, catalase, glutationa peroxidase e glutationa redutase (Valenzuela *et al.* 2018). Além disso, uma dieta rica em gordura pode contribuir para o aumento das concentrações de ácidos graxos livres e, consequentemente, acentuar a beta-oxidação mitocondrial destes, levando a um fluxo excessivo de elétrons nas mitocôndrias e a um acúmulo de ERO (Tan; Norhaizan, 2019).

Dessa forma, tanto os carboidratos quanto os lipídios contribuem para a geração de ERO, uma vez que a oxidação elevada de glicose e de ácidos graxos aumenta a produção de elétrons e de acetil-CoA no interior das mitocôndrias, o que consequentemente leva à geração excessiva de radicais livres. Nesse contexto, fatores de transcrição podem ser ativados a partir do desequilíbrio redox, podendo ativar reações inflamatórias em cascata e ainda potencializar a geração de radicais livres (Matsuda; Shimomura, 2013).

Ressalta-se que o estresse oxidativo promove a inflamação principalmente por meio da ativação do NF-kappa-B, responsável por induzir a síntese do fator de necrose tumoral alfa (TNF-alfa) e da interleucina-6 (IL-6), bem como reagentes de fase aguda como a proteína C reativa. Tais marcadores inflamatórios, por sua vez, também estão envolvidos em vias que resultam na produção de radicais livres e, na deficiência de defesa antioxidante, constituirão um ciclo contínuo entre estresse oxidativo e inflamação crônica de baixo grau, principalmente em indivíduos com obesidade (Muñoz; Costa, 2013).

Outro aspecto a ser destacado é o fato de que alterações na composição da dieta, como maior consumo de gorduras e carboidratos simples, contribuem para a desregulação da microbiota intestinal, a qual por sua vez aumenta a produção de ERO. O consumo excessivo de carboidratos simples, proteína de origem animal e gordura saturada, característico do padrão alimentar de indivíduos com obesidade, pode contribuir para o desequilíbrio na proporção entre microrganismos comensais e patogênicos no intestino. Esse cenário aumenta a permeabilidade intestinal e leva à manifestação de endotoxemia metabólica, o que acentua a liberação de lipopolissacarídeos na circulação e na ativação dos receptores do tipo *Toll-like* (TLR-4 e TLR-2), contribuindo para o processo inflamatório e o estresse oxidativo (Weiss; Hennet, 2017; Gérard, 2016; Biobaku *et al.*, 2019).

Ainda sobre o papel da composição da dieta na geração excessiva de ERO na obesidade, destaca-se que a redução do consumo de frutas e verduras contribui para a deficiência da defesa antioxidante e para a manifestação do estresse oxidativo, como ilustrado na Figura 2. Esses alimentos são considerados fontes de minerais, vitaminas e compostos bioativos, que participam do sistema de defesa antioxidante, como betacaroteno, vitamina A, E e C, magnésio e selênio (Tan *et al.*, 2018).

Estudo realizado por Saad *et al.* (2016) revelou que a ingestão elevada de frutas e vegetais está inversamente associada à mortalidade e à incidência de doenças relacionadas à obesidade, como diabetes *mellitus* tipo 2, câncer e doenças cardiovasculares, e que a proteção foi associada principalmente ao papel antioxidante exercido pelas vitaminas e minerais presentes nesses alimentos. O consumo reduzido de fibras alimentares pelos indivíduos com obesidade também tem impacto na produção de radicais livres. Pesquisas já demonstraram que a adição de fibra a uma refeição de densidade energética elevada contribui para reduzir o estresse oxidativo e a inflamação, além de diminuir o impacto glicêmico dessa refeição e de favorecer o aumento da insulinogênese após essa refeição (Ghanim *et al.*, 2017). O consumo adequado de fibras também atua de forma essencial na prevenção do estresse oxidativo associado à obesidade por meio da modulação da composição da microbiota intestinal e na prevenção ao quadro de disbiose intestinal (Zhang *et al.*, 2019).

Nesse contexto, destaca-se que o processo de fermentação das fibras no intestino gera ácidos graxos de cadeia curta, como acetato, butirato e propionato, os quais são capazes de promover o aumento da sensibilidade e o metabolismo da insulina em indivíduos com obesidade, pelo aumento da oxidação da gordura, do gasto energético e da redução da lipólise, além de atenuar a síntese de citocinas pró-inflamatórias e a geração de ERO (Hu *et al.*, 2020).

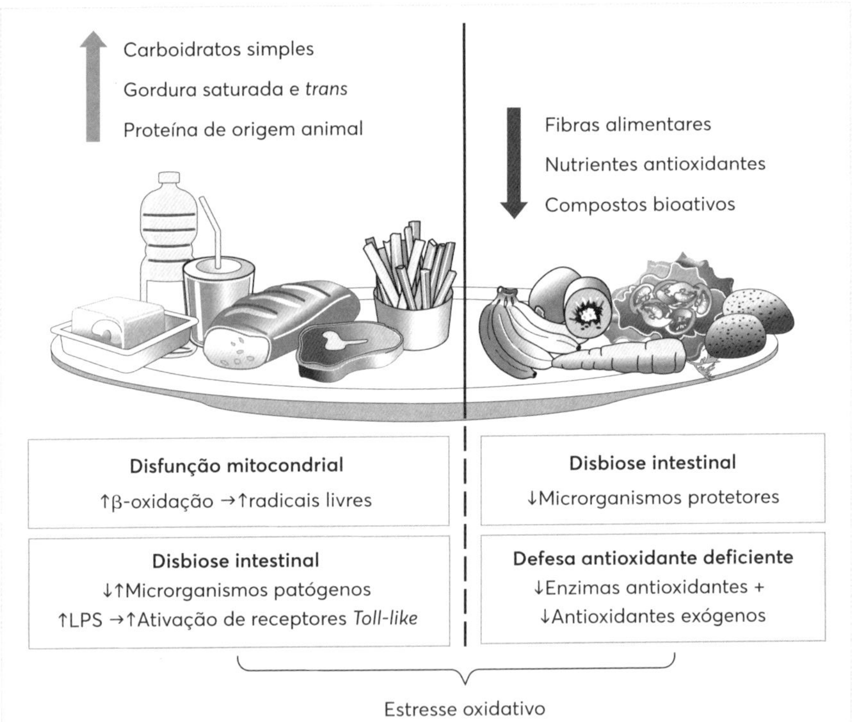

FIGURA 2 Impacto da composição da dieta consumida por indivíduos com obesidade na geração de espécies reativas de oxigênio.

LPS: lipopolissacarídeo.

Fonte: elaboração das autoras.

Disfunção mitocondrial e estresse oxidativo na obesidade

As mitocôndrias desempenham papel central no metabolismo energético, pois produzem energia para as células na forma de adenosina trifosfato (ATP) a partir de substratos alimentares (carboidratos, lipídios e proteínas). Além da síntese de ATP, em condições fisiológicas, essa organela também contribui para a produção de radicais livres na cadeia respiratória mitocondrial, constituindo a principal fonte de produção dessas moléculas (Mello *et al.*, 2018).

A disfunção mitocondrial, que é caracterizada pela redução da produção de ATP, da biogênese mitocondrial e da defesa antioxidante, bem como pelo aumento da geração de ERO e da fosforilação oxidativa, tem sido considerada um dos principais fatores contribuintes para a manifestação do estresse oxidativo, em particular quando associado à obesidade (Bhatti *et al.*, 2017).

Estudo recente mostra que a sobrecarga de nutrientes, principalmente carboidratos e lipídios, na mitocôndria dos adipócitos favorece a oxidação de ácidos graxos, contribuindo para a produção excessiva de acetil coenzima-A e de NADH a partir do ciclo do ácido tricarboxílico, o que acentua o fluxo de elétrons para a cadeia transportadora de elétrons nas mitocôndrias, gerando ERO e consequentemente a manifestação do estresse oxidativo. Tal desordem, em particular em organismos com obesidade, favorece o declínio na função mitocondrial, alterando a estrutura dos componentes mitocondriais e celulares, como DNA, proteínas, lipídios e outras moléculas (Bhatti *et al.*, 2017; Prasun, 2020).

A redução da biogênese mitocondrial também pode ser manifestada em decorrência do estilo de vida sedentário, pois o sedentarismo diminui a síntese de *PPAR-gamma e do coactivator-1 beta* (PGC-1-alfa), o que por sua vez inibe a via da AMPK e da sirtuína, e, consequentemente, favorece as alterações metabólicas como resistência à insulina e inflamação crônica de baixo grau (Prasun, 2020; Mello *et al.*, 2018).

Assim, a ocorrência de danos mitocondriais e de prejuízo na sinalização redox celular constituem fatores indutores para produção excessiva de ERO, em particular em indivíduos com obesidade (Fernández-Sánchez *et al.*, 2011; Le Lay *et al.*, 2014; Sies, 2018; Marseglia *et al.*, 2014).

Disfunção endotelial e estresse oxidativo na obesidade

O endotélio vascular constitui um local importante para atividade de enzimas que produzem oxidantes, como NADPH oxidase, xantina oxidase e óxido nítrico sintase. Na obesidade, a hiperlipidemia pode aumentar a expressão dessas enzimas regulatórias do sistema redox, contribuindo para a geração excessiva de ERO (Rochette *et al.*, 2013; Xia *et al.*, 2016).

A NADPH oxidase é um complexo enzimático ligado à membrana plasmática e um contribuinte para produção de ERO em células endoteliais, principalmente em condições de hiperglicemia. As isoformas predominantes dessa enzima nas células endoteliais são NADPH oxidase 1, 2, 4 e 5 (Meza *et al.*, 2019). A NADPH oxidase participa de reações de transferência de elétrons nas membranas celulares, utilizando oxigênio molecular e NADPH citosólico como doador de elétrons, gerando superóxido extracelular como subproduto (Augsburger *et al.*, 2019; Manna; Jain, 2015).

A óxido nítrico sintase apresenta duas isoformas importantes, induzível e endotelial, as quais parecem ter relação direta com o estresse oxidativo presente na obesidade. A isoforma induzível participa da disfunção mitocondrial e da geração de ERO, aumentando a síntese de óxido nítrico, substrato que pode reagir com o ânion superóxido e formar o peroxinitrito. A isoforma óxido nítrico sintase endotelial, compromete a produção de óxido nítrico nos vasos sanguíneos e consequentemente promove a produção de ânion superóxido (Meza *et al.*, 2019; Rochette *et al.*, 2013; Xia *et al.*, 2016).

A enzima xantina oxidase possui atividade elevada em indivíduos com obesidade, principalmente em situação de reperfusão tecidual de oxigênio pós-hipóxia, aumentando a produção de ERO, por exemplo o ânion superóxido e o H_2O_2. A produção excessiva do ânion superóxido, por sua vez, favorece rápida reação com óxido nítrico, produzindo peroxinitrito (Valko *et al.*, 2006). Estudo conduzido por Tam *et al.* (2014) mostrou associação positiva entre a atividade da enzima xantina oxidase e marcadores do estresse oxidativo em indivíduos com obesidade, por exemplo, da lipoproteína de baixa densidade (LDL) oxidada.

Na obesidade ocorrem alterações na atividade das enzimas produtoras de oxidantes em decorrência da síntese acentuada de adipocinas pelo tecido adiposo. Já foi demonstrado que a obesidade contribui para o aumento da atividade do sistema renina angiotensina por acentuar a secreção de angiotensina II, substrato que, ao se ligar a seus receptores do tipo 1, contribui para elevar a atividade da enzima NADPH oxidase em diferentes tecidos, acentuando a produção de superóxido e H_2O_2 (Manna; Jain, 2015; Ramalingam *et al.*, 2017).

A ligação de angiotensina II a seus receptores tipo 1 também leva à produção de ERO por meio da ativação das sirtuínas e histonas desacetilases de classe III. As sirtuínas 3, 4 e 5 estão presentes nas mitocôndrias e, uma vez ativadas, favorecem a geração de ERO. Ainda sobre a sirtuína 3, essa enzima promove translocação do fator de transcrição FOXO-3 para o núcleo, reduzindo as concentrações de catalase e comprometendo o sistema de defesa antioxidante (Ramalingam *et al.*, 2017). As histonas desacetilases de classe III desempenham papel importante na atividade de proteínas, por desacetilação de proteínas e enzimas.

Hiperleptinemia e estresse oxidativo na obesidade

A leptina é um polipeptídico produzido pelo tecido adiposo branco, com atuação nos centros hipotalâmicos para regular a ingestão alimentar e o gasto energético. Suas concentrações na corrente sanguínea aumentam com a adiposidade corporal, principalmente em indivíduos com obesidade visceral (Henning, 2021).

Estudos têm evidenciado a contribuição da hiperleptinemia na produção excessiva de ERO em indivíduos com obesidade. O principal mecanismo sugerido é o de que a leptina aumenta a atividade da enzima NADPH oxidase. O estudo conduzido por Pandey *et al.* (2015) demonstrou associação positiva entre as concentrações de leptina no soro e marcadores de peroxidação lipídica e oxidação proteica em indivíduos com obesidade. Os resultados desse estudo contribuem para fundamentar o papel da hiperleptinemia na indução do estresse oxidativo (Manna; Jain, 2015).

Outro mecanismo relevante envolvido na relação entre a hiperleptinemia e a geração excessiva de ERO seria, por exemplo, a atuação desse hormônio na ativação da via NF-kappa-B, que estimularia a secreção de moléculas inflamatórias, como TNF-alfa, IL-6 e proteína-1 quimiotática de monócitos (MCP-1) por monócitos e macrófagos, contribuindo para a inflamação crônica de baixo grau. Tais citocinas, por sua vez, aumentam a atividade da enzima NADPH oxidase, o que leva à formação de ânion superóxido, favorecendo o estresse oxidativo (Henning, 2021; Manna; Jain, 2015).

A hiperleptinemia associada à obesidade contribui ainda para aumentar a atividade da enzima óxido nítrico sintase induzível, o que aumenta a produção de óxido nítrico, que por sua vez reage com o ânion superóxido, produzindo peroxinitrito e outros radicais livres, como a hidroxila, contribuindo para o desenvolvimento do estresse oxidativo (Al-Hamodi *et al.*, 2014; Pandey *et al.*, 2015). A leptina também reduz a atividade do antioxidante celular paraoxonase-1, o que aumenta as concentrações de marcadores do estresse oxidativo, por exemplo, o 8-isoprostano plasmático e urinário, malondialdeído e hidroperóxidos plasmáticos (Manna; Jain, 2015). A Figura 3 mostra alguns fatores envolvidos na geração do estresse oxidativo na obesidade.

OBESIDADE E INFLAMAÇÃO CRÔNICA DE BAIXO GRAU

Nos últimos anos, tem sido amplamente pesquisada a complexidade das desordens metabólicas presentes na obesidade, com ênfase na inflamação crônica de baixo grau, com alguns mecanismos já bastante elucidados. Em situações fisiológicas, a expansão do tecido adiposo ocorre por meio de processos dinâmi-

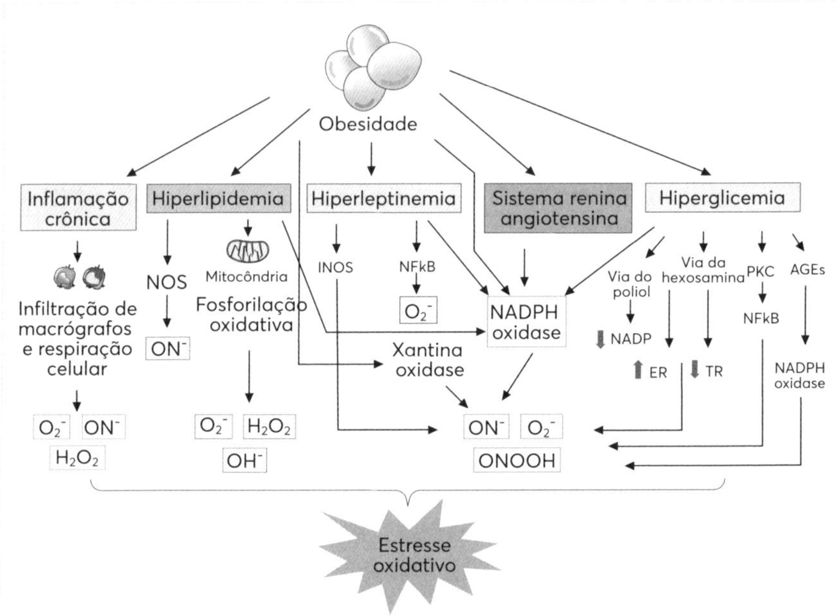

FIGURA 3 Fatores envolvidos na indução do estresse oxidativo na obesidade.

AGE: produtos finais de glicação avançada; ER: espécies reativas; H_2O_2: peróxido de hidrogênio; INOS: óxido nítrico sintase induzível; NADP: nicotinamida adenina dinucleotideo fosfato oxidada; NADPH: nicotinamida adenina dinucleotídeo fosfato; O_2^-: ânion superóxido; ON^-: óxido nítrico; ONOOH: peroxinitrito; NFκB: fator nuclear kappa-B; NOS: óxido nítrico sintase; PKC: proteína quinase C; TR: tioredoxina.
Fonte: elaboração das autoras.

cos que aumentam o tamanho dos adipócitos maduros (hipertrofia), levando à formação de novos adipócitos (hiperplasia). Para a expansão do tecido adiposo, é necessária ainda a ativação de indicadores inflamatórios, que contribuem para a formação de novos vasos sanguíneos e para o remodelamento da matriz extracelular, possibilitando assim o armazenamento do excesso de energia na forma de lipídios nesse tecido (Longo *et al.*, 2019; Reilly; Saltiel, 2017).

No entanto, em situações nas quais o balanço energético é positivo por um longo período, a expansão do tecido adiposo pode ocorrer em níveis críticos, e a capacidade limitada da hipertrofia, associada ao comprometimento da hiperplasia, contribui para a desregulação da secreção de citocinas e hormônios pelos adipócitos, resultando no aumento da infiltração de células imunes e no estabelecimento de um quadro inflamatório crônico (Huh *et al.*, 2014; Longo *et al.*, 2019; Pellegrinelli *et al.*, 2016).

A inflamação induzida pela obesidade se diferencia da inflamação clássica decorrente de processos infecciosos e de outros insultos ao organismo. Dessa forma, a resposta inflamatória na obesidade tem origem metabólica, sendo provocada por nutrientes e tendo, além das células do sistema imune, os adipócitos como importantes mediadores da inflamação. A síntese de moléculas envolvidas no processo inflamatório ocorre em baixas concentrações, de forma gradual, mantendo-se por longo prazo, o que confere à inflamação presente na obesidade as características de baixo grau e cronicidade (Gregor; Hotamisligil, 2011).

A inflamação crônica de baixo grau é um importante componente da disfunção do tecido adiposo e da fisiopatologia de desordens metabólicas e doenças associadas ao excesso de adiposidade. O processo inflamatório desregula o controle central do balanço energético por comprometer a sinalização da insulina e da leptina no hipotálamo mediobasal. Nos órgãos periféricos, a inflamação leva a resistência à insulina e à disfunção da célula beta pancreática, o que contribui para o desenvolvimento da doença hepática gordurosa não alcoólica e do diabetes *mellitus* tipo 2 (Lee *et al.*, 2018).

Fatores contribuintes para a manifestação da inflamação crônica de baixo grau

O processo inicial do desenvolvimento da inflamação na obesidade não está bem esclarecido, no entanto parece envolver a atuação em conjunto de uma série de fatores etiológicos intrínsecos e extrínsecos ao tecido adiposo. Nesse sentido, a hipertrofia adipocitária tem sido apontada como um dos possíveis eventos estressores iniciais que favorecem a ativação de vias inflamatórias devido ao fato de induzir a hipóxia, o estresse do retículo endoplasmático e o estresse mecânico no tecido adiposo (Reilly; Saltiel, 2017; Wensveen *et al.*, 2015).

A hipertrofia exacerbada dos adipócitos aumenta a expressão de adipocinas de natureza pró-inflamatória, como TNF-alfa, IL-6, leptina, resistina, visfatina e MCP-1, bem como reduz a síntese de moléculas com propriedades anti-inflamatórias, a exemplo da adiponectina e da interleucina-10 (IL-10). Tais alterações na secreção de adipocinas contribuem para o recrutamento, proliferação e ativação de células do sistema imunológico para o tecido adiposo, amplificando a resposta inflamatória (Francisqueti *et al.*, 2015; Gómez-Hernández *et al.*, 2016).

A hipóxia é outro fator relevante para a manifestação da inflamação crônica na obesidade. Tal processo se desenvolve a partir do desequilíbrio entre a diminuição da perfusão de oxigênio no tecido adiposo e o aumento do consumo de oxigênio pelos adipócitos hipertróficos. A redução da densidade capilar e, por sua vez, da disponibilidade de oxigênio favorece a síntese do fator 1 induzível por hipóxia (HIF-1-alfa), o qual estimula a produção de quimiocinas, como

MCP-1 e leucotrieno B4 (LTB4), contribuindo para a infiltração de macrófagos pró-inflamatórios no tecido adiposo (Ban *et al.*, 2014; Lee *et al.*, 2014; Saltiel; Olefsky, 2017; Lee *et al.*, 2018).

Os ácidos graxos não esterificados, derivados do aumento da lipólise basal do tecido adiposo, também contribuem para o desenvolvimento da inflamação crônica, por se ligarem aos receptores TLR-4, por meio da proteína adaptadora de fetuína A, induzindo a ativação das vias do NF-kappa-B e da quinase jun N-terminal (JNK). A ativação de tais vias aumenta a síntese e a secreção de quimiocinas, como MCP-1, levando à infiltração de macrófagos M1 pró-inflamatórios (Rogero; Calder, 2018; Saltiel; Olefsky, 2017).

A disfunção mitocondrial na obesidade ocorre em razão da sobrecarga dessa organela pelo aumento da demanda para oxidação de glicose e lipídios. Assim, o aumento da síntese de acetil-CoA e o excesso de radicais livres oriundos da cadeia transportadora de elétrons ativam vias inflamatórias, a exemplo da NF-kappa-B e proteínas quinases ativadas por mitogênio (MAPK), as quais contribuem para a expressão de citocinas pró-inflamatórias (Mello *et al.*, 2018; Mancini *et al.*, 2016; Morais *et al.*, 2017).

Outra disfunção celular que contribui para o processo inflamatório crônico de baixo grau consiste no estresse do retículo endoplasmático, decorrente da interação entre fatores fisiopatológicos presentes na obesidade, tais como excesso de disponibilidade de energia, aumento da demanda biossintética, hiperglicemia, concentrações elevadas de ácidos graxos não esterificados e hipóxia. O estresse do retículo endoplasmático desencadeia o mecanismo de resposta a proteínas mal enoveladas (UPR), que, por sua vez, leva à ativação de diferentes vias intracelulares, incluindo as vias inflamatórias NF-kappa-B e JNK (Gregor; Hotamisligil, 2011; Engin, 2017).

As alterações na microbiota do intestino associadas ao aumento da permeabilidade da mucosa desse órgão também favorecem a manifestação da inflamação em indivíduos com obesidade. Isso se deve ao fato de tais alterações promoverem o aumento das concentrações séricas de lipopolissacarídeos, moléculas derivadas de bactérias intestinais Gram-negativas que induzem resposta pró-inflamatória no tecido adiposo por meio da ativação dos receptores TLR-4 (Reilly; Saltiel, 2017; Lee *et al.*, 2018).

Participação do sistema imune na inflamação crônica de baixo grau

O tecido adiposo possui um sistema imunológico único e altamente desenvolvido que mantém um estado não inflamatório e polarizado em Th2 para coordenar as respostas metabólicas. No entanto, na obesidade alguns fatores, como a hipertrofia dos adipócitos, o estresse do retículo endoplasmático e ainda a liberação de ácidos graxos livres, promovem mudanças no compartimento imune do tecido adiposo, levando à proliferação e infiltração de células inflamatórias (Lamarche *et al.*, 2018).

A inflamação crônica de baixo grau associada à obesidade é caracterizada pela infiltração excessiva de células imunes e pela superprodução de adipocinas e citocinas inflamatórias, envolvendo tanto a ativação de células do sistema imune inato quanto do adaptativo. Tais células podem recircular entre o tecido adiposo, sangue, fígado e órgãos linfoides e favorecer a manifestação da inflamação sistêmica. Os neutrófilos parecem ser as primeiras células recrutadas para o tecido adiposo no momento inicial do processo de disfunção desse tecido na obesidade, induzindo a segunda onda de infiltração de células imunes, como macrófagos e linfócitos, por meio da secreção de TNF-alfa, IL-1-beta e IL-8 (Guzik *et al.*, 2017; Agrawal *et al.*, 2017; Andersen *et al.*, 2016; Maurizi *et al.*, 2018; Lee; Lee, 2014).

Os macrófagos, em condições fisiológicas, encontram-se dispersos na matriz extracelular e atuam na remodelação do tecido adiposo, na fagocitose de células apoptóticas e na captação de lipídios oriundos da lipólise. Nessas condições, tais células apresentam fenótipo do tipo M2, caracterizado pela produção de citocinas anti-inflamatórias como as interleucinas 4, 10 e 13 (Masoodi *et al.*, 2015; Ivanov *et al.*, 2018; Dispirito; Mathis, 2015). Entretanto, na disfunção do tecido adiposo, os macrófagos passam a apresentar um fenótipo pró-inflamatório, denominado M1, com a secreção de TNF-alfa, IL-6 e IL-1-beta. Essa mudança de polarização ocorre devido ao fato de que os adipócitos hipertrofiados passam a secretar ácidos graxos não esterificados e adipocinas pró-inflamatórias, a exemplo da MCP-1 e do TNF-alfa, o que induz a ativação do complexo do receptor TLR-4 e, consequentemente, do fator de transcrição NF-kappa-B nos macrófagos (Dispirito; Mathis, 2015; Bai; Sun, 2015).

Os macrófagos do tipo M1, por sua vez, também podem secretar MCP-1, favorecendo a proliferação de macrófagos já existentes no tecido adiposo e a infiltração de novos macrófagos de fenótipo M1 nesse tecido, o que consequentemente contribui para a manifestação de um estado inflamatório crônico (Bai; Sun, 2015; Engin, 2017). Ainda, a maioria dos macrófagos no tecido adiposo branco de indivíduos com obesidade está localizada em estruturas do tipo coroa, que correspondem a regiões onde se encontram gotas lipídicas e células adiposas em estado necrótico (Agrawal *et al.*, 2017; Engin, 2017).

O recrutamento e a ativação de macrófagos no tecido adiposo também são influenciados por outras células imunes, como os linfócitos T e B, eosinófilos e mastócitos; no tecido adiposo visceral verifica-se aumento da frequência de linfócitos T CD4+ e CD8+. Esses linfócitos sintetizam e secretam as citocinas

TNF-alfa, interferon-gama (IFN-gama), IL-2 e IL-12, as quais também estimulam a polarização dos macrófagos M1 e ativam vias moleculares relacionadas à inflamação (Masoodi *et al.*, 2015; Agrawal *et al.*, 2017).

Pesquisas têm demonstrado aumento do número de células dendríticas CD11c+ no tecido adiposo que expressam citocinas como IL-6, fator de crescimento transformador beta (TGF-beta) e IL-23, as quais são essenciais para a proliferação e diferenciação de células Th17, produtoras de mediadores inflamatórios (Engin, 2017). As células T gama-delta, que estimulam a produção da citocina inflamatória IL-17, parecem estar aumentadas no tecido adiposo de indivíduos com obesidade (Guzik *et al.*, 2017).

O recrutamento dos linfócitos B, em especial aqueles produtores de imunoglobulina G, intensifica a secreção de citocinas pró-inflamatórias (IL-6 e INF-gama), regulando diretamente as células T e os macrófagos (Reilly; Saltiel, 2017; Guzik *et al.*, 2017; Dispirito; Mathis, 2015). Associado a isso, a ativação do inflamassoma, receptor do tipo NOD com domínio pirina 3 (NLRP-3), na obesidade induz a produção das citocinas IL-18 e IFN-gama, as quais, por sua vez, favorecem o aumento das células T no tecido adiposo (Guzik *et al.*, 2017).

Um aspecto importante que deve ser considerado é o fato de algumas células do sistema imune de natureza anti-inflamatória encontrarem-se em número reduzido e com funções comprometidas no tecido adiposo de organismos obesos. Destacam-se as células T CD4+ Foxp3+, conhecidas como reguladoras (Treg), que secretam citocinas anti-inflamatórias, a exemplo da IL-10, e, portanto, desempenham papel importante na manutenção da homeostase metabólica desse tecido (Dispirito; Mathis, 2015).

Os eosinófilos e as células T *natural killer* invariantes (iNKT) também se encontram reduzidos em indivíduos obesos, o que compromete a capacidade do tecido adiposo de produzir citocinas do tipo 2, tais como IL-4 e IL-13, as quais estimulam a polarização dos macrófagos para o perfil anti-inflamatório M2 (Lamarche *et al.*, 2018; Dispirito; Mathis, 2015; Lee; Lee, 2014). O Quadro 2 sintetiza as principais funções das células do sistema imune no tecido adiposo na obesidade.

Adipocinas na inflamação crônica de baixo grau

O tecido adiposo é considerado um órgão com função endócrina, sintetizando e secretando moléculas bioativas, denominadas adipocinas, que participam da regulação de diversos processos biológicos. Na obesidade, são observadas mudanças significativas no perfil de adipocinas produzidas pelo tecido adiposo, sendo caracterizadas pelo aumento da síntese e secreção de moléculas que induzem a manifestação do processo infamatório crônico de baixo grau e de desordens metabólicas (Ren *et al.*, 2022).

QUADRO 2 Funções das células do sistema imune no tecido adiposo na obesidade

Células	Funções	Situação na obesidade
Sistema imune inato		
Neutrófilos	• Induzem a inflamação do tecido adiposo no estágio inicial da obesidade. • Promovem o recrutamento de outras células imunes para o tecido adiposo. • Induzem a resistência à insulina.	Aumento
Macrófagos	• Fagocitam detritos celulares derivados de adipócitos que sofreram apoptose. • Participam da angiogênese e do remodelamento da matriz extracelular. • Contribuem para a inflamação crônica de baixo grau e a resistência à insulina quando polarizados em M1.	Aumento
Eosinófilos	• Exercem ação anti-inflamatória. • Promovem a polarização dos macrófagos em M2. • Melhoram a sensibilidade à insulina.	Redução
Mastócitos	• Exercem ação pró-inflamatória. • Induzem a resistência à insulina.	Aumento
Células dendríticas	• Induzem a proliferação de células T CD4 e a diferenciação de células Th17.	Aumento
Sistema imune adaptativo		
Linfócitos CD4 (Th1 e Th17)	• Exercem ação pró-inflamatória. • Promovem o recrutamento de monócitos e sua diferenciação em macrófagos em M1. • Induzem a resistência à insulina.	Aumento
Células Treg	• Exercem ação anti-inflamatória. • Melhoram a sensibilidade à insulina.	Redução
Linfócitos CD8	• Exercem ação pró-inflamatória. • Promovem o recrutamento de monócitos e sua diferenciação em macrófagos em M1. • Induzem a resistência à insulina	Aumento
Células B	• Exercem ação pró-inflamatória. • Participam da ativação de macrófagos e linfócitos CD4 e CD8. • Induzem a resistência à insulina.	Aumento

Fonte: adaptação de Huh *et al.* (2014).

Verificam-se concentrações séricas elevadas de TNF-alfa em indivíduos com obesidade, as quais têm sido relacionadas ao desenvolvimento da resistência à insulina, à inibição da adipogênese e lipogênese e à perpetuação do estado inflamatório por meio do estímulo à síntese de outras adipocinas pró-inflamatórias como IL-6 e MCP-1 (Lee; Lee, 2014; Cawthorn; Sethi, 2008; Levine, 2013; Tzanavari *et al.*, 2010).

Na obesidade, a produção e liberação da IL-6 também está aumentada, principalmente no tecido adiposo visceral, o que estimula a lipólise nesse compartimento, elevando as concentrações séricas de ácidos graxos não esterificados e, consequentemente, contribuindo para a resistência à insulina e o acúmulo de lipídios no fígado (Eder *et al.*, 2009; El-Kadre; Tinoco, 2013; Wueest; Konrad, 2018). Acredita-se que haja associação da IL-6 com tais desfechos metabólicos, por exemplo, devido ao fato de as concentrações dessa citocina permanecerem elevadas de forma crônica, e, ainda, por uma possível ocorrência de resistência à IL-6 na obesidade, semelhante ao que ocorre com os hormônios insulina e leptina, o que inibiria seus efeitos benéficos (Ghanemi; St-Amand, 2018; El-Kadre; Tinoco, 2013).

A IL-1-beta também participa do processo inflamatório crônico de baixo grau associado à obesidade, e sua síntese ocorre, principalmente, no citoplasma a partir da clivagem de sua proteína precursora catalisada pela enzima caspase-1, a qual necessita ser ativada via inflamassoma NLRP-3. A IL-1-beta ativa vias de sinalização intracelular que culminam na resposta inflamatória e no comprometimento da captação de glicose mediada pela insulina. Em particular, no sistema imunológico, essa citocina induz a produção de monócitos com fenótipo pró-inflamatório pela medula óssea, o que contribui para a manutenção do processo de recrutamento contínuo de macrófagos para o tecido adiposo. Além disso, a IL-1-beta também induz a diferenciação e proliferação de linfócitos Th1 e Th17, os quais estão associados à inflamação crônica de baixo grau na obesidade (Barbier *et al.*, 2019; Lee *et al.*, 2016; Ballak *et al.*, 2015).

A síntese e ação da IL-1-beta são influenciadas pela citocina IL-1-alfa e pela proteína antagonista do receptor de IL-1(IL-1Ra), as quais também se encontram aumentadas em indivíduos com obesidade. A IL-1-alfa estimula a produção de IL-1-beta e parece estar envolvida com o início da resposta inflamatória, sendo secretada em resposta à hipóxia e necrose dos adipócitos. Paralelamente a esses eventos, ocorre elevação das concentrações de IL-1Ra, que exerce efeito inibidor competitivo autócrino no receptor de IL-1 e, portanto, pode atenuar os efeitos de IL-1-alfa e IL-1-beta. Todavia, a ação da citocina IL-1Ra em organismos obesos ainda não está esclarecida (Lee *et al.*, 2016; Ballak *et al.*, 2015).

Na obesidade, estudos também mostram aumento das concentrações séricas de IL-12, citocina de natureza pró-inflamatória, que favorece a proliferação e a citotoxicidade dos linfócitos CD8+ e NK e a síntese de INF-gama e diferenciação dos linfócitos CD4+ no fenótipo Th1. Além disso, a IL-12 parece participar da patogênese de desordens metabólicas, a exemplo da dislipidemia e da aterosclerose (Nikołajuk *et al.*, 2015; Suárez-Álvarez *et al.*, 2013; Trinchieri, 2003).

A IL-8 também se encontra em concentrações elevadas no sangue e no tecido adiposo visceral de indivíduos com obesidade e tem sido associada com o desenvolvimento de aterosclerose e resistência à insulina (Bruun *et al.*, 2004; Kim *et al.*, 2006; Kobashi *et al.*, 2009). Tal citocina desempenha papel importante no processo de quimiotaxia de células do sistema imune inato e adaptativo, contribuindo para o recrutamento de células inflamatórias para o tecido adiposo e, consequentemente, perpetuação do processo inflamatório (Mukaida *et al.*, 1998).

Por outro lado, as citocinas IL-4 e IL-13 parecem ter suas concentrações reduzidas no tecido adiposo de organismos com obesidade. Essas citocinas exercem ação anti-inflamatória por induzir a diferenciação de macrófagos com o fenótipo M2 e modulam a ativação de vias bioquímicas que melhoram a homeostase glicêmica. A IL-10 também atua no controle do grau e duração da resposta inflamatória, sendo proposto que a capacidade do organismo obeso de produzir tal citocina pode contribuir para o desenvolvimento do fenótipo de obesidade metabolicamente saudável (Kang *et al.*, 2019; Moghbeli *et al.*, 2021; Levine, 2013; Bazzoni *et al.*, 2010; Ding *et al.*, 2003; Medeiros *et al.*, 2018; Pereira *et al.*, 2014).

A síntese de citocinas e a proliferação de células imunes de natureza anti-inflamatória no tecido adiposo parecem ser reguladas pela IL-33. Essa interleucina estimula a secreção de IL-4, IL-5 e IL-13 pelos eosinófilos e células linfoides inatas tipo 2 (ILC2), bem como induz a diferenciação de macrófagos M2, linfócitos Th2 e células Treg, atenuando a resposta pró-inflamatória. Entretanto, embora o tecido adiposo de indivíduos com obesidade apresente concentrações aumentadas de IL-33, os efeitos anti-inflamatórios dessa citocina parecem ser minimizados, sendo proposta a existência de comprometimento na atividade e sinalização da IL-33 (Lee *et al.*, 2016; Ballak *et al.*, 2015; Oliveira *et al.*, 2019). O Quadro 3 apresenta as ações desempenhadas por adipocinas na indução ou no controle da inflamação crônica de baixo grau no tecido adiposo.

A Figura 4 mostra a rede imunológica e inflamatória presente no tecido adiposo saudável e no tecido adiposo disfuncional.

QUADRO 3 Ações de adipocinas na indução ou no controle da inflamação crônica de baixo grau no tecido adiposo

Adipocinas	Ações	Situação na obesidade
IL-1-beta	• Exerce ação pró-inflamatória. • Promove a produção de monócitos e seu recrutamento para o tecido adiposo. • Induz a diferenciação e a proliferação de linfócitos Th1 e Th17. • Induz a resistência à insulina.	Aumento
IL-4	• Exerce ação anti-inflamatória. • Induz a diferenciação de macrófagos M2. • Melhora a tolerância à glicose e a sensibilidade à insulina. • Induz a lipólise e suprime a lipogênese. • Inibe a adipogênese.	Redução
IL-6	• Exerce ação pró-inflamatória. • Estimula a lipólise no tecido adiposo visceral e o acúmulo de lipídios no fígado. • Induz a resistência à insulina.	Aumento
IL-8	• Exerce ação pró-inflamatória. • Promove o recrutamento de células imunes para o tecido adiposo. • Participa do desenvolvimento da aterosclerose e da resistência à insulina.	Aumento
IL-10	• Exerce ação anti-inflamatória. • Inibe a síntese de TNF-α e IL-6 pelos macrófagos. • Diminui a resistência à insulina e à leptina.	Redução
IL-12	• Exerce ação pró-inflamatória. • Favorece a proliferação dos linfócitos CD4 com fenótipo Th1 e a citotoxicidade dos linfócitos CD8. • Participa da patogênese de dislipidemias e aterosclerose.	Aumento
IL-13	• Exerce ação anti-inflamatória. • Induz a diferenciação de macrófagos M2. • Inibe a gliconeogênese hepática. • Estimula a diferenciação de adipócitos bege.	Redução

(continua)

QUADRO 3 Ações de adipocinas na indução ou no controle da inflamação crônica de baixo grau no tecido adiposo (*continuação*)

Adipocinas	Ações	Situação na obesidade
IL-17	• Exerce ação pró-inflamatória. • Promove o recrutamento de leucócitos para o tecido adiposo. • Inibe a diferenciação de adipócitos.	Aumento
IL-18	• Exerce ação pró-inflamatória. • Promove a diferenciação de linfócitos Th1. • Está relacionada ao desenvolvimento de doenças cardiovasculares.	Aumento
IL-33	• Exerce ação anti-inflamatória. • Promove a secreção de IL-5 e IL-13. • Induz a diferenciação de macrófagos M2, linfócitos Th2 e células Treg. • Estimula a diferenciação de adipócitos bege. • Contribui para a proteção cardiovascular.	Aumento
TNF-alfa	• Exerce ação pró-inflamatória. • Induz a resistência à insulina. • Inibe a adipogênese e a lipogênese.	Aumento
IFN-gama	• Exerce ação pró-inflamatória. • Induz a proliferação de macrófagos do tipo M1 no tecido adiposo. • Estimula a secreção de IL-6 e MCP-1 pelos adipócitos. • Induz a resistência à insulina.	Aumento
TGF-beta	• Exerce ação pró-inflamatória e pró-fibrótica. • Inibe a adipogênese. • Contribui para a resistência à insulina e o desenvolvimento de diabetes tipo 2.	Aumento
MCP-1	• Exerce ação pró-inflamatória • Promove o recrutamento de monócitos e linfócitos para o tecido adiposo. • Induz a diferenciação de macrófagos do tipo M1 no tecido adiposo.	Aumento
Leptina	• Exerce ação pró-inflamatória. • Estimula a secreção de IL-6, TNF-alfa e IL-12 por monócitos e macrófagos. • Estimula a síntese de citocinas Th1. • Suprime a síntese de citocinas Th2.	Aumento

(continua)

QUADRO 3 Ações de adipocinas na indução ou no controle da inflamação crônica de baixo grau no tecido adiposo (*continuação*)

Adipocinas	Ações	Situação na obesidade
Resistina	• Exerce ação pró-inflamatória. • Estimula a secreção de IL-6 e TNF-alfa por células mononucleares periféricas. • Ativa as vias de sinalização JNK e MAPK p38. • Induz a resistência à insulina.	Aumento
Adiponectina	• Exerce ação anti-inflamatória. • Inibe a síntese de TNF-alfa por macrófagos. • Inibe a síntese de IFN-gama por células NK. • Induz a diferenciação de macrófagos M2. • Melhora a sensibilidade à insulina.	Redução

IL: interleucina; IFN-gama; JNK: quinase jun N-terminal; MAPK: proteínas quinases ativadas por mitogênio; MCP: proteína-1 quimiotática de monócitos; TNF: fator de necrose tumoral.
Fonte: adaptação de Moghbeli *et al.* (2021); Lee *et al.* (2016); Ballak *et al.* (2015); Kang *et al.* (2019); Eder *et al.* (2009); El-Kadre; Tinoco (2013); Wueest; Konrad (2018); Bruun *et al.* (2004); Kim *et al.* (2006); Kobashi *et al.* (2009); Nikołajuk *et al.* (2015); Suárez-Álvarez *et al.* (2013); Trinchieri (2003); Lee; Lee (2014); Cawthorn; Sethi (2008); Tzanavari *et al.* (2010); Wang *et al.* (2021); Woo *et al.* (2021); Ren *et al.* (2022); Kwon; Pessin (2013).

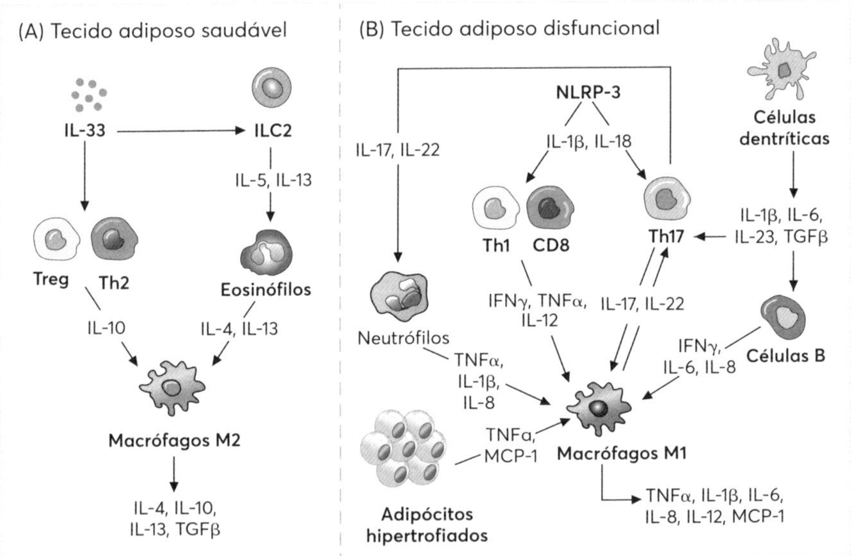

FIGURA 4 Rede imunológica e inflamatória do tecido adiposo saudável e do tecido adiposo disfuncional.

IL: interleucina; IFN-γ interferon gama; MCP-1: proteína-1 quimiotática de monócitos; NLRP-3: inflamassoma, receptor do tipo NOD com domínio pirina 3; TFG: taxa de filtração glomerular; TNF: fator de necrose tumoral; Treg: células T regulatórias.
Fonte: adaptação de Apostolopoulos *et al.* (2016); Oliveira *et al.* (2019); Chehimi *et al.* (2017).

REFERÊNCIAS

AGRAWAL, M. *et al.* The immune system in obesity: developing paradigms amidst inconvenient truths. *Curr Diab Rep*, v. 17, n. 10, p. 87, 2017.

AL-HAMODI, Z. *et al.* Association of adipokines, leptin/adiponectin ratio and C-reactive protein with obesity and type 2 diabetes mellitus. *Diabetol Metab Syndr*, v. 6, n. 99, p. 99, 2014.

ANDERSEN, C. J. *et al.* Impact of obesity and metabolic syndrome on immunity. *Adv Nutr*, v. 7, n. 1, p. 66-75, 2016.

APOSTOLOPOULOS, V. *et al.* The complex immunological and inflammatory network of adipose tissue in obesity. *Mol Nutr Food Res*, v. 60, n. 1, p. 43-57, 2016.

AUGSBURGER, F. *et al.* Pharmacological characterization of the seven human NOX isoforms and their inhibitors. *Redox Biol*, v. 26, n. 1, 2019.

ÁVILA-ESCALANTE, M. L. *et al.* The effect of diet on oxidative stress and metabolic diseases: clinically controlled trials. *J Food Biochem*, v. 44, n. 5, p. e13191, 2020.

BABIZHAYEV, M. A. *et al.* The role of oxidative stress in diabetic neuropathy: generation of free radical species in the glycation reaction and gene polymorphisms encoding antioxidant enzymes to genetic susceptibility to diabetic neuropathy in population of type I diabetic patients. *Cell Biochem Biophys*, v. 71, n. 3, p. 1425-1443, 2015.

BAI, Y.; SUN, Q. Macrophage recruitment in obese adipose tissue. *Obes Rev*, v. 16, n. 2, p. 127-136, 2015.

BALLAK, D. B. *et al.* IL-1 family members in the pathogenesis and treatment of metabolic disease: focus on adipose tissue inflammation and insulin resistance. *Cytokine*, v. 75, n. 2, p. 280-290, 2015.

BAN, J. J. *et al.* Regulation of obesity and insulin resistance by hypoxia-inducible factors. *Hypoxia (Auckl)*, v. 2, p. 171-183, 2014.

BARBIER, L. *et al.* Interleukin-1 family cytokines: keystones in liver inflammatory diseases. *Front Immunol*, v. 10, p. 2014, 2019.

BAZZONI, F. *et al.* Understanding the molecular mechanisms of the multifaceted IL-10-mediated anti-inflammatory response: lessons from neutrophils. *Eur J Immunol*, v. 40, n. 9, p. 2360-2368, 2010.

BHATTI, J. S. *et al.* Mitochondrial dysfunction and oxidative stress in metabolic disorders: a step towards mitochondria based therapeutic strategies. *Biochim Biophys Acta Mol Basis Dis*, v. 1863, n. 5, p. 1066-1077, 2017.

BIOBAKU, F. *et al.* Macronutrient-mediated inflammation and oxidative stress: relevance to insulin resistance, obesity, and atherogenesis. *J Clin Endocrinol Metab*, v. 104, n. 12, p. 6118-6128, 2019.

BROWNLEE, M. Biochemistry and molecular cell biology of diabetic complications. *Nature*, v. 13, n. 414 (6865), p. 813-20, 2001.

BRUUN, J. M. *et al.* Higher production of IL-8 in visceral vs. subcutaneous adipose tissue: implication of nonadipose cells in adipose tissue. *Am J Physiol Endocrinol Metab*, v. 286, n. 1, p. E8-E13, 2004.

CAWTHORN, W. P.; SETHI, J. K. TNF-alpha and adipocyte biology. *FEBS Lett*, v. 582, n. 1, p. 117-131, 2008.

CHEHIMI, M. *et al.* Pathogenic role of IL-17-producing immune cells in obesity, and related inflammatory diseases. *J Clin Med*, v. 6, n. 7, p. 68, 2017.

DING, Y. *et al.* Interleukin-10. *In:* HENRY, H. L.; NORMAN, A. W. (ed.). *Encyclopedia of hormones*. San Diego: Academic Press, 2003. p. 453-462.

DISPIRITO, J. R.; MATHIS, D. Immunological contributions to adipose tissue homeostasis. *Semin Immunol*, v. 27, n. 5, p. 315-321, 2015.

EDER, K. *et al.* The major inflammatory mediator interleukin-6 and obesity. *Inflamm Res*, v. 58, n. 11, p. 727-736, 2009.

EL-KADRE, L. J.; TINOCO, A. C. Interleukin-6 and obesity: the crosstalk between intestine, pancreas and liver. *Curr Opin Clin Nutr Metab Care*, v. 16, n. 5, p. 564-568, 2013.

ENGIN, A. The pathogenesis of obesity-associated adipose tissue inflammation. *Adv Exp Med Biol*, v. 960, p. 221-245, 2017.

FERNÁNDEZ-SÁNCHEZ, A. *et al.* Inflammation, oxidative stress, and obesity. *Int J Mol Sci*, v. 12, n. 5, p. 3117-3132, 2011.

FIORENTINO, T. V. *et al.* Hyperglycemia-induced oxidative stress and its role in diabetes mellitus related cardiovascular diseases. *Curr Pharm Des*, v. 19, n. 32, p. 5695-703, 2013.

FONSECA-ALANIZ, M. H. *et al.* Adipose tissue as an endocrine organ: from theory to practice. *J. Pediatr*, v. 83, suppl. 5, p. S192-S203, 2007.

FRANCISQUETI, F. V. *et al.* Obesidade, inflamação e complicações metabólicas. *Nutrire*, v. 40, n. 1, p. 81-89, 2015.

GÉRARD, P. Gut microbiota and obesity. *Cell Mol Life Sci*, v. 73, n. 1, p. 147-162, 2016.

GHANEMI, A.; ST-AMAND, J. Interleukin-6 as a "metabolic hormone". *Cytokine*, v. 112, p. 132-136, 2018.

GHANIM, H. *et al.* Antiinflammatory and ROS suppressive effects of the addition of fiber to a high-fat high-calorie meal. *J Clin Endocrinol Metab*, v. 102, n. 3, p. 858-869, 2017.

GÓMEZ-HERNÁNDEZ, A. *et al.* Differential role of adipose tissues in obesity and related metabolic and vascular complications. *Int J Endocrinol*, v. 2016, p. 1216783, 2016.

GRAßMANN, S. *et al.* Association between peripheral adipokines and inflammation markers: a systematic review and meta-analysis. *Obesity*, v. 25, n. 10, p. 1776-1785, 2017.

GREGOR, M. F.; HOTAMISLIGIL, G. S. Inflammatory mechanisms in obesity. *Annu Rev Immunol*, v. 29, p. 415-445, 2011.

GUZIK, T. J. *et al.* The role of infiltrating immune cells in dysfunctional adipose tissue. *Cardiovasc Res*, v. 113, n. 9, p. 1009-1023, 2017.

HENNING, R. J. Obesity and obesity-induced inflammatory disease contribute to atherosclerosis: a review of the pathophysiology and treatment of obesity. *Am J Cardiovasc Dis*, v. 11, n. 4, p. 504-529, 2021.

HU, S. *et al.* Acetate and butyrate improve β-cell metabolism and mitochondrial respiration under oxidative stress. *Int J Mol Sci*, v. 21, n. 4, p. 1542, 2020.

HUH, J. Y. *et al.* Crosstalk between adipocytes and immune cells in adipose tissue inflammation and metabolic dysregulation in obesity. *Mol Cells*, v. 37, n. 5, p. 365-71, 2014.

IVANOV, S. *et al.* Biology and function of adipose tissue macrophages, dendritic cells and B cells. *Atherosclerosis*, v. 271, p. 102-110, 2018.

KANG, Y. E. *et al.* Regulation of systemic glucose homeostasis by t helper type 2 cytokines. *Diabetes Metab J*, v. 43, n. 5, p. 549-559, 2019.

KIM, C. S. *et al.* Circulating levels of MCP-1 and IL-8 are elevated in human obese subjects and associated with obesity-related parameters. *Int J Obes (Lond.)*, v. 30, n. 9, p. 1347-1355, 2006.

KOBASHI, C. *et al.* Inhibitory effect of IL-8 on insulin action in human adipocytes via MAP kinase pathway. *J Inflamm (Lond.)*, v. 6, p. 25, 2009.

KWON, H.; PESSIN, J. E. Adipokines mediate inflammation and insulin resistance. *Front Endocrinol (Lausanne)*, v. 4, p. 71, 2013.

LAMARCHE, N. M. *et al.* T cells govern adipose tissue biology. *J Immunol*, v. 201, n. 7, p. 1827-1834, 2018.

LE LAY, S. *et al.* Oxidative stress and metabolic pathologies: from an adipocentric point of view. *Oxid Med Cell Longev*, v. 2014, p. 908539, 2014.

LEE, B. C.; LEE, J. Cellular and molecular players in adipose tissue inflammation in the development of obesity-induced insulin resistance. *Biochim Biophys Acta*, v. 1842, n. 3, p. 446-462, 2014.

LEE, M. K. *et al.* The modern interleukin-1 superfamily: divergent roles in obesity. *Semin Immunol*, v. 28, n. 5, p. 441-449, 2016.

LEE, Y. S. *et al.* Increased adipocyte O2 consumption triggers HIF-1α, causing inflammation and insulin resistance in obesity. *Cell*, v. 157, n. 6, p. 1339-1352, 2014.

LEE, Y. S. *et al.* An integrated view of immunometabolism. *Cell*, v. 172, n. 1-2, p. 22-40, 2018.

LEVINE, S. J. Cytokines. *In:* LENNARZ, W. J.; LANE, M. D. (ed.). *Encyclopedia of biological chemistry.* San Diego: Academic Press, 2013. p. 613-621.

LONGO, M. *et al.* Adipose tissue dysfunction as determinant of obesity-associated metabolic complications. *Int J Mol Sci*, v. 20, n. 9, p. 2358, 2019.

LUSHCHAK, V. I. Free radicals, reactive oxygen species, oxidative stress and its classification. *Chem Biol Interact*, v. 5, n. 224, p. 164-175, 2014.

MANCINI, A. *et al.* Thyroid hormones, oxidative stress, and Inflammation. *Mediators Inflamm*, v. 2016, p. 6757154, 2016.

MANNA, P.; JAIN, S. K. Obesity, oxidative stress, adipose tissue dysfunction, and the associated health risks: causes and therapeutic strategies. *Metab Syndr Relat Disord*, v. 13, n. 10, p. 423-444, 2015.

MARSEGLIA, L. *et al.* Oxidative stress in obesity: a critical component in human diseases. *Int J Mol Sci*, v. 16, n. 1, p. 378-400, 2014.

MASOODI, M. *et al.* Lipid signaling in adipose tissue: connecting inflammation & metabolism. *Biochim Biophys Acta*, v. 1851, n. 4, p. 503-518, 2015.

MATSUDA, M.; SHIMOMURA, I. Increased oxidative stress in obesity: implications for metabolic syndrome, diabetes, hypertension, dyslipidemia, atherosclerosis, and cancer. *Obes Res Clin Pract*, v. 7, p. 330-341, 2013.

MAURIZI, G. *et al.* Adipocytes properties and crosstalk with immune system in obesity-related inflammation. *J Cell Physiol*, v. 233, n. 1, p. 88-97, 2018.

MEDEIROS, N. I. *et al.* IL-10 and TGF-β unbalanced levels in neutrophils contribute to increase inflammatory cytokine expression in childhood obesity. *Eur J Nutr*, v. 57, n. 7, p. 2421-2430, 2018.

MELLO, A. H. *et al.* Mitochondrial dysfunction in obesity. *Life Sci*, v. 192, p. 26-32, 2018.

MEZA, C. A. *et al.* Endothelial dysfunction: is there a hyperglycemia-induced imbalance of NOX and NOS? *Int J Mol Sci*, v. 20, p. 3775, 2019.

MOGHBELI, M. *et al.* Cytokines and the immune response in obesity-related disorders. *Adv Clin Chem*, v. 101, p. 135-168, 2021.

MOLAYI-JABDARAGI, N. *et al.* Evaluation of oxidative/nitrosative stress biomarkers and DNA damage in buffaloes naturally infected with Theileria annulata. *Microb Pathog*, v. 138, p. 103821, 2020.

MORAIS, J. B. S. *et al.* Role of magnesium in oxidative stress in individuals with obesity. *Biol Trace Elem Res*, v. 176, n. 1, p. 20-26, 2017.

MUKAIDA, N. *et al.* Interleukin-8 (IL-8) and monocyte chemotactic and activating factor (MCAF/MCP-1), chemokines essentially involved in inflammatory and immune reactions. *Cytokine Growth Factor Rev*, v. 9, n. 1, p. 9-23, 1998.

MUÑOZ, A.; COSTA, M. Nutritionally mediated oxidative stress and inflammation. *Oxid Med Cell Longev*, v. 2013, p. 610950, 2013.

NIKOŁAJUK, A. *et al.* Relationship between serum IL-12 and p40 subunit concentrations and lipid parameters in overweight and obese women. *Metab Syndr Relat Disord*, v. 13, n. 8, p. 336-342, 2015.

OLIVEIRA, M. F. A. *et al.* IL-33 in obesity: where do we go from here?. *Inflamm Res*, v. 68, n. 3, p. 185-194, 2019.

OUCHI, N. *et al.* Adipokines in inflammation and metabolic disease. *Nat Rev Immunol*, v. 11, p. 85-97, 2011.

PANDEY, G. *et al.* Association between hyperleptinemia and oxidative stress in obese diabetic subjects. *J Diabetes Metab Disord*, v. 14, n. 24, 2015.

PELLEGRINELLI V. *et al.* tissue plasticity: how fat depots respond differently to pathophysiological cues. *Diabetologia*, v. 59, p. 1075-1088, 2016.

PENNATHUR, S.; HEINECKE, J. W. Mechanisms of oxidative stress in diabetes: implications for the pathogenesis of vascular disease and antioxidant therapy. *Front Biosci*, v. 1, n. 9, p. 565-74, 2004.

PEREIRA, S. *et al.* Modulation of adipose tissue inflammation by FOXP3+ Treg cells, IL-10, and TGF-β in metabolically healthy class III obese individuals. *Nutrition*, v. 30, n. 7-8, p. 784-790, 2014.

PISOSCHI, A. M.; POP, A. The role of antioxidants in the chemistry of oxidative stress: a review. *Eur J Med Chem,* v. 5, n. 97, p. 55-74, 2015.

PISOSCHI, A. M. *et al.* Oxidative stress mitigation by antioxidants: an overview on their chemistry and influences on health status. *Eur J Med Chem*, v. 1, n. 209, p. 112891, 2021.

PRASUN, P. Mitochondrial dysfunction in metabolic syndrome: biochimica et biophysica acta. *Biochim Biophys Acta Mol Basis Dis*, v. 1866, n. 10, p. 165838, 2020.

RAMALINGAM, L. *et al.* The renin angiotensin system, oxidative stress and mitochondrial function in obesity and insulin resistance. *Biochim Biophys Acta Mol Basis Dis*, v. 1863, n. 5, p. 1106-1114, 2017.

RAMANA, K. V. *et al.* Requirement of aldose reductase for the hyperglycemic activation of protein kinase C and formation of diacylglycerol in vascular smooth muscle cells. *Diabetes,* v. 54, n. 3, p. 818-29, 2005.

RAY, P. D. *et al.* Reactive oxygen species (ROS) homeostasis and redox regulation in cellular signaling. *Cell Signal,* v. 24, n. 5, p. 981-990, 2012.

REILLY, S. M.; SALTIEL, A. R. Adapting to obesity with adipose tissue inflammation. *Nat Rev Endocrinol,* v. 13, n. 11, p. 633-643, 2017.

REN, Y. *et al.* Adipokines, hepatokines and myokines: focus on their role and molecular mechanisms in adipose tissue inflammation. *Front Endocrinol (Lausanne)*, v. 13, p. 873699, 2022.

ROCHETTE, L. *et al.* Nitric oxide synthase inhibition and oxidative stress in cardiovascular diseases: possible therapeutic targets? *Pharmacol Ther*, v. 140, n. 3, p. 239-257, 2013.

ROGERO, M. M.; CALDER, P. C. Obesity, inflammation, Toll-like receptor 4 and fatty acids. *Nutrients*, v. 10, n. 4, p. 432, 2018.

ROMÁN-PINTOS, L. M. *et al.* Diabetic polyneuropathy in type 2 diabetes mellitus: inflammation, oxidative stress, and mitochondrial function. *J Diabetes Res,* v. 2016, p. 3425617, 2016.

SAAD, M. J.; SANTOS, A.; PRADA, P. O. Linking gut microbiota and inflammation to obesity and insulin resistance. *Physiology (Bethesda)*, v.31, n.4, p.283-93, 2016.

SALTIEL, A. R.; OLEFSKY, J. M. Inflammatory mechanisms linking obesity and metabolic disease. *J Clin Invest*, v. 127, n. 1, p. 1-4, 2017.

SIES, H. On the history of oxidative stress: concept and some aspects of current development. *Curr Opin Toxicol*, v. 7, p. 122-126, 2018.

SIES, H. *et al.* Oxidative stress. *Annu Rev Biochem*, v. 20, n. 86, p. 715-748, 2017.

SRIVASTAVA, K. K.; KUMAR, R. Stress, oxidative injury and disease. *Indian J Clin Biochem*, v. 30, n. 1, p. 3-10, 2015.

SUÁREZ-ÁLVAREZ, K. *et al.* Serum IL-12 is increased in Mexican obese subjects and associated with low-grade inflammation and obesity-related parameters. *Mediators Inflamm*, v. 2013, p. 967067, 2013.

TAM, H. *et al.* Xanthine oxidase and cardiovascular risk in obese children. *Child Obes*, v. 10, n. 2, p. 175-80, 2014.

TAN, B. L. *et al.* Nutrients and oxidative stress: friend or foe? *Oxid Med Cell Longev,* v. 31, n. 2018, p. 9719584, 2018.

TAN, B. L.; NORHAIZAN, M. E. Effect of high-fat diets on oxidative stress, cellular inflammatory response and cognitive function. *Nutrients*, v. 11, n. 11, p. 2579, 2019.

TRINCHIERI, G. Interleukin-12 and the regulation of innate resistance and adaptive immunity. *Nat Rev Immunol*, v. 3, n. 2, p. 133-146, 2003.

TZANAVARI, T. *et al.* TNF-alpha and obesity. *Curr Dir Autoimmun*, v. 11, p. 145-156, 2010.

UNAMUNO, X. *et al.* Adipokine dysregulation and adipose tissue inflammation in human obesity. *Eur J Clin Invest*, v. 48, n. 9, p. e12997, 2018.

VALENZUELA, R. *et al.* Nutrients and diet: a relationship between oxidative stress, aging, obesity, and related noncommunicable diseases. *Oxid Med Cell Longev*, v. 16, n. 2018, p. 7460453, 2018.

VALKO, M. *et al.* Free radicals, metals and antioxidants in oxidative stress-induced cancer. *Chem Biol Interact*, v. 160, n. 1, p. 1-40, 2006.

VALKO, M. *et al.* Free radicals and antioxidants in normal physiological functions and human disease. *Int J Biochem Cell Biol*, v. 39, p. 44-84, 2007.

WANG, Q. A. *et al.* Tracking adipogenesis during white adipose tissue development, expansion and regeneration. *Nat Med*, v. 19, p. 1338-1344, 2013.

WANG, Q. *et al.* The roles of T cells in obese adipose tissue inflammation. *Adipocyte*, v. 10, n. 1, p. 435-445, 2021.

WEISS, G. A.; HENNET, T. Mechanisms and consequences of intestinal dysbiosis. *Cell Mol Life Sci*, v. 74, n. 16, p. 2959-2977, 2017.

WENSVEEN, F. M. *et al.* The "Big Bang" in obese fat: events initiating obesity-induced adipose tissue inflammation. *Eur J Immunol*, v. 45, n. 9, p. 2446-2456, 2015.

WOO, J. *et al.* TGF-β: the missing link in obesity-associated airway diseases? *Curr Res Pharmacol Drug Discov*, v. 2, p. 100016, 2021.

WUEEST, S.; KONRAD, D. The role of adipocyte-specific IL-6-type cytokine signaling in FFA and leptin release. *Adipocyte*, v. 7, n. 3, p. 226-228, 2018.

XIA, N. *et al.* Uncoupling of endothelial nitric oxide synthase in perivascular adipose tissue of diet-induced obese mice. *Arterioscler Thromb Vasc Biol*, v. 36, n. 1, 2016.

ZHANG, Y. *et al.* Dietary supplementation with high fiber alleviates oxidative stress and inflammatory responses caused by severe sepsis in mice without altering microbiome diversity. *Front Physiol*, v. 18, n. 9, p. 1929, 2019.

5

Obesidade e microbiota intestinal

Juliana Soares Severo
Loanne Rocha dos Santos
Luana Mota Martins

INTRODUÇÃO

A relação entre o trato gastrointestinal e a obesidade tem sido alvo de pesquisas que buscam compreender a patogênese dessa doença de etiologia complexa e com impacto na saúde pública. Neste capítulo serão discutidos alguns aspectos envolvidos na fisiologia do trato gastrointestinal, formado por um conjunto de órgãos responsáveis pela digestão dos alimentos e líquidos ingeridos que, por meio da secreção de enzimas e absorção de nutrientes e água, serão transportados pelos movimentos peristálticos ao longo do músculo liso intestinal para serem utilizados pelo organismo. O trato gastrointestinal compreende uma porção superior, que consiste na boca, faringe, esôfago e estômago, e uma porção inferior, que compreende duodeno, jejuno, íleo e cólon (Liao *et al.*, 2009).

TRATO GASTROINTESTINAL NA PATOGÊNESE DA OBESIDADE

Ainda não está bem esclarecido se a disfunção do trato gastrointestinal pode favorecer o ganho de peso ou se o excesso de gordura corporal pode promover a manifestação de desordens no trato gastrointestinal, com repercussões sistêmicas, em particular alterações no controle central do apetite (Mishra *et al.*, 2016; Furness, 2012).

O trato gastrointestinal é composto por órgãos que apresentam função endócrina, secretando hormônios e outras substâncias com ação em outros órgãos periféricos e centrais, ou seja, atuam além dos processos de digestão e absorção de nutrientes (Severo *et al.*, 2022; Massey; Brown, 2021). Alguns peptídeos secretados podem atuar no centro hipotalâmico do controle da fome e da saciedade, por exemplo, a grelina, hormônio produzido pelo estômago, que é capaz de estimular o consumo de alimentos, e a colecistoquinina (CCK), o peptídeo tirosina-tirosina (PYY) e o hormônio similar ao glucagon-1 (GLP-1), produzidos no intestino delgado ou cólon, que inibem a ingestão de alimentos (Mishra *et al.*, 2016).

A grelina é um hormônio secretado pelas células do estômago que atua na regulação da ingestão de energia. Esse hormônio age na sinalização hipotalâmica mediante ligação a seu receptor, denominado receptor do secretagogo de hormônio do crescimento (GHSR), no hipotálamo. A ligação da grelina a seu receptor hipotalâmico interfere no metabolismo de lipídios, promovendo aumento da oxidação de ácidos graxos, alterações nas concentrações de espécies reativas de oxigênio e aumento da expressão da proteína desacopladora mitocondrial tipo 2 (UCP-2). Também modula a expressão dos genes da proteína relacionada ao agouti (AgRP) e do neuropeptídio Y (NPY), aumentando o apetite e a ingestão de alimentos (Cui *et al.*, 2017).

Apesar de sua atuação como hormônio orexígeno, evidências têm apontado para a presença de resistência à ação da grelina na presença da obesidade, que parece ser causada pelo comprometimento de seu transporte através da barreira hematoencefálica (BHE) e pela redução na expressão do gene do GHSR específico decorrente da lipotoxicidade, inflamação e estresse oxidativo. Dentre as repercussões da resistência à ação da grelina, destaca-se a disfunção na sinalização de vias importantes do metabolismo energético, como a via da proteína quinase ativada por AMP (AMPK) e a proteína alvo da rampamicina (mTOR), alterando a expressão gênica de AgRP e NPY, o que tem sido interpretado como um mecanismo de proteção contra o ganho de peso corporal além daquele tido pelo corpo como o *set-point* (Cui *et al.*, 2017).

Por outro lado, o trato gastrointestinal também secreta hormônios com ação anorexígena, como o peptídeo insulinotrópico dependente de glicose (GIP) e o GLP-1. Este último vem sendo utilizado no tratamento farmacológico da obesidade e do diabetes *mellitus.* Os análogos de GLP-1 representam uma classe de medicamentos supressores de apetite e hipoglicemiantes orais mais relevantes atualmente (Grill, 2020; Andersen *et al.*, 2018). Esse hormônio é secretado pelas células L intestinais em resposta aos estímulos de nutrientes no trato gastrointestinal, como a glicose e outros sacarídeos, aminoácidos e ácidos graxos (Andersen *et al.*, 2018; Kamakura *et al.*, 2022).

Estudos mostram que o GLP-1 atua na redução da resistência à insulina na obesidade, por atuar tanto no estímulo à transcrição de insulina pelo pâncreas quanto no aumento da captação da glicose pelo tecido adiposo e de sua utilização no músculo esquelético. O GLP-1 é um potente indutor de saciedade com ação no trato gastrointestinal e no sistema nervoso central, regulando o esvaziamento gástrico (Andersen *et al.*, 2018). Destaca-se que o GLP-1 atua sobre seus receptores GLP-1R em tecidos-alvo estimulando a secreção de leptina no tecido adiposo, secreção de insulina no pâncreas e o controle da pressão arterial nos vasos sanguíneos (Zhao *et al.*, 2021; Weiss; Hennet, 2017).

O GIP é um peptídeo secretado pelas células K intestinais em reposta à ingestão de carboidratos e lipídios. Além do estímulo à secreção de insulina nas células beta pancreáticas e dos efeitos antiapoptóticos, o GIP também estimula a secreção de glucagon nas células alfa, bem como a captação de glicose e de ácidos graxos no tecido adiposo, com consequente lipogênese nesse tecido. Seus efeitos farmacológicos não são tão pronunciados quanto aqueles verificados para os agonistas de GLP-1 (Nauck *et al.*, 2021; Seino *et al.*, 2010).

O PYY é outro hormônio secretado pelas células L intestinais em resposta à ingestão de nutrientes, com atuação nos receptores Y2 estimulando a saciedade por meio de vias anorexígenas (Zac-Varghese, 2011). Estudo aponta a possível ação desse hormônio na oxidação de lipídios e no aumento do gasto energético, no entanto os mecanismos ainda não foram totalmente elucidados (Price; Bloom, 2014). A secreção do PYY tem início após 15 minutos da ingestão de alimentos e atinge o pico após 1-2 horas, mantendo-se em concentrações elevadas por algumas horas. Entretanto, como esse peptídeo possui meia-vida curta, em torno de 10 minutos, sua utilização farmacológica é limitada na terapêutica da obesidade.

A CCK é outro hormônio com ação na ingestão de alimentos, secretado pelas células I do intestino delgado proximal (duodeno e jejuno), e em concentrações elevadas reduz a velocidade de esvaziamento gástrico, com maior tempo de permanência dos alimentos no trato gastrointestinal, o que promove efeitos na saciedade, com ação ainda via inervação vagal, coordenando impulsos nervosos que regulam a motilidade gástrica (Steinert *et al.*, 2017; Cawthon; La Serre, 2021). O Quadro 1 mostra hormônios secretados pelo trato gastrointestinal e sua relação com a obesidade.

EIXO MICROBIOTA-INTESTINO-CÉREBRO E OBESIDADE

A microbiota intestinal tem papel-chave na regulação das funções do organismo humano, sendo composta por quatro principais tipos de bactérias em humanos saudáveis: *Firmicutes, Bacteroidetes, Proteobacteria* e *Actinobacteria.* Além desses, outros microrganismos, como fungos, vírus e arqueas, podem compartilhar relações de simbiose ou parasitismo com o hospedeiro humano (Severo *et al.*, 2022).

Pesquisas realizadas na perspectiva de uma compreensão da patogênese da obesidade evidenciam que organismos obesos apresentam disbiose intestinal, caracterizada pela redução da biodiversidade bacteriana e pelo aumento da

QUADRO 1 Hormônios secretados pelo trato gastrointestinal e seu papel na obesidade

Hormônio	Local de secreção	Células secretoras	Nutrientes que estimulam a secreção	Receptores	Papel na obesidade
Grelina	Estômago	Células similares à X/A	Antes das refeições (ausência de nutrientes).	GHSR	• Aumento da ingestão de alimentos. • Possível resistência à grelina na obesidade? • Regulação do peso corporal.
CCK	Porções proximais do intestino delgado	Células I	Gordura (↑↑↑), proteínas (↑) e carboidratos (↑).	CCK-1	• Aumento da saciedade. • Redução da velocidade de esvaziamento gástrico. • Aumento da saciedade via inervação vagal.
GLP-1	Íleo e cólon	Células L	• Carboidratos (glicose, frutose, galactose). • Proteínas (principalmente os aminoácidos glutamina, arginina e triptofano). • ACCG, TG.	GLP-1R	• Aumento da saciedade. • Aumento da secreção de insulina. • Redução da velocidade de esvaziamento gástrico. • Efeitos na regulação do peso corporal.
GIP	Porções proximais do intestino delgado	Células K	Glicose, frutose AGS, TG.	GIPR	• Aumento da secreção de insulina. • Aumento da secreção de glucagon. • Aumento da lipogênese.
PYY	Íleo e cólon	Células L	• Proteínas. • Gordura.	Y2	• Aumento da saciedade. • Inibe a secreção de grelina. • Aumento do gasto energético? • Efeitos na regulação do peso corporal.

CCK: colecistoquinina; GHRS: hormônio do crescimento; GIP: peptídeo insulinotrópico dependente de glicose; GIPR: receptor de GIP; GLP-1: hormônio similar ao glucagon-1; PYY: peptídeo tirosina-tirosina; Y2: receptor 2 PYY.
Fonte: elaboração das autoras.

população patogênica (Milani *et al.*, 2017; Morgan *et al.*, 2012). Tais alterações promovem disfunções hormonais importantes, uma vez que esses microrganismos realizam funções endócrinas, com influência no tecido adiposo (Cox *et al.*, 2015; Vallianou *et al.*, 2019).

A disbiose intestinal na obesidade aumenta a sinalização inflamatória com ativação do sistema imunológico, por meio da ligação de padrões moleculares associados a patógenos (PAMP). Por exemplo, o lipopolissacarídeo (LPS) presente nas membranas de bactérias Gram-negativas é capaz de promover a ativação dos receptores do tipo *Toll-like* (TLR), que por sua vez permitem a translocação do fator nuclear kappa-B (NF-kappa-B), com consequente modulação do processo inflamatório no trato gastrointestinal e comprometimento das proteínas de junção no epitélio intestinal e em sua função de barreira (Geremia *et al.*, 2014; Cani *et al.*, 2019).

A inflamação do trato gastrointestinal favorece a permeabilidade de barreira e a translocação bacteriana e do LPS, permitindo sua entrada na circulação sanguínea, o que contribui para a manifestação de endotoxemia metabólica. No tecido adiposo, o LPS promove a ativação dos TLR e contribui para a inflamação crônica de baixo grau, estresse oxidativo e resistência à insulina, característicos da obesidade (Cani *et al.*, 2019; Cox *et al.*, 2015; Reilly; Saltiel, 2017). A Figura 1 mostra os mecanismos de disbiose intestinal e sua repercussão no tecido adiposo.

A situação de disbiose, caracterizada pelas alterações na diversidade e pela abundância microbiana e o aumento de patógenos no trato gastrointestinal, promove o aumento da sinalização inflamatória mediada por produtos bacterianos como o lipopolissacarídeo (LPS), e a redução da sinalização mediada por ácidos graxos de cadeia curta (AGCC). Essas alterações contribuem para a patogênese da obesidade, alterando a sinalização de hormônios anorexígenos como o hormônio similar ao glucagon-1 (GLP-1) e o PYY. Além disso, a translocação dos PAMP, em especial o LPS, pode levar ao aumento da inflamação no tecido adiposo.

Outro desequilíbrio entre os tipos de bactérias no trato gastrointestinal trata da redução da população de bactérias comensais, o que altera a produção de AGCC, por exemplo, o propionato e o butirato, limitando a sinalização deste último nas células L, o que consequentemente altera a secreção de incretinas, como o PYY e o GLP-1, comprometendo a sinalização de saciedade promovida por esses hormônios (Weiss; Hennet, 2017). Outros hormônios, como NPY e CCK, também podem se encontrar desregulados nessa condição (Heiss; Olofsson, 2018).

Em situações de elevada permeabilidade de barreira intestinal, a translocação bacteriana e a produção de mediadores da inflamação no intestino também podem atingir a BHE, levando à inflamação hipotalâmica/sistêmica (neuroinflamação) e à destruição de neurônios relacionados ao controle de apetite, o que compromete mecanismos que regulam a ingestão de alimentos (Heiss; Olofsson, 2018).

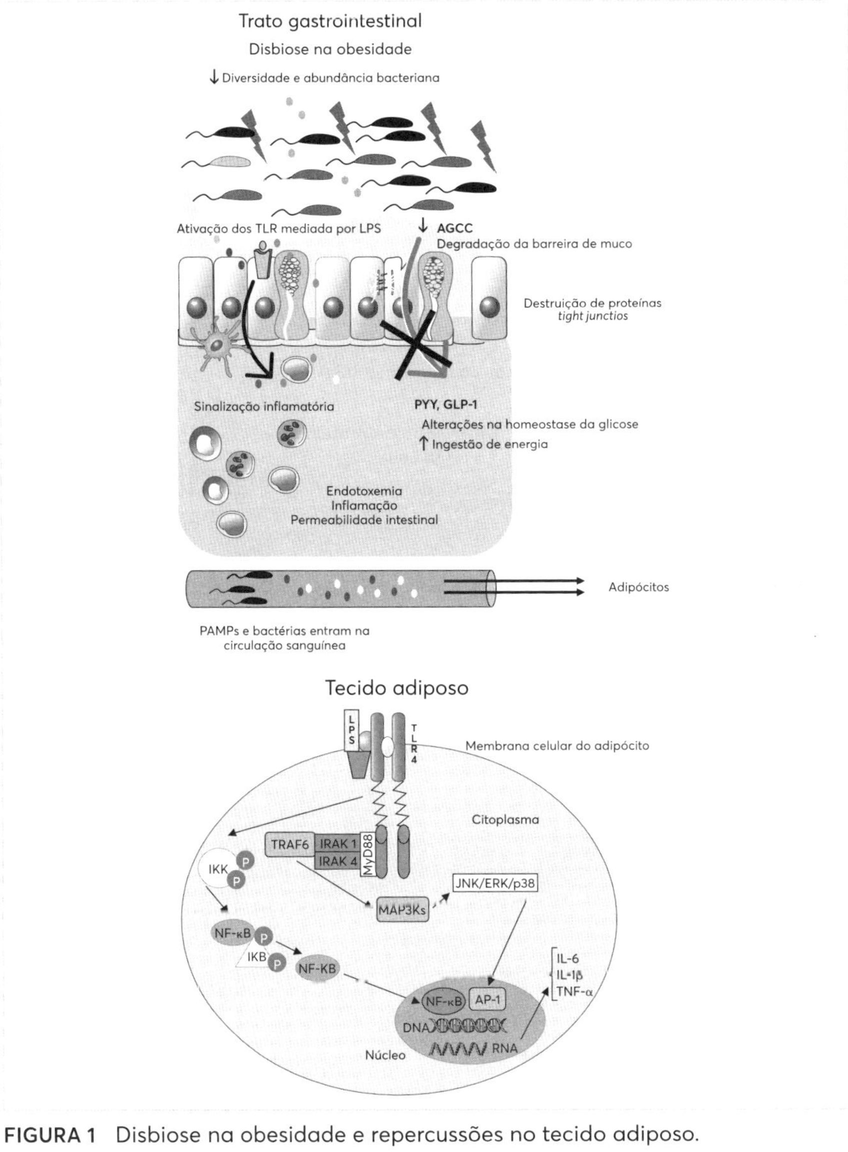

FIGURA 1 Disbiose na obesidade e repercussões no tecido adiposo.

AGCC: ácidos graxos de cadeia curta; DNA: ácido desoxirribonucleico; ERK: cinase regulada por sinal extracelular; GLP-1: hormônio similar ao glucagon-1; GLP-2: hormônio similar ao glucagon 2; IKB: inibidor do fator nuclear kappa β; IKK: enzima quinase do inibidor do fator nuclear kappa - β; IL. interleucina; IPAK: cinase associada ao receptor interleucina; JNK: c-Jun N-terminal cinase; LPS: lipopolissacarídeo; MAP3Ks: proteína quinase quinase quinase ativada por mitogênio; MyD88: resposta primária de diferenciação mieloide 88; NF-κB: fator nuclear kappa-B; p38: proteínas quinases ativadas por mitógenos p38; PAMP: padrões moleculares associados a patógenos; PYY: peptídeo tirosina-tirosina; TLR: receptores do tipo *Toll-like*; TNF-α: fator de necrose tumoral alfa; TRAF6: fator 6 associado ao receptor de TNF.
Fonte: elaboração das autoras.

A neuroinflamação e a inflamação do tecido adiposo e do trato gastrointestinal em indivíduos obesos estão associadas às manifestações de depressão e de transtornos de humor nessa doença (Schachter *et al.*, 2018). Os mecanismos implicados nessa relação podem ser observados na Figura 2.

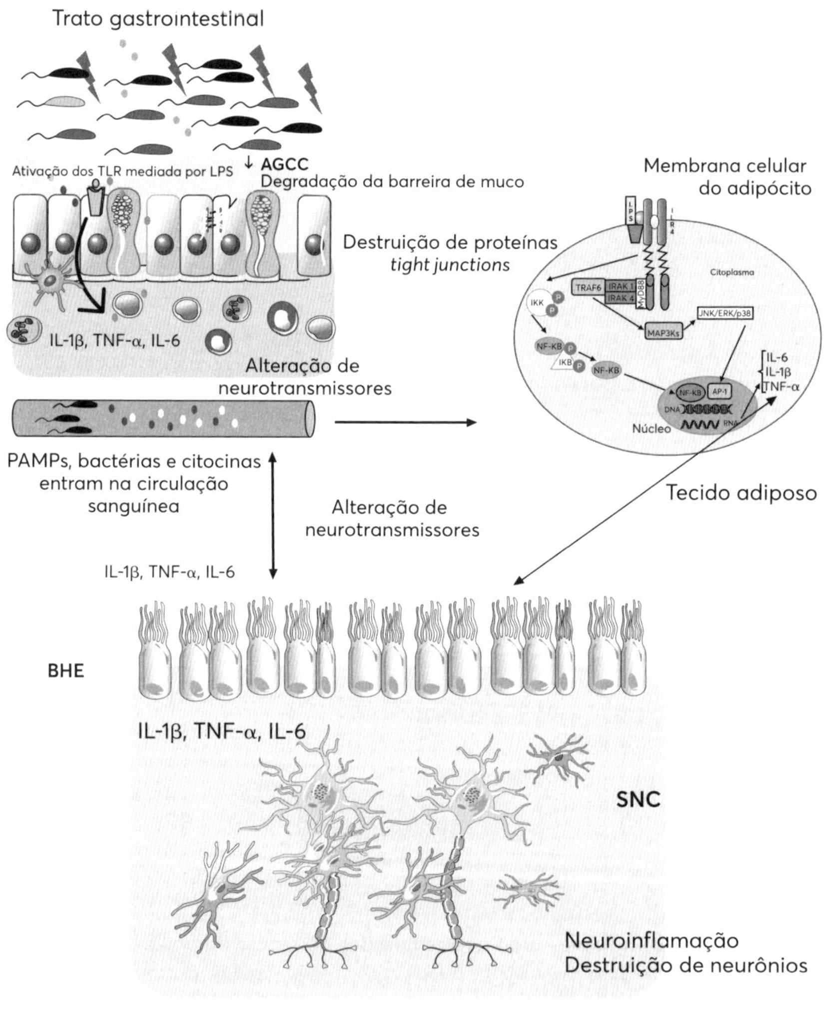

FIGURA 2 Mecanismo da neuroinflamação.

AGCC: ácidos graxos de cadeia curta; BHE: barreira hematoencefálica; IL-1β: interleucina 1-beta; IL-6: interleucina-6; LPS: lipopolissacarídeo; PAMP: padrões moleculares associados à patógenos; SCFA: ácidos graxos de cadeia curta; SNC: sistema nervoso central; TLR: receptores do tipo *Toll-like*; TNF-α: fator de necrose tumoral alfa.

Fonte: elaboração das autoras.

A permeabilidade intestinal e a inflamação do tecido adiposo podem contribuir para o aumento da permeabilidade da barreira hematoencefálica e a neuroinflamação, levando à destruição de neurônios. Esses processos estão associados à patogênese da depressão em indivíduos com obesidade.

A disbiose intestinal também parece estar associada às alterações no metabolismo de ácidos biliares secundários, como ativação da proteína 1c ligadora do elemento regulado por esteróis (SREBP-1c), e da proteína ligadora do elemento regulado por carboidratos (ChREBP), com promoção de lipogênese hepática, aumento da captação de ácidos graxos pelas células adiposas e expansão desse tecido (Weiss; Hennet, 2017). Algumas bactérias específicas, como a *Bacteroides thetaiotaomicron* e a *Clostridium ramosum*, parecem aumentar o transporte de monossacarídeos no trato gastrointestinal, pela suprarregulação dos transportadores de glicose dependentes de sódio (SLC5A-1) e transportador de glicose 2 (GLUT-2), bem como aumentar o transporte de ácidos graxos pelo transportador CD36, contribuindo para o aumento da ingestão energética (Woting; Blaut, 2016).

MODULAÇÃO INTESTINAL E OBESIDADE: ESTRATÉGIAS DE NTERVENÇÃO

A caracterização e o impacto dos probióticos e prebióticos na modulação intestinal e os resultados de pesquisas mostram diferenças na composição da microbiota intestinal entre indivíduos com obesidade e eutróficos. A microbiota intestinal de indivíduos com sobrepeso e obesidade tem sido caracterizada pela alteração na razão *Bacteroidetes/Firmicutes*, com predominância de *Firmicutes* e menor proporçao de *Bacteroidetes* quando comparados com não obesos. Nesse sentido, destaca-se o papel de nutrientes como glutamina e ômega-3, bem como prebióticos, probióticos e simbióticos nessa modulação intestinal. O Quadro 2 mostra os principais prebióticos e probióticos que atuam na microbiota intestinal.

Com o impacto da disbiose intestinal já observado em indivíduos com obesidade, o interesse pela busca de conhecimentos acerca da definição de estratégias para melhorar esse quadro tem aumentado, em particular por meio da prescrição de dieta, na perspectiva de manter a homeostase da microbiota nesse grupo populacional. Assim, estudos estão sendo conduzidos visando avaliar o efeito da suplementação tanto pela introdução de modificações na dieta com alimentos que contenham naturalmente as substâncias do Quadro 2 como pela utilização desses componentes isoladamente, para melhora da disbiose intestinal.

QUADRO 2 Prebióticos e probióticos que atuam na microbiota intestinal

Prebióticos	Galacto-oligossacarídeos
	Fruto-oligossacarídeos
	Inulina
	Ciclodextrinas
	Glico-oligossacarídeos
	Xilo-oligossacarídeos
	Lactulose
	Lactossacarose
	Isomalto-oligossacarídeos
Probióticos	*Lactobacillus*
	Bifidobacterium

Fonte: elaboração das autoras.

Probióticos

Segundo a Organização Mundial da Saúde (OMS), probióticos são microrganismos vivos que, quando administrados em quantidades adequadas, promovem benefícios à saúde do hospedeiro, destacando-se os *Lactobacillus* e os *Bifidobacterium*, os quais possuem capacidade de produzir bacteriocinas de inibição, biossurfactantes e ácidos graxos saturados de cadeira curta que, em conjunto, tornam o ambiente intestinal mais favorável para o crescimento de microrganismos simbióticos, além de reduzir a colonização de bactérias patogênicas (FAO/OMS, 2006; Butel, 2014; Tokarek *et al.*, 2022). Esses microrganismos atuam nas vias de sinalização celular, que favorecem o aumento da camada de muco e a produção de peptídeos antimicrobianos, por exemplo, de defensinas e lisozimas, bem como promovem a função adequada das proteínas *tight junctions*, melhorando sua função de barreira fisiológica (Butel, 2014).

Os probióticos atuam como moduladores do sistema imunológico, por meio do tecido linfoide. A interação entre os receptores de PRR (*Pattern Recognition Receptors*) e os MAMP (*Microbe-Associated Molecular Patterns*), presentes na superfície dos microrganismos com o epitélio intestinal, estimulam as células do sistema imunológico intestinal, resultando na ativação de células imunes e na produção de citocinas anti-inflamatórias, como a interleucina-10 (IL-10) e a interleucina-12 (IL-12) (Azad *et al.*, 2018; Tokarek *et al.*, 2022). Os probióticos também fornecem enzimas que não são sintetizadas pelo organismo do hospedeiro, como a beta-galactosidase, que auxilia no processo de digestão (Butel, 2014).

Estudos sobre os probióticos *Lactobacillus* e *Bifidobacterium* têm despertado o interesse de pesquisadores. Os *Lactobacillus*, em particular, atuam especificamente por meio de mecanismos de competição por nutrientes ou locais de adesão contra patógenos, inibem a proliferação de microrganismos não benéficos e produzem ácidos orgânicos, como ácido acético, propiônico ou lático, que reduzem o pH intestinal, retardando o crescimento de bactérias patogênicas sensíveis a ácidos (OMGE, 2017; Bolivar *et al.*, 2018).

Estudos sobre os possíveis efeitos da suplementação com *Lactobacillus* no controle do peso vêm demonstrando que o *Lactobacillus gasseri* reduz o peso corporal e a adiposidade abdominal, além de proporcionar melhora na resposta lipídica pós-prandial em indivíduos com excesso de peso (Kadooka *et al.*, 2013; Ogawa *et al.*, 2014). Por outro lado, a administração do *Lactobacillus Acidophilus, Lactobacillus Fermentum* e *Lactobacillus Ingluviiei* resultou em ganho de peso significativo tanto em modelos animais quanto em humanos (Million; Raoult, 2012). Assim, os dados obtidos dos estudos mostram controvérsias sobre a eficácia da terapêutica com a suplementação de *Lactobacillus* para o controle de peso de indivíduos com obesidade.

O probiótico *Bifidobacterium* parece exercer efeito positivo no aumento da função de barreira intestinal, dificultando a translocação bacteriana e reduzindo a endotoxemia. Tais bactérias também atenuam o processo inflamatório, melhoram a sensibilidade à insulina, bem como reduzem as concentrações séricas de colesterol e triglicerídeos (Gérard, 2016). Pesquisas têm mostrado que a suplementação com *Bifidobacterium* para controle do peso tem reduzido o acúmulo de gordura corporal total. O mecanismo dessa ação ainda não foi completamente elucidado, mas tem-se sugerido uma interação direta com o epitélio intestinal, melhorando a integridade das *tight junctions* (Stenman *et al.*, 2016).

Assim, ressalta-se que os benefícios promovidos à saúde do hospedeiro pelos probióticos dependem da composição da cepa bacteriana, da dose administrada e do período de tratamento. Os gêneros *Lactobacillus* e *Bifidobacterium* são aqueles que estão sendo mais estudados visando ao controle do peso corporal (Green *et al.*, 2020).

Prebióticos

Os prebióticos são definidos como "ingredientes alimentares não digeríveis que estimulam seletivamente o crescimento e/ou atividade de espécies bacterianas no cólon, e, consequentemente, promovem benefícios para a saúde do hospedeiro" (FAO/OMS, 2006; Pineiro *et al.*, 2008). Estudos recentes mostram de forma detalhada algumas características desses ingredientes alimentares, a saber: são carboidratos complexos, resistentes às ações das enzimas salivares e intestinais, não digeridos e absorvidos no trato gastrointestinal, sendo fermentados por bactérias do cólon.

O fato de os prebióticos sofrerem fermentação no intestino os torna capazes de estimular o crescimento de probióticos, a exemplo de bifidobactérias e dos lactobacilos, modificando favoravelmente a composição da microbiota intestinal e/ou estimulando a atividade metabólica dessas bactérias. As principais fontes alimentares são aspargos, alho, alho-poró, cebola, banana, alcachofra-de-jerusalém, bem como chicória, farelo de trigo e cevada (Cerdó *et al.*, 2019; Green *et al.*, 2020).

Os principais prebióticos da dieta são a inulina e os fruto-oligossacarídeos. Estes últimos estimulam seletivamente o crescimento de bactérias benéficas, inclusive as *Bifidobacterium* e as *Lactobacillus*, reduzindo as bactérias patogênicas, tais como *Bacteroides*, *Clostridium* e *Coliformes*, no trato gastrointestinal. A inulina, por sua vez, ao alcançar o cólon, estimula o crescimento de *Bifidobacterium* e também reduz as bactérias patogênicas (Figueroa-González *et al.*, 2019).

A literatura, além de classificar os tipos de prebióticos, evidencia os benefícios que o consumo desses ingredientes alimentares proporciona à saúde do indivíduo, como a produção de ácidos graxos de cadeia curta e poliaminas, melhorando a motilidade e a função gastrointestinal, reduzindo as concentrações séricas de colesterol e estimulando o sistema imunológico local (Roberfroid *et al.*, 2010). Os produtos finais da fermentação dos ácidos graxos de cadeia curta (acetato, propionato e butirato) reduzem o pH do cólon, o que aumenta a população de *Bifidobacterium*, bactérias resistentes em meio ácido, e ao mesmo tempo reduz as bactérias patogênicas sensíveis à acidez.

Outro benefício proporcionado pelos prebióticos na modulação da composição da microbiota intestinal trata da redução da atividade de lipopolissacarídeos, o que, por sua vez, aumenta a integridade da barreira intestinal, impedindo a translocação bacteriana para a circulação e, consequentemente, reduzindo a manifestação da inflamação sistêmica (Lecerf *et al.*, 2012; Delgado *et al.*, 2018).

As alterações na composição da microbiota intestinal decorrente dos prebióticos melhoram a atividade das células enteroendócrinas, responsáveis por liberar hormônios envolvidos na modulação da ingestão alimentar, homeostase energética e peso corporal, bem como podem ter ação na regulação dos hormônios da saciedade. Nesse sentido, já foi demonstrado que os prebióticos aumentam a produção endógena de hormônio similar ao glucagon 2 (GLP-2), peptídeo derivado do pró-glucagon intestinotrófico, que reduz a inflamação sistêmica e hepática associada à obesidade e ainda está envolvido na permeabilidade intestinal (Everard *et al.*, 2011; Cerdó *et al.*, 2019).

Os prebióticos também podem atuar no epitélio intestinal, acentuando a função de barreira da mucosa e a imunidade entérica, bem como estimulando a produção de hormônios nas células epiteliais enteroendócrinas, que regulam a sinalização de hormônios envolvidos na saciedade. Os produtos de fermentação dos ácidos graxos de cadeia curta das fibras prebióticas, particularmente o propionato, podem se ligar a receptores na superfície das células epiteliais, aumentando a secreção dos peptídeos anorexígenos GLP-1 e PYY e a saciedade do hospedeiro, o que, por sua vez, reduz a ingestão de energia (Zhou *et al.*, 2008).

Dados obtidos de estudos conduzidos em modelo animal, como o de Parnell e Reimer (2010), evidenciaram aumento das concentrações GLP-1 circulante, bem como expressão acentuada de pró-glucagon e PYY após a ingestão de dieta rica em fibras prebióticas, incluindo inulina e oligofrutose. Entretanto, nesse experimento não foi verificada redução do peso corporal e da massa gorda, mesmo com a redução da ingestão de energia.

Embora os mecanismos para atuação dos prebióticos no controle da inflamação não estejam totalmente elucidados, experimentos científicos indicam que a proliferação de cepas microbianas comensais altera positivamente a estrutura da mucosa intestinal, reduzindo a translocação da endotoxina bacteriana e atenuando a ativação de receptores do tipo *Toll-like* na superfície luminal (Peterson *et al.*, 2015). Tal efeito pode ser acentuado em situações de aumento da produção endógena de GLP-2, pois esse hormônio melhora a função da barreira intestinal ao regular de forma positiva as células do epitélio intestinal (Cani *et al.*, 2009).

Os prebióticos podem atuar no controle da obesidade, interferindo no metabolismo da glicose e dos lipídios. A administração de alfa-ciclodextrina provocou aumento das concentrações séricas de ácido lático e ácidos graxos de cadeia curta em modelo animal, sendo estas associadas ao aumento da expressão de genes metabólicos que regulam a homeostase lipídica. Assim, o tratamento dos animais com prebióticos mostrou regular positivamente a expressão gênica do receptor ativado por proliferador de peroxissoma (PPAR)-gama e PPAR-alfa envolvidos na diferenciação de adipócitos e gasto de energia, respectivamente, enquanto regulou negativamente a proteína de ligação ao elemento regulador de esterol-1c (SREBP-1c) e ácido graxo sintase, reduzindo a lipogênese (Nihei *et al.*, 2018). A Figura 3 mostra os mecanismos das ações de prebióticos e probióticos no controle da obesidade.

Simbióticos

O conceito de simbióticos se refere à combinação dos prebióticos com os probióticos. Exemplos desses são: Bifidobactérias com galacto-oligossacarídeo e com fruto-oligossacarídeo e *Lactobacillus* com lactitol. Os simbióticos podem contribuir para o equilíbrio entre os microrganismos que compõem a microbiota, promovendo benefícios para a saúde do hospedeiro. Os simbióticos regeneram a mucosa intestinal, reduzindo a translocação bacteriana e

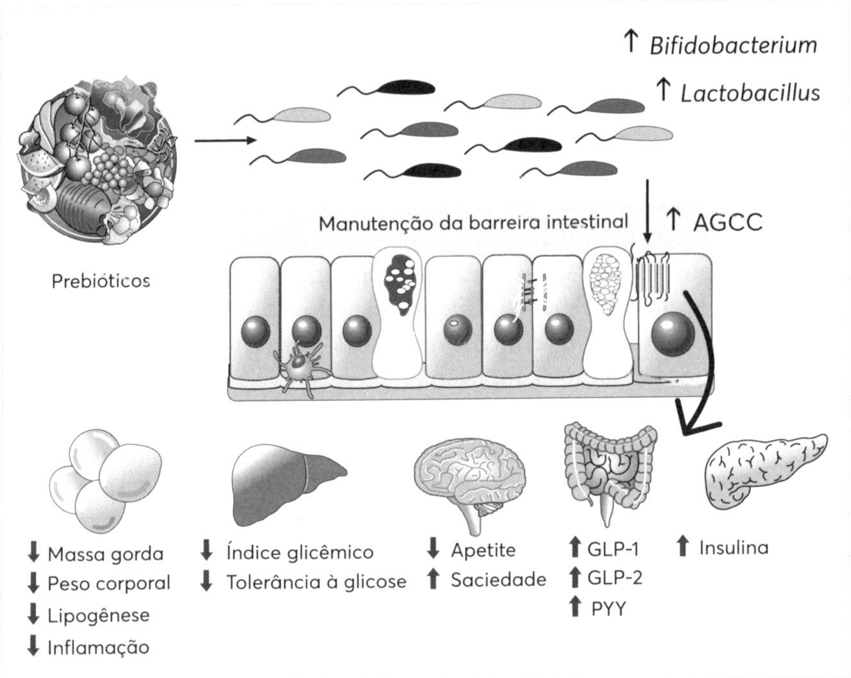

FIGURA 3 Mecanismo das ações de prebióticos e probióticos no controle da obesidade.

AGCC: ácidos graxos de cadeia curta; GLP-1: hormônio similar ao glucagon-1; GLP-2: hormônio similar ao glucagon 2; PYY: peptídeo YY.

Fonte: elaboração das autoras.

consequentemente a incidência de infecções sistêmicas. Além disso, reduzem a absorção de glicose e aumentam a eliminação de colesterol, atenuando a manifestação de doenças crônicas não transmissíveis (Almeida *et al.*, 2009).

Compostos derivados da combinação individual de probióticos com prebióticos são utilizados tanto para melhorar a sobrevivência de microrganismos benéficos adicionados a alimentos quanto para estimular a proliferação de cepas bacterianas nativas específicas presentes no trato gastrointestinal, entretanto o efeito desses compostos para a saúde metabólica ainda não foi totalmente elucidado (Markowiak; Śliżewska, 2017).

A inconsistência nos dados obtidos sobre os benefícios dos simbióticos na terapêutica da obesidade se deve à inexistência da definição da dose adequada a ser administrada. Doses maiores de prebióticos são necessárias para garantir que, em um microambiente altamente competitivo como a microbiota intestinal, os substratos estejam disponíveis para a microbiota residente e a microbiota de entrada (Reynés *et al.*, 2019; Vallianou *et al.*, 2020).

Dados sobre os efeitos da microbiota intestinal no comportamento do hospedeiro indicaram que a composição da microbiota e alguns metabólitos microbianos podem regular o apetite. Os simbióticos podem exercer tal efeito no controle do peso através do eixo intestino-cérebro, ativando vias da saciedade e regulando o apetite do hospedeiro. As cepas probióticas da formulação de simbióticas podem interagir com o eixo intestino-cerebral, produzindo ácido graxo de cadeia curta ou outras moléculas específicas, que controlam a ingestão de nutrientes e o gasto energético (Choi *et al.*, 2018; Vallianou *et al.*, 2020).

Os mecanismos pelos quais as intervenções simbióticas podem promover alterações do peso corporal vêm sendo estudados e tem-se observado que certas cepas de probióticos podem influenciar as funções metabólicas, neuroendócrinas, sistema imune, regulação do peso corporal, armazenamento de energia, gasto de energia e também integrar sinais regulatórios de ingestão periférica e central de alimentos (Hadi *et al.*, 2019).

Glutamina

A glutamina é o aminoácido não essencial mais abundante no corpo humano, com atuação na proliferação de enterócitos, regulação das proteínas *tight junctions* no intestino, redução das vias de sinalização pró-inflamatórias e proteção contra apoptose e estresse celular durante condições normais e patológicas (Kim; Kim, 2017).

Assim, tem aumentado o interesse em esclarecer o efeito da suplementação com esse aminoácido na melhora de parâmetros metabólicos e do perfil inflamatório de indivíduos com sobrepeso e obesidade. Pesquisa conduzida em modelo animal para avaliar o efeito da suplementação oral com glutamina mostrou aumento da sensibilidade à insulina no fígado e no músculo esquelético dos animais (Abboud *et al.*, 2019). Estudo com humanos, para avaliar a ação da glutamina na melhoria do perfil metabólico de indivíduos com obesidade, mostrou que a suplementação com esse aminoácido contribuiu para a redução da circunferência da cintura, parâmetro utilizado para avaliação, nesse grupo populacional (Abboud *et al.*, 2019).

Estudos anteriores já haviam demonstrado que a redução do índice de massa corporal (IMC) estava associada ao aumento de glutamina no plasma (Whal *et al.*, 2012; Reinerhr *et al.*, 2014). A razão de glutamato/glutamina, indicativa da síntese de glutamato a partir do metabolismo de glutamina, em estudo com indivíduos obesos, confirmou uma associação positiva entre a razão glutamato/glutamina e o IMC (Palomo-Buitrago *et al.*, 2019).

A influência da glutamina na modulação da microbiota intestinal e os mecanismos envolvidos ainda não foram totalmente elucidados, mas já foi demonstrado que a suplementação com esse aminoácido pode alterar a composição da microbiota intestinal, atuando na redução da relação entre *Firmicutes-Bacteroidetes* e da Actinobactéria (De Souza *et al.*, 2015). No entanto, as pesquisas nesse sentido ainda são escassas e inconclusivas.

Ômega-3

Nas últimas décadas tem havido um interesse crescente na busca de conhecimento acerca da participação dos ácidos graxos saturados no desequilíbrio da microbiota intestinal. Estudos demonstraram que o consumo excessivo de dietas ricas em gordura saturada por indivíduos com obesidade pode aumentar a permeabilidade intestinal e provocar a endotoxemia sistêmica (Cândido *et al.*, 2018).

Dietas ricas em gordura contribuem para a disbiose intestinal, com aumento da permeabilidade intestinal, levando à absorção de lipopolissacarídeo e endotoxemia metabólica, que desencadeia a inflamação e distúrbios metabólicos. Assim, a ingestão excessiva de gordura está associada ao processo de desbacteriose entérica, caracterizado pela redução da quantidade de *Bacteroidetes*, aumento da proporção de *Firmicutes* e *Proteobacteria* e de bactérias produtoras de lipopolissacarídeo (Bellenger *et al.*, 2019).

Por outro lado, destaca-se a influência positiva dos ácidos graxos poli-insaturados ômega-3 na modulação da microbiota intestinal. Tais ácidos graxos são considerados essenciais, constituídos por quatro formas bioativas: ácido docosa-hexaenoico (DHA), ácido eicosapentaenoico (EPA), ácido alfa-linolênico (ALA) e ácido docosapentaenoico (DPA). Cada uma delas exerce funções diferentes sobre a imunidade intestinal e a manutenção da microbiota (Yang; Jiang; Fisher, 2014; Cândido *et al.*, 2018).

Os ácidos graxos da família ômega-3 têm sido apontados como prebióticos, por sua capacidade de aumentar a produção de ácidos graxos de cadeia curta, bem como de moléculas anti-inflamatórias, como a interleucina-10 (IL-10) (Robertson *et al.*, 2018; Hutchinson *et al.*, 2020). Estudo conduzido em modelo animal verificou que a suplementação com dieta rica em óleo de peixe, com ômega-3, aumentou a quantidade de *Lactobacillus* e *Akkermansia muciniphila*, probióticos importantes para a saúde intestinal (Caesar *et al.*, 2015).

Paralelamente, estudos clínicos conduzidos em humanos evidenciaram que os ácidos graxos de cadeia curta reduzem a quantidade de *Coprococcus* e *Facecalibacterium* e a razão *Firmicutes/Bacteroidetes*, bem como contribuem para aumentar a população de bactérias envolvidas na produção do butirato, por exemplo, dos *Bifidobacterium, Lachnospira, Roseburia* e *Lactobacillus* (Andersen *et al.*, 2011; Balfego *et al.*, 2016; Watson *et al.*, 2018).

Ao considerar que indivíduos com obesidade podem apresentar desequilíbrio na microbiota intestinal, a suplementação com ácidos graxos ômega-3 tem sido apontada como ferramenta para auxiliar na terapêutica dessa doença crônica (Fu *et al.*, 2021). Alguns estudos mostram resultados positivos, como o realizado por Vetrani *et al.* (2020), que evidenciou aumento do número de bifidobactérias após a suplementação de ômega-3. Esses ácidos graxos influenciam o microbioma intestinal por meio da modulação do tipo e da quantidade de microrganismos intestinais, bem como por alterar mediadores pró-inflamatórios, como lipopolissacarídeo e interleucina-17 (Fu *et al.*, 2021).

Diante do desequilíbrio da microbiota intestinal presente na obesidade e da inflamação crônica de baixo grau, bem como do consumo excessivo de gordura saturada que aumenta a permeabilidade intestinal, torna-se evidente a necessidade de recomendação para a ingestão de ácidos graxos ômega-3, que pode auxiliar no controle do peso e na saúde do hospedeiro.

Nutrientes que participam da modulação da saciedade

Alguns nutrientes parecem potencializar a secreção de GLP-1 pelas células do cólon e, portanto, a sensação de saciedade, segundo Kamakura *et al.* (2022) (Quadro 3).

QUADRO 3 Nutrientes que potencializam a sensação de saciedade

Componentes	Mecanismo
Monossacarídeos, especialmente glicose	Ativam os sensores/transportadores de nutrientes intestinais, em especial o GLP-1: hormônio similar ao glucagon-1;
Fibras solúveis, particularmente beta-glucana, psyllium e goma guar	Após fermentação no intestino, produzem AGCC, ativam GPR43/GPR41, responsáveis pelo aumento da secreção de GLP-1.
Ácidos graxos poli-insaturados, em particular da série ômega-3	Promovem a saciedade.
Proteínas, em especial os aminoácidos glutamina, triptofano e arginina	Promovem a saciedade.
Capsaicina, da pimenta	Ativa receptores de potencial transitório no intestino.
Isotiocianato de alila, da mostarda	Ativa receptores de sabor amargo.

AGCC: ácidos graxos de cadeia curta; GLP-1: hormônio similar ao glucagon-1; GPR43/GPR41: receptores acoplados à proteína G.
Fonte: elaboração das autoras.

REFERÊNCIAS

ABBOUD, K. Y. *et al.* Oral glutamine supplementation reduces obesity, pro-inflammatory markers, and improves insulin sensitivity in DIO wistar rats and reduces waist circumference in overweight and obese humans. *Nutrients*, v. 11, p. 53, 2019.

ALMEIDA, L. B. *et al.* Disbiose intestinal. *Rev Bras Nutr Clin,* v. 24, n. 1, p. 58-65, 2009.

ANDERSEN, A. D. *et al.* Molecular fingerprints of the human fecal microbiota from 9 to 18 months old and the effect of fish oil supplementation. *J Pediatr Gastroenterol Nutr,* v. 53, p. 303-309, 2011.

ANDERSEN, A. *et al.* Glucagon-like peptide 1 in health and disease. *Nature Reviews Endocrinology*, v. 14, n. 7, p. 390-403, 2018.

AZAD, A. K. *et al.* Immunomodulatory effects of probiotics on cytokine profiles. *Biomed Res Int*, v. 2018, p. 8063647, 2018.

BALFEGO, M. *et al.* Effects of sardine-enriched diet on metabolic control, inflammation and gut microbiota in drug-naive patients with type 2 diabetes: a pilot randomized trial. *Lipids Health Dis*, v. 15, p. 78, 2016.

BELLENGER, J. *et al.* N-3 polyunsaturated fatty acids: an innovative strategy against obesity and related metabolic disorders, intestinal alteration and gut microbiota dysbiosis. *Biochimie*, v. 159, p. 66-71, 2019.

BOLIVAR, N. C. *et al.* Combining a probiotic with organic salts presents synergistic in vitro inhibition against aquaculture bacterial pathogens. *Biological and Applied Sciences*, v. 61, 2018.

BUTEL, M. J. Probiotics, gut microbiota and health. *Med Mal Infect*, v. 44, n. 1, p. 1-8, 2014.

CAESAR, R. *et al.* Crosstalk between gut microbiota and dietary lipids aggravates WAT inflammation through TLR signaling. *Cell Metab*, v. 22, p. 658-668, 2015.

CÂNDIDO, F. G. *et al.* Impact of dietary fat on gut microbiota and low-grade systemic inflammation: mechanisms and clinical implications on obesity. *International Journal of Food Sciences and Nutrition*, v. 69, n. 2, p. 125-143, 2018.

CANI, P. D. *et al.* Changes in gut microbiota control inflammation in obese mice through a mechanism involving GLP-2-driven improvement of gut permeability. *Gut*, v. 28, p. 1091-1103, 2009.

CANI, P. D. *et al.* Microbial regulation of organismal energy homeostasis. *Nature Metabolism*, v. 1, n. 1, p. 34-46, 2019.

CAWTHON, C. R.; LA SERRE, C. B. The critical role of CCK in the regulation of food intake and diet-induced obesity. *Peptides*, v. 138, p. 170492, 2021.

CERDÓ, T. *et al.* The role of probiotics and prebiotics in the prevention and treatment of obesity. *Nutrients*, v. 11, n. 3, p. 635, 2019.

CHOI, B. R. *et al.* Role of synbiotics containing d-allulose in the alteration of body fat and hepatic lipids in diet-induced obese mice. *Nutrients*, v. 10, p. 1797, 2018.

COX, A. J. *et al.* Obesity, inflammation, and the gut microbiota. *The Lancet Diabetes & Endocrinology*, v. 3, n. 3, p. 207-215, 2015.

CUI, H. *et al.* The cellular and molecular bases of leptin and ghrelin resistance in obesity. *Nature Reviews Endocrinology*, v. 13, n. 6, p. 338-351, 2017.

DE SOUZA, A. Z. *et al.* Oral supplementation with l-glutamine alters gut microbiota of obese and overweight adults: a pilot study. *Nutrition,* v. 31, n. 6, p. 884-889, 2015.

DELGADO, G. T. C. *et al.* Role of prebiotics in regulation of microbiota and prevention of obesity. *Food Res Int*, v. 113, p. 183-8, 2018.

EVERARD, A. *et al.* Responses of gut microbiota and glucose and lipid metabolism to prebiotics in genetic obese and diet-induced leptin-resistant mice. *Diabetes*, v. 60, p. 2775-2786, 2011.

FIGUEROA-GONZÁLEZ, I. *et al.* Prebiotic effect of commercial saccharides on probiotic bacteria isolated from commercial products. *Food Sci Technol*, v. 39, n. 3, p. 747-753, 2019.

FU, W. *et al.* Associations among dietary omega-3 polyunsaturated fatty acids, the gut microbiota, and intestinal immunity. *Mediators of Inflammation*, 2021.

FURNESS, J. B. The enteric nervous system and neurogastroenterology. *Nature Reviews Gastroenterology & Hepatology*, v. 9, n. 5, p. 286-294, 2012.

GÉRARD, P. Gut microbiota and obesity. *Cell Mol Life Sci*, v. 73, n. 1, p. 147-62, 2016.

GEREMIA, A. *et al.* Innate and adaptive immunity in inflammatory bowel disease. *Autoimmunity Reviews*, v. 13, n. 1, p. 3-10, 2014.

GREEN, M. *et al.* Microbial medicine: prebiotic and probiotic functional foods to target obesity and metabolic syndrome. *Int J Mol Sci*, v. 21, n. 8, p. 2890, 2020.

GRILL, H. J. A role for GLP-1 in treating hyperphagia and obesity. *Endocrinology*, v. 161, n. 8, 2020.

HADI, A. *et al.* Clinical and psychological responses to synbiotic supplementation in obese or overweight adults: a randomized clinical trial. *Complement Ther Med*, v. 27, p. 102216, 2019.

HEISS, C. N.; OLOFSSON, L. E. Gut microbiota-dependent modulation of energy metabolism. *Journal of Innate Immunity*, v. 10, n. 3, p. 163-171, 2018.

HUTCHINSON, A. R. *et al.* The potential effects of probiotics and ω-3 fatty acids on chronic low-grade inflammation. *Nutrients,* v. 12, n. 8, p. 2402, 2020.

KADOOKA, Y. *et al.* Effect of lactobacillus gasseri SBT2055 in fermented milk on abdominal adiposity in adults in a randomised controlled trial. *Br J Nutr*, v. 110, p. 1696-703, 2013.

KAMAKURA, R. *et al.* Colonic delivery of α-linolenic acid by an advanced nutrient delivery system prolongs glucagon-like peptide-1 secretion and inhibits food intake in mice. *Molecular Nutrition & Food Research*, v. 66, n. 4, p. 2100978, 2022.

KIM, M. H.; KIM, H. The roles of glutamine in the intestine and its implication in intestinal diseases. *Int J Mol Sci,* v. 18, p. 1051, 2017.

LECERF, J.-M. *et al.* Xylo-oligosaccharide (XOS) in combination with inulin modulates both the intestinal environment and immune status in healthy subjects, while XOS alone only shows prebiotic properties. *Br J Nutr*, v. 108, p. 1847-58, 2012.

LIAO, D. H. *et al.* Gastrointestinal tract modelling in health and disease. *World Journal of Gastroenterology:* WJG, v. 15, n. 2, p. 169, 2009.

MARKOWIAK, P.; ŚLIŻEWSKA, K. Effects of probiotics, prebiotics, and synbiotics on human health. *Nutrients*, v. 9, p. 1021, 2017.

MASSEY, W.; BROWN, J. M. The gut microbial endocrine organ in type 2 diabetes. *Endocrinology*, v. 162, n. 2, p. bqaa235, 2021.

MILANI, C. *et al.* The first microbial colonizers of the human gut: composition, activities, and health implications of the infant gut microbiota. *Microbiology and Molecular Biology Reviews*, v. 81, n. 4, p. e00036-17, 2017.

MILLION, M.; RAOULT, D. The role of the manipulation of the gut microbiota in obesity. *Curr Infect Dis Rep*, v. 15, p. 25-30, 2012.

MISHRA, A. K. *et al.* Obesity: an overview of possible role(s) of gut hormones, lipid sensing and gut microbiota. *Metabolism*, v. 65, n. 1, p. 48-65, 2016.

MORGAN, X. C. *et al.* Dysfunction of the intestinal microbiome in inflammatory bowel disease and treatment. *Genome Biology*, v. 13, n. 9, p. 1-18, 2012.

NAUCK, M. A. *et al.* The evolving story of incretins (GIP and GLP-1) in metabolic and cardiovascular disease: A pathophysiological update. *Diabetes, Obesity and Metabolism*, v. 23, p. 5-29, 2021.

NIHEI, N. *et al.* Dietary α-cyclodextrin modifies gut microbiota and reduces fat accumulation in high--fat-diet-fed obese mice. *Bio Factors*, v. 44, p. 336-47, 2018.

OGAWA, A. *et al.* Lactobacillus gasseri SBT2055 reduces postprandial and fasting serum non-esterified fatty acid levels in Japanese hypertriacylglycerolemic subjects. *Lipids Health Dis*, v. 13, p. 36, 2014.

ORGANIZAÇÃO DAS NAÇÕES UNIDAS PARA AGRICULTURA E ALIMENTAÇÃO (FAO)/ORGANIZAÇÃO MUNDIAL DA SAÚDE (OMS). *Probióticos em alimentos:* propriedades de saúde e nutricionais e diretrizes para avaliação. Organização das Nações Unidas para Agricultura e Alimentação; Roma, Itália: Organização Mundial da Saúde; Genebra, Suíça: 2006.

ORGANIZAÇÃO MUNDIAL DE GASTROENTEROLOGIA (OMGE). *Guias práticos:* probióticos e prebióticos. 2017. Disponível em: https://www.worldgastroenterology.org/UserFiles/file/guidelines/probiotics-and-prebiotics-portuguese-2017.pdf. Acesso em: 15 nov. 2022.

PALOMO-BUITRAGO, M. E. *et al.* Glutamate interactions with obesity, insulin resistance, cognition and gut microbiota composition. *Acta Diabetologica,* 2019.

PARNELL, J. A.; REIMER, R. A. Effect of prebiotic fibre supplementation on hepatic gene expression and serum lipids: a dose-response study in JCR: LA-cp rats. *Br J Nutr*, v. 103, p. 1577-84, 2010.

PETERSON, C. T. *et al.* Immune homeostasis, dysbiosis and therapeutic modulation of the gut microbiota. *Clin Exp Immunol*, v. 179, p. 363-77, 2015.

PINEIRO, M. *et al.* FAO technical meeting on prebiotics. *J Clin Gastroenterol,* v. 42, p. S156-9, 2008.

PRICE, S. L.; BLOOM, S. R. Protein PYY and its role in metabolism. *How Gut and Brain Control Meta bolism*, v. 42, p. 147-154, 2014.

REILLY, S. M.; SALTIEL, A. R. Adapting to obesity with adipose tissue inflammation. *Nature Reviews Endocrinology*, v. 13, n. 11, p. 633-643, 2017.

REINERHR, T. *et al.* Changes in the serum metabolite profile in obese children with weight loss. *Eur J Nutr,* v. 54, p. 173-181, 2014.

REYNÉS, B. *et al.* Regulation of adaptive thermogenesis and browning by prebiotics and postbiotics. *Front Physiol*, v. 9, p. 1908, 2019.

ROBERFROID, M. *et al.* Prebiotic effects: metabolic and health benefits. *Br J Nutr*, v. 104, n. 2, p. S1-63, 2010.

ROBERTSON, R. C. *et al.* Maternal omega-3 fatty acids regulate offspring obesity through persistent modulation of gut microbiota. *Microbiome*, v. 6, n. 1, p. 95, 2018.

SCHACHTER, J. *et al.* Effects of obesity on depression: a role for inflammation and the gut microbiota. *Brain, Behavior, and Immunity*, v. 69, p. 1-8, 2018.

SEINO, Y. *et al.* D. GIP and GLP-1, the two incretin hormones: similarities and differences. *Journal of Diabetes Investigation*, v. 1, n. 1-2, p. 8-23, 2010.

SEVERO, J. S. *et al.* Probiotics in sports and physical exercise. *In*: *Probiotics for human nutrition in health and disease.* Academic Press, 2022. p. 345-372.

STEINERT, R. E. *et al.* Ghrelin, CCK, GLP-1, and PYY (3–36): secretory controls and physiological roles in eating and glycemia in health, obesity, and after RYGB. *Physiological Reviews*, v. 97, n. 1, p. 411-463, 2017.

STENMAN, L. K. *et al.* Probiotic with or without fiber controls body fat mass, associated with serum zonulin, in overweight and obese adults: randomized controlled trial. *EBio Medicine*, v. 13, p. 190-200, 2016.

TOKAREK, J. *et al.* What is the role of gut microbiota in obesity prevalence? A few words about gut microbiota and its association with obesity and related diseases. *Microorganisms*, v. 10, n. 1, p. 52, 2022.

VALLIANOU, N. *et al.* Understanding the role of the gut microbiome and microbial metabolites in obesity and obesity-associated metabolic disorders: current evidence and perspectives. *Current Obesity Reports*, v. 8, n. 3, p. 317-332, 2019.

VALLIANOU, N. *et al.* Probiotics, prebiotics, synbiotics, postbiotics, and obesity: current evidence, controversies, and perspectives. *Current Obesity Reports*, v. 9, p. 179-92, 2020.

VETRANI, C. *et al.* Diets naturally rich in polyphenols and/or long-chain n-3 polyunsaturated fatty acids differently affect microbiota composition in high-cardiometabolic-risk individuals. *Acta Diabetologica,* v. 57, n. 7, p. 853-860, 2020.

WATSON, H. *et al.* A randomised trial of the effect of omega-3 polyunsaturated fatty acid supplements on the human intestinal microbiota. *Gut*, v. 67, p. 1974-1983, 2018.

WEISS, G. A.; HENNET, T. Mechanisms and consequences of intestinal dysbiosis. *Cellular and Molecular Life Sciences*, v. 74, n. 16, p. 2959-2977, 2017.

WHAL, S. *et al.* Childhood obesity is associated with changes in the serum metabolite profile. *Obes Facts,* v. 5, p. 660-670, 2012.

WOTING, A.; BLAUT, M. The intestinal microbiota in metabolic disease. *Nutrients*, v. 8, n. 4, p. 202, 2016.

YANG, P., JIANG, Y., FISHER, S. M. Prostaglandin E3 metabolism and cancer. *Cancer Lett*, v. 28, p. 348, 2014.

ZAC-VARGHESE, S. E. K. Investigation of gut hormone physiology in the regulation of appetite. 2011.

ZHAO, X. *et al.* GLP-1 receptor agonists: beyond their pancreatic effects. *Frontiers in Endocrinology*, v. 12, p. 1040, 2021.

ZHOU, *et al.* Dietary resistant starch upregulates total GLP-1 and PYY in a sustained day-long manner through fermentation in rodents. *Am J Physiol-Endocrinol Metab*, v. 295, p. E1160-6, 2008.

6

Obesidade e metabolismo energético

Stéfany Rodrigues de Sousa Melo
Thaline Milany da Silva Dias
Juliana Soares Severo

INTRODUÇÃO

Nas últimas décadas tem sido amplamente estudado o impacto de desordens metabólicas e hormonais decorrentes da disfunção do tecido adiposo no metabolismo energético e na ingestão de alimentos. Destacam-se as alterações no metabolismo dos hormônios da glândula tireoide, caracterizadas pelo comprometimento da regulação da taxa metabólica basal, redução da secreção de proteínas que estimulam o gasto energético, em particular a zinco-alfa-2-glicoproteína (ZAG), bem como resistência à ação da leptina, o que também constitui disfunção hormonal com implicações relevantes no controle da ingestão de alimentos e no metabolismo energético (Fontenelle *et al.*, 2016; Severo *et al.*, 2020; Aragones *et al.*, 2016).

Neste capítulo serão abordados aspectos metabólicos e disfunções hormonais presentes na obesidade, com impacto importante no balanço energético. Para um melhor entendimento, a Figura 1 apresenta os componentes do metabolismo energético.

Ressalta-se que a termogênese em tecidos periféricos é controlada por hormônios e por sinais neurais, particularmente os simpáticos e parassimpáticos. Ambos têm a propriedade de controlar a oxidação de substratos energéticos e a atividade das proteínas desacopladoras de energia (UCP) por meio da respiração mitocondrial com geração de adenosina trifosfato (ATP) e energia despendida na forma de calor. Assim, o controle do fluxo de energia por um organismo depende da integração de múltiplos mecanismos regulatórios (Velloso, 2006).

ZINCO-ALFA-2-GLICOPROTEÍNA E METABOLISMO ENERGÉTICO

A ZAG tem sido sugerida como candidata potencial na modulação do peso corporal, pois exerce funções importantes no metabolismo energético, a exemplo

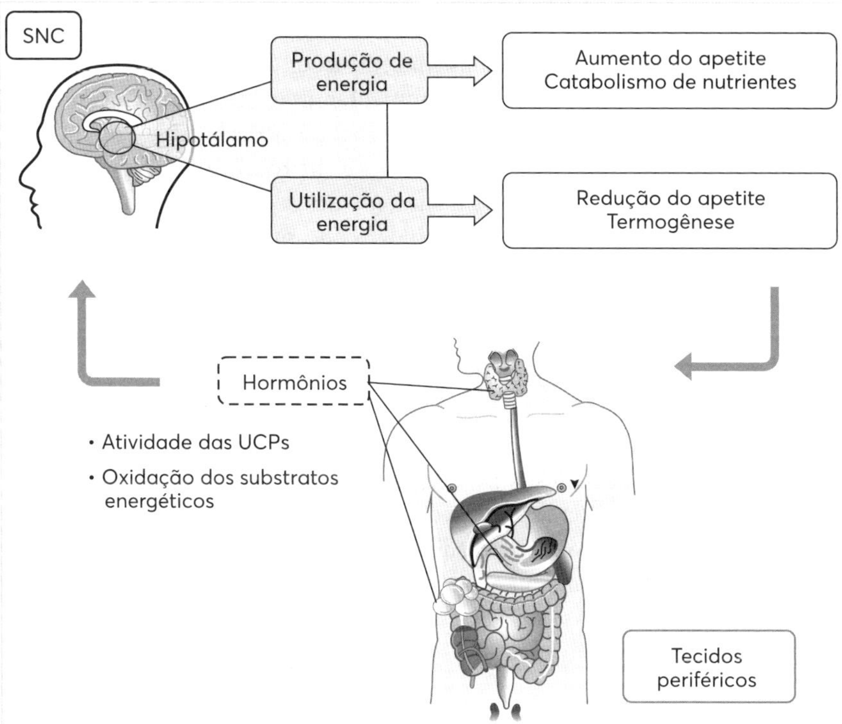

FIGURA 1 Componentes do metabolismo energético.
SNC: sistema nervoso central; UCP: proteínas desacopladoras de energia.
Fonte: elaboração das autoras.

da redução da síntese de ácidos graxos e da indução da lipólise. A ZAG é uma adipocina secretada por diversos órgãos, como fígado, mamas, pulmão, próstata e principalmente tecido adiposo. Resultados de estudos mostram alterações na expressão e nas concentrações séricas dessa proteína em indivíduos com obesidade; os valores plasmáticos e séricos considerados normais variam entre 3,65 e 140 mcg/mL em diferentes grupos populacionais (Garrido-Sanchéz *et al.*, 2012; Severo *et al.*, 2020).

É oportuno destacar que os receptores nucleares ativados por proliferador de peroxissoma gama (PPAR-gama), glicocorticoides, agonistas de receptores beta-3-adrenérgicos, hormônios tireoidianos e o hormônio do crescimento (GH) têm sido considerados os fatores contribuintes de maior relevância para aumentar a expressão da ZAG no tecido adiposo. Por outro lado, a inflamação crônica de baixo grau e o aumento das concentrações séricas de leptina, características da disfunção do tecido adiposo, contribuem para a redução da secreção da ZAG nesse tecido (Balaz *et al.*, 2014; Simó *et al.*, 2014). A Figura 2 mostra os fatores que influenciam as concentrações da ZAG.

Alguns fatores contribuem para aumentar as concentrações séricas da ZAG, a exemplo dos agonistas de receptores beta-3-adrenérgicos e o PPAR-gama, e de hormônios como os glicocorticoides e os tiroidianos. Por outro lado, a inflamação crônica de baixo grau e o aumento das concentrações de leptina na presença de obesidade levam à redução das concentrações da ZAG, inibindo suas ações em organismos com obesidade (Balaz *et al.*, 2014; Simó *et al.*, 2014).

Destaca-se que as concentrações séricas da ZAG, em particular na obesidade, são influenciadas por sua secreção em diferentes tecidos e pela localização anatômica dos adipócitos (Fain *et al.*, 2010). Sobre esse aspecto, tem sido verificada redução na expressão dessa proteína no tecido adiposo visceral e subcutâneo de indivíduos obesos, bem como no fígado de animal com obesidade (Balaz *et al.*, 2015; Marrades *et al.*, 2008). O estudo de Garrido-Sanchez *et al.* (2012) revelou redução da expressão da ZAG em ambos os subtipos de tecido adiposo em indivíduos com obesidade mórbida e relação inversa entre as concentrações dessa proteína e marcadores de adiposidade, como peso corporal, índice de massa corporal (IMC) e circunferência da cintura.

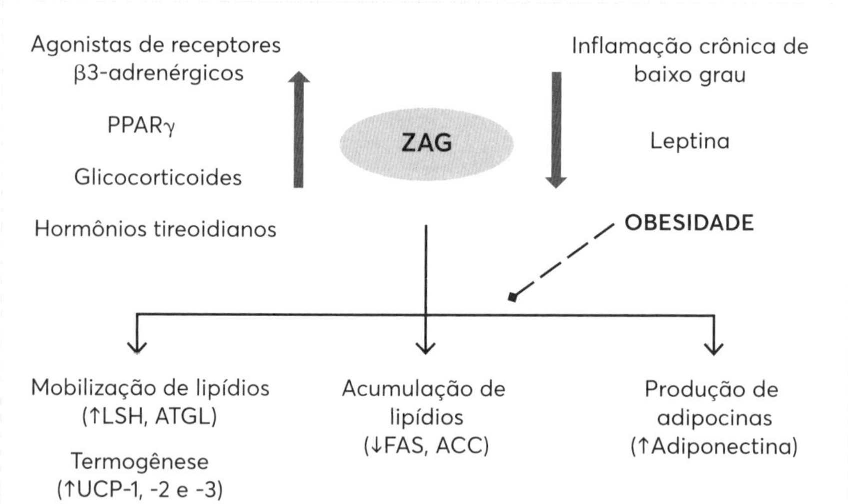

FIGURA 2 Fatores que alteram as concentrações da zinco-alfa-2-glicoproteína.

ACC: acetil-CoA carboxilase; ATGL: lipase de triglicerídeos de tecido adiposo; DGAT: diglicerídeo:glicerol aciltransferase; FAS: ácido graxo sintase; LSH: lipase sensível ao hormônio; PPAR-γ: receptores nucleares ativados por proliferador de peroxissoma gama; UCP: proteína desacopladora mitocondrial; ZAG: zinco-alfa-2-glicoproteína.

Fonte: adaptação de Severo *et al.* (2020).

Quanto às funções fisiológicas realizadas pela ZAG, é importante mencionar que essa adipocina atua de forma autócrina e/ou parácrina no tecido adiposo, regulando o metabolismo energético como fator de mobilização de lipídios, por meio de sua capacidade de inibir a ação de enzimas lipogênicas e de estimular a expressão de enzimas lipolíticas nesse tecido, a exemplo da lipase sensível ao hormônio (LSH) e da lipase de triglicerídeos de tecido adiposo (ATGL) (Severo *et al.*, 2020).

Alguns estudos já demonstraram a interação dessa proteína com os receptores beta-3-adrenérgicos no tecido adiposo, ativando a via do monofosfato de adenosina cíclico (AMPc), e consequentemente induzindo a lipólise nesse tecido (Qu *et al.*, 2016). Associado a isso, a ZAG também aumenta a oxidação de lipídios por meio da regulação da expressão gênica da UCP-1 no tecido adiposo marrom e branco, promovendo a termogênese, bem como atua estimulando a expressão das isoformas 2 e 3 dessa proteína no músculo esquelético (Ceperuelo-Mallafré *et al.*, 2015), o que consequentemente eleva o metabolismo energético.

Assim, é oportuno esclarecer alguns aspectos da atuação das UCP no metabolismo energético, proteínas que apresentam 5 isoformas em humanos (UCP-1 a UCP-5), com propriedades de desacoplamento de energia mitocondrial, sendo essa função mais específica da isoforma UCP-1, localizada na membrana mitocondrial interna, no tecido adiposo marrom. A UCP-1 catalisa o transporte de um gradiente de prótons através da membrana mitocondrial, que, em vez de produzir ATP, induz o desacoplamento de energia na forma de calor. Ainda não foi bem estabelecido o papel das isoformas 2 e 3 no desacoplamento de energia mitocondrial, mas já foi evidenciado que tais proteínas parecem ser ativadas em situação de fluxo elevado de ácidos graxos livres (principal substrato dessas proteínas) e na exposição ao frio, contribuindo para acentuar o metabolismo de energia (Demine *et al.*, 2019; Bargut *et al.*, 2016).

Retornando ao papel da ZAG nos processos metabólicos no tecido adiposo, os resultados do estudo de Gong *et al.* (2009) evidenciaram que essa proteína induz o aumento da expressão da enzima lipolítica LSH e a redução da expressão de enzimas lipogênicas, como sintase (FAS), acetil-CoA carboxilase (ACC) e diglicerídeo:glicerol aciltransferase (DGAT), no tecido adiposo epididimal de animais obesos. Segundo a opinião desses pesquisadores, os mecanismos pelos quais a ZAG altera o peso corporal envolvem a regulação de enzimas que desempenham funções importantes nos processos de lipogênese e lipólise.

A participação da ZAG em mecanismos envolvidos na ação da insulina constitui outro aspecto bastante investigado. Alguns estudos evidenciaram a participação direta da ZAG sobre a sensibilidade à ação da insulina, como a pesquisa realizada por Eckardt *et al.* (2011), que evidenciou a contribuição da

ZAG na ativação da proteína quinase ativada por AMP (AMPK), favorecendo a translocação e a expressão gênica do GLUT-4 e elevando a captação de glicose, bem como inativação da ACC. Ressalta-se que a inativação dessa enzima promove a captação e a oxidação de ácidos graxos na célula, contribuindo para a redução da inflamação e do estresse oxidativo sistêmicos (Mracek *et al.*, 2010). Na Figura 3 estão descritos os mecanismos de atuação da ZAG na regulação do metabolismo energético.

Outro resultado importante trata daquele obtido no estudo de Garrido-Sanchez *et al.* (2012), que observou correlação positiva entre a expressão gênica da ZAG e os substratos do receptor de insulina (IRS)-1 e 2 no tecido adiposo visceral de animais obesos. Associado a isso, deve-se destacar a função indireta da ZAG sobre a sensibilidade à insulina, pois essa proteína atua estimulando a secreção de citocinas que participam de vias de sinalização da ação da insulina em órgãos periféricos específicos, a exemplo da adiponectina (Balaz *et al.*, 2015; Ceperuelo-Mallafré *et al.*, 2015; Qu *et al.*, 2016).

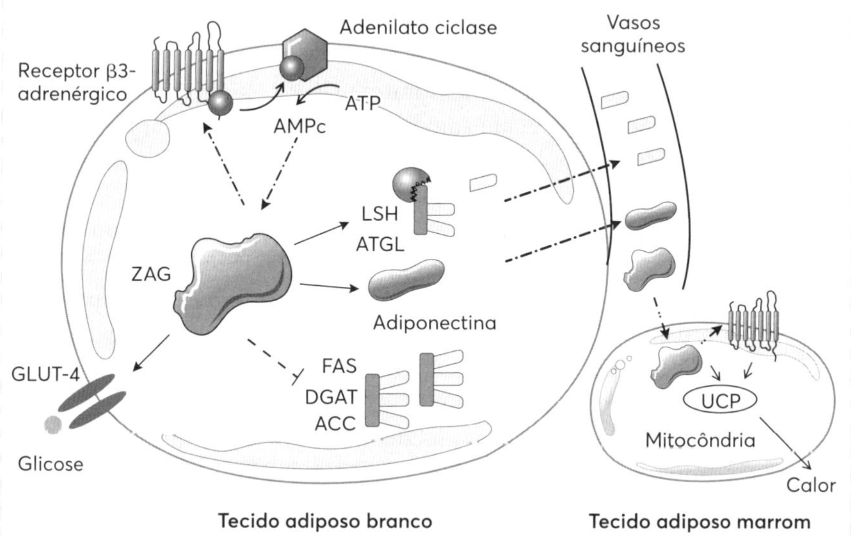

FIGURA 3 Papel da zinco-alfa-2-glicoproteína na regulação do metabolismo energético.

ACC: acetil-CoA carboxilase; AMPc: monofosfato de adenosina cíclico; ATGL: lipase de triglicerídeos de tecido adiposo; ATP: adenosina trifosfato; DGAT: diglicerídeo:glicerol aciltransferase; FAS: ácido graxo sintase; GLUT-4: transportador de glicose 4; LHS: lipase sensível ao hormônio; PPAR-gama: receptores nucleares ativados por proliferador de peroxissoma gama; UCP: proteína desacopladora mitocondrial; ZAG: zinco-alfa-2-glicoproteína.

Fonte: adaptação de Severo *et al.* (2020).

ATUAÇÃO DOS HORMÔNIOS TIREOIDIANOS NO METABOLISMO ENERGÉTICO

O tecido adiposo é composto por pré-adipócitos, adipócitos, fibroblastos, células do estroma e macrófagos, com funções que incluem armazenamento de energia, isolamento térmico, função imunológica e endócrina. Atualmente o tecido adiposo é considerado órgão endócrino em razão da capacidade dos adipócitos de secretar hormônios e moléculas sinalizadoras (adipocinas), que medeiam efeitos biológicos no metabolismo e a inflamação (Zorena *et al.*, 2020; Balistreri *et al.*, 2010; Biggs *et al.*, 2010; Trayhurn, 2013).

A expansão do tecido adiposo favorece diferentes processos de remodelação celular e estrutural para adaptar o excesso de ingestão calórica, incluindo hiperplasia e hipertrofia dos adipócitos, infiltração de células imunes e remodelação da matriz extracelular (Unamuno *et al.*, 2018; Marcelin *et al.*, 2019). Ressalta-se que a inflamação crônica de baixo grau contribui para o desequilíbrio de mecanismos homeostáticos, potencializando a disfunção do tecido, caracterizada pela secreção elevada de adipocinas, com ênfase naquelas que possuem atividade pró-inflamatória, bem como aumento da adipogênese, hipóxia e fibrose (Baranowska-Bik; Bik, 2020; Unamuno *et al.*, 2018).

Diversas pesquisas têm evidenciado desordens endócrinas e metabólicas importantes decorrentes da disfunção do tecido adiposo, sendo caracterizadas por alterações nas concentrações séricas, padrões de secreção e *clearance* de hormônios associadas à obesidade, a exemplo dos hormônios tireoidianos (Álvarez-Castro *et al.*, 2011; Biggs *et al.*, 2010).

Nesse sentido, para melhor compreensão do impacto do excesso de tecido adiposo na disfunção da tireoide é oportuno destacar aspectos fisiológicos envolvidos na regulação dessa glândula, os quais envolvem o eixo hipotálamo-hipófise-tireoide, incluindo a secreção do hormônio liberador de tireotropina (TRH), pelo núcleo paraventricular do hipotálamo, e a secreção do TSH, pelas células hipofisárias, que consequentemente são responsáveis pela síntese de tri-iodotironina (T3) e tiroxina (T4) (Molina, 2014). As propriedades dos hormônios tireoidianos são descritas no Quadro 1.

No núcleo paraventricular do hipotálamo ocorre a secreção de TRH, que, por consequência, estimula o hormônio tireotropina (TSH), pelas células da hipófise. Este último, por sua vez, sinaliza a glândula tireoide para a síntese e secreção de T3 e T4 para a corrente sanguínea. Destaca-se que o aumento das concentrações séricas de T3 e T4 inibe a produção e liberação de TRH e do próprio TSH, como mecanismo de *feedback* negativo. Por outro lado, quando as concentrações de T3 e T4 estão reduzidas no soro, ocorre estímulo para a síntese e liberação de TRH e TSH, o que, consequentemente, eleva a produção

QUADRO 1 Hormônios que participam da função tireoidiana e suas principais características funcionais

Hormônios	Funções metabólicas
TRH	• Produzido no hipotálamo. • Regulador da função tiroideana. • Realiza a síntese e a secreção do TSH.
TSH	• Produzido na hipófise. • Induz a síntese de T3 e T4. • Aumenta a atividade da célula tiroideana (secreção hormonal).
T4	• Produzido na tireoide. • Precursor do T3 e estimula a lipólise. • Regula (diminui) a produção de TRH e TSH.
T3	• Produzido na tireoide. • Atua no crescimento, diferenciação e regulação da atividade e metabolismo de órgãos e tecidos. • Estímulo da síntese de fatores de crescimento como IGF. • Manutenção do metabolismo energético: estímulo da lipólise, aumento da síntese de insulina e GLUT.

GLUT: transportadores de glicose; IGF: fator de crescimento semelhante à insulina; T3: tri-iodotironina; T4: tiroxina; TRH: hormônio liberador de tireotropina; TSH: tireotropina ou hormônio estimulante da tireoide.
Fonte: Molina (2014).

de tais hormônios, na perspectiva de promover sua homeostase no organismo (Figura 4) (García-Solís *et al.*, 2018).

O T4 é o principal produto da glândula tireoide, no entanto, nessa forma, apresenta baixa afinidade pelos receptores dos hormônios tireoidianos. Assim, é necessária sua conversão para a forma ativa T3, pelas enzimas deiodinases, para melhor afinidade pela ligação aos receptores nucleares e promoção das ações desses hormônios (Bianco *et al.*, 2005; Fontenelle *et al.*, 2016). As deiodinases constituem um grupo de três selenoproteínas, deiodinases tipos 1, 2 e 3, que atuam retirando o iodo da molécula dos hormônios tireoidianos, sendo responsáveis pela regulação de suas concentrações plasmáticas e teciduais. De acordo com o subtipo, essas enzimas podem ativar ou inativar os hormônios da tireoide (Visser *et al.*, 2011).

Dentre as ações dos hormônios tireoidianos, destacam-se a aceleração do metabolismo energético e seu papel no *turnover* de ATP, com ênfase na indução à termogênese por meio do estímulo à expressão e atividade das UCP, especialmente no tecido adiposo marrom (Fontenelle *et al.*, 2016). As ações do T3 nesse tecido também podem ser indiretas, mediante estimulação simpática resultante da ativação hipotalâmica, com liberação de norepinefrina e ativação dos receptores beta-3-adrenérgicos (Mullur *et al.*, 2014).

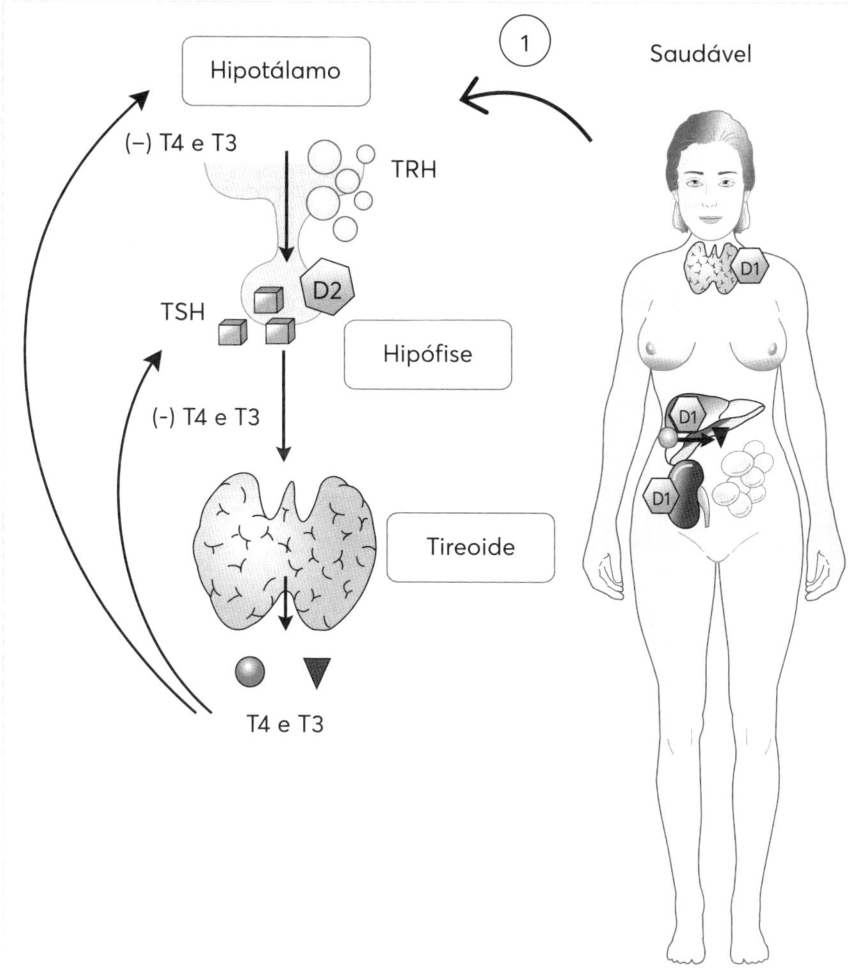

FIGURA 4 Regulação da síntese dos hormônios tireoidianos em condições fisiológicas.

D1: deiodinase 1; D2: deiodinase 2. T3: tri-iodotironina; T4: tiroxina; TRH: hormônio liberador de tireotropina (TRH); TSH: tireotrofina.

1. Regulação da síntese dos hormônios tireoidianos, em condições fisiológicas, em indivíduos saudáveis, envolvendo o mecanismo de *feedback* negativo.

Fonte: Dias (2021).

No tecido adiposo branco, os hormônios tireoidianos também podem estimular a lipólise pela disponibilidade de norepinefrina e ativação de receptores beta-adrenérgicos, que constituem o estímulo para a ativação de proteínas regulatórias para a lipólise, como a LSH. Em órgãos como o fígado, o T3 estimula a lipogênese e regula o metabolismo do colesterol, enquanto no músculo esquelético esse hormônio aumenta o gasto energético e repara as fibras musculares (Mullur *et al.*, 2014). As ações dos hormônios tireoidianos no metabolismo energético são demonstradas na Figura 5.

OBESIDADE, DISFUNÇÃO DA TIREOIDE E DO METABOLISMO DOS HORMÔNIOS TIREOIDIANOS

Em indivíduos com obesidade verifica-se que ocorre disfunção tireoidiana, caracterizada pelo aumento da secreção de TSH, em decorrência da redução da

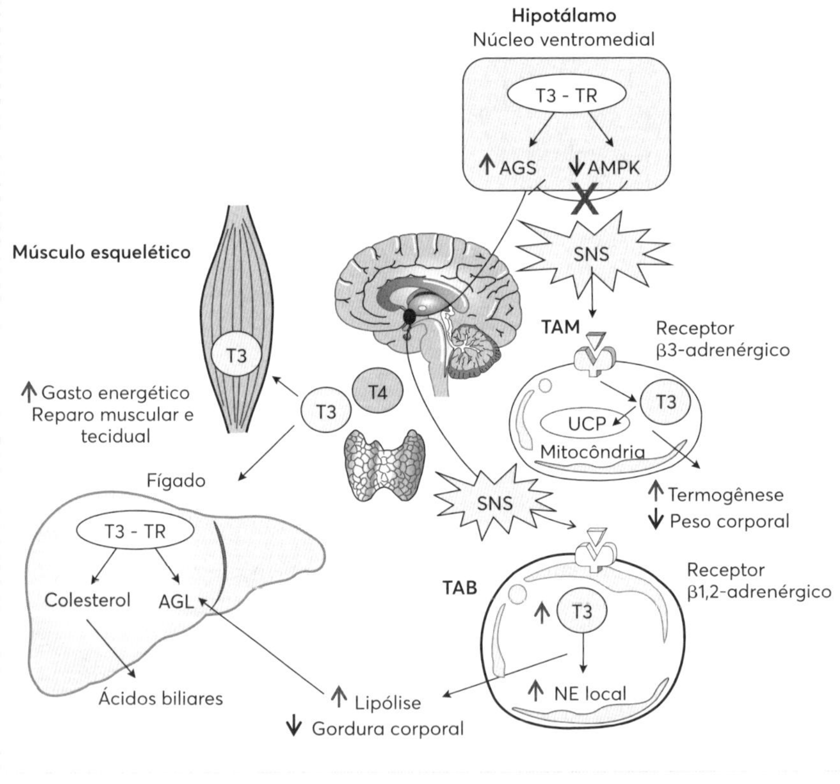

FIGURA 5 Papel dos hormônios tireoidianos no metabolismo energético.

AGL: ácido graxo livre; AGS: ácido graxo saturado; AMPK: enzima ativada pela adenosina monofosfato; NE local: norepinefrina liberada no adipócito; SNS: sistema nervoso simpático; T3: tri-iodotironina; T4: tiroxina; TAB: tecido adiposo branco; TAM: tecido adiposo marrom; TR: receptor de hormônios tireoidianos; TSH: tireotrofina; UCP: proteínas desacopladoras de energia.

Fonte: adaptação de Mullur *et al.* (2014).

atividade da deiodinase 2 (D2), enzima responsável pela conversão de T4 em T3, na glândula hipofisária. Assim, a literatura deixa claro que a redução nas concentrações séricas de T3 impede a ação regulatória desse hormônio sobre o TSH, resultando em aumento nas concentrações deste último no soro, o que pode favorecer o ganho de peso corporal (Galofré *et al.*, 2010; De Pergola *et al.*, 2007).

Alguns mecanismos têm sido propostos para fundamentar como a obesidade contribui para a disfunção tireoidiana e as alterações no metabolismo dos hormônios da tireoide na obesidade. O acúmulo de gordura visceral tem sido apontado como principal fator contribuinte para a manifestação de tal desordem (Fu *et al.*, 2021; Pacifico *et al.*, 2012; Reinehr, 2010; Di Domenico *et al.*, 2019).

Destaca-se que o acúmulo de gordura visceral contribui para elevar as concentrações séricas de T3 livre na obesidade, como um fenômeno termogênico adaptativo para elevar o gasto energético. No entanto, embora em concentrações elevadas no soro, o T3 não consegue aumentar o gasto energético, o que dificulta a perda de peso (García-Solís *et al.*, 2018; Reinehr, 2010; Galofré *et al.*, 2010; De Pergola *et al.*, 2007).

Sobre esse aspecto, a literatura aponta que a ocorrência de alterações na expressão dos receptores do TSH e do T3 e T4, em particular no tecido adiposo visceral, favorece a manifestação da resistência à ação desses hormônios. Vale ressaltar ainda que a redução da atividade dos receptores dos hormônios tireoidianos compromete o mecanismo de *feedback* negativo entre o TSH e os demais hormônios da glândula tireoide (Fernández-Real *et al.*, 2013; Nannipieri *et al.*, 2009; Ortega *et al.*, 2009; Bairras *et al.*, 2010; Kurylowicz *et al.*, 2015).

O aumento do tecido adiposo visceral leva à hiperleptinemia, que constitui outro fator importante para a manifestação de alterações no eixo hipotálamo-hipófise-tireoide. A leptina, ao atuar no hipotálamo, aumenta as concentrações séricas de TSH, que por sua vez estimula a atividade da deiodinase 1 (D1), enzima responsável pela conversão e liberação de T3 no fígado, rim e tireoide, resultando em aumento das concentrações séricas de T3 e redução de T4 (Figura 6). A leptina também estimula a expressão do TRH no núcleo arqueado do hipotálamo, gerando menor expressão dos receptores dos hormônios T3 e T4, o que favorece menor ação desses hormônios no gasto energético (García-Solís *et al.*, 2018; Marwaha *et al.*, 2013).

A leptina contribui para a redução das concentrações de T4, e o aumento das concentrações desse hormônio mantém correlação negativa com o ganho de peso corporal (Mahdavi *et al.*, 2021). Nesse sentido, a redução das concentrações séricas de T4, associada ao aumento dos valores de TSH em indivíduos

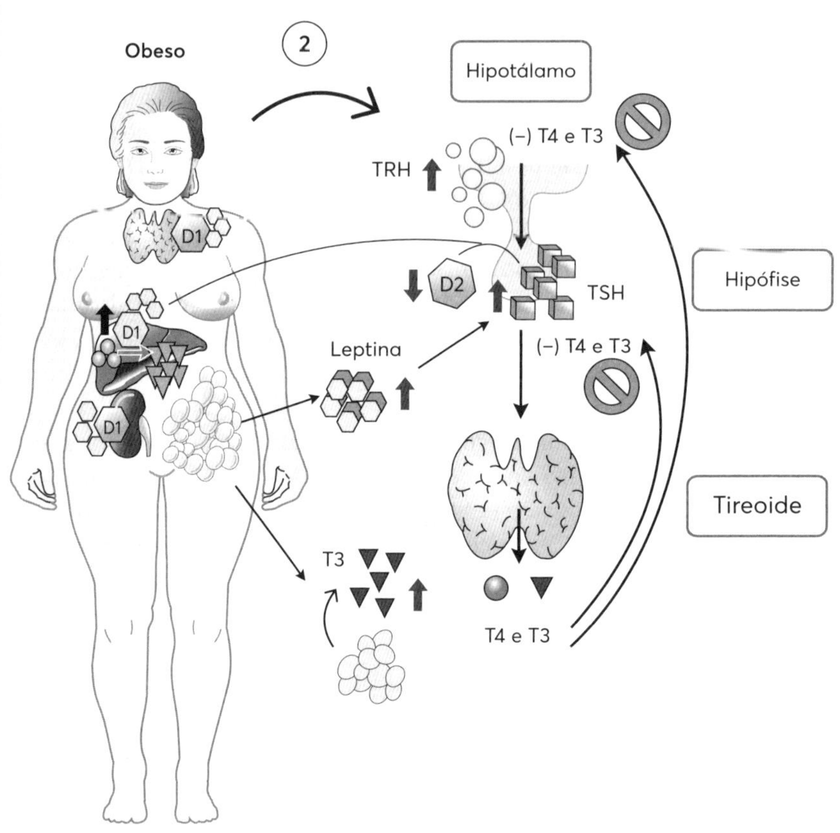

FIGURA 6 Alterações dos hormônios tireoidianos na obesidade.

D1: deiodinase 1; D2: deiodinase 2.; T3: tri-iodotironina; T4: tiroxina; TRH: hormônio liberador de tirotrofina; TSH: tireotrofina.

2. Desregulação do eixo hipotálamo-hipófise-tireoide em indivíduos com obesidade, com elevação das concentrações de TSH e T3.

Fonte: Dias (2021).

com obesidade, tem sido caracterizada como um quadro de hipotireoidismo nessa doença (Reinehr, 2010).

Além disso, a inflamação crônica de baixo grau também altera o metabolismo dos hormônios tireoidianos. O fator de necrose tumoral alfa (TNF-alfa) e as interleucinas-1 e 6 (IL-1 e -6) inibem a expressão do RNAm do simportador sódio-iodeto, comprometendo a captação de iodeto em células tireoidianas em humanos. As adipocinas ainda induzem a vasodilatação e o aumento da permeabilidade dos vasos sanguíneos na tireoide, favorecendo alterações morfológicas em tecidos da glândula. Tais alterações contribuem para o comprometimento do gasto energético (Longhi; Radetti, 2013; Rotondi *et al.*, 2010).

De maneira semelhante a essa desordem, o estresse oxidativo também favorece a desregulação do metabolismo da tireoide, pois as espécies reativas de oxigênio podem aumentar as concentrações séricas de TSH (Baskol *et al.*, 2007; Santi *et al.*, 2010). Os radicais livres também são capazes de causar redução ou inibição completa da absorção de iodeto, bem como alterar a função dos sistemas de transporte da membrana do tireócito, especificamente o simportador sódio-iodeto, comprometendo a produção dos hormônios tireoidianos e prejudicando a fosforilação oxidativa, o que consequentemente resulta na redução da oxidação de nutrientes (Nadolnik *et al.*, 2008).

Os mecanismos que envolvem a participação da obesidade em alterações da glândula tireoide ainda não são completamente definidos. Entretanto, já está bem esclarecido que a lipólise do tecido adiposo associada com a redução da disfunção desse tecido pode contribuir para a normalização das concentrações séricas tanto da leptina quanto do TSH, o que certamente melhora a função da glândula tireoide e do metabolismo desse hormônio, e consequentemente a obtenção da perda de peso (García-Solís *et al.*, 2018).

A partir da discussão relacionada à disfunção tireoidiana na obesidade, bem como ao papel dos hormônios tireoidianos no gasto energético, muito já se discutiu sobre a possibilidade do tratamento farmacológico da doença com a administração de hormônios tireoidianos. No entanto, essa prática não é recomendada pelos consensos e diretrizes oficiais, e pode representar riscos à saúde e efeitos adversos importantes. Cabe mencionar que os pacientes com obesidade e com diagnóstico de doenças tireoidianas devem ser tratados clinicamente (Lordelo *et al.*, 2007).

LEPTINA E METABOLISMO ENERGÉTICO

A leptina é uma proteína expressa pelo gene *ob* secretada pelo tecido adiposo branco, estômago e tecido adiposo marrom, que atua no controle da ingestão alimentar e no balanço energético (Amitani *et al.*, 2013; Reginato *et al.*, 2016; Trayhurn, 2017). Os receptores de leptina (LepRb) são encontrados em diversos tecidos, a exemplo do núcleo arqueado, dorsomedial, ventromedial e paraventricular, os quais por sua vez são ativados por meio de sua ligação com o hormônio e exercem efeito central no controle do apetite e do peso corporal (Figura 7) (Flier; Maratos-Flier, 2017; Pascoal *et al.*, 2017).

Estudos mostram que a leptina representa o componente dos sinais periféricos com ação mais específica no controle da adiposidade por meio do estímulo à lipólise e a ativação da proteína quinase, enzima ativada pela adenosina

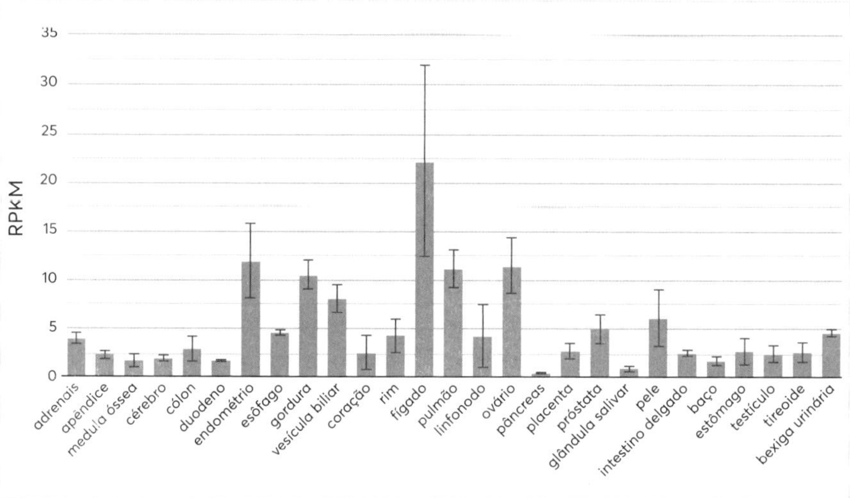

FIGURA 7 Taxa de expressão do receptor de leptina em tecidos específicos.
RPKM: Leituras por quilo base por milhão de *reads* mapeadas.
Fonte: *National Library of Medicine*.

monofosfato (AMPK), que atua estimulando as vias catabólicas que produzem energia para a célula e a inibição dos processos anabólicos. A leptina, no sistema nervoso central, atua na transmissão de neurotransmissores anorexígenos responsáveis pela redução da ingestão de alimentos (Aragones *et al.*, 2016; Catteau *et al.*, 2016; Stoppa *et al.*, 2008).

A via de sinalização da leptina é dependente do receptor de leptina (LepRb), membro da família de receptores de citocinas, como, por exemplo interleucina (IL)-6, que é ativado por meio da tirosina quinase da família *Janus* (JAK-2), substrato associado ao domínio intracelular do receptor. O JAK-2 ativado fosforila três resíduos intracelulares de tirosina LepRb (Tyr 985, Tyr 1077 e Tyr 1138), e cada um destes recruta proteínas efetoras específicas para mediar a próxima etapa de sinalização, que consiste na ativação dos membros da família dos fatores de transcrição e ativador de transcrição (STAT-3). Assim, após a ligação do hormônio a seu receptor, ocorre ativação da via JAK-2/STAT-3, com posterior transcrição de genes específicos que codificam os neurotransmissores anorexígenos, o que consequentemente reduz a ingestão de alimentos (Brooks *et al.*, 2014; Pan *et al.*, 2019).

Além disso, a ação da leptina no sistema nervoso central aumenta a atividade simpática, o que eleva o gasto energético em tecidos periféricos, principalmente no tecido adiposo marrom e no tecido adiposo branco. Um aspecto interessante trata do fato de que o estímulo simpático induzido pela leptina mantém relação com as concentrações de UCP-1 no tecido adiposo marrom. Tal proteína atua como um canal de H^+ na membrana mitocondrial interna, estimulando a oxidação de nutrientes, com liberação acentuada de energia na forma de calor. Além da UCP-1, destacam-se as isoformas UCP-2 e UCP-3, sendo esta última expressa no tecido adiposo branco e no músculo esquelético (Ribeiro *et al.*, 2007).

A leptina atua estimulando a oxidação de ácidos graxos por inibir a enzima SCD-1 (estearoil-CoA-desaturase) no tecido adiposo branco, fígado e músculo esquelético, bem como inibe a síntese de triacilgliceróis no fígado. Além disso, a leptina atua na regulação do gasto energético via indução da atividade da AMPK, que estimula a oxidação de ácidos graxos (Figura 8) (Cohen; Friedman, 2004). No entanto, a mutação no gene da leptina ou de seus recepto-

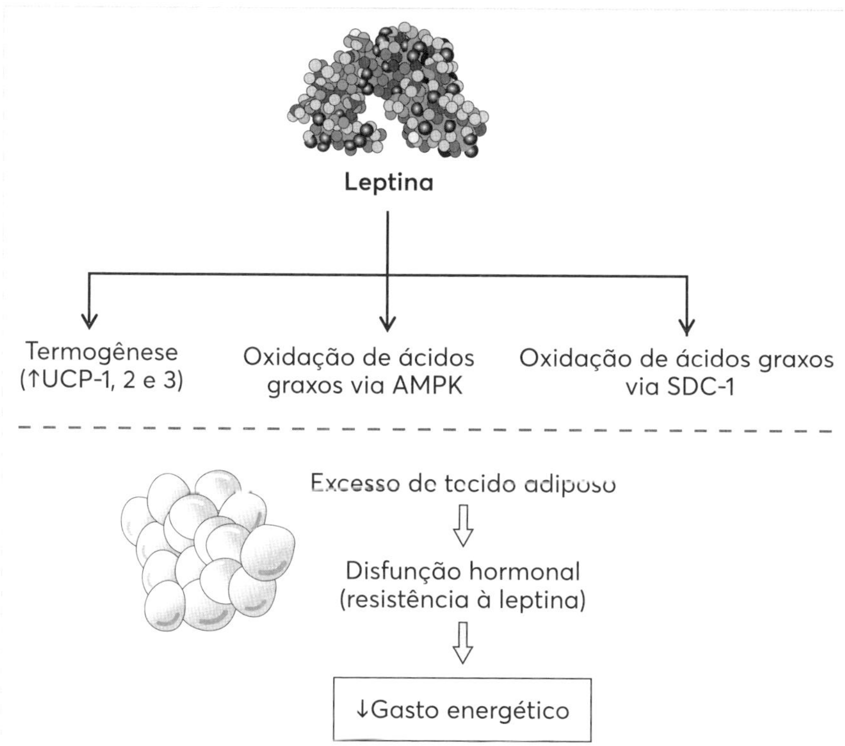

FIGURA 8 Papel da leptina na regulação do metabolismo energético.

AMPK: enzima ativada pela adenosina monofosfato; SDC-1: estearoil-CoA-desaturase; UCP-1: proteína desacopladora de energia 1; UCP-2: proteína desacopladora de energia 2; UCP-3: proteína desacopladora de energia 3.

Fonte: elaboração das autoras.

res em indivíduos com obesidade leva à resistência à ação desse peptídeo, o que favorece a desregulação do consumo alimentar e a oxidação de lipídios, bem como acúmulo de gordura intracelular, inflamação crônica de baixo grau, resistência à insulina e aterosclerose (Dhar-Mascareno *et al.*, 2016; Hopkins; Blundell, 2016).

Nessa temática, destaca-se um aspecto importante que diz respeito à presença de um quadro de resistência a ação da leptina, em particular em situação de disfunção do tecido adiposo. Alguns mecanismos envolvidos no desenvolvimento da resistência à ação desse hormônio já estão bem fundamentados na literatura (Aragones *et al.*, 2016; Catteau *et al.*, 2016; Thon *et al.*, 2017):

- Redução do transporte de leptina através da barreira hematoencefálica, o que impede sua chegada ao fluido intersticial cerebral.
- Defeitos na expressão de seus receptores.
- Inibição intracelular dos sinais para a cascata de sinalização.

A resistência à ação da leptina tem sido caracterizada pela presença de concentrações elevadas desse hormônio no plasma, o que contribui para o estímulo crônico de seu receptor e o bloqueio da sinalização da via intracelular desse hormônio (Figura 9). Nesse sentido, resultados de alguns estudos já evidenciaram que a hiperleptinemia estimula a expressão da proteína supressora da sinalização de citocina-3 (SOCS-3), o que consequentemente favorece a resistência à ação da leptina em tecidos específicos (Knight *et al.*, 2010; Knobelspies *et al.*, 2010).

Destaca-se que o núcleo arqueado do hipotálamo contém dois grupos distintos de neurônios, NPY/AgRP (estimulantes do apetite) e POMC/CART (inibem o consumo alimentar), resultando na regulação adequada do balanço energético, onde a leptina atua. Em indivíduos obesos há o comprometimento de suas funções em determinados órgãos, em detrimento da hiperleptinemia, que implica o aumento das ERO, inflamação crônica de baixo grau e resistência à insulina, prejudicando mecanismos envolvidos no metabolismo energético (Aragones *et al.*, 2016; Thon *et al.*, 2017; Knight *et al.*, 2010; Knobelspies *et al.*, 2010).

O excesso de leptina também contribui para a manifestação de desordens vasculares importantes, a exemplo do aumento da pressão arterial sistêmica. Esse hormônio influencia a atividade da angiotensina-2, que por sua vez modula o sistema nervoso simpático e aumenta a geração de espécies reativas de oxigênio em células endoteliais, geradas pela enzima NADPH oxidase, também aumenta a secreção de citocinas pró-inflamatórias e endotelina-1, o que consequentemente contribui para o comprometimento do metabolismo ener-

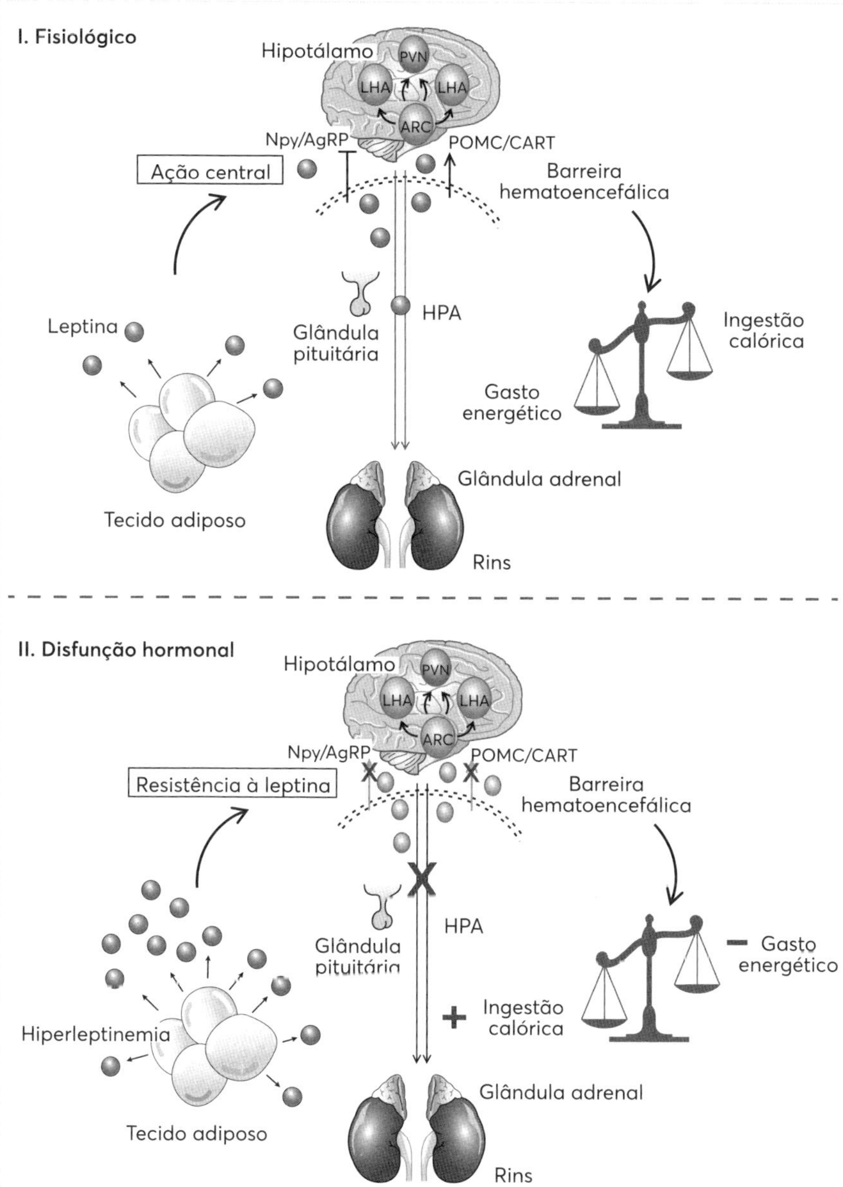

FIGURA 9 Funções fisiológicas da leptina e mecanismos envolvidos na disfunção desse hormônio.

ARC: núcleo arqueado; HPA: eixo hipotalâmico-pituitário-adrenal; LHA: área hipotalâmica lateral; NPY/AgRP: neuropeptídeo Y/proteína relacionada ao gene *agouit*; POMC/CART: pró-ópio melanocortina/transcrito regulado por cocaína e anfetamina; PVN: núcleo paraventricular.

Fonte: elaboração das autoras.

gético (Dong *et al.*, 2006; Morawietz; Bornstein, 2006; Reisin; Jack, 2009; Yang; Barouch, 2009).

Vale ressaltar que a leptina, ao ligar-se seu receptor presente nas células beta pancreáticas, contribui para a inibição da secreção da insulina, por meio da supressão da expressão do RNAm de pró-insulina, da ativação dependente de PI-3-q da fosfodiesterase 3B (PDE3B) e pela redução da concentração de AMPc, inibindo a via da proteína quinase A (PKA), que regula os canais de cálcio e a exocitose dos grânulos de insulina (Amitani *et al.*, 2013; Kuehnen *et al.*, 2012).

CONSIDERAÇÕES FINAIS

Diante das bases bioquímicas, fisiológicas e moleculares envolvidas no balanço energético, torna-se evidente a importância do conhecimento e o melhor entendimento dos aspectos metabólicos e disfunções hormonais que influenciam de forma negativa o balanço energético de indivíduos com obesidade, o que dificulta a perda de peso e a manutenção do peso perdido.

REFERÊNCIAS

ÁLVAREZ-CASTRO, P. *et al.* Función endócrina en la obesidad. *Endocrinología y Nutrición*, v. 58, n. 8, p. 422-432, 2011.

AMITANI, M. *et al.* The role of leptina in the controlo insulin-glucose axis. *Frontiers in Neuroscience*, v. 7, n. 51, p. 12, 2013.

ARAGONES, G. *et al.* Modulation of leptina resistence by food compounds. *Molecular Nutrition & Food Research*, v. 60, n. 8, p. 1789-1803, 2016.

BAIRRAS, C. *et al.* RARγ and TRβ expressions are decreased in PBMC and SWAT of obese subjects in weight gain. *Journal of Physiology and Biochemistry*, v. 66, n. 1, p. 29-37, 2010.

BALAZ, M. *et al.* Subcutaneous adipose tissue zinc-α2-glycoprotein is associated with adipose tissue and whole-body insulin sensitivity. *Obesity*, v. 22, n. 8, p. 1821-1829, 2014.

BALAZ, M. *et al.* Adipokine zinc-α2-glycoprotein regulated by growth hormone and linked to insulin sensitivity. *Obesity*, v. 23, n. 2, p. 322-328, 2015.

BALISTRERI, C. R. *et al.* The role of adipose tissue and adipokines in obesity-related inflammatory diseases. *Mediators of Inflammation*, v. 2010, n. 802078, p. 1-19, 2010.

BARANOWSKA-BIK, A.; BIK, W. The association of obesity with autoimmune thyroiditis and thyroid function-possible mechanisms of bilateral interaction. *International Journal of Endocrinology*, v. 2020, 2020.

BARGUT, T. C. L. *et al.* Brown adipose tissue: updates in cellular and molecular biology. *Tissue and Cell*, v. 48, n. 5, p. 452-460, 2016.

BASKOL, G. *et al.* Oxidative stress and enzymatic antioxidant status in patients with hypothyroidism before and after treatment. *Experimental and Clinical Endocrinology & Diabetes*, v. 115, n. 8, p. 522-526, 2007.

BIANCO, A. C. *et al.* Adaptive activation of thyroid hormone and energy expenditure. *Bioscience Reports*, v. 25, n. 3-4, p. 191-208, 2005.

BIGGS, R. B. *et al.* El tejido graso como modulador endocrino: cambios hormonales asociados a la obesidad. *Revista Médica de Chile*, v. 138, n. 10, p. 1294-1301, 2010.

BROOKS, A. J. *et al.* Mechanism of activation of protein kinase JAK2 by the growth hormone receptor. *Science*, v. 344, n. 6185, 2014.

CATTEAU, A. *et al.* Leptin and its potential interest in assisted reproduction cycles. *Human Reproduction Uptades*, v. 22, n. 3, p. 320-341, 2016.

CEPERUELO-MALLAFRÉ, V. *et al.* Zinc-α2-glycoprotein modulates AKT-Dependent insulin signaling in human adipocytes by activation of the PP2A phosphatase. *PLoS One*, v. 10, n. 6, p. e0129644, 2015.

COHEN, P.; FRIEDMAN, J. M. Leptin and the control of metabolism: role for stearoyl-CoA desaturase-1 (SCD-1). *The Journal of Nutrition*, v. 134, n. 9, p. 2455S-2463S, 2004.

DE PERGOLA, G. *et al.* Free triiodothyronine and thyroid stimulating hormone are directly associated with waist circumference, independently of insulin resistance, metabolic parameters and blood pressure in overweight and obese women. *Clinical Endocrinology*, v. 67, n. 2, p. 265-269, 2007.

DEMINE, S. *et al.* Mitochondrial uncoupling: a key controller of biological processes in physiology and diseases. *Cells*, v. 8, n. 8, p. 795, 2019.

DHAR-MASCARENO, M. *et al.* Hexim1, a novel regulator of leptina funtion, modulates obesity and glucose disposal. *Molecular Endocrinology*, v. 30, n. 3, p. 314-324, 2016.

DIAS, T. M. S. *Estado nutricional relativo ao magnésio e sua relação com o metabolismo dos hormônios tireoidianos em mulheres obesas*. 2021. Dissertação (Mestrado) – Programa de Pós-Graduação em Ciências e Saúde, Universidade Federal do Piauí, Teresina-PI, 2021.

DI DOMENICO, M. *et al.* The role of oxidative stress and hormones in controlling obesity. *Frontiers in Endocrinology*, v. 10, p. 540, 2019.

DONG, F. *et al.* Leptin regulates cardiomyocyte contractile function through endothelin-1 receptor–NADPH oxidase pathway. *Hypertension*, v. 47, n. 2, p. 222-229, 2006.

ECKARDT, K. *et al.* The adipokine zinc-**α** 2-glycoprotein activates AMP kinase in human primary skeletal muscle cells. *Arch Physiol Biochem*, v. 117, n. 2, p. 88-93, 2011.

FAIN, J. N. *et al.* Release of 12 adipokines by adipose tissue, nonfat cells, and fat cells from obese women. *Obesity*, v. 18, n. 5, p. 890-896, 2010.

FERNÁNDEZ-REAL, J. M. *et al.* Thyroid hormone receptor alpha gene variants increase the risk of developing obesity and show gene–diet interactions. *International Journal of Obesity*, v. 37, n. 11, p. 1499-505, 2013.

FLIER, J. S.; MARATOS-FLIER, E. Leptin's physiologic role: does the emperor of energy balance have no clothes? *Cell Metabolic*, v. 26, n. 1, p. 24-26, 2017.

FONTENELLE, L. C. *et al.* Thyroid function in human obesity: underlying mechanisms. *Hormone and Metabolic Research*, v. 48, n. 12, p. 787-794, 2016.

FU, J. *et al.* Association between body mass index and thyroid function in euthyroid Chinese adults. Medical Science Monitor: international medical. *Journal of Experimental and Clinical Research*, v. 27, p. e930865-1, 2021.

GALOFRÉ, J. C. *et al.* Obesity and thyroid function: pathophysiological and therapeutic implications. *Hot Thyroidol*, v. 6, p. 2075-2202, 2010.

GARCÍA-SOLÍS, P. *et al.* Thyroid hormones and obesity: a known but poorly understood relationship. *Endokrynologia Polska*, v. 69, n. 3, p. 292-303, 2018.

GARRIDO-SANCHEZ, L. *et al.* Zinc-alpha 2-glycoprotein gene expression in adipose tissue is related with insulin resistance and lipolytic genes in morbidly obese patients. PloS One, v. 7, n. 3, p. e33264, 2012.

GONG, F. Y. *et al.* Zinc-α2-glycoprotein is involved in regulation of body weight through inhibition of lipogenic enzymes in adipose tissue. *Int J Obes*, v. 33, n. 9, p. 1023-1030, 2009.

HOPKINS, M.; BLUNDELL, J. E. Energy balance, body composition, sedentariness and appetite regulation: pathways to obesity. *Clinical Science*, v. 130, n. 18, p. 1615-1628, 2016.

KNIGHT, Z. A. *et al.* Hyperleptinemia is required for the development of leptin resistance. *PLoS One*, v. 5, n. 6, p. 1- 8, 2010.

KNOBELSPIES, H. *et al.* Mechanism of attenuation of leptina signaling under chronic ligand stimulation. *BMC Biochemistry*, v. 11, n. 2, p. 1-12, 2010.

KUEHNEN, P. *et al.* An Alu element–associated hypermethylation variant of the POMC gene is associated with childhood obesity. *PLoS genetics*, v. 8, n. 3, p. e1002543, 2012.

KURYLOWICZ, A. *et al.* Obesity is associated with a decrease in expression but not with the hypermethylation of thermogenesis-related genes in adipose tissues. *Journal of Translational Medicine*, v. 13, 2015.

LONGHI, S.; RADETTI, G. Thyroid function and obesity. *Journal of Clinical Research in Pediatric Endocrinology*, v. 5, Suppl. 1, p. 40-44, 2013.

LORDELO, R. A. *et al.* Eixos hormonais na obesidade: causa ou efeito? *Arquivos Brasileiros de Endocrinologia & Metabologia*, v. 51, p. 34-41, 2007.

MAHDAVI, M. *et al.* Investigating the prevalence of primary thyroid dysfunction in obese and overweight individuals: Tehran thyroid study. *BMC Endocrine Disorders*, v. 21, n. 1, p. 1-12, 2021.

MARCELIN, G. *et al.* Deciphering the cellular interplays underlying obesity-induced adipose tissue fibrosis. *The Journal of Clinical Investigation*, v. 129, n. 10, p. 4032-4040, 2019.

MARRADES, M. P. *et al.* ZAG, a lipid mobilizing adipokine, is downregulated in human obesity. *J Physiol Biochem*, v. 64, n. 1, p. 61-66, 2008.

MARWAHA, R. K. *et al.* Impact of body mass index on thyroid functions in Indian children. *Clinical Endocrinology*, v. 79, n. 3, p. 424-428, 2013.

MOLINA, P. E. *Fisiologia endócrina*. 4. ed. Porto Alegre: AMGH, 2014.

MORAWIETZ, H.; BORNSTEIN S. R. Leptin, endothelin, NADPH oxidase, and heart failure. *Hypertension*, v. 47, n. 5, p. 20-21, 2006.

MRACEK, T. *et al.* The adipokine zinc-α2-glycoprotein (ZAG) is downregulated with fat mass expansion in obesity. *Clin Endocrinol*, v. 72, n. 3, p. 334-341, 2010.

MULLUR, R. *et al.* Thyroid hormone regulation of metabolism. *Physiological Reviews*, 2014.

NADOLNIK, L. I. *et al.* Effect of oxidative stress on rat thyrocyte iodide metabolism. *Cell Biochemistry & Function*, v. 26, n. 3, p. 366-73, 2008.

NANNIPIERI, M. *et al.* Expression of thyrotropin and thyroid hormone receptors in adipose tissue of patients with morbid obesity and/or type 2 diabetes: effects of weight loss. *International Journal of Obesity*, v. 33, n. 9, p. 1001-1006, 2009.

ORTEGA, F. J. *et al.* Subcutaneous fat shows higher thyroid hormone receptor-α1 gene expression than omental fat. *Obesity*, v. 17, n. 2, p. 2134-2141, 2009.

PACIFICO, L. *et al.* Thyroid function in childhood obesity and metabolic comorbidity. *Clinica Chimica Acta*, v. 413, n. 3-4, p. 396-405, 2012.

PAN, W. *et al.* Transcriptional and physiological roles for STAT proteins in leptin action. *Molecular metabolism*, v. 22, p. 121-131, 2019.

PASCOAL, L. B. *et al.* Resolvin RvD2 reduces hypothalamic inflammation and rescues mice from diet-induced obesity. *Journal of Neuroinflammation*, v. 14, n. 5, p. 1-12, 2017.

QU, C. *et al.* The natural logarithm of zinc-α2-glycoprotein/Homa-IR is a better predictor of insulin sensitivity than the product of triglycerides and glucose and the other lipid ratios. *Cytokine*, v. 79, p. 96-102, 2016.

REGINATO, A. *et al.* Autophagy proteins are modulated in the liver and hypothalamus of the offspring of mice with diet-induced obesity. *Journal of Nutritional Biochemistry*, v. 34, n. 1, p. 30-41, 2016.

REINEHR, T. Obesity and thyroid function. *Molecular and Cellular Endocrinology*, v. 316, n. 2, p. 165-171, 2010.

REISIN, E.; JACK, A. V. Obesity and hypertension: mechanisms, cardio-renal consequences, and therapeutic approaches. *Medical Clinics of North America*, v. 93, p. 733-51, 2009.

RIBEIRO, S. M. L. *et al.* Leptina: aspectos sobre o balanço energético, exercício físico e amenorreia do esforço. *Arquivos Brasileiros de Endocrinologia & Metabologia*, v. 51, p. 11-24, 2007.

ROTONDI, M. *et al.* A hypoechoic pattern of the thyroid at ultrasound does not indicate autoimmune thyroid diseases in patients with morbid obesity. *European Journal of Endocrinology*, v. 163, n. 1, p. 105-9, 2010.

SANTI, A. *et al.* Association between thyroid hormones, lipids and oxidative stress biomarkers in overt hypothyroidism. *Clinical Chemistry and Laboratory Medicine*, v. 48, n. 11, p. 1635-1639, 2010.

SEVERO, J. S. *et al.* Role of zinc in zinc-α2-glycoprotein metabolism in obesity: a review of literature. *Biological Trace Element Research*, v. 193, n. 1, p. 81-88, 2020.

SIMÓ, R. *et al.* Thyroid hormone upregulates zinc-α 2-glycoprotein production in the liver but not in adipose tissue. *PloS One*, v. 9, n. 1, p. e85753, 2014.

STOPPA, G. R. *et al.* Intracerebroventricular injection of citrate inhibits hypothalamic AMPK and modulates feeding behavior and peripheral insulin signaling. *Journal of Endocrinology*, v. 198, n. 1, p. 157-168, 2008.

THON, M. *et al.* Loss of stearoyl-CoA desaturase-1 activity induced leptin resistance in neuronal cells. *Biological and Pharmacology Bulletin*, v. 40, n. 8, p. 1161-1164, 2017.

TRAYHURN, P. Hypoxia and adipose tissue function and dysfunction in obesity. *Physiol Rev*, v. 93, n. 1, p. 1-21, 2013.

TRAYHURN, P. Origins and early development of the concept that brown adipose tissue thermogenesis is linked to energy balance and obesity. *Biochimie*, v. 134, n. 1, p. 62-70, 2017.

UNAMUNO, X. *et al.* Adipokine dysregulation and adipose tissue inflammation in human obesity. *European Journal of Clinical Investigation*, v. 48, n. 9, p. e12997, 2018.

VELLOSO, L. A. The hypothalamic control of feeding and thermogenesis: implication on the development of obesity. *Arq Bras Endocrinol Metabol*, v. 50, n. 2, p. 165-76, 2006.

VISSER, W. E. *et al.* Minireview: thyroid hormone transporters: the knowns and the unknowns. *Molecular Endocrinology*, v. 25, n. 1, p. 1-14, 2011.

YANG, R.; BAROUCH, L. A. *et al.* Leptin Reverses Hyperlipidemia and Vascular Dysfunction in Mice Exposed to Intermittent Hypoxia. *Endothelium and Hypertension,* v. 120, n. 18, 2009.

ZORENA, K. *et al.* Adipokines and obesity: potential link to metabolic disorders and chronic complications. *International Journal of Molecular Sciences*, v. 21, n. 10, p. 3570, 2020.

7
Obesidade e risco cardiovascular

Bruna Emanuele Pereira Cardoso
Loanne Rocha dos Santos
Juliana Soares Severo

INTRODUÇÃO

O tecido adiposo branco constitui o principal estoque de energia do organismo, que mobiliza ácidos graxos de acordo com a necessidade metabólica. No entanto, quando em excesso, o aumento da lipólise desse tecido acentua a liberação de ácidos graxos não esterificados na corrente sanguínea, contribuindo para manifestação de alterações no metabolismo lipídico e favorecendo um quadro de dislipidemia (Mika; Sledzinski, 2017; Manjunath *et al.*, 2013).

A dislipidemia é uma alteração metabólica caracterizada pelo aumento de triacilgliceróis e de lipoproteínas ricas em triacilgliceróis (VLDL), redução das concentrações de lipoproteína de alta densidade (HDL), bem como pelas concentrações elevadas de lipoproteína de baixa densidade (LDL) e, em particular, da proporção de partículas pequenas e densas de LDL, reconhecidamente mais aterogênicas, o que as torna mais favoráveis às doenças cardiovasculares (Bays *et al.*, 2016, Nikolic *et al.*, 2013).

A literatura mostra a importância de interações que ocorrem entre fatores genéticos e ambientais para o desenvolvimento de doenças cardiovasculares, já sendo evidenciado o impacto das características da dieta tanto no aspecto qualitativo quanto no quantitativo na expressão de genes que contribuem para as alterações no metabolismo das lipoproteínas, e consequentemente no aumento do risco de doenças cardiometabólicas (Richardson *et al.*, 2020).

OBESIDADE E FATORES DE RISCO CARDIOVASCULAR

Os eventos cardiovasculares são a principal causa de mortalidade nas sociedades ocidentais, por exemplo, das doenças cardíacas coronarianas, que são responsáveis por mais de 50% dos casos (Psaltopoulou *et al.*, 2017). Das 55 milhões de mortes que ocorreram em todo o mundo em 2017, 17,7 milhões foram em razão das doenças cardiovasculares (Yusuf *et al.*, 2020).

Os fatores de risco associados ao desenvolvimento de doenças cardiovasculares são classificados em modificáveis e não modificáveis. Os modificáveis incluem dislipidemias, tabagismo, etilismo, hiperglicemia, obesidade, sedentarismo, alimentação inadequada e uso de contraceptivos; e os não modificáveis incluem história familiar de doenças cardiovasculares, idade, sexo e raça (Magalhães *et al.*, 2014). As mulheres com sobrepeso e obesidade apresentam risco mais elevado para a manifestação de doenças cardiovasculares do que os indivíduos do sexo masculino também com excesso de peso. Tal fato é justificado pelo aumento da ativação dos receptores de aldosterona e mineralocorticoide, a maior sinalização de estrogênio e as concentrações elevadas de andrógenos, que estão envolvidos em mecanismos vasoconstritores e pró-inflamatórios (Manrique-Acevedo *et al.*, 2020).

Dislipidemias

Estudos mostram a importância das dislipidemias presentes na obesidade, em particular na obesidade central, como fator contribuinte para o desenvolvimento de doenças cardiovasculares (Dias *et al.*, 2018; Vekic *et al.*, 2019). Os mecanismos de ação propostos para as principais alterações verificadas no perfil lipídico de indivíduos com obesidade, como a superprodução da apoB-100 no fígado e, consequentemente, de suas lipoproteínas carreadoras, como a lipoproteína de muito baixa densidade (VLDL), a lipoproteína de densidade intermediária (IDL) e a LDL-c, têm sido estudados (Vekic *et al.*, 2019; Klop *et al.*, 2013).

O aumento da síntese de VLDL em indivíduos com obesidade, em particular, ocorre por várias vias metabólicas. Os lipídios provenientes da dieta são transformados em quilomícrons nos enterócitos, que, após absorvidos, são liberados na circulação linfática e sistêmica. Nos vasos sanguíneos, a enzima lipase de lipoproteína hidrolisa os triacilgliceróis dos quilomícrons, liberando ácidos graxos nos capilares dos tecidos periféricos, e suas partículas remanescentes são captadas pelo fígado, com subsequente síntese de VLDL, lipoproteína rica em triacilgliceróis (Hussain, 2014; Hussain *et al.*, 2014; Ponziani *et al.*, 2015).

A formação da partícula de VLDL no fígado envolve a adição de lipídios na estrutura apoB-100, e sua transformação no lúmen do retículo endoplasmático pela proteína de transferência de triacilgliceróis microssomal, formando a pré-VLDL, com posterior adição de grandes gotículas de lipídios para geração da partícula madura (Kalsbeek *et al.*, 2014; Stafford *et al.*, 2008).

Na circulação sanguínea, a VLDL é separada dos triacilgliceróis por meio da lipase de lipoproteína, e os ácidos graxos não esterificados resultantes são captados pelos tecidos periféricos, como tecido adiposo, ou então passam a interagir com outras lipoproteínas plasmáticas (Bays *et al.*, 2013). Os ácidos graxos, quando captados pelo tecido adiposo, participam da síntese de triacilgliceróis, que são transferidos para as gotículas de lipídios citoplasmáticos, dando início ao armazenamento de gorduras, ou seja, à lipogênese (Fonseca-Alaniz *et al.*, 2006).

Paralelamente, ocorre o processo de lipólise no tecido adiposo por meio das ações da lipase de triacilgliceróis desse tecido, que catalisa a conversão de triacilgliceróis para diacilgliceróis, da lipase hormônio-sensível (LSH), que hidrolisa os diacilgliceróis para monoacilgliceróis, e, por fim, da lipase de monoacilgliceróis, que quebra os monoacilgliceróis em ácidos graxos não esterificados e glicerol (Attané *et al.*, 2016).

Na obesidade, o excesso de ácidos graxos não esterificados derivados da lipólise no tecido adiposo é captado pelo fígado e pode seguir diferentes destinos: ser utilizado para a oxidação nesse órgão; participar de reações de esterificação para formar triacilgliceróis com função de armazenamento; ou ser secretado nos hepatócitos como partículas de VLDL, contribuindo para a superexpressão dessa lipoproteína. A lipogênese *de novo*, a partir do excesso de glicose, também promove aumento da produção de VLDL no fígado (Ebbert; Jensen, 2013; Kalsbeek *et al.*, 2014).

O aumento da secreção de VLDL pode comprometer a lipólise dos quilomícrons por meio de mecanismos de competição pela lipase de lipoproteína, o que contribui para o acúmulo dos triacilgliceróis remanescentes no fígado. O metabolismo das lipoproteínas é ainda mais prejudicado na obesidade em razão da redução da expressão do gene codificante para a lipase de lipoproteína no tecido adiposo (LPL), e de sua atividade reduzida no músculo esquelético (Clemente-Postigo *et al.*, 2011; Klop *et al.*, 2013). A Figura 1 apresenta mecanismos envolvidos nas dislipidemias associadas à obesidade.

Na circulação sanguínea, a VLDL também está suscetível às trocas enzimáticas com outras partículas de lipoproteínas, como a LDL-c, via proteína de transferência de éster de colesterol (CETP), pois, quando ocorre interação entre as lipases e a LDL-c rica em triacilgliceróis, essas partículas se tornam menores e mais densas (Bays *et al.*, 2013).

A partícula de HDL-c também pode ser transformada pela interação com a VLDL e a CETP, o que a torna enriquecida em triacilgliceróis e com menor tamanho. O excesso de tecido adiposo aumenta a atividade da lipase hepática que hidrolisa a HDL-c enriquecida em triacilgliceróis e libera a partícula de apoA-I, principal apolipoproteína constituinte do HDL. Esse fato leva à formação de partículas de HDL remanescentes que são eliminadas pelo rim e, consequentemente, compromete o transporte reverso de colesterol (Bays *et al.*, 2013; Ebbert; Jensen, 2013).

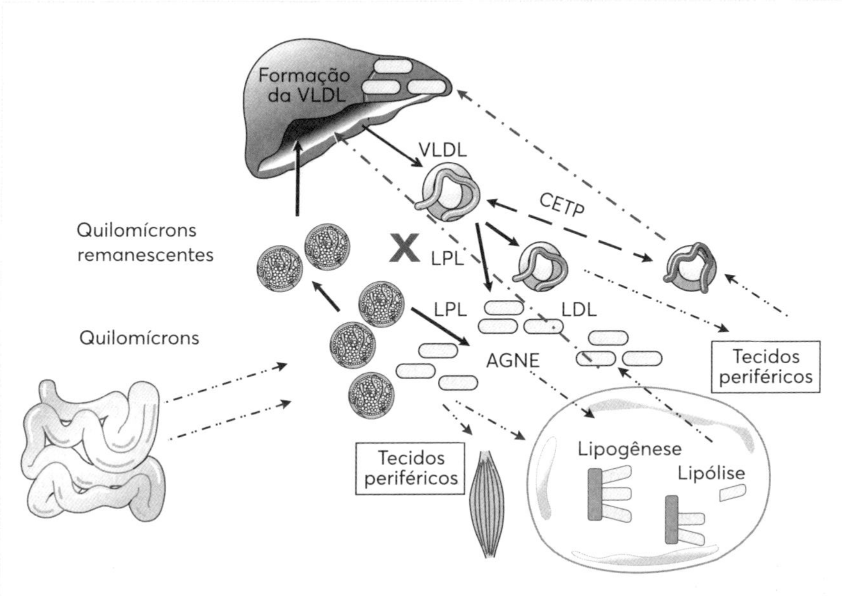

FIGURA 1 Mecanismos envolvidos nas dislipidemias associadas à obesidade.
AGNE: ácidos graxos não esterificados; CETP: proteína de transferência de éster de colesterol; LDL: lipoproteína de baixa densidade; LPL: lipase lipoproteica; VLDL: lipoproteína de muito baixa densidade.
Fonte: elaboração das autoras.

Disfunção endotelial

O endotélio é o revestimento interno natural dos vasos, sendo considerado um dos principais órgãos que participam da regulação da homeostase da pressão arterial, por ser capaz de sintetizar moléculas, como o óxido nítrico e a proteína endotelina 1, substâncias que possuem ação vasodilatadora e vasoconstritora, respectivamente (Kwaifa *et al.*, 2020; Sun *et al.*, 2020).

A disfunção endotelial é caracterizada pelo desequilíbrio entre a produção de agentes vasodilatadores, como óxido nítrico, fatores hiperpolarizantes derivados do endotélio, prostaciclina-2 e a produção de agentes vasoconstritores, incluindo prostaglandina-2, endotelina-1 e angiotensina-2, predispondo o endotélio vascular a efeitos pró-trombóticos e pró-aterogênicos (Kwaifa *et al.*, 2020). O Quadro 1 mostra os principais agentes vasodilatadores e vasoconstritores com atuação no endotélio vascular.

Alguns fatores podem ser atribuídos à progressão da disfunção endotelial na obesidade, incluindo concentrações elevadas de LDL e triglicerídeos, aumento das espécies reativas de oxigênio, concentrações elevadas de agentes

QUADRO 1 Principais agentes vasodilatadores e vasoconstritores com atuação no endotélio vascular

Agentes vasodilatadores	Agentes vasoconstritores
Óxido nítrico	Prostaglandina-2
Fatores hiperpolarizantes derivados do endotélio	Endotelina-1
Prostaciclina-2	Angiotensina-2

Fonte: elaboração das autoras.

inflamatórios e atividades hemodinâmicas desequilibradas. Dentre esses, os principais seriam resistência à insulina, forma oxidada da lipoproteína de baixa densidade (ox-LDL), inflamação relacionada ao tecido adiposo e diminuição da biodisponibilidade de óxido nítrico. Outros fatores que também poderiam contribuir seriam biodisponibilidade reduzida da tetra-hidrobiopterina e elevado desacoplamento de eNOS (Lee *et al.*, 2013).

A inflamação, em particular, tem sido considerada o estágio inicial da disfunção vascular, evoluindo para doença vascular relacionada à obesidade. Nesse contexto, fatores que promovem aterogênese, como ox-LDL, angiotensina-2 e hiperglicemia, estimulam a atividade de fator nuclear kappa-B (NF-kappa-B) e MAPK no endotélio, o que leva à produção de citocinas pró-inflamatórias, quimiocinas, aumento da síntese da molécula de adesão intercelular-1 e da molécula 1 de adesão celular vascular, ativação de iNOS, fatores de crescimento e outras enzimas, favorecendo o desenvolvimento de disfunção endotelial (Kwaifa *et al.*, 2020; Xia *et al.*, 2014).

A expansão do tecido adiposo no desenvolvimento da obesidade favorece a infiltração celular de componentes imunológicos, e consequentemente a inflamação no tecido adiposo, a qual é caracterizada pela liberação de citocinas pró-inflamatórias que estimulam a lipólise, promovendo a disfunção dos adipócitos e a manifestação da resistência à insulina (Grant; Stephens, 2015). Indivíduos com obesidade apresentam aumento da expressão da proteína endotelina-1 e das concentrações séricas do fator de necrose tumoral (TNF-alfa), sendo este último uma citocina pró-inflamatória com impacto no desequilíbrio do sistema endotelina-1/óxido nítrico, o que pode acarretar a disfunção endotelial (Fuster *et al.*, 2016; Virdis, 2016)

Estudo conduzido em modelo animal mostrou que, embora a formação de espécies reativas de oxigênio mediada pela endotelina-1 seja reduzida na obesidade, a sensibilidade exógena a essas espécies é aumentada (Mundy *et al.*, 2007). Nesse sentido, a disfunção endotelial é agravada em decorrência do desequilíbrio entre os mecanismos pró-oxidantes e antioxidantes no tecido adiposo. Além disso, concentrações elevadas de radicais superóxidos agridem o endotélio devido ao aumento na atividade da enzima NOX2 e à atividade reduzida de superóxido dismutase, o que contribui para a disfunção endotelial (Gil-Ortega *et al.*, 2014).

O excesso de espécies reativas de oxigênio, via ativação da nicotinamida adenina dinucleotídeo fosfato-oxidase 2 (NOX2), estimula o desacoplamento da enzima óxido nítrico sintase endotelial (eNOS), que por sua vez gera o ânion superóxido e limita a produção de óxido nítrico (Virdis, 2016). Além disso, o estresse oxidativo diminui a biodisponibilidade do óxido nítrico por meio de múltiplos mecanismos, tais como a produção de peroxinitrito a partir de uma reação do óxido nítrico com superóxido; a redução na síntese de óxido nítrico secundária ao desacoplamento de eNOS por meio da oxidação induzida por espécies reativas de oxigênio e a depleção do tetra-hidrobiopterina; e inibição da enzima dimetilarginina dimetilamino-hidrolase, com consequente aumento nas concentrações circulantes de dimetilarginina assimétrica, um inibidor competitivo da síntese de óxido nítrico (Campia *et al.*, 2012; Wang *et al.*, 2016b).

A resistência à insulina em indivíduos com obesidade compromete a cascata de sinalização dependente de PI3K, enquanto a via MAPK é poupada, com consequente estado hiperinsulinêmico compensatório para manter a homeostase da glicemia basal. Em paralelo, a hiperinsulinemia pode superestimular as vias dependentes de MAPK, que funcionam normalmente, o que não pode ser equilibrado pela cascata anormal de PI3K. Em nível vascular, tal efeito estimula a produção endotelial de endotelina-1 e a síntese reduzida de óxido nítrico, com consequente disfunção endotelial e aumento do tônus vascular (Campia *et al.*, 2012). A Figura 2 apresenta as desordens associadas a obesidade promovendo a disfunção endotelial.

Aterosclerose

A infiltração de macrófagos e o aumento da secreção de citocinas pró-inflamatórias decorrentes da disfunção do tecido adiposo são considerados fatores contribuintes para o desenvolvimento de doenças cardiovasculares (Akoumianakis; Antoniades, 2017). Nesse sentido, já foi demonstrado que, em indivíduos com obesidade, o tecido adiposo expressa e libera adipocinas que contribuem para a formação de ateroma e trombose, por aumentar a permeabilidade das células endoteliais e, consequentemente, a entrada de LDL-c, a qual sofre oxidação na íntima vascular. Posteriormente, ocorre aumento da expressão de moléculas de adesão nessas células, como os monócitos, os quais se diferenciam em macrófagos, favorecendo acúmulo da partícula de LDL-c oxidada (Faludi *et al.*, 2017; Hansson, 2005; Libby, 2013).

O aumento da atividade pró-inflamatória de macrófagos e adipocinas, como TNF-alfa e resistina, estimula a proliferação e a migração de células mus-

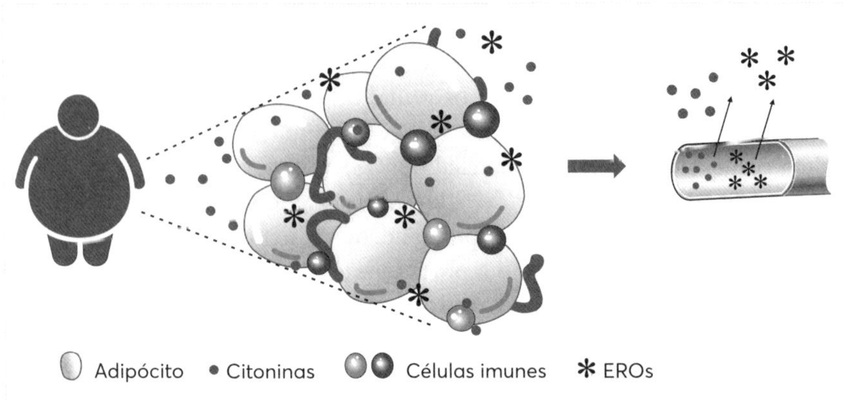

FIGURA 2 Disfunção vascular na obesidade.
EROs: espécies reativas de oxigênio.
Fonte: elaboração das autoras.

culares lisas vasculares para a íntima, onde produzem componentes da matriz extracelular, contribuindo para a formação de uma capa fibrosa. O TNF-alfa favorece a liberação do inibidor do ativador de plasminogênio tipo 1 (PAI-1), responsável pela desestabilização da placa de ateroma, aumentando o risco de sua ruptura (Hansson, 2005; Molica *et al.*, 2015; Ridker, 2016). A Figura 3 apresenta o mecanismo envolvido na formação da placa aterosclerótica.

Hipertensão arterial sistêmica

A hipertensão arterial sistêmica é definida, de acordo com as Diretrizes Brasileiras de Hipertensão Arterial, como uma condição clínica multifatorial caracterizada por níveis pressóricos elevados e sustentados com valores de pressão arterial sistólica (PAS) ≥ 140 mmHg e de pressão arterial diastólica (PAD) ≥ 90 mmHg (Barroso *et al.*, 2021).

A etiologia da hipertensão arterial é considerada complexa, com alguns fatores contribuintes já bem definidos, por exemplo, alterações centrais decorrentes da ativação microglial, principais células do sistema nervoso central, desbalanço autonômico, alterações vasculares, bem como disfunção de mecanismos do controle renal da pressão arterial, em particular do sistema renina-angiotensina-aldosterona (SRAA) (Silva *et al.*, 2021).

Na obesidade, a disfunção do tecido adiposo contribui para aumentar a produção de angiotensina, o que estimula a ativação do sistema renina-angiotensina-aldosterona, elevando a pressão arterial sistêmica. Ainda, o indivíduo com obesidade tem maior predisposição à reabsorção de sódio por meio do

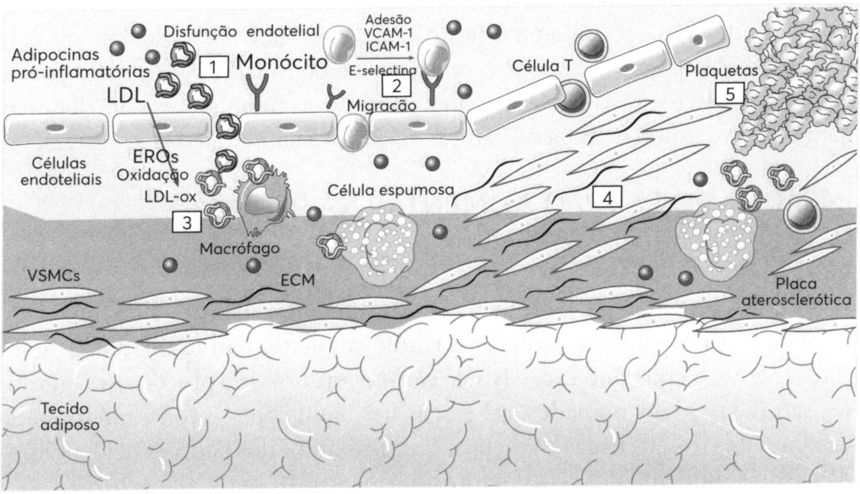

FIGURA 3 Mecanismo de formação da placa aterosclerótica.

ECM: componentes da matriz extracelular; EROs: espécies reativas de oxigênio; ICAM-1: molécula de adesão intercelular 1; LDL: lipoproteína de baixa densidade; LDL-ox: lipoproteína de alta densidade oxidada, VCAM-1: proteína de adesão celular vascular 1; VSMC: células musculares lisas celulares.

Fonte: elaboração das autoras.

sistema nervoso simpático, o que também constitui fator contribuinte para o aumento da pressão arterial sistêmica (Chistiakov *et al.*, 2017; Jahangir *et al.*, 2014; Leggio *et al.*, 2017).

O sistema renina-angiotensina-aldosterona tem participação importante na regulação da pressão arterial, na volemia e no equilíbrio hidroeletrolítico, e, em situações de desregulação nesse sistema, ocorre o aumento pressórico (Giestas *et al.*, 2010). Em condições normais, a redução dos níveis pressóricos detectada pelos barorreceptores reduz as concentrações de sódio e estimula o sistema nervoso central, dando início ao mecanismo de sinalização de receptores beta-1-adrenérgicos para posterior liberação de renina nos rins, protease liberada pelas células glomelulares desse órgão (Ocaranza *et al.*, 2020). A renina, uma vez na corrente sanguínea, cliva o angiotensinogênio em angiotensina-1, o qual por sua vez é degradado pela enzima conversora de angiotensina (ECA), sendo então convertido em angiotensina-2 (Dudoignon *et al.*, 2019; Rahimi, 2016).

A angiotensina-2 aumenta a pressão arterial por meio da vasoconstrição, diferenciação celular, vasopressina, estresse oxidativo, inflamação, ativação imunológica simpática, disfunção barorreflexa e liberação de aldosterona, que promove retenção de água e sódio, intensificando a progressão da pressão arterial sistêmica (Colafella *et al.*, 2019; Miller; Arnold, 2019).

Assim, torna-se evidente a importância da hipertensão arterial sistêmica como fator de risco para o desenvolvimento de outras doenças cardiovasculares. As citocinas pró-inflamatórias, o estresse oxidativo e a redução do óxido nítrico, desordens metabólicas presentes na obesidade, contribuem para a vasoconstrição e a resistência vascular, sendo, portanto, fatores contribuintes para o risco cardiometabólico (Jiang *et al.*, 2016; Yiannikouris *et al.*, 2012).

IMPACTO DO PADRÃO ALIMENTAR NA REDUÇÃO DO RISCO CARDIOVASCULAR

O interesse crescente na influência dos diferentes padrões alimentares no risco de desenvolvimento de eventos cardiovasculares tem resultado em associações entre o consumo excessivo de carnes gordurosas e processadas, gorduras saturadas, grãos refinados, sal e açúcares, bem como o consumo limitado de alimentos frescos frutas e vegetais, mais próximos dos padrões ocidentalizados, com o aumento dos riscos para essas doenças (Cena; Calder, 2020).

O Plano de Ação Global da Organização Mundial da Saúde para a Prevenção e Controle de Doenças Crônicas Não Transmissíveis, por reconhecer a importância da dieta como determinante para o risco de doenças, incluiu estratégias que utilizam padrões de dieta saudáveis entre suas iniciativas direcionadas à redução desses fatores de risco comportamentais (WHO, 2013).

As recomendações incluem orientação para a ingestão de energia em quantidades adequadas às necessidades de cada indivíduo, redução do consumo de açúcar, sal, gorduras saturadas e *trans*, bem como aumento do consumo de gorduras insaturadas, frutas e vegetais. Algumas dessas recomendações fazem parte da dieta mediterrânea ou estão incluídas em dietas baseadas em evidências científicas, que foram projetadas para a redução do risco de doenças, por exemplo, o padrão alimentar *Dietary Approaches to Stop Hypertension* (DASH) *DASH-sodium* (Cena; Calder, 2020).

Dieta do Mediterrâneo

A dieta do Mediterrâneo tradicional é caracterizada pela ingestão elevada de vegetais, frutas, legumes, pães e outros cereais, de preferência integrais, batatas, feijão, nozes e sementes; frutas frescas como sobremesa típica, com doces contendo açúcar ou mel esporadicamente; elevado consumo de azeite (especialmente azeite virgem e extravirgem), utilizado como principal fonte de gordura; ingestão moderada de produtos lácteos (principalmente queijo e iogurte); zero a quatro ovos por semana; peixes e aves consumidos em quantidades variando de baixas a moderadas; carne vermelha consumida em pequenas quantidades; e vinho com moderação, consumido às refeições (Guasch-Ferré; Willett, 2021). A Figura 4 mostra a pirâmide da dieta do Mediterrâneo.

Estudos têm sido conduzidos para avaliar a influência da dieta do Mediterrâneo na proteção contra o risco cardiovascular, e os resultados têm mostrado que alguns componentes dessa dieta, como o azeite de oliva, fonte de gordura monoinsaturada e fenóis, tem efeitos positivos em alguns fatores de risco, por exemplo, no índice de massa corporal (IMC), na circunferência da cintura, no perfil lipídico, na pressão arterial, em marcadores inflamatórios e em moléculas de adesão (Tuttolomondo *et al.*, 2019).

Nessa perspectiva, a publicação de um estudo de intervenção chave (*Prevención con dieta Mediterránea; Predimed*) realizado em diferentes locais da Espanha, avaliando a relação do consumo da dieta mediterrânea na prevenção primária de doenças cardiovasculares, não observou impacto positivo como esperado, no entando, em uma análise subsequente ajustando alguns vieses na randomização desse estudo observou-se efeito positivo consistente ao aderir a essa dieta suplementada com azeite ou nozes, em comparação com uma dieta com baixo teor

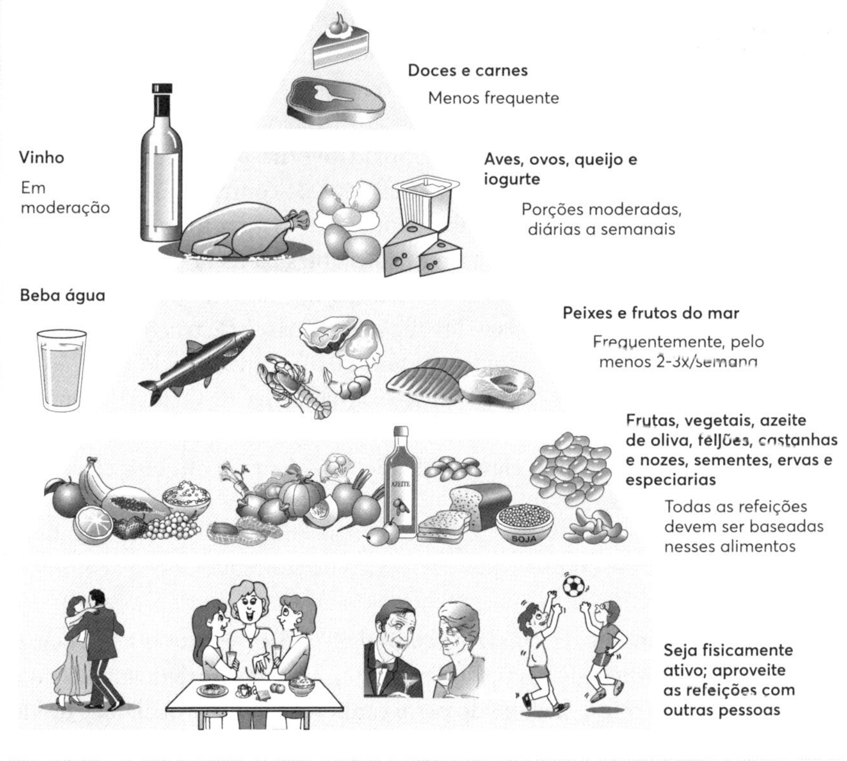
Doces e carnes
Menos frequente
Vinho
Em moderação
Aves, ovos, queijo e iogurte
Porções moderadas, diárias a semanais
Beba água
Peixes e frutos do mar
Frequentemente, pelo menos 2-3x/semana
Frutas, vegetais, azeite de oliva, feijões, castanhas e nozes, sementes, ervas e especiarias
Todas as refeições devem ser baseadas nesses alimentos
AZEITE
SOJA
Seja fisicamente ativo; aproveite as refeições com outras pessoas

FIGURA 4 Pirâmide da dieta mediterrânea.
Fonte: adaptação de Mazzocchi *et al.* (2019).

de gordura, orientados para adicionar poucas fontes de óleos nas preparações e realizar escolhas alimentares também pobres em lipídios (Estruch *et al.*, 2018).

No estudo realizado por Storniolo *et al.* (2017), mulheres com hipertensão arterial foram submetidas a intervenção com a dieta do Mediterrâneo e apresentaram como resultado redução parcial da pressão arterial, normalização de alterações nas concentrações plasmáticas de fatores derivados do endotélio, como o óxido nítrico e a endotelina-1, bem como regulação da expressão do gene receptor para o endotelina-1. Da mesma forma, pesquisa conduzida por Moreno-Luna *et al.* (2012) verificou associação negativa entre o consumo elevado de azeite rico em polifenóis e marcadores do estresse oxidativo e mediadores inflamatórios, por exemplo, das concentrações de lipoproteína de baixa densidade oxidada (ox-LDL) e proteína C reativa.

É importante ressaltar que as ox-LDL são capazes de ativar o sistema renina--angiotensina, por meio do receptor de angiotensina-2, que por sua vez ativa o receptor de lipoproteína de baixa densidade oxidada tipo lectina (LOX-1), danificando a função das células endoteliais e imunológicas e exacerbando o estresse oxidativo. Além disso, a PCR altera negativamente a estabilidade e o desacoplamento do mRNA do óxido nítrico sintase, além de ativar o LOX-1, participando tanto da inflamação quanto do estresse oxidativo, que estão fortemente relacionados ao desenvolvimento e manutenção da hipertensão (Tuttolomondo *et al.*, 2019).

Reforça-se a contribuição do estresse oxidativo na patogênese de doenças cardiovasculares, pois as espécies reativas de oxigênio contribuem para aumento das concentrações de ox-LDL e consequentemente para a formação de placas ateroscleróticas. Nesse sentido, nutrientes constantes na dieta do Mediterrâneo, por exemplo, betacaroteno, vitamina C, vitamina E, folatos naturais, flavonoides e minerais parecem contribuir para a redução de tal risco (Estruch *et al.*, 2018).

No estudo realizado por Urquiaga *et al.* (2010) foi verificada redução nas concentrações séricas de 8-hidroxi-2-desoxiguanosina (8-OHdG) de indivíduos submetidos a intervenção com a dieta mediterrânea quando comparados àqueles que tinham consumo elevado de dieta ocidental, com teor elevado de ácidos graxos saturados.

DIETA DASH

A abordagem intitulada *Dietary Approaches to Stop Hypertension* (DASH) ou *DASH-Sodium* constitui um tipo de padrão alimentar associado à redução da pressão arterial sistêmica, melhora do perfil cardiometabólico e qualidade de vida de indivíduos que apresentam algum risco cardiovascular (D'Filippou *et al.*, 2020).

A dieta DASH é caracterizada principalmente pela redução do consumo de sódio e aumento da ingestão de potássio. Esse tipo de dieta está associado a um efeito natriurético e interage com o SRAA, resultando em mudanças vasculares e hormonais (D'Fillippou *et al.*, 2020; Sacks *et al.*, 2001).

Na metanálise de D'Fillippou *et al.* (2020) foi verificado que a dieta DASH é capaz de reduzir os valores pressóricos de indivíduos hipertensos e normotensos, sendo os efeitos mais pronunciados naqueles com hipertensão não tratada. Os autores também verificaram que a pressão arterial apresentou maior redução com a implementação da dieta DASH naqueles ensaios clínicos em que o consumo de sódio foi > 2.400 mg/dia, em comparação com aqueles que restringiram para ≤ 2.400 mg/dia.

Outros estudos também foram desenvolvidos na perspectiva de avaliar a relação entre a dieta DASH e outros marcadores de risco cardiovascular, como o perfil lipídico. No estudo de Chiu *et al.* (2016) foi verificado que a dieta DASH melhorou os valores de triglicerídeos, bem como a proporção de VLDL maiores e médias, e aumentou o diâmetro das partículas de LDL, quando comparada à dieta rica em gordura. Sabe-se que as partículas menores e mais densas de LDL estão mais relacionadas ao potencial aterogênico.

O padrão de dieta DASH prioriza o consumo de vegetais, frutas, grãos integrais, leite e derivados desnatados, peixes e frango, feijões, oleaginosas e óleos vegetais, bem como reduz a ingestão de carnes gordurosas, leite e derivados integrais, bebidas açucaradas, doces e evitando o consumo de sal de adição (NIH, 2021). O Quadro 2 exemplifica a distribuição de porções diárias na dieta DASH em um plano alimentar de 2.000 kcal. A Figura 5 mostra os alimentos que compõe a dieta DASH.

QUADRO 2 Porções dos grupos alimentares na dieta DASH em um plano alimentar de 2.000 kcal

Grupo alimentar	Porções diárias
Grãos	6-8
Carnes magras, frango, ovos e peixe	6 ou menos
Vegetais	4-5
Frutas	4-5
Produtos lácteos desnatados ou semidesnatados	2-3
Gorduras e óleos	2-3
Sódio	2.300 mg/1.500 mg
	Porções semanais
Nozes, sementes, leguminosas	4-5
Açúcares	5 ou menos

Fonte: adaptação de NIH (2021).

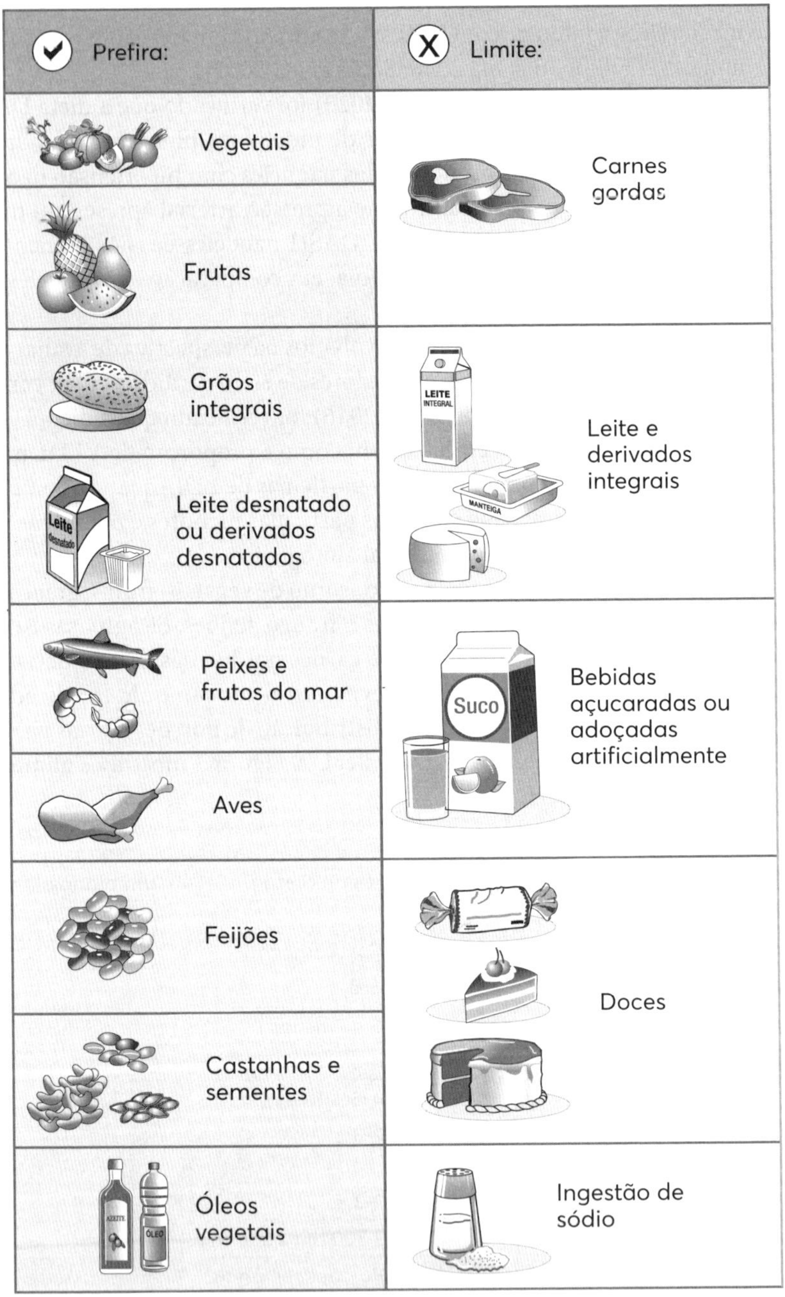

FIGURA 5 Alimentos que compõem a dieta DASH.

Fonte: adaptação de NIH (2021).

O Quadro 3 compara os principais componentes alimentares das dietas do Mediterrâneo e DASH.

QUADRO 3 Comparação entre os componentes alimentares das dietas do Mediterrâneo e DASH

Componentes dietéticos	Tipos de dieta	
	Mediterrânea	DASH
Frutas	1-2 refeições	4-5 porções/dia
Vegetais	≥ 2 porções/refeição	4-5 porções/dia
Grãos integrais	1-2 porções/refeição	7-8 porções/dia
Laticínios	Baixo teor de gordura: 2 porções/dia	Baixo ou sem gordura: 2-3 porções/dia
Nozes, sementes e leguminosas	• Azeitonas/nozes/sementes: 1-2 porções/dia. • Leguminosas: ≥ 2 porções/semana.	4-5 porções/semana
Carne bovina, suína, presunto, cordeiro, vitela, aves	• Carnes vermelhas: < 2 porções/semana. • Carnes processadas: ≤ 1 porções/semana. • Carnes brancas: 2 porções/semana.	Proteínas de fontes magras: ≤ 2 porções/dia
Peixes/frutos do mar	≥ 2 porções/semana	
Gorduras, óleos e molho de salada	Azeite: 1-2 porções/refeição	2-3 porções/dia
Doces	≤ 2 porções/semana	≤ 5 porções/semana
Outro	• Ovos: 2-4 porções/semana. • Batatas: ≤ 3 porções/semana.	Sódio < 2.300 mg/dia
Álcool	Vinho: com moderação	• Mulheres: ≤ 1 bebida/dia. • Homens: ≤ 2 bebidas/dia.

Fonte: adaptação de Cena; Calder (2020).

Alimentação cardioprotetora brasileira (Dica Br)

No Brasil, o Ministério da Saúde também orienta um padrão alimentar cardioprotetor baseado nas cores da bandeira nacional e no *Guia alimentar para a população brasileira*. Nessa dieta, as recomendações excluem todos os alimentos ultraprocessados, classificados no grupo vermelho, e considera apenas os alimentos *in natura*, minimamente processados, ingredientes culinários e alimentos processados, pela classificação nova, em sua recomendação (Brasil, 2018).

A cor verde representa aqueles alimentos sem adição de açúcar refinado, que possuem baixa densidade energética, ausência de nutrientes que aumentam o risco cardiovascular (colesterol, gordura saturada e sódio) e a presença de nutrientes cardioprotetores (antioxidantes e fibra alimentar), como verduras, frutas, legumes, leguminosas, leite e iogurte desnatados. Esses alimentos devem ser a base da dieta, como está representado o verde na bandeira.

O grupo amarelo inclui alimentos com densidade energética e teor de sódio elevados, os quais devem ser consumidos com moderação, representando a segunda maior área da bandeira. Exemplos de alimentos do grupo amarelo são: pães (processados), cereais, macarrão, tubérculos cozidos, farinhas, castanhas, doces caseiros de frutas, óleos vegetais e mel de abelha. O grupo azul, menor área da bandeira, deve ser consumido em menor quantidade e inclui alimentos com densidade de sódio, colesterol, gordura saturada e energia, como carnes, queijos, creme de leite e leite condensado, manteiga e doces caseiros (Brasil, 2018).

MICRONUTRIENTES NA PROTEÇÃO CARDIOVASCULAR

A atuação do selênio na proteção do sistema cardiovascular se dá por seu papel na defesa antioxidante contra a produção excessiva de espécies reativas de oxigênio organismo. Já foi demonstrado em estudo conduzido utilizando modelo *in vitro* que a selenoproteína P reduz a oxidação da LDL-c, por meio da neutralização dos hidroperóxidos ou da manutenção da concentração de antioxidantes endógenos, como a vitamina E, sugerindo a ação antiaterogênica do selênio (Traulsen *et al.*, 2004; Ju *et al.*, 2018; Tinkov *et al.*, 2020; Wang *et al.*, 2016a).

A deficiência em selênio limita a ação da enzima glutationa peroxidase, o que favorece a produção de hidroperóxidos, a oxidação da LDL-c, e por sua vez a formação de células espumosas, o que consequentemente estimula o desenvolvimento de placas ateroscleróticas. Ainda contribui para a disfunção endotelial, por reduzir o óxido nítrico biodisponível, e para desregulação da apoptose de células vasculares, constituindo um fator contribuinte para a manifestação da aterosclerose (Liu; Xu; Huang, 2017; Ju *et al.*, 2018; Wang *et al.*, 2016b).

O magnésio participa da proteção cardiovascular por sua ação no metabolismo lipídico, no endotélio vascular, na estabilidade da membrana e como regulador de enzimas. Esse mineral contribui com o metabolismo dos lipídios por atuar na expressão de genes envolvidos no controle de processos como adipogênese, lipólise e da inflamação, por exemplo, do PPAR-gama. Esse elemento também exerce funções relevantes na regulação da atividade de enzimas, tais como a 3-hidroxi-3-metilglutaril-coenzima A redutase (HMG-CoA redutase), a lecitina-colesterol aciltransferase (LCAT) e a lipase de lipoproteína (LPL) (Oliveira *et al.*, 2017; Severo *et al.*, 2015; Simental-Mendía *et al.*, 2017; Ahmadian *et al.*, 2013; Shen *et al.*, 2007).

Na manutenção da estabilidade da membrana, o magnésio atua como um bloqueador natural dos canais de cálcio, por meio de mecanismos de competição pelos mesmos receptores. Assim, o magnésio pode inibir o fluxo do cálcio no retículo endoplasmático do músculo liso vascular, atenuando a Na-K ATPase, melhorando a contratilidade miocárdica, bem como a vasodilatação endotelial (Dinicolantonio *et al.*, 2018; Guerrero-Romero *et al.*, 2016).

A atuação do magnésio na regulação da pressão arterial ocorre concomitantemente à ação do cálcio, e as concentrações intracelulares de ambos os minerais são controladas por ligação reversível a proteínas específicas de ligação ao cálcio. O fluxo de cálcio e magnésio através da membrana externa é regulado por uma bomba de cálcio (cálcio-magnésio-ATPase), canais de cálcio e ligação à membrana, de forma que o desequilíbrio entre o fluxo desses nutrientes favorece a hipertensão. Além disso, em condições de hipomagnesemia, ocorre aumento da síntese de aldosterona mediada pela angiotensina-2 e da produção de prostaglandinas tromboxanas e vasoconstritoras, favorecendo o aumento da pressão arterial (Geiger; Wanner, 2012; Grober; Schmidt; Kisters, 2015; Vierling *et al.*, 2013).

O magnésio também tem ação no endotélio vascular, exercendo efeitos anti-inflamatórios, anti-trombóticos e antiaterogênicos. Assim, a deficiência nesse mineral pode contribuir para promover a inflamação por meio de alterações nas concentrações de lipoproteínas pró-aterogênicas, favorecendo o acúmulo de lipoproteínas ricas em triacilglicerol, o aumento das concentrações de apo-B e redução nas concentrações de HDL-c (Geiger; Wanner, 2012). Além disso, a deficiência do nutriente potencializa a produção de radicais livres e aumento do estresse oxidativo nas células endoteliais por meio da redução dos antioxidantes plasmáticos e aumento da peroxidação lipídica (Kolte *et al.*, 2014).

Estudos têm demonstrado a atuação do magnésio na inibição da agregação plaquetária. Concentrações reduzidas do mineral em células endoteliais, *in vitro*, estimulam o influxo de cálcio, com consequente ativação da fosfolipase A2, estimulando a cicloxigenase-2 e aumentando a produção de 6-ceto-prostaglandina F1-alfa (PGF-1-alfa) (Gimenez *et al.*, 2011). Dessa forma, concentrações elevadas de magnésio parecem inibir a formação de trombos *in vivo,* diminuir a agregação plaquetária, reduzir a síntese de trombaxano A2 e inibir o influxo de cálcio estimulado pela trombina (Shechter, 2010).

O zinco participa da proteção cardiovascular, por sua ação como antioxidante, como anti-inflamatório e por sua ação no metabolismo lipídico. O estudo realizado por Severo *et al.* (2020), com mulheres que apresentavam obesidade, demonstrou existir uma redistribuição do zinco no organismo dessas pacientes, caracterizada por concentrações reduzidas desse mineral no plasma e nos eritrócitos, apesar da ingestão dietética dentro dos valores de recomendação.

Em revisão sistemática, Severo *et al.* (2019) verificaram que a suplementação com zinco pode melhorar o perfil lipídico de indivíduos com obesidade, especificamente o LDL-colesterol e triacilgliceróis. O Quadro 4 mostra a atuação dos minerais na proteção contra o risco cardiovascular.

QUADRO 4 Atuação dos minerais na proteção contra o risco cardiovascular

Mineral	Função
Selênio	• Reduz a oxidação do LDL-c. • Retarda o desenvolvimento da aterosclerose, diminuindo óxido nítrico biodisponível e apoptose de células vasculares
Magnésio	• Estimula a expressão de genes envolvidos na adipogênese, lipólise e inflamação. • Regula a atividade de enzimas tais como a HMG-coa redutase, LCAT e LPL. • Bloqueador dos canais de cálcio. • Anti-inflamatório, antitrombótico e antiaterogênico.
Zinco	• Antioxidante. • Anti-inflamatório. • Ação no metabolismo lipídico.

HMG-CoA redutase: 3-hidroxi-3-metilglutaril-coenzima A redutase; LCAT: lecitina-colesterol aciltransferase; LDL-c: lipoproteína de baixa densidade; LPL; lipase de lipoproteína.
Fonte: elaboração das autoras.

REFERÊNCIAS

AHMADIAN, M. *et al.* PPARγ signaling and metabolism: the good, the bad and the future. *Nat Med*, v. 19, n. 5, p. 557-66, 2013.

AKOUMIANAKIS, I.; ANTONIADES, C. The interplay between adipose tissue and the cardiovascular system: is fat always bad?. *Cardiovascular Research*, v. 113, n. 9, p. 999-1008, 2017.

ATTANÉ, C. *et al.* A beta cell ATGL-lipolysis/adipose tissue axis controls energy homeostasis and body weight via insulin secretion in mice. *Diabetologia*, v. 59, n. 12, p. 2654-2663, 2016.

BARROSO, W. K. S. *et al.* Diretrizes brasileiras de hipertensão arterial – 2020. *Arquivos Brasileiros de Cardiologia*, v. 116, p. 516-658, 2021.

BAYS, H. E. *et al.* Obesity, adiposity, and dyslipidemia: a consensus statement from the National Lipid Association. *Journal of Clinical Lipidology*, v. 7, n. 4, p. 304-383, 2013.

BAYS, H. E. *et al.* Lipids and bariatric procedures part 1 of 2: scientific statement from the National Lipid Association, American Society for Metabolic and Bariatric Surgery, and Obesity Medicine Association: full report. *Journal of Clinical Lipidology*, v. 10, n. 1, p. 33-57, 2016.

BRASIL. Ministério Da Saúde. *Alimentação cardioprotetora:* manual de orientações para os profissionais de saúde da Atenção Básica. 2018.

CAMPIA, U. *et al.* Human obesity and endothelium-dependent responsiveness. *Br J Pharmacol*, v. 165, n. 3, p. 561-573, 2012.

CENA, H.; CALDER, P. C. Defining a healthy diet: evidence for the role of contemporary dietary patterns in health and disease. *Nutrients*, v. 12, n. 2, p. 334, 2020.

CHISTIAKOV, D. A. *et al.* Impact of the cardiovascular system-associated adipose tissue on atherosclerotic pathology. *Atherosclerosis*, v. 263, p. 361-368, 2017.

CHIU, S. *et al.* Comparison of the DASH (Dietary Approaches to Stop Hypertension) diet and a higher-fat DASH diet on blood pressure and lipids and lipoproteins: a randomized controlled trial-3. *The American Journal of Clinical Nutrition*, v. 103, n. 2, p. 341-347, 2016.

CLEMENTE-POSTIGO, M. *et al.* Adipose tissue gene expression of factors related to lipid processing in obesity. *PloS One*, v. 6, n. 9, p. e24783, 2011.

COLAFELLA, K. M. M *et al.* The renin-angiotensin-aldosterone system and its therapeutic targets. *Experimental Eye Research*, v. 186, p. 107680, 2019.

D'FILIPPOU, C. *et al.* Dietary Approaches to Stop Hypertension (DASH) diet and blood pressure reduction in adults with and without hypertension: a systematic review and meta-analysis of randomized controlled trials. *Adv Nutr*, v. 11, n. 5, p. 1150-1160, 2020.

DIAS, S. *et al.* Drugs involved in dyslipidemia and obesity treatment: focus on adipose tissue. *International Journal of Endocrinology*, v. 2018, 2018.

DINICOLANTONIO, J. J. *et al.* Subclinical magnesium deficiency: a principal driver of cardiovascular disease and a public health crisis. *Open Heart*, v. 5, n. 1, p. e000668, 2018.

DUDOIGNON, E. *et al.* Is the renin-angiotensin-aldosterone system good for the kidney in acute settings? *Nephron*, v. 143, n. 3, p. 179-183, 2019.

EBBERT, J. O.; JENSEN, M. D. Fat depots, free fatty acids, and dyslipidemia. *Nutrients*, v. 5, n. 2, p. 498-508, 2013.

ESTRUCH, R. *et al.* Primary Prevention of cardiovascular disease with a Mediterranean diet supplemented with extra-virgin olive oil or nuts. *N Engl J Med*, v. 378, n. 25, p. e34, 2018.

FALUDI, A. A. *et al.* Atualização da diretriz brasileira de dislipidemias e prevenção da aterosclerose – 2017. *Arquivos Brasileiros de Cardiologia*, v. 109, p. 1-76, 2017.

FONSECA-ALANIZ, M. H. *et al.* The adipose tissue as a regulatory center of the metabolism. *Arquivos Brasileiros de Endocrinologia & Metabologia*, v. 50, p. 216-229, 2006.

FUSTER, J. J. *et al.* Obesity-induced changes in adipose tissue microenvironment and their impact on cardiovascular disease. *Circ Res*, v. 118, n. 11, p. 1786-807, 2016.

GEIGER, H.; WANNER, C. Magnesium in disease. *Clin Kidney J*, v. 5, n. 1, p. 25-38, 2012.

GIESTAS, A. *et al.* Sistema renina-angiotensina-aldosterona e sua modulação farmacológica. *Acta Médica Portuguesa*, n. 23 (4), p. 677-688, 2010.

GIL-ORTEGA, M. *et al.* Imbalance between pro and anti-oxidant mechanisms in perivascular adipose tissue aggravates long-term high-fat diet-derived endothelial dysfunction. *PLoS ONE*, v. 9, n. 4, p. e95312, 2014.

GIMENEZ, M. S. *et al.* Nutritional deficiencies and phospholipid metabolism. *Int J Mol Sci*, v. 12, n. 4, p. 2408-2433, 2011.

GRANT, R. W.; STEPHENS, J. M. Fat in flames: influence of cytokines and pattern recognition receptors on adipocyte lipolysis. *Am J Physiol Endocrinol Metab*, v. 309, n. 3, p. E205-13, 2015.

GRÖBER, U.; SCHMIDT, J.; KISTERS, K. Magnesium in Prevention and Therapy. *Nutrients*, v. 7, n. 9, p. 8199-226, 2015.

GUASCH-FERRÉ, M.; WILLETT, W. C. The Mediterranean diet and health: a comprehensive overview. *J Intern Med*, v. 290, n. 3, p. 549-66, 2021.

GUERRERO-ROMERO, F. *et al.* Obesity and hypomagnesemia. *Eur J Intern Med*, v. 34, p. 29-33, 2016.

HANSSON, G. K. Inflammation, atherosclerosis, and coronary artery disease. *New England Journal of Medicine*, v. 352, n. 16, p. 1685-1695, 2005.

HUSSAIN, M. M. Intestinal lipid absorption and lipoprotein formation. *Current Opinion in Lipidology*, v. 25, n. 3, p. 200, 2014.

HUSSAIN, M. M. *et al.* Regulation of intestinal lipid absorption by clock genes. *Annu Rev Nutr*, v. 34, n. 1, p. 357-75, 2014.

JAHANGIR, E. *et al.* Relationship between obesity and coronary artery disease. *Translational Research*, v. 164, n. 4, p. 336-344, 2014.

JIANG, S. *et al.* Obesity and hypertension. *Experimental and Therapeutic Medicine*, v. 12, n. 4, p. 2395-2399, 2016.

JU, W. *et al.* Relationship between higher serum selenium level and adverse blood lipid profile. *Clinical Nutrition*, v. 37, n. 5, p. 1512-1517, 2018.

KALSBEEK, A. *et al.* Circadian control of glucose metabolism. *Molecular Metabolism*, v. 3, n. 4, p. 372-383, 2014.

KLOP, B. *et al.* Dyslipidemia in obesity: mechanisms and potential targets. *Nutrients*, v. 5, n. 4, p. 1218-1240, 2013.

KOLTE, D. *et al.* Role of magnesium in cardiovascular diseases. *Cardiol Rev*, v. 22, n. 4, p. 182-92, 2014.

KWAIFA, I. K. *et al.* Endothelial dysfunction in obesity-induced inflammation: molecular mechanisms and clinical implications. *Biomolecules*, v. 10, n. 2, p. 219, 2020.

LEE, H. *et al.* Obesity, inflammation and diet. *Pediatr Gastroenterol Hepatol Nutr*, v. 16, p. 143-152, 2013.

LEGGIO, M. *et al.* The relationship between obesity and hypertension: an updated comprehensive overview on vicious twins. *Hypertension Research*, v. 40, n. 12, p. 947-963, 2017.

LIBBY, P. Mechanisms of acute coronary syndromes and their implications for therapy. *N Engl J Med*, v. 368, p. 2004-2013, 2013.

LIU, H.; XU, H.; HUANG, K. Selenium in the prevention of atherosclerosis and its underlying mechanisms. *Metallomics*, v. 9, n. 1, p. 21-37, 2017.

MAGALHÃES, F. J. *et al.* Fatores de risco para doenças cardiovasculares em profissionais de enfermagem: estratégias de promoção da saúde. *Revista Brasileira de Enfermagem*, v. 67, p. 394-400, 2014.

MANJUNATH, C. N. *et al.* Atherogenic dyslipidemia. *Indian Journal of Endocrinology and Metabolism*, v. 17, n. 6, p. 969, 2013.

MANRIQUE-ACEVEDO, C. *et al.* Obesity and cardiovascular disease in women. *International Journal of Obesity*, v. 44, n. 6, p. 1210-1226, 2020.

MAZZOCCHI, A. *et al.* The secrets of the Mediterranean diet: does [only] olive oil matter? *Nutrients*, v. 11, n. 12, p. 2941, 2019.

MIKA, A.; SLEDZINSKI, T. Alterations of specific lipid groups in serum of obese humans: a review. *Obesity Reviews*, v. 18, n. 2, p. 247-272, 2017.

MILLER, A. J.; ARNOLD, A. C. The renin–angiotensin system in cardiovascular autonomic control: recent developments and clinical implications. *Clinical Autonomic Research*, v. 29, n. 2, p. 231-243, 2019.

MOLICA, F. *et al.* Adipokines at the crossroad between obesity and cardiovascular disease. *Thrombosis and Haemostasis*, v. 113, n. 3, p. 553-566, 2015.

MORENO-LUNA, R. *et al.* Olive oil polyphenols decrease blood pressure and improve endothelial function in young women with mild hypertension. *Am J Hypertens*, v. 25, n. 12, p. 1299-304, 2012.

MUNDY, A. L. *et al.* Endothelin stimulates vascular hydroxyl radical formation: effect of obesity. *Am J Physiol Regul Integr Comp Physiol*, v. 293, n. 6, p. R2218-24, 2007.

NIKOLIC, D. *et al.* Lipoprotein subfractions in metabolic syndrome and obesity: clinical significance and therapeutic approaches. *Nutrients*, v. 5, n. 3, p. 928-948, 2013.

NIH. National Heart. DASH Eating Plan, 2021. Disponível em: https://www.nhlbi.nih.gov/education/dash-eating-plan. Acesso em: 22 fev. 2023.

OCARANZA, M. P. *et al.* Counter-regulatory renin-angiotensin system in cardiovascular disease. *Nat Rev Cardiol*, v. 17, n. 2, p. 116-129, 2020.

OLIVEIRA, A. R. S. *et al.* Hypomagnesemia and its relation with chronic low-grade inflammation in obesity. *Rev Assoc Med Bras*, v. 63, n. 2, p. 156-163, 2017.

PONZIANI, F. R. *et al.* Physiology and pathophysiology of liver lipid metabolism. *Expert Review of Gastroenterology & Hepatology*, v. 9, n. 8, p. 1055-1067, 2015.

PSALTOPOULOU, T. *et al.* Socioeconomic status and risk factors for cardiovascular disease: impact of dietary mediators. *Hellenic Journal of Cardiology*, v. 58, n. 1, p. 32-42, 2017.

RAHIMI, Z. The role of renin angiotensin aldosterone system genes in diabetic nephropathy. *Canadian Journal of Diabetes*, v. 40, n. 2, p. 178-183, 2016.

RICHARDSON, T. G. *et al.* Evaluating the relationship between circulating lipoprotein lipids and apolipoproteins with risk of coronary heart disease: a multivariable Mendelian randomisation analysis. *PLoS Medicine*, v. 17, n. 3, p. e1003062, 2020.

RIDKER, P. M. From C-reactive protein to interleukin-6 to interleukin-1: moving upstream to identify novel targets for atheroprotection. *Circulation Research*, v. 118, n. 1, p. 145-156, 2016.

SACKS, F. M. *et al.* Effects on blood pressure of reduced dietary sodium and the Dietary Approaches to Stop Hypertension (DASH) diet. *New England Journal of Medicine*, v. 344, n. 1, p. 3-10, 2001.

SEVERO, J. S. *et al.* Aspectos metabólicos e nutricionais do magnésio. *Nutr Clín Diet Hosp*, v. 35, n. 2, p. 67-74, 2015.

SEVERO, J. S. *et al.* Effect of zinc supplementation on lipid profile in obese people: a systematic review. *Current Nutrition & Food Science*, v. 15, n. 6, p. 551-556, 2019.

SEVERO, J. S. *et al.* Biomarkers of cardiovascular risk in obese women and their relationship with zinc status. *Current Nutrition & Food Science*, v. 16, n. 5, p. 734-742, 2020.

SHECHTER, M. Magnesium and cardiovascular system. *Magnes Res*, v. 23, n. 2, p. 60-72, 2010.

SHEN, H. *et al.* Zinc deficiency alters lipid metabolism in LDL receptor: deficient mice treated with rosiglitazone. *J Nutr*, v. 137, n. 11, p. 2339-2945, 2007.

SILVA, A. C. A. *et al.* Moderate physical exercise activates ATR2 receptors, improving inflammation and oxidative stress in the duodenum of 2K1C hypertensive rats. *Frontiers in Physiology*, v. 12, p. 734038, 2021.

SIMENTAL-MENDÍA, L. E. *et al.* Effect of magnesium supplementation on lipid profile: a systematic review and meta-analysis of randomized controlled trials. *Eur J Clin Pharmacol*, v. 73, n. 5, p. 525-536, 2017.

STAFFORD, L. *et al.* Illness beliefs about heart disease and adherence to secondary prevention regimens. *Psychosomatic Medicine*, v. 70, n. 8, p. 942-948, 2008.

STORNIOLO, C. E. *et al.* A Mediterranean diet supplemented with extra virgin olive oil or nuts improves endothelial markers involved in blood pressure control in hypertensive women. *Eur J Nutr*, v. 56, n. 1, p. 89-97, 2017.

SUN, H. J. *et al.* Role of endothelial dysfunction in cardiovascular diseases: the link between inflammation and hydrogen sulfide. *Frontiers in Pharmacology*, v. 10, p. 1568, 2020.

TINKOV, A. A. *et al.* Selenium and selenoproteins in adipose tissue physiology and obesity. *Biomolecules*, v. 10, n. 4, p. 658, 2020.

TRAULSEN, H. *et al.* Selenoprotein P protects low-density lipoprotein against oxidation. *Free Radical Research*, v. 38, n. 2, p. 123-128, 2004.

TUTTOLOMONDO, A. *et al.* Metabolic and vascular effect of the Mediterranean diet. *Int J Mol Sci*, v. 20, n. 19, p. 4716, 2019.

URQUIAGA, I. *et al.* Mediterranean diet and red wine protect against oxidative damage in young volunteers. *Atherosclerosis*, v. 211, n. 2, p. 694-699, 2010.

VEKIC, J. *et al.* Obesity and dyslipidemia. *Metabolism*, v. 92, p. 71-81, 2019.

VIERLING, W. *et al.* Magnesium deficiency and therapy in cardiac arrhythmias: recommendations of the German Society for Magnesium Research. *Dtsch Med Wochenschr*, v. 138, n. 22, p. 1165-71, 2013.

VIRDIS, A. Endothelial Dysfunction in Obesity: Role of Inflammation. *High Blood Press Cardiovasc Prev*, v. 23, n. 2, p. 83-5, 2016.

XIA, F. *et al.* Luteolin protects HUVECs from TNF-alpha-induced oxidative stress and inflammation via its effects on the Nox4/ROS-NF-kappaB and MAPK pathways. *J Atheroscler Thromb*, v. 21, p. 768-783, 2014.

WANG, Y. *et al.* Significant beneficial association of high dietary selenium intake with reduced body fat in the CODING study. *Nutrients*, v. 8, n. 1, p. 24, 2016a.

WANG, Z. *et al.* Association between variation in the genes DDAH1 and DDAH2 and hypertension among Uygur, Kazakh and Han ethnic groups in China. *Sao Paulo Med. J*, v. 134, n. 3, 2016b.

World Health Organization (WHO). *Global Action Plan for the Prevention and Control of Noncommunicable Diseases 2013–2020*; World Health Organ: Geneva, Switzerland, 2013.

YIANNIKOURIS, F. *et al.* Adipocyte-specific deficiency of angiotensinogen decreases plasma angiotensinogen concentration and systolic blood pressure in mice. *American Journal of Physiology-Regulatory, Integrative and Comparative Physiology*, v. 302, n. 2, p. R244-R251, 2012.

YUSUF, S. *et al.* Modifiable risk factors, cardiovascular disease, and mortality in 155 722 individuals from 21 high-income, middle-income, and low-income countries (PURE): a prospective cohort study. *The Lancet*, v. 395, n. 10226, p. 795-808, 2020.

8

Obesidade e genômica nutricional

Dilina do Nascimento Marreiro
Kyria Jayanne Clímaco Cruz
Ana Raquel Soares de Oliveira

INTRODUÇÃO

A obesidade é uma epidemia global associada a vários problemas de saúde, incluindo dislipidemias, doenças cardiovasculares, diabetes *mellitus* tipo 2 e alguns tipos de câncer. A mudança de hábitos, com o consumo de dietas desequilibradas a longo prazo (excesso de calorias, gordura, e alta relação de ácidos graxos ômega-6/ômega-3), aliada à adoção de um estilo de vida sedentário, contribui para o desenvolvimento da obesidade e complicações associadas. Além disso, as interações genéticas e epigenéticas com fatores ambientais (ingestão alimentar ou atividade física) desempenham um papel importante na determinação desse fenótipo (Ramos-Lopez *et al.*, 2017).

Diante desse cenário, a genômica nutricional, que inclui a nutrigenômica, nutrigenética, epigenética e epigenômica, vem ganhando destaque, prometendo viabilizar um melhor tratamento e prevenção de doenças, como a obesidade, por meio de dietas individualizadas (Heianza; Qi, 2017; Peña-Romero *et al.*, 2018).

NUTRIGENÉTICA E OBESIDADE

A nutrigenética é definida como a área da genômica nutricional que investiga as variações genéticas entre os indivíduos, relacionadas à resposta clínica a nutrientes específicos. Essa ciência envolve o estudo da relação entre hábitos alimentares, mudanças na sequência do DNA e o desenvolvimento de doenças relacionadas à nutrição, por exemplo, a obesidade (Renzo *et al.*, 2019).

Pequenas variações genéticas podem determinar diferenças fenotípicas entre os indivíduos. Quando estas ocorrem em uma frequência relativamente alta (em mais de 1% dos indivíduos de uma população), são conhecidas como polimorfismos (do latim *poli* = muitas; *morfismo* = formas). Os polimorfismos podem ser do tipo microssatélites ou VNTR (*variable number of tandem repeats*), inserções e deleções (Indel) e os SNP (polimorfismos de nucleotídeo único), que correspondem à variação mais comumente encontrada no genoma (representando cerca de 90% de todas as variações). No SNP, ocorre a troca de apenas um nucleotídeo em posição específica do DNA, que pode ou não ser uma região codificadora (Camp; Trujillo, 2014; Cominetti *et al.*, 2017).

A troca de nucleotídeo pode ocorrer ao longo de toda a molécula de DNA. Quando o SNP ocorre em um éxon, pode ou não resultar em alteração da proteína traduzida. Assim, se a troca de nucleotídeo resultar na tradução do mesmo aminoácido, o SNP é denominado como sinônimo ou silencioso, visto que não altera a proteína traduzida (p. ex., GUC → GUA; ambos codificam o aminoácido valina). No entanto, se a troca de nucleotídeo resultar em um códon que codifica um aminoácido diferente, o SNP é conhecido como não sinônimo ou *missense* (p. ex., UUA → UCA, em que o primeiro codifica uma leucina e o segundo, uma serina). Existem ainda trocas de nucleotídeo que resultam em um códon de terminação da tradução ou *stop* códon, caracterizando um SNP conhecido como *nonsense* (p. ex., UAU → UAG, em que o primeiro codifica uma tirosina e o segundo é um stop códon) (Figura 1) (Cominetti *et al.*, 2017).

O SNP também pode estar presente na região promotora do gene, o que influencia a regulação da expressão gênica, tanto positiva quanto negativamente. Além disso, a troca de nucleotídeo pode ocorrer em íntrons, que correspondem a estruturas que não codificam aminoácidos, no entanto tais variações podem interferir na síntese da proteína. Outro aspecto que determina o impacto biológico de um SNP refere-se ao fato de este ocorrer em homozigose ou em heterozigose, visto que a presença de apenas um alelo variante pode determinar efeitos de proteção ou de aumento do risco em função do polimorfismo (Cominetti *et al.*, 2017).

Os SNP não são intrinsecamente ruins ou bons, mas a troca de nucleotídeo, particularmente em regiões promotoras ou em outras regiões-chave, pode ter um efeito importante na transcrição gênica. Essas alterações podem contribuir para aumentar ou reduzir a expressão de enzimas, receptores, vitaminas, mediadores inflamatórios, neurotransmissores, entre outros (Aruoma *et al.*, 2019).

O conhecimento da genômica facilita uma melhor compreensão de fatores de risco à saúde de um indivíduo e permite adoção de estratégias de interven-

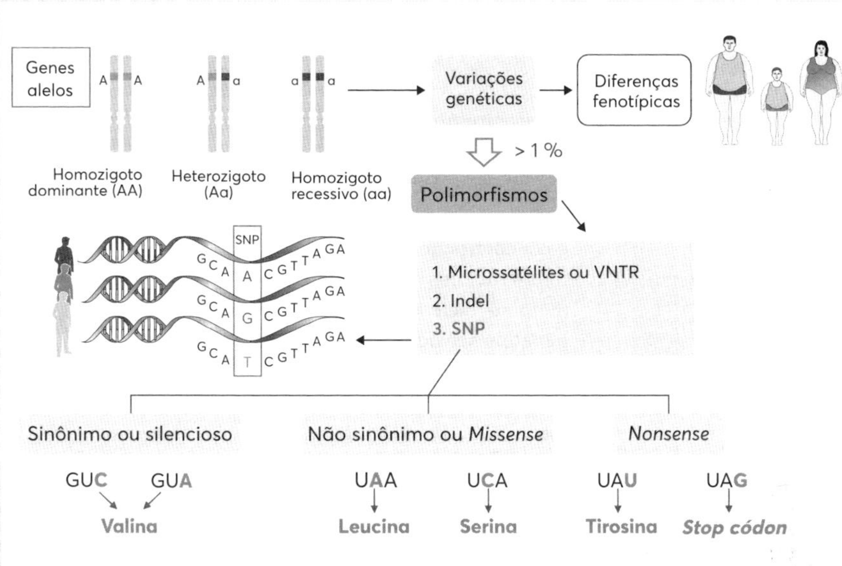

FIGURA 1 Tipos de polimorfismo.
Indel: inserções e deleções.
Fonte: elaboração das autoras.

ção a fim de modular esses riscos. Um exemplo dessa abordagem diz respeito a indivíduos com múltiplos SNP no transdutor de sinal e ativador de transcrição 3 (STAT-3), que tendem a armazenar gordura na região da cintura, com o consumo de gordura saturada. O conhecimento desse tipo de fator de risco genômico permite a prescrição de uma recomendação dietética personalizada com a finalidade de prevenção, por exemplo, com uma dieta com baixo teor de gordura saturada (Aruoma *et al.*, 2019).

Vários genes e SNP têm sido associados a fenótipos de obesidade em estudos com animais e humanos. Pesquisas têm demonstrado relação entre genética e predisposição à obesidade com comorbidades associadas ao desenvolvimento e/ou progressão dessa doença metabólica (Peña-Romero *et al.*, 2018). Dentre os principais genes candidatos envolvidos na obesidade, podem-se citar aqueles que influenciam a regulação da ingestão energética (LEP, LEPR, POMC, MC4R, FTO), dos fatores de transcrição (PPARG, TCF7L2, Clock), da adipogênese e metabolismo lipídico (ADRB3, APO, PLIN), da termogênese (ADBR, UCP), da sinalização da insulina (ISR2, INSIG-2, GIPR) e da síntese de adipocitocinas (ADIPOQ, IL6) (Cominetti *et al.*, 2017; Joffe; Houghton, 2016). O Quadro 1 mostra alguns genes e polimorfismos envolvidos na obesidade.

QUADRO 1 Genes e polimorfismos envolvidos na obesidade

Gene	Polimorfismo	Efeito	Autor (ano)
FTO	rs9930506	Homozigotos para o alelo G apresentaram 1,3 unidade de IMC maior do que homozigotos para o alelo A comum.	Scuteri *et al.* (2007)
	rs9939609	IMC, massa gorda, peso, PCR e concentração de leptina foram maiores no grupo do tipo mutante (alelo A) do que no genótipo selvagem (TT).	De Luis *et al.* (2012)
		Portadores do genótipo AA têm risco duas vezes maior de obesidade em comparação com portadores do genótipo AT e TT.	Duicu *et al.* (2016)
		O alelo A foi associado a maior IMC e ingestão de proteína em uma metanálise com 177.300 indivíduos.	Qi *et al.* (2014)
		O polimorfismo pode estar associado ao sobrepeso e à obesidade em crianças e adolescentes, dependendo da população e etnia.	Resende *et al.* (2021)
		O polimorfismo foi significativamente associado à obesidade em crianças caucasianas e asiáticas.	Dastgheib *et al.* (2021)
	rs17817449	Portadores do alelo de risco (GG) apresentaram maior peso, IMC, circunferência da cintura e quadril, colesterol total, triglicerídeos, adiponectina e glicose em jejum.	Duicu *et al.* (2016)
INSIG-2	rs12464355	Concentrações elevadas de LDL foram encontradas em crianças brancas não hispânicas, sendo o alelo G protetor.	Kaulfers *et al.* (2015)
	rs17047757	O polimorfismo foi significativamente associado ao excesso de peso.	Kaulfers *et al.* (2015)

(continua)

QUADRO 1 Genes e polimorfismos envolvidos na obesidade (*continuação*)

Gene	Polimorfismo	Efeito	Autor (ano)
MC4R	rs2229616	O alelo I103 foi associado a risco 18% menor de obesidade em uma metanálise envolvendo 29.563 indivíduos.	Young *et al.* (2007)
		I103 foi significativamente associado a características da síndrome metabólica em 7.888 indivíduos.	Heid *et al.* (2008)
		Indivíduos com alelo I103 têm risco reduzido para obesidade na ordem de 31%.	Geller *et al.* (2004)
		I103 foi associado a um risco reduzido de obesidade em um estudo de caso controle e duas metanálises.	Wang *et al.* (2012)
	rs17782313	Genótipo mutante homozigoto é um fator de risco para obesidade.	Yu *et al.* (2020)
		O polimorfismo pode estar associado ao sobrepeso e à obesidade em crianças e adolescentes dependendo da população e etnia.	Resende *et al.* (2021)
		O polimorfismo foi significativamente associado à obesidade em crianças caucasianas e asiáticas.	Dastgheib *et al.* (2021)
APO-A	rs675	O alelo APO-A4 S347 predispõe à obesidade e ao aumento da circunferência da cintura em mulheres turcas na pós-menopausa.	Guclu-Geyik *et al.* (2012)
	rs662799	Os genótipos T/C+C/C (APO-A5 -1131 T/C) foram associados a concentrações mais baixas de HDL e ingestão aumentada de AGP em comparação com o genótipo T/T.	Domínguez-Reyes *et al.* (2015)
	rs3135506	O genótipo APO-A5 56 G/G foi associado ao excesso de consumo de ácidos graxos saturados e de gordura, aumentando assim o risco de obesidade.	Domínguez-Reyes *et al.* (2015)

(continua)

QUADRO 1 Genes e polimorfismos envolvidos na obesidade (*continuação*)

Gene	Polimorfismo	Efeito	Autor (ano)
LEP	rs7799039	O genótipo GG foi associado a maior IMC, circunferência da cintura e concentrações de gordura visceral apenas nos homens.	Raskiliene *et al.* (2021)
		Os polimorfismos AG/AA nos genes da leptina alteram suas concentrações séricas e predispõem à obesidade.	Menezes *et al.* (2022)
LEPR	rs1805134	O alelo C e o genótipo T/C para o polimorfismo foram associados à suscetibilidade à obesidade mórbida.	Rojano-Rodriguez *et al.* (2016)
	rs1137101	A frequência do alelo raro 223R foi significativamente maior em indivíduos com obesidade.	Ali *et al.* (2021)

AGP: ácidos graxos poli-insaturados; APO-A: apolipoproteína-A; FTO: gene FTO (*Fat Mass and Obesity Associated*); HDL: lipoproteína de alta densidade; IMC: índice de massa corporal; INSIG-2: gene 2 induzido por insulina; LDL: lipoproteína de baixa densidade; LEP: leptina; LEPR: receptor de leptina; MC4R: receptor de melanocortina-4; PCR: proteína C reativa.
Fonte: elaboração das autoras.

NUTRIGENÔMICA E OBESIDADE

A nutrigenômica investiga os efeitos de nutrientes e compostos bioativos na expressão gênica, concentrações de proteínas e metabólitos. Essa ferramenta ômica desempenha um papel fundamental na biologia de sistemas e permite entender a interação entre nutrientes e as vias metabólicas do organismo para o controle homeostático. Nesse sentido, os componentes alimentares podem influenciar e regular a atividade de genes de forma direta ou indireta (Renzo *et al.*, 2019).

No mecanismo direto, os componentes alimentares controlam a expressão gênica por meio da interação direta com elementos regulatórios, atuando como ligantes de receptores nucleares ou de fatores de transcrição, o que gera alterações na transcrição do gene-alvo. O ácido retinoico, calcitriol, ácidos graxos de cadeia curta e longa, esteróis e zinco constituem exemplos de substâncias que atuam de forma direta (Renzo *et al.*, 2019).

De forma indireta, os nutrientes ou os compostos bioativos de alimentos (CBA) não se deslocam diretamente para o núcleo, mas ativam uma cascata de sinalização que leva à translocação de um fator de transcrição do citoplasma para o núcleo celular, regulando a expressão gênica. O resveratrol e a genisteína constituem exemplos de CBA que influenciam a expressão gênica dessa maneira (Cominetti *et al.*, 2017). A Figura 2 apresenta os mecanismos de regulação da expressão gênica por nutrientes e CBA.

Intervenções nutricionais têm sido utilizadas na prevenção e/ou tratamento da obesidade por exercer efeitos metabólicos benéficos influenciando a expressão de genes. Nessa abordagem, serão destacadas a dieta hipocalórica, as alterações na composição da dieta, a dieta do Mediterrâneo e a utilização de nutrientes e CBA.

Estudos de restrição energética e modificações alimentares em indivíduos com sobrepeso e obesidade têm fornecido evidências de como os nutrientes afetam a expressão gênica. Estudo conduzido em homens com obesidade mostrou que uma dieta hipocalórica, realizada durante 8 semanas, aumentou a expressão de 158 genes envolvidos em vias metabólicas de carboidratos, proteínas, lipídios e fosforilação oxidativa, bem como reduziu a expressão de 227 genes relacionados à inflamação e ao estresse oxidativo (Crujeiras *et al.*, 2008).

Outro estudo avaliou o efeito de uma intervenção dietética com restrição calórica de 25% por 12 semanas, em participantes com obesidade abdominal randomizados em 3 grupos: dieta com alta qualidade nutricional e 25% de restrição de energia (enriquecida com ácidos graxos monoinsaturados, ácidos graxos poli-insaturado ômega-3, fibra e proteína vegetal e reduzida em frutose); dieta com baixa qualidade nutricional e 25% de restrição de

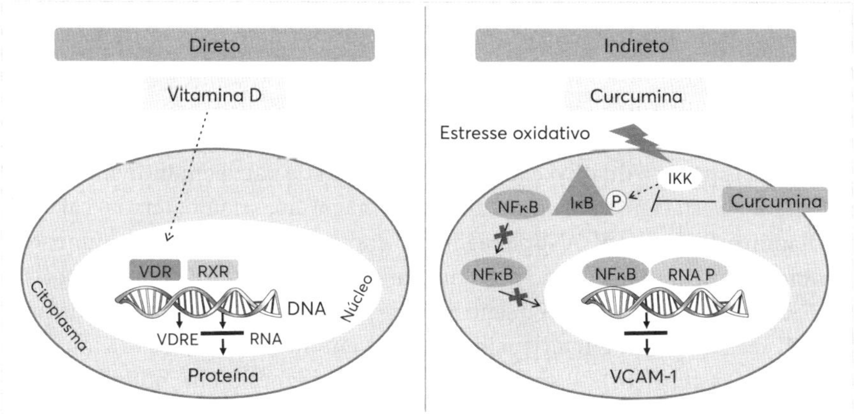

FIGURA 2 Mecanismo de regulação da expressão gênica por nutrientes e CBA.

IκB: inibidor do kappa-B; IKK: quinase do inibidor de kappa-B; NFκB: fator nuclear kappa-B; P: fosfato; RNA P: RNA polimerase; RXR: receptor X de retinoides; VCAM-1: molécula de adesão celular vascular 1; VDR: receptor da vitamina D; VDRE: elemento de resposta à vitamina D.

Fonte: adaptação de Cominetti *et al.* (2017).

energia; ou dieta habitual. A intervenção com restrição energética e alta qualidade nutricional levou a maior perda de peso, quando comparada a dieta com baixa qualidade de nutrientes [2,1 kg a mais (p = 0,007)], bem como reduziu o colesterol total sérico e triglicerídeos plasmáticos, promoveu um perfil lipoproteico antiaterogênico e causou uma redução mais pronunciada na expressão gênica das vias do metabolismo energético no tecido adiposo (Schutte *et al.*, 2022).

Modificações na composição dietética também proporcionaram alterações na expressão de genes. Estudo comparou os efeitos de uma dieta hipocalórica contendo 0,8 g de proteína/kg/dia e 1,2 g de proteína/kg/dia em mulheres na pós-menopausa com obesidade. A dieta hipocalórica com 0,8 g de proteína/kg/dia diminuiu a expressão de glutationa S-transferase alfa 4. Por outro lado, a ingestão de dieta hipocalórica com 1,2 g de proteína/kg/dia aumentou a expressão gênica de peroxirredoxina 3 no músculo. Além disso, vários genes relacionados a estrutura e organização celular foram super-regulados no grupo submetido a intervenção hipocalórica com 0,8 g de proteína/kg/dia, o que não mudou, ou mesmo reduziu, no grupo com ingestão aumentada de proteína (Smith *et al.*, 2016).

Em relação aos lipídios, os ácidos graxos poli-insaturados de cadeia longa ômega-3 têm capacidade de influenciar a expressão de genes relacionados à redução do peso corporal e melhoria do perfil metabólico na obesidade. Os mecanismos envolvidos incluem alterações na expressão gênica do tecido adiposo, na produção de adipocinas e no metabolismo de carboidratos; levando a supressão do apetite; aumento na oxidação da gordura e no gasto de energia; mecanismos de ativação envolvidos no anabolismo muscular; e influência na epigenética (Albracht-Schulte *et al.*, 2018).

Os micronutrientes também podem influenciar a expressão de genes envolvidos no ganho de peso e adiposidade, metabolismo lipídico, homeostase glicêmica, estresse oxidativo e inflamação crônica de baixo em indivíduos com obesidade. Destacam-se os minerais zinco, magnésio, selênio, ferro e cálcio, e as vitaminas A, C, D e E. A suplementação com zinco, por exemplo, aumentou significativamente a expressão dos seus transportadores ZnT (*Zinc transporter*) 1 e 5, bem como reduziu a concentração de marcadores inflamatórios de proteína C reativa (PCR) e interleucina-6 (IL-6) em mulheres obesas (Kim; Anh, 2014; Noh *et al.*, 2014). A suplementação com magnésio em indivíduos com excesso de peso causou mudanças na expressão gênica e no perfil proteômico desses, consistente com os efeitos favoráveis em várias vias metabólicas (Chacko *et al.*, 2011; Piuri *et al.*, 2021).

Outra estratégia que tem se mostrado eficaz no controle de distúrbios metabólicos relacionados à obesidade é a promoção da dieta mediterrânea. Os polifenóis presentes nesse padrão alimentar ativam vias anti-inflamatórias e antioxidantes mediadas por proteína quinase ativada por AMP (AMPK) e pelo fator de transcrição nuclear eritroide (Nrf2), por modular positivamente a expressão de adiponectina, receptor gama ativado por proliferador de peroxissomo (PPAR-gama) e antioxidantes endógenos (superóxido dismutase, glutationa, glutationa peroxidase). Os polifenóis também reduzem a inflamação e o estresse oxidativo mediados por proteína quinase C (PKC) e fator nuclear kappa-B (NF-kappa-B), por meio da inibição da expressão gênica de moléculas pró-inflamatórias (fator de necrose tumoral alfa (TNF-alfa), IL-6, IL-1-beta, proteína quimioatraente de monócitos 1 (MCP-1), e PCR) e mediadores do estresse oxidativo (malondialdeído, NADPH oxidase, óxido nítrico sintase induzível, espécies reativas de oxigênio) (Nani *et al.*, 2021).

Os CBA têm a capacidade de modular a expressão de genes envolvidos na adipogênese, lipogênese, lipólise, termogênese, bem como em vias inflamatórias e oxidativas. Esses constituintes alimentares têm papel benéfico no controle do peso corporal e na atenuação dos distúrbios metabólicos presentes em indivíduos com obesidade (Konstantinidi; Koutelidakis, 2019). O Quadro 2 mostra alguns CBA envolvidos na modulação da expressão gênica na obesidade. A Figura 3 descreve a interação entre gene e nutriente na genômica nutricional.

QUADRO 2 CBA envolvidos na modulação da expressão gênica na obesidade

CBA	Fontes alimentares	Efeitos	Referências
Alicina	Alho (*Allium sativum*)	↓ diferenciação de adipócitos e adiposidade corporal. ↑ UCP-2. ↓ TAG séricos, AGL e CT. ↓ ERK-1/2: ↓ expressão de marcadores pró-inflamatórios (IL-6 e MCP-1).	Jayarathne *et al.* (2017)
Capsaicina	Pimenta vermelha (*Capsicum annum*)	↑ expressão de PPAR-gama e PGC-1-alfa no TAB: inibe a adipogênese. ↑ expressão de UCP-1 e PGC-1-alfa no TAM: estimula a termogênese e o browning do TA. ↑ expressão STAT-3 no hipotálamo: ↓ apetite e ↑ saciedade. ↑ expressão Muc2 e Reg3g no intestino: ↑ GLP-1 e modula microbiota.	Zheng *et al.* (2017)

(continua)

QUADRO 2 CBA envolvidos na modulação da expressão gênica na obesidade (*continuação*)

CBA	Fontes alimentares	Efeitos	Referências
Catequinas	Chá verde (*Camellia sinensis*)	↑ expressão de UCP-3. ↑ expressão ACO e MCAD. ↓ a expressão de genes e proteínas envolvidos com a adipogênese (C/EBP-alfa, PPAR-gama, LXR-alfa), e lipogênese (FAS, HMG-CoA redutase, ACC, SREBP-1c, SCD-1). ↑ expressão de genes associados a lipólise (ACO, HSL, ATGL e PPAR-alfa). ↑ expressão de AMPK fosforilada: (↓ ACC, FAS, SREBP-1 e ChREBP).	Quinhoneiro *et al.* (2018); Suzuki *et al.* (2016)
Curcumina	Açafrão (*Curcuma longa*)	Inibe diferenciação de adipócitos. ↓ expressão ácido graxo sintase e HMG-CoA redutase. ↓ AGL no plasma, glicose sanguínea; hemoglobina glicada, CT e oxidação de LDL-c; ↑ HDL-c. ↑ expressão CPT-1: oxidação de ácidos graxos. Estimula substâncias antioxidantes e inibe compostos inflamatórios.	Aggarwal (2010); Alvarenga *et al.* (2018); Shimizu *et al.* (2019)
Isoflavonas	Soja (*Glycine max*)	↓ diferenciação de adipócitos e acúmulo lipídico. ↑ expressão de PPAR-alfa no hepatócito: estimula beta-oxidação. ↓ expressão HMG-CoA redutase e vias SREBP-1 e SREBP-2 no hepatócito: modula metabolismo do colesterol e LDL-c. Modula saciedade, melhora sensibilidade à insulina e perfil lipídico, além de reduzir a gordura corporal.	Wang *et al.* (2017)
Polifenóis – resveratrol	Uvas (*Vitis vinífera*) e vinho tinto	↓ expressão de PPAR-gama e C/EBP-alfa: inibe diferenciação de pré-adipócitos. Estimula apoptose dos adipócitos e lipólise. Estimula LPL no TAB. Estimula UCP-1 no TA bege. Estimula UCP-3 e oxidação de AG no músculo esquelético. Estimula CPT-1 e oxidação de AG no fígado. Modula microbiota intestinal.	Aguirre *et al.* (2014); Zhou *et al.* (2019)

(continua)

QUADRO 2 CBA envolvidos na modulação da expressão gênica na obesidade (*continuação*)

CBA	Fontes alimentares	Efeitos	Referências
Polifenóis	Arroz	Inibe via MAPK – NF-kappa-B: ↓ secreção de citocinas pró-inflamatórias e infiltração de macrófagos M1 no TAB. ↓ tamanho dos adipócitos. ↑ SOD: ↓ ERO e ERN.	Callcott *et al.* (2018)

ACC: acetil-CoA carboxilase; ACO: acil-CoA oxidase; AG: ácidos graxos; AGL: ácido graxo livre; AMPK: proteína quinase ativada por AMP; ATGL: lipase triglicerídica adiposa; CBA: compostos bioativos de alimentos; C/EBP-alfa: proteína de ligação ao intensificador alfa; ChREBP: proteína de ligação ao elemento de resposta a carboidratos; CPT-1: carnitina palmitoiltransferase 1; CT: colesterol total; ERK: quinase regulada por sinal extracelular; ERN: espécies reativas de nitrogênio; ERO: espécies reativas de oxigênio; FAS: ácido graxo sintase; GLP-1: peptídeo semelhante a glucagon-1; HDL-c: lipoproteína de alta densidade; HMG-CoA: hidroximetilglutaril-CoA; HSL: lipase hormônio sensível; IL-6: interleucina-6; LDL-c: lipoproteína de baixa densidade; LPL: lipase de lipoproteína; LXR-alfa: receptor alfa X do fígado; MAPK: proteína quinase ativada por mitógeno; MCAD: acil-CoA desidrogenase de cadeia média; MCP-1: proteína quimioatraente de monócitos 1; Muc2: gene mucina Muc2; NF-kappa-B: fator nuclear kappa-B; PGC-1-alfa: coativador 1-alfa do receptor gama ativado por proliferador de peroxissomo; PPAR-alfa: receptor ativado por proliferadores de peroxissoma alfa; PPAR-gama: receptor ativado por proliferadores de peroxissoma gama; Reg3g: proteína 3γ derivada de Ilhotas em regeneração; SCD: estearoil-CoA dessaturase; SOD: superóxido dismutase; SREBP: proteína de ligação a elemento regulador de esterol; STAT-3: transdutor de sinal e ativador de transcrição 3; TA: tecido adiposo; TAB: tecido adiposo branco; TAG: triacilgliceróis; TAM: tecido adiposo marrom; UCP: proteína desacopladora.
Fonte: elaboração das autoras.

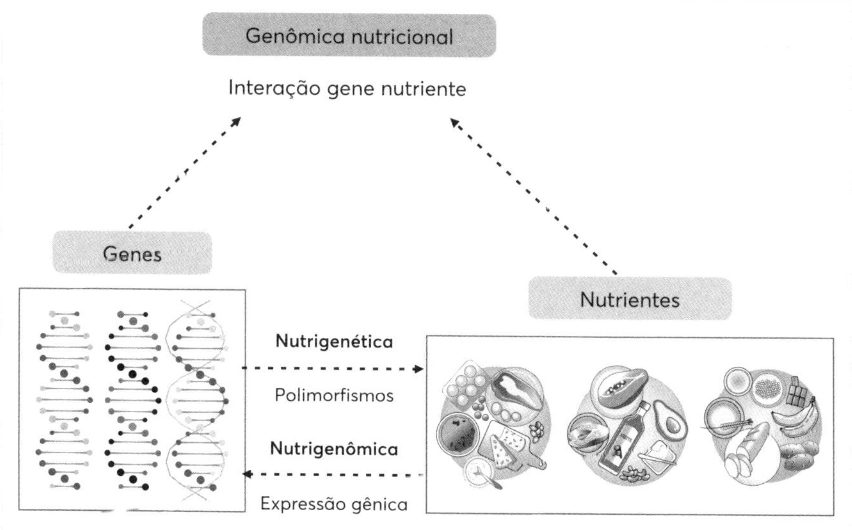

FIGURA 3 Interação entre gene e nutriente na genômica nutricional.
Fonte: adaptação de Peña-Romero *et al.* (2018).

EPIGENÉTICA

A epigenética consiste em alterações reversíveis que ocorrem no perfil de expressão gênica, sem que haja mudanças na sequência de DNA, sendo tais alterações herdadas mesmo na ausência do sinal ou do evento que as iniciou. Estudos científicos já evidenciaram a existência de mecanismos epigenéticos importantes, como metilação do DNA; modificação das histonas e micro-RNA (miRNA) (De Luca *et al.*, 2017; Inbar-Feigenberg *et al.*, 2013; Rivera; Bennett, 2010).

Metilação do DNA

Sobre a metilação do DNA, é caracterizada por uma modificação covalente hereditária do DNA sem alterar sua sequência de nucleotídeos. Tal modificação consiste na adição de grupo metil ao carbono 5 do resíduo citosina seguidos de guanina (regiões denominadas ilhas CpG), sendo essa reação catalisada por uma família de enzimas chamada DNA-metiltransferases (DNMT) (De Luca *et al.*, 2017; Inbar-Feigenberg *et al.*, 2013; Rivera; Bennett, 2010).

A metilação do DNA favorece o silenciamento de genes, por inibir a ligação de fatores de transcrição a seus sítios de reconhecimento no DNA ou por facilitar a ligação de proteínas ligadoras de metil-CpG ao DNA, as quais também inibem a ligação do fator de transcrição. A metilação do DNA também gera alterações na estrutura da cromatina em resposta ao recrutamento de complexos proteicos de modificação de histonas, como as histonas-desacetilases, tornando, dessa forma, a cromatina mais condensada, o que impede o acesso dos fatores de transcrição a seus sítios-alvo (Edwards *et al.*, 2017; Jones *et al.*, 1998; Singal; Ginder, 1999). A Figura 4 ilustra a metilação do DNA.

Modificação das histonas

As histonas constituem o principal componente proteico da cromatina, estrutura onde está compactado o DNA genômico das células eucarióticas, sendo que já foram identificadas em seres humanos cinco histonas, a saber: H1, H2A, H2B, H3 e H4.

As modificações das histonas são mecanismos epigenéticos, onde as caudas N-terminal desse componente proteico da cromatina podem sofrer modificações pós-transcricionais, incluindo acetilação, metilação, fosforilação, ubiquitilação, sumoilação, ADP-ribosilação, isomerização de prolina, citrulinação, butirilação, propionilação e glicosilação (Inbar-Feigenberg *et al.*, 2013).

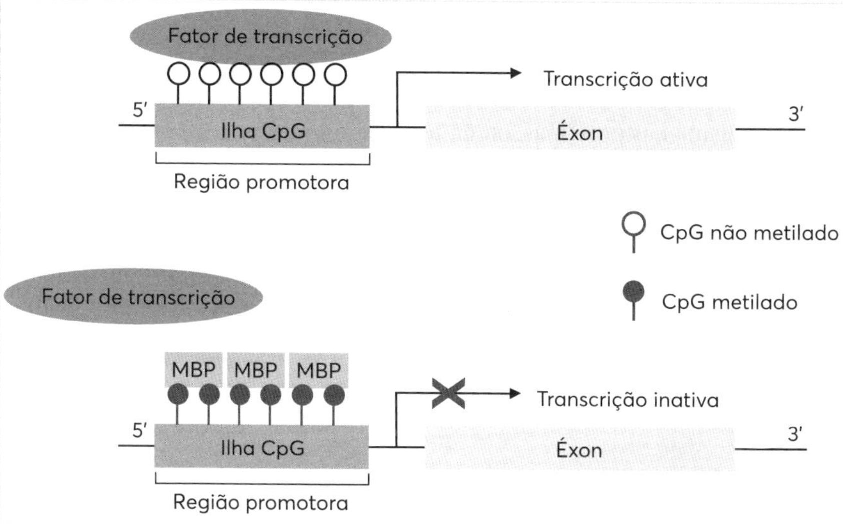

FIGURA 4 Metilação do DNA.
CpG: dinucleotídeo de citosina que precede guanina; DNA: ácido desoxirribonucleico; MBP: proteínas ligadoras de metil.
Fonte: elaboração das autoras.

Essas modificações alteram a carga elétrica e a estrutura de caudas de histonas, que se ligam ao DNA para modificar a estrutura da cromatina, inibindo a expressão gênica. Portanto, as modificações em histonas, associadas com a metilação das ilhas CpG do DNA, são capazes de controlar a acessibilidade dos fatores de transcrição ao DNA (Lawrence *et al.*, 2016; Zhang *et al.*, 2021a).

Uma das mais importantes modificações pós-transcricionais das histonas é sua metilação, que em geral ocorre por adição de grupos metil a resíduos de lisina das histonas H3 e H4. Essa reação é catalisada pela enzima histona metiltransferase (HMT), a qual transfere os grupos metil do substrato S-adenosil metionina (SAM) para os resíduos de lisina das histonas. Destaca-se que esses resíduos podem ser mono, di ou trimetilados, ativando ou inibindo, dessa forma, a expressão de genes (Figura 5) (Zhang *et al.*, 2021a).

A acetilação das histonas, por sua vez, é regulada pelo equilíbrio entre as enzimas histonas acetiltransferases (HAT) e as histonas desacetilases (HDAC). A acetilação reduz a carga positiva dos resíduos de lisina e, geralmente, é considerada um mecanismo de ativação gênica. Ressalta-se que a acetilação e a metilação nos mesmos resíduos de lisina podem atuar como antagonistas um podendo inibir o outro. Por outro lado, a fosforilação das histonas ocorre nos resíduos serina e tirosina das proteínas (Zhang *et al.*, 2021a).

A ubiquitinação das histonas é uma modificação pós-traducional decorrente da ação sequencial das enzimas E1 ativadora da ubiquitina, E2 conjugadora e E3 ubiquitina ligase, que catalisam a conjugação covalente da ubiquitina a um resíduo de lisina nas proteínas, ou na própria ubiquitina, para formar diferentes cadeias poliUb. A ubiquitinação ocorre particularmente nas histonas H2A e H2B, podendo estar envolvida no silenciamento do gene ou na inibição do processo de transcrição. O processo de ubiquitinação pode ser revertido pelas deubiquitinases, enzimas responsáveis pela remoção de ubiquitinas (Mattiroli; Penengo, 2021; Uckelmann; Sixma, 2017). A Figura 5 mostra exemplos de modificações das histonas do DNA.

miRNA

Os miRNA constituem uma classe de RNA não codificantes, com comprimento em torno de 18 a 24 nucleotídeos, que regulam a expressão de genes pós-transcricionalmente por se ligarem a uma sequência de bases localizada na região 3' não traduzida (3'UTR) do seu RNAm-alvo (Hulsmans *et al.*, 2011; Ma *et al.*, 2011).

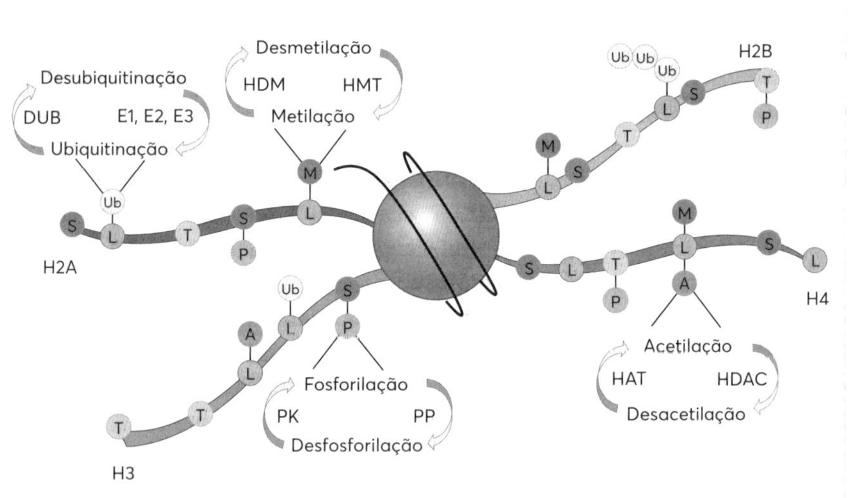

FIGURA 5 Modificações das histonas do DNA.

A: acetilado; DNA: ácido desoxirribonucleico; DUB: deubiquitinase; E1: enzima E1 ativadora da ubiquitina; E2: enzima conjugadora; E3: ubiquitina ligase; H2A: histona 2A; H3: histona 3; HAT: histona acetilase; HDAC: histona desacetilase; HDM: histona desmetilase; HMT: histona metiltransferase; L: lisina; M: metilado; P: fosforilado; PK: proteína quinase; PP: proteína fosfatase; S: serina: T: tirosina; Ub: ubiquitinado.
Fonte: elaboração das autoras.

O pareamento completo das bases canônicas dos miRNA maduros com a região 3'UTR de seus RNAm-alvos promove a clivagem do RNAm, impedindo sua transcrição. Por outro lado, o pareamento imperfeito das bases favorece o bloqueio da tradução de proteínas, sendo esse mecanismo mais comum em mamíferos (Heneghan; Miller; Kerin, 2010; Mohr; Mott, 2015; Tétreault; De Guire, 2013).

A especificidade dos miRNA é determinada principalmente por uma sequência de nucleotídeos denominada *seed sequence*, que apresenta cerca de 8 pares de bases. Esse pequeno número de pares de bases presentes nessa região permite que um miRNA possa regular a expressão de diversos genes por meio da sua ligação com vários RNAm (Inui *et al.*, 2010; Mohr; Mott, 2015).

A Figura 6 mostra a biogênese dos miRNA, a qual se inicia com a transcrição de seus precursores primários (pri-miRNA) realizada pela RNA polimerase II ou III. Posteriormente, as moléculas de pri-miRNA são clivadas dentro do núcleo pela ribonuclease III Drosha, formando pré-miRNA. Estes, por sua vez, são transportados para o citoplasma pela proteína exportina-5, onde são cliva-

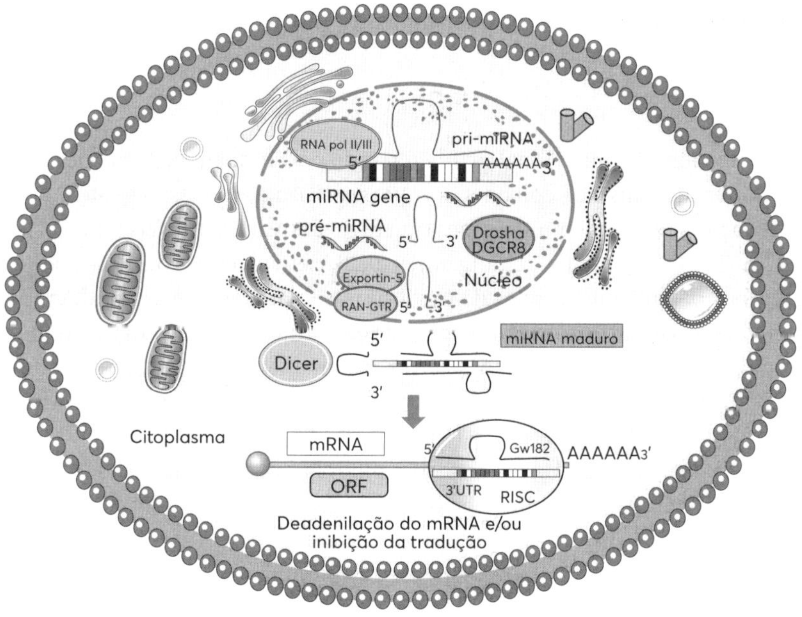

FIGURA 6 Biogênese dos miRNA.

3'-UTR: região 3' não traduzida; DGCR8: proteína de ligação da região crítica da síndrome de DiGeorge 8; dicer: enzima dicer; Gw182: proteínas Gw182; miRNA: micro-RNA; mRNA: RNA mensageiro; ORF: quadros de leitura abertos; pré-miRNA: pré micro-RNA; pri-miRNA: micro-RNA primário; RAN-GTP: proteína nuclear Ran de ligação a guanosina trifosfato; RNA pol II/III: RNA polimerase II/III; RISC: complexo silenciador induzido por RNA.

Fonte: elaboração das autoras.

dos pela ribonuclease Dicer, liberando miRNA maduros, que são incorporados ao complexo silenciador induzido por RNA (RISC) para posterior pareamento com o RNAm-alvo (Alexander *et al.*, 2011; Tétreault; De Guire, 2013).

MECANISMOS EPIGENÉTICOS NA OBESIDADE

A epigenética é um dos possíveis mecanismos que conectam fatores ambientais e alterações na expressão e atividade de genes. Portanto, os mecanismos epigenéticos podem ser um *link* entre mudanças nos hábitos alimentares e os fenótipos de obesidade existentes, conforme mostra a Figura 7 (Ling; Rönn, 2019).

Nesse sentido, o perfil de metilação do DNA, modificações das histonas e alterações na expressão gênica de miRNA parecem estar associados à obesidade e ao desenvolvimento de desordens metabólicas em indivíduos com essa doença (Cruz *et al.*, 2017). Os Quadros 3, 4 e 5 apresentam o perfil de metilação do DNA, padrões de modificação de histonas e alterações de miRNA em indivíduos com obesidade, respectivamente.

EPIGENÔMICA NUTRICIONAL

A epigenômica nutricional é caracterizada pela influência de nutrientes e de CBA sobre mecanismos epigenéticos que regulam a expressão gênica, podendo atuar no silenciamento de genes ou em sua ativação transcricional (Camp; Trujillo, 2014). Exemplos de nutrientes e CBA envolvidos no metabolismo de um carbono, incluem os ciclos de metionina e folato, que desempenham papel essencial na metilação do DNA. Além desses, ainda se pode citar a colina, vitamina B12, vitamina B6, zinco, selênio, isoflavonas da soja, polifenóis do chá verde e isotiocianato, encontrado em vegetais crucíferos (brócolis, couve-de-bruxelas, couve-flor e repolho) (Ho *et al.*, 2011).

Outros nutrientes e CBA atuam como moduladores dietéticos na modificação das histonas, tais como: butirato, ácido graxo de cadeia curta proveniente da fermentação de fibras dietéticas, compostos organossulfurados encontrados no alho, como sulforafano e isotiocianato, curcumina, proteínas sirtuínas, indole-3-carbinol presentes em vegetais crucíferos, selênio e seus metabólitos (Ho *et al.*, 2011).

Resultados de estudos mostram a atuação de fatores nutricionais na regulação da expressão de miRNA em diferentes células ou tecidos na obesidade, o que consequentemente pode alterar o metabolismo. Os ácidos graxos, vitaminas e minerais, bem como compostos bioativos presentes em frutas e vegetais, podem influenciar na expressão de miRNA (Daimiel-Ruiz *et al.*, 2015; Hernández-Alonso *et al.*, 2017; Quintanilha *et al.*, 2017).

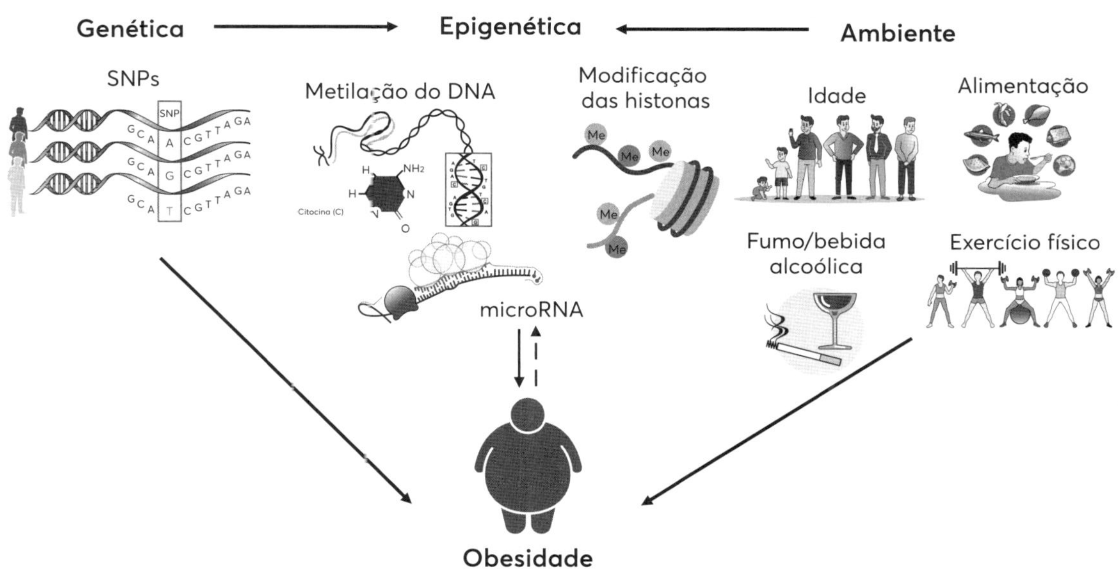

FIGURA 7 Epigenética como um *link* entre fatcres genéticos, estilo de vida e obesidade.

SNPS: polimorfismos de nucleotídeo único.

Fonte: elaboração das autoras.

QUADRO 3 Perfil de metilação do DNA e obesidade

Autor (ano)	Grupos	Amostra biológica	Resultados
Dick *et al.* (2014)	459 indivíduos de origem europeia	Sangue e tecido adiposo	Associação positiva entre IMC e a metilação do HIF3A, subunidade 3A do fator de transcrição induzível por hipóxia.
Aslibekyan *et al.* (2015)	991 adultos saudáveis de origem europeu-americana	Sangue	Associação entre metilação de 8 *loci* e o IMC e entre 5 *loci* e CC, incluindo associação positiva entre IMC/CC e CD38, e negativa entre IMC/CC e CPT1A e PHGDH.
Shah *et al.* (2015)	Participantes de 3 coortes: 1) 1.366 idosos escoceses. 2) 752 adultos holandeses. 3) 403 adolescentes europeus.	Sangue	Perfil de metilação explicou 6,9 e 4,9% da variação no IMC dos idosos e adultos, respectivamente.
Rzehak *et al.* (2017)	374 pré-escolares europeus	Sangue	Associação entre alterações no padrão de metilação e IMC e parâmetros da composição corporal (MG, IMG, MLG e IMLG).
Sayols-Baixeras *et al.* (2017)	Adultos e idosos de 2 coortes: 1) 641 espanhóis. 2) 2.515 norte-americanos.	Sangue	51 ilhas CpG com metilação diferencial foram associadas ao IMC e 26, à CC*. Perfil de metilação explicou 25,94% e 29,23% da variabilidade do IMC e CC entre os espanhóis; e 14,18 e 16,73% da variabilidade do IMC e CC entre os americanos.
Barajas-Olmos *et al.* (2018)	Adultos obesos com e sem DM2	Sangue (n = 38), TAV e TAS (n = 30) e TH (n = 16)	Alteração no perfil de metilação em indivíduos com obesidade e com DM2, principalmente no TH e TAV. Houve correlação negativa entre alterações na metilação e expressão de genes relacionados à resistência insulínica, adipogênese e inflamação.

(continua)

QUADRO 3 Perfil de metilação do DNA e obesidade

Autor (ano)	Grupos	Amostra biológica	Resultados
Cho *et al.* (2021)	700 adultos e idosos coreanos	Sangue	Correlação entre IMC e ilhas CpG metiladas dos genes ABCG-1 e LMNA. A metilação de 4 genes (ABCG-1, CPT1A, LMNA, e PDE4DIP) explicou 10,9% da variação no IMC.
Cierzniak *et al.* (2022)	45 poloneses (40-60 anos)	TAV e TAS	Hipermetilação dos promotores dos genes PPARG, INSR, SLC2A-4 e ADIPOQ em pacientes obesos com resistência à insulina.

* Modelo ajustado para sexo, idade, exposição ao tabagismo e contagem estimada de células.
ABCG-1: gene que codifica a proteína ABCG-1, envolvida no metabolismo lipídico; ADIPOQ: gene que codifica adiponectina; CC: circunferência da cintura; CD38: gene expresso em células T CD4+; CpG: dinucleotídeo de citosina que precede guanina; CPT1A: gene que codifica a carnitina palmitoiltransferase 1A, enzima limitante da taxa de oxidação de ácidos graxos mitocondriais; DM2: diabetes *mellitus* tipo 2; DNA: ácido desoxirribonucleico; HIF3A: fator de transcrição induzível por hipóxia 3A; IMC: índice de massa corporal; IMG: índice de massa gorda; IMLG: índice de massa livre de gordura; INSR: gene que codifica o receptor de insulina; LMNA: gene que codifica a proteína lamina A/C humano (cuja mutação é associada com distrofia muscular e lipodistrofia); MG: massa gorda; MLG: massa livre de gordura; PDE4DIP: gene que codifica a proteína de interação com fosfodiesterase 4D; PHGDH: gene que codifica a enzima fosfoglicerato desidrogenase (catalisa a primeira etapa na via de biossíntese da serina); PPARG: gene que codifica o receptor ativado por proliferadores de peroxissoma gama; SLC2A-4: gene que codifica o transportador de glicose 4 (GLUT-4); TAS: tecido adiposo subcutâneo; TAV: tecido adiposo visceral; TH: tecido hepático.
Fonte: elaboração das autoras.

QUADRO 4 Padrões de modificação de histonas relacionados com desordens metabólicas associadas à obesidade

Autor (ano)	Animais	Enzima-alvo	Resultados
Jiang *et al.* (2014)	Camundongos com obesidade induzida pela dieta	Histona desacetilase 3 (HDAC-3)	HDAC-3 catalisa a desacetilação do PPAR-gama; inibição da HDAC-3 aumenta a acetilação do PPAR-gama, constituindo um mecanismo de ativação independente de ligante, o que resulta em aumento na captação de glicose e na sinalização de insulina nos adipócitos.
Kabra *et al.* (2016)	Camundongos deficientes em leptina	Histona desacetilase 5 (HDAC-5)	Desacetilação de STAT-3 mediada por HDAC-5 regula a sinalização hipotalâmica da leptina; a superexpressão hipotalâmica de HDAC-5 melhora a ação da leptina e protege contra a resistência à leptina induzida por HFD e obesidade.

(continua)

QUADRO 4 Padrões de modificação de histonas relacionados com desordens metabólicas associadas à obesidade (*continuação*)

Autor (ano)	Animais	Enzima-alvo	Resultados
Li *et al.* (2016)	Camundongos C57BL/6J e A/J e cultura de células	Histona desacetilase 1 (HDAC-1)	HDAC-1 regula a desacetilação e metilação da H3K27 na região promotora dos genes UCP-1 e PGC-1-alfa, influenciando negativamente a termogênese no TAM.
Emmett *et al.* (2017)	Camundongos com ablação genética específica de HDAC-3 no TAM	Histona desacetilase 3 (HDAC-3)	HDAC-3 catalisa a desacetilação de PGC-1-alfa, resultando na coativação de ERR-alfa, necessária para a transcrição dos genes UCP-1, Pgc-1-alfa e OXPHOS no TAM. Induz termogênese.
Bricambert *et al.* (2018)	Camundongos C57BL/6J e cultura de células	Histona desmetilase Phf2	Phf2 catalisa a desmetilação de H3K9me2 na região promotora de genes regulados por ChREBP, atuando como coativadora de ChREBP, o que resulta em aumento na expressão de SCD1 e Nrf2, protegendo o fígado contra a inflamação e o estresse oxidativo, melhorando a sensibilidade à insulina, e, dessa forma, pode prevenir a progressão de DHGNA na obesidade.

A/J: Jackson Laboratories, Bar Harbor, ME, camundongo utilizado para modelar o câncer e para testes de carcinógenos; C57BL/6J: C57 black 6, modelo de camundongo geneticamente modificado para uso geral em laboratório; MEC57BL/6J: C57 black 6, modelo de camundongo geneticamente modificado para uso geral em laboratório; ChREBP: proteína de ligação ao elemento de resposta aos carboidratos; DHGNA: doença hepática gordurosa não alcoólica; ERR-alfa: receptor nuclear alfa relacionado ao estrogênio; HFD: *high-fat diet*; H3K27: lisina 27 da histona H3; H3K9me2: dimetilação da lisina 9 da histona H3; HDAC: histona desacetilase; Nrf2: fator nuclear eritroide 2 relacionado ao fator 2; OXPHOS: sistema de fosforilação oxidativa mitocondrial; PgC-1-alfa: gene que codifica o coativador 1-alfa do receptor gama ativado por proliferador de peroxissomo; Phf2: homeodomínio de planta dedo 2; PPAR-gama: receptor ativado por proliferadores de peroxissoma gama; SDC1: estearoil-CoA dessaturase 1; STAT-3: transdutor de sinais e ativador de transcrição 3; TAM: tecido adiposo marrom; UCP-1: gene que codifica a proteína desacopladora 1.
Fonte: elaboração das autoras.

QUADRO 5 Alterações de miRNA em indivíduos com sobrepeso ou obesidade

Autor (ano)	Grupos	Amostra biológica	Expressão nos grupos com sobrepeso/obesidade	Resposta fisiopatológica
Chou *et al.* (2013)	M EUTR (n = 04) OBES (n = 04)	TAV	↓ miRNA-221	↑ RNAm do TNF-alfa

(continua)

QUADRO 5 Alterações de miRNA em indivíduos com sobrepeso ou obesidade (*continuação*)

Autor (ano)	Grupos	Amostra biológica	Expressão nos grupos com sobrepeso/obesidade	Resposta fisiopatológica
Meerson *et al.* (2013)	F/M 23,6 ≤ IMC ≤ 54 (n = 80)	TAS	Correlação positiva entre miRNA-221 e IMC	Resistência à insulina
Prats-Puig *et al.* (2013)*	M EUTR (n = 5) OBES (n = 5)	Sangue	↑ miRNA-486-5p, -486-3p, -142-3p, -130b e -423-5p ↓ miRNA-221 e -28-3p	Inflamação, resistência à insulina e HAS
Chen *et al.* (2014)	F/M EUTR (n = 21) SOBRE (n = 15)	TAV	↑ miRNA-146b	Induz adipogênese
Shi *et al.* (2015)	F/M EUTR (n = 16) SOBRE (n = 14)	TAAb	↑ miRNA-148a com aumento do IMC	Induz adipogênese
Wang *et al.* (2015)	F/M EUTR (n = 107) OBES (n = 123)	Sangue	↑ miRNA-122	Resistência à insulina
Karkeni *et al.* (2016)	M EUTR (n = 11) OBES (n = 14)	TAS	↑ miRNA-155	↑ infiltração de macrófagos e inflamação
Pang *et al.* (2016)	F/M EUTR (VISC: n = 12 e SUB: n = 6) SOBRE / OBES (VISC: n = 12 e SUB: n = 5)	TAV e TAS	↓ miRNA-1275	Estímulo da adipogênese
Brandt *et al.* (2018)*	F/M OBES: Alemanha (n = 71) Itália (n = 45) Eslovênia (n = 31)	Sangue	Correlação positiva entre miRNA-122 e IMC (alemãs e eslovenas)	Alteração das enzimas hepáticas ALT, AST e GGT – DHGNA
Cui *et al.* (2018)*	F/M EUTR (n = 100) SOBRE (n = 106) OBES (n = 146)	Sangue	↑ miRNA-222, -486, -146b, -146a, -20a, -15b e -26b ↓ miRNA-197	↓ secreção de insulina, hiperglicemia, resistência insulínica e maior risco de DM2

(continua)

QUADRO 5 Alterações de miRNA em indivíduos com sobrepeso ou obesidade (*continuação*)

Autor (ano)	Grupos	Amostra biológica	Expressão nos grupos com sobrepeso/obesidade	Resposta fisiopatológica
Al-Rawaf (2019)**	F/M EUTR (n = 50) SOBRE (n = 100) OBES (n = 100)	Sangue	↑ miRNA-142-3p, -140-5p, -222 -143 e -130 ↓ miRNA-532-5p, -423-5p, -520c-3p, -146a e -15a	Alterações de parâmetros da SM (perfil lipídico, controle glicêmico)
Hijmans *et al.* (2018)	F/M EUTR (n = 15) SOBRE (n = 15) OBES (n = 15)	Sangue	↑ miRNA-34a	Senescência endotelial prematura
Nunez Lopez *et al.* (2018)	F/M EUTR (n = 7) OBES (n = 5) OBES DM 2 (n = 5)	TAS	↑ miRNA-24, -30d e -146a	↑ adiposidade e resistência à insulina
Song *et al.* (2019)	F/M EUTR (n = 18) OBES (n = 15)	Fígado	↓ miRNA-592; Correlação negativa entre miRNA-592 e FOXO1	Hiperglicemia e resistência à insulina
Zhang *et al.* (2020)	F/M EUTR (n = 22) SOBRE / OBES (n = 72)	Sangue	↑ miRNA-802; Correlação positiva com IMC	↓ síntese e secreção de insulina; resistência à insulina
Eikelis *et al.* (2022)	F/M OBES (n = 19)	Fígado e TAS e TAV	Correlação positiva entre miRNA-132 e IMC	Esteatose hepática

* Estudo desenvolvido em crianças.
** Estudo desenvolvido em adolescentes.
ALT: alanina aminotransferase; AST: aspartato aminotransferase; DM2: diabetes *mellitus* tipo 2; DHGNA; doença hepática gordurosa não alcoólica; EUTR: eutrofia; F: feminino; GGT: gama glutamil transferase; HAS: hipertensão arterial sistêmica; IMC: índice de massa corporal; M: masculino; miRNA-132: micro-RNA 132; OBES: obesidade; RNAm: RNA mensageiro; SOBRE: sobrepeso; TNF-alfa: fator de necrose tumoral alfa; SM: síndrome metabólica; SUB: subcutâneo; TAAb: tecido adiposo abdominal; TAS: tecido adiposo subcutâneo; TAV: tecido adiposo visceral; VISC: visceral.
Fonte: elaboração das autoras.

Resultados de intervenções dietéticas com os denominados "alimentos epigenéticos", ou seja, alimentos funcionais que contêm CBA, mostram a atuação destes na modulação da metilação do DNA, modificação das histonas e da expressão de miRNA com mecanismos já bem definidos. Assim, pesquisadores sugerem a possibilidade do uso de terapias epigenéticas na prevenção e no tratamento de doenças crônicas não transmissíveis, por exemplo, a obesidade (Milagro *et al.*, 2013).

EPIGENÔMICA NUTRICIONAL NA OBESIDADE

Influência da alimentação na metilação do DNA e na modificação de histonas na obesidade

Como já discutido, fatores dietéticos ou padrão alimentar podem ter influência na metilação do DNA e na modificação de histonas. Por exemplo, a dieta com restrição calórica utilizada para a perda de peso pode alterar o padrão de metilação de genes no tecido adiposo de adultos, já tendo sido observadas diferenças entre indivíduos mais e menos responsivos a essa dieta. Assim, tem-se sugerido utilizar o perfil de metilação do DNA como ferramenta para avaliar a previsão da resposta de indivíduos com obesidade submetidos a dietas hipocalóricas normalmente prescritas para emagrecimento (Bouchard *et al.*, 2010; Milagro *et al.*, 2013).

A composição da dieta também parece influenciar o padrão epigenético do indivíduo, com ênfase nos aminoácidos, pelo fato de estes serem nutrientes utilizados não apenas para a síntese proteica, mas também para modulação do estado redox e da secreção de hormônios, como a insulina. Tais ações podem ser mediadas pela metilação do DNA, por regularem a disponibilidade de S-adenosilmetionina, doador de grupos metil para DNA, e ainda pela modificação de histonas (Wang *et al.*, 2012).

A dieta do Mediterrâneo exerce efeitos benéficos à saúde amplamente demonstrados, sendo relevante sua ação na redução do risco e controle de diversas doenças, incluindo a obesidade. Estudos têm mostrado a contribuição de intervenções com essa dieta na melhora de desordens metabólicas associadas à obesidade, como inflamação crônica de baixo grau, dislipidemia e resistência à insulina. Resultados dessas pesquisas sugerem que tal influência benéfica possa ser decorrente de mudanças promovidas pela metilação do DNA (Arpón *et al.*, 2018; Arpón *et al.*, 2016; Martín-Núñez *et al.*, 2014).

Na pesquisa realizada por Martín-Núñez *et al.* (2014) foi demonstrada a associação da intervenção com dieta do Mediterrâneo com a menor metilação do elemento nuclear intercalado longo 1 (Line-1), que foi correlacionada com menor peso corporal. O estudo conduzido por Arpón *et al.* (2016) observou que a adesão à dieta do Mediterrâneo foi associada com a metilação de genes relacionados à inflamação e imunocompetência, como o gene-1 induzido por interleucina-4 (IL4I1), o receptor de leptina (LEPR), o regulador do desenvolvimento relacionado ao interferon-1 (IFRD-1), a proteína quinase 2 ativada por MAPK (MAPKAPK-2), o coativador 1 beta do receptor ativado por proliferador de peroxissoma gama (PPARGC1B). Os autores sugeriram que o papel anti-inflamatório da dieta do Mediterrâneo provavelmente seja mediado por alterações epigenéticas induzidas por esse tipo de padrão alimentar.

Arpón *et al.* (2018), por sua vez, demonstraram a influência da dieta do Mediterrâneo na metilação dos genes CPT1B (gene que codifica a enzima carnitina palmitoil transferase 1B) e GNAS (que codifica a proteína G), os quais estão envolvidos no processo de acil-carnitina para translocação de ácidos graxos de cadeia longa na mitocôndria e na regulação do metabolismo da glicose e energia, respectivamente. Assim, os tipos de ácidos graxos presentes na composição da dieta utilizada na intervenção, em particular os ácidos graxos poli-insaturados, podem ter seus efeitos mediados, pelo menos em parte, por mecanismos epigenéticos.

Alguns micronutrientes têm sido associados com alterações em marcas epigenéticas, como a metilação do DNA e modificação das histonas. Estudos pré-clínicos e clínicos mostraram que a deficiência de vitamina B12 parece ocasionar alterações no metabolismo lipídico por influenciar o padrão de metilação do DNA e a acetilação de histonas (Boachie *et al.*, 2020).

Vitamina A, retinol, ou provitamina A, carotenoides, têm sido associados com a metilação do DNA de genes inflamatórios em indivíduos com obesidade. Bollati *et al.* (2014) evidenciaram associação do consumo de betacaroteno com a maior metilação do DNA do gene HERV-w, que codifica uma proteína envolvida na ativação de cascata pró-inflamatória por meio de sua interação com o receptor *Toll-like* 4. Além disso, também verificaram relação entre a ingestão dietética de betacaroteno e retinol com a redução da metilação do gene TNF-alfa.

O alfa-tocoferol, vitamina com importante função antioxidante, também influencia a metilação do DNA. O estudo realizado por Luna *et al.* (2018) suplementou um grupo de mulheres com sobrepeso e obesidade submetidas a dieta hipocalórica com suplementação de vitamina E e verificaram aumento nos níveis de metilação da região promotora do miR-9-3, o qual desempenha papel na homeostase da insulina e da glicose, bem como reduziu a hemoglobina glicada.

Minerais, como magnésio, selênio, cálcio e cromo, e vitaminas, por exemplo, aquelas com ação antioxidante, já tiveram suas ações demonstradas na fisiopatologia da obesidade. Existem estudos que evidenciam a atuação epigenética desses micronutrientes, no entanto ainda não está totalmente esclarecido se os efeitos protetores desses micronutrientes contra desordens metabólicas associadas à obesidade sejam realizados por meio de mecanismos epigenéticos, bem como se intervenções nesse sentido devam ser coadjuvantes em terapias epigenéticas (Milagro *et al.*, 2013).

Dentre os CBA que medeiam modificações nas histonas e metilação no DNA, podem ser citados: genisteína (soja), resveratrol (uva), curcumina (cúrcuma) e catequinas do chá (chá verde). Esses CBA exercem ações antiobesidade, como anti-inflamatórias, com papel no metabolismo lipídico, no controle glicêmico e estresse oxidativo. O resveratrol, por exemplo, é um potente ativador da sirtuína 1, uma histona desacetilase dependente de NAD^+ que modula a expressão gênica em todos os tecidos (Camins *et al.*, 2010; Milagro *et al.*, 2013).

Polifenóis dietéticos podem modular o epigenoma, influenciando processos epigenéticos específicos, por induzir alterações nos padrões de modificação da cromatina e/ou de expressão de miRNA. No entanto, os mecanismos moleculares desencadeados pelos polifenóis para promover tais alterações epigenéticas são desconhecidos e necessitam ser mais bem investigados. Associado a isso, ainda são escassas as pesquisas que avaliam a influência dos CBA em marcas epigenéticas na obesidade (Russo *et al.*, 2017).

Influência da alimentação sobre miRNA na obesidade

Estudos têm demonstrado que intervenções nutricionais utilizadas no tratamento de indivíduos com obesidade influenciam parâmetros metabólicos, e que tal influência pode estar associada a efeitos epigenéticos. A perda de peso corporal, provocada tanto pela dieta hipocalórica quanto pela cirurgia bariátrica, tem sido correlacionada com mudanças na expressão de miRNA, sugerindo a contribuição da redução do peso ou da gordura corporal sobre esse importante fator epigenético, sendo tal fato reconhecido como tendo potencial para aplicação na prática clínica, apesar de os estudos sobre essa temática ainda serem limitados (Flowers *et al.*, 2015; Milagro *et al.*, 2013; Ortega *et al.*, 2013).

Recentemente, Liao *et al.* (2021) conduziram um estudo de intervenção dietética associado a exercício físico em crianças com obesidade durante 6 semanas e verificaram associação da perda de peso corporal com alterações nas concentrações de hormônios que regulam o apetite, como a orexina e a grelina. Segundo os pesquisadores, tal associação pode ter sido mediada por mudanças na expressão dos miRNA-103a-3p e miRNA-200a-3p, o que sugere o envolvimento dos miRNA controlados pela dieta no balanço energético de indivíduos com obesidade (Liao *et al.*, 2021).

A dieta do Mediterrâneo, além dos efeitos já apresentados sobre a metilação do DNA e a modificação das histonas, também exerce influência sobre a expressão de miRNA. Nesse sentido, no estudo de Fontalba-Romero *et al.* (2021) foi evidenciada associação entre aderência à dieta do Mediterrâneo e concentrações séricas elevadas do miRNA-590, o qual foi positivamente correlacionado à melhora do perfil metabólico em indivíduos com obesidade mórbida.

Polifenóis do azeite extravirgem, como *oleocanthal* e oleaceína, também têm propriedades anti-inflamatórias mediadas por mecanismos epigenéticos. Carpi *et al.* (2019) demonstraram que esses CBA atenuam a expressão de genes induzida por TNFalfa e miRNA envolvidos na inflamação do tecido adiposo e disfunção de adipócitos e inibem a atividade do NF-kappa-B por interagir diretamente com a subunidade p65 desse fator de transcrição. Assim, tal atuação dos polifenóis no epigenoma contribui para explicar os benefícios cardiometabólicos do consumo de azeite de oliva extravirgem, e consequentemente de seu potencial para a promoção da saúde e tratamento da obesidade.

O resveratrol constitui outro CBA com influência na expressão de miRNA, sendo que estudos experimentais conduzidos em pré-adipócitos em maturação mostraram que esse tipo de CBA inibe o processo de adipogênese, pelo menos em parte, via miR-155. Além disso, o resveratrol aumentou a expressão de miR-155 em monócitos e macrófagos, reduzindo a resposta inflamatória, o que consequentemente contribuiu para a proteção contra doenças cardiovasculares como a aterosclerose e hipertensão arterial (Eseberri *et al.*, 2017; Ma *et al.*, 2017).

Em ratos alimentados com dieta obesogênica, o resveratrol contribuiu para o controle da esteatose hepática induzida pela dieta por meio do aumento na expressão e atividade da proteína carnitina palmitoil transferase 1a (CPT1a), via redução na expressão do miRNA-107-3p (Gracia *et al.*, 2017).

Polifenóis do café também parecem auxiliar na prevenção da esteatose hepática. Esses CBA aumentam a expressão do miRNA-122, favorecendo aumento no metabolismo energético e redução da lipogênese por meio da regulação negativa da proteína 1 de ligação ao elemento regulador de esterol (SREBP-1c), o que reduz o acúmulo da gordura corporal (Murase *et al.*, 2011).

A disbiose intestinal tem sido associada como um fator contribuinte para a manifestação de desordens metabólicas associadas à obesidade. Sobre esse aspecto, estudo realizado por Du *et al.* (2021) em camundongos demonstrou que a suplementação com betaína, composto naturalmente encontrado em mariscos, trigo, beterraba e espinafre, melhorou a disbiose intestinal induzida pela dieta hiperlipídica e aumentou cepas antiobesidade, como *Akkermansia muciniphila, Lactobacillus,* e *Bifidobacterium.* Além disso, o estudo demonstrou aumento na produção de ácidos graxos de cadeia curta, como acetato e butirato, que possuem ação na regulação dos níveis de metilação do DNA na região promotora do miRNA-378a, auxiliando no controle da intolerância à glicose na obesidade (Du *et al.*, 2021).

Experimentos realizados *in vitro* e *in vivo* sugerem que a genisteína pode regular o metabolismo lipídico no tecido adiposo de camundongos obesos, regulando a expressão de miR-222 e de seus genes-alvo, BTG2 e adipor1, que codificam para o fator 2 antiproliferação BTG e receptor 1 de adiponectina, respectivamente (Gan *et al.*, 2020). Associado a isso, um CBA presente no alho, trissulfeto dialil, demonstrou ser capaz de suprimir o ganho de peso corporal em ratos obesos e de exercer efeitos hipolipemiantes no fígado e no plasma sanguíneo, tendo como alvo o miRNA-335 (Miura *et al.*, 2021).

Sobre a participação de micronutrientes na regulação dos miRNA, resultados de estudos mostram associação da deficiência em vitamina B12 com alterações na expressão de miRNA que controlam a tradução do receptor ativado por proliferador de peroxissoma (PPAR) (miRNA-31, -130b e -23a), na diferenciação de adipócitos (miRNA-143, -145, -46a, -125b, -222 e -221), na função da proteína de ligação ao intensificador alfa (CCAAT) (miRNA-31) e nas vias da insulina (miRNA-107 e -103a) (Boachie *et al.*, 2020).

No estudo realizado por Reis *et al.* (2019) foram verificados efeitos metabólicos importantes após intervenção com a ingestão de castanha do Brasil, excelente fonte alimentar de selênio, e se verificou também que tais efeitos podem influenciar a expressão de miRNA. Nesse ensaio clínico randomizado foi observado que a intervenção com a castanha aumentou as concentrações séricas dos miRNA -454-3p e -584-5p, os quais estão relacionados com a via de ativação do receptor de vitamina D (VDR/RXR). Assim, os resultados indicam uma possível associação entre miRNA regulados pelo selênio e a homeostase da vitamina D, sugerindo uma atuação do mineral no metabolismo ósseo de indivíduos com obesidade.

A vitamina D pode atuar em mecanismos epigenéticos regulando a expressão de miRNA envolvidos na inflamação crônica de baixo grau associada à obesidade, como observado em vários estudos. Experimentos *in vitro* e *in vivo* demonstraram que a suplementação com essa vitamina reduziu a expressão dos miRNA-146a, -150, e -155 em camundongos alimentados com dieta hiperlipídica. Além disso, também foi evidenciada correlação positiva entre esses miRNA e o TNF-alfa. Os resultados desses estudos também mostram a atuação da vitamina D na prevenção da ativação da via pró-inflamatória do NF-kappa-B, por inibir a fosforilação de p65 e I-kappa-B e ainda o papel dessa vitamina D na modulação da expressão dos miRNA-27, -125, -155, -192, -223, -375 e -378, relevantes na patogênese da doença hepática não alcoólica, comumente associada à obesidade (Karkeni *et al.*, 2018; Zhang *et al.*, 2021b).

Diante do avanço crescente da literatura científica visando à compreensão dos mecanismos complexos envolvidos na atuação de nutrientes e de CBA em fatores epigenéticos, e da melhora no controle metabólico, em particular nos indivíduos com obesidade, torna-se evidente a necessidade de ampliar o entendimento acerca da contribuição da nutrição na redução de comorbidades presentes nesses indivíduos, com ênfase na base molecular.

REFERÊNCIAS

AGGARWAL, B. B. Targeting inflammation-induced obesity and metabolic diseases by curcumin and other nutraceuticals. *Annual Review of Nutrition*, v. 30, n. 1, p. 173-199, 2010.

AGUIRRE, L. *et al.* Resveratrol: anti-obesity mechanisms of action. *Molecules*, v. 19, n. 11, p. 18632-18655, 2014.

ALBRACHT-SCHULTE, K. *et al.* Omega-3 fatty acids in obesity and metabolic syndrome: a mechanistic update. *The Journal of Nutritional Biochemistry*, v. 58, p. 1-16, 2018.

ALEXANDER, R. *et al.* MicroRNAs in adipogenesis and as therapeutic targets for obesity. *Expert Opinion on Therapeutic Targets*, v. 15, n. 5, p. 623-36, 2011.

ALI, E. M. M. *et al.* Fat mass and obesity-associated (FTO) and leptin receptor (LEPR) gene polymorphisms in Egyptian obese subjects. *Archives of Physiology and Biochemistry*, v. 127, n. 1, p. 28-36, 2021.

AL-RAWAF, H. A. Circulating microRNAs and adipokines as markers of metabolic syndrome in adolescents with obesity. *Clinical Nutrition*, v. 38, n. 5, p. 2231-2238, 2019.

ALVARENGA, L. A. *et al.* Curcumin: a promising nutritional strategy for chronic kidney disease patients. *Journal of Functional Foods*, v. 40, p. 715-721, 2018.

ARPÓN, A. *et al.* Adherence to Mediterranean diet is associated with methylation changes in inflammation-related genes in peripheral blood cells. *Journal of Physiology and Biochemistry*, v. 73, n. 3, p. 445-55, 2016.

ARPÓN, A. *et al.* Impact of consuming extra-virgin olive oil or nuts within a mediterranean diet on DNA methylation in peripheral white blood cells within the PREDIMED-Navarra Randomized Controlled Trial: a role for dietary lipids. *Nutrients*, v. 10, n. 1, p. 15, 2018.

ARUOMA, O. I. *et al.* Personalized nutrition: translating the science of NutriGenomics into practice: proceedings from the 2018 American College of nutrition meeting. *Journal of the American College of Nutrition*, v. 38, n. 4, p. 287-301, 2019.

ASLIBEKYAN, S. *et al.* Epigenome-wide study identifies novel methylation loci associated with body mass index and waist circumference. *Obesity*, v. 23, n. 7, p. 1493-501, 2015.

BARAJAS-OLMOS, F. *et al.* Altered DNA methylation in liver and adipose tissues derived from individuals with obesity and type 2 diabetes. *BMC Medical Genetics*, v. 19, n. 1, p. 28, 2018.

BOACHIE, J. *et al.* Low vitamin B12 and lipid metabolism: evidence from pre-clinical and clinical studies. *Nutrients*, v. 12, n. 7, p. 1925, 2020.

BOLLATI, V. *et al.* Nutrients intake is associated with DNA methylation of candidate inflammatory genes in a population of obese subjects. *Nutrients*, v. 6, n. 10, p. 4625-4639, 2014.

BOUCHARD, L. *et al.* Differential epigenomic and transcriptomic responses in subcutaneous adipose tissue between low and high responders to caloric restriction. *The American Journal of Clinical Nutrition*, v. 91, n. 2, p. 309-20, 2010.

BRANDT, S. *et al.* Circulating levels of miR-122 and nonalcoholic fatty liver disease in pre-pubertal obese children. *Pediatric Obesity*, v. 13, n. 3, p. 175-182, 2018.

BRICAMBERT, J. *et al.* The histone demethylase Phf2 acts as a molecular checkpoint to prevent NAFLD progression during obesity. *Nature Communications*, v. 9, n. 1, p. 2092, 2018.

CALLCOTT, E. T. *et al.* Therapeutic potential of rice-derived polyphenols on obesity-related oxidative stress and inflammation. *Journal of Applied Biomedicine*, v. 16, n. 4, p. 255-262, 2018.

CAMINS, A. *et al.* Sirtuin activators: designing molecules to extend life span. *Biochimica et Biophysica Acta*, v. 1799, n. 10-12, p. 740-749, 2010.

CAMP, K. M.; TRUJILLO, E. Position of the Academy of Nutrition and Dietetics: nutritional genomics. *Journal of the Academy of Nutrition and Dietetics*, v. 114, n. 2, p. 299-312, 2014.

CARPI, S. *et al.* The extra-virgin olive oil polyphenols oleocanthal and oleacein counteract inflammation-related gene and miRNA expression in adipocytes by attenuating NF-κB activation. *Nutrients*, v. 11, n. 12, p. 2855, 2019.

CHACKO, S. A. *et al.* Magnesium supplementation, metabolic and inflammatory markers, and global genomic and proteomic profiling: a randomized, double-blind, controlled, crossover trial in overweight individuals. *The American Journal of Clinical Nutrition*, v. 93, n. 2, p. 463-473, 2011.

CHEN, L. *et al.* MiR-146b is a regulator of human visceral preadipocyte proliferation and differentiation and its expression is altered in human obesity. *Molecular and Cellular Endocrinology*, v. 393, n. 1-2, p. 65-74, 2014.

CHO, S. *et al.* Validation of BMI genetic risk score and DNA methylation in a Korean population. *International Journal of Legal Medicine*, v. 135, n. 4, p. 1201-1212, 2021.

CHOU, W. W. *et al.* Decreased microRNA-221 is associated with high levels of TNF-α in human adipose tissue-derived mesenchymal stem cells from obese woman. *Cellular Physiology and Biochemistry*, v. 32, n. 1, p. 127-37, 2013.

CIERZNIAK, A. *et al.* The preliminary evaluation of epigenetic modifications regulating the expression of IL10 in insulin-resistant adipocytes. *Genes*, v. 13, n. 2, p. 294, 2022.

COMINETTI, C. *et al.* Brazilian Society for Food and Nutrition position statement: nutrigenetic tests. *Nutrire*, v. 42, n. 10, p. 1-11, 2017.

CRUJEIRAS, A. B. *et al.* Differential expression of oxidative stress and inflammation related genes in peripheral blood mononuclear cells in response to a low-calorie diet: a nutrigenomics study. *Omics: A Journal of Integrative Biology*, v. 12, n. 4, p. 251-261, 2008.

CRUZ, K. J. C. *et al.* Role of microRNAs on adipogenesis, chronic low-grade inflammation, and insulin resistance in obesity. *Nutrition*, v. 35, p. 28-35, 2017.

CUI, X. *et al.* Change in circulating microRNA profile of obese children indicates future risk of adult diabetes. *Metabolism*, v. 78, p. 95-105, 2018.

DAIMIEL-RUIZ, L. *et al.* Dietary lipids modulate the expression of miR-107, an miRNA that regulates the circadian system. *Molecular Nutrition & Food Research*, v. 59, n. 9, p. 552-65, 2015.

DASTGHEIB, S. A. *et al.* Evidence from a meta-analysis for association of MC4R rs17782313 and FTO rs9939609 polymorphisms with susceptibility to obesity in children. *Diabetes & Metabolic Syndrome*, v. 15, n. 5, p. 102234, 2021.

DE LUCA, A. *et al.* Nutriepigenomics and malnutrition. *Epigenomics*, v. 9, n. 6, p. 893-917, 2017.

DE LUIS, D. A. *et al.* Relation of the rs9939609 gene variant in FTO with cardiovascular risk factor and serum adipokine levels in morbid obese patients. *Nutricion Hospitalaria*, v. 27, n. 4, p. 1184-1189, 2012.

DICK, K. J. *et al.* DNA methylation and body-mass index: a genome-wide analysis. *Lancet*, v. 383, n. 9933, p. 1990-1998, 2014.

DOMÍNGUEZ-REYES, T. *et al.* Interaction of dietary fat intake with APOA2, APOA5 and LEPR polymorphisms and its relationship with obesity and dyslipidemia in young subjects. *Lipids in Health and Disease*, v. 14, n. 1, p. 106, 2015.

DU, J. *et al.* Dietary betaine prevents obesity through gut microbiota-drived microRNA-378a family. *Gut Microbes*, v. 13, n. 1, p. 1-19, 2021.

DUICU, C. *et al.* FTO rs 9939609 SNP is associated with adiponectin and Leptin levels and the risk of obesity in a cohort of Romanian children population. *Medicine*, v. 95, n. 20, p. e3709, 2016.

EDWARDS, J. R. *et al.* DNA methylation and DNA methyltransferases. *Epigenetics & Chromatin*, v. 10, n. 23, 2017.

EIKELIS, N. *et al.* MicroRNA-132 may be associated with blood pressure and liver steatosis-preliminary observations in obese individuals. *Journal of Human Hypertension*, v. 36, n. 10, p. 911-916, 2022.

EMMETT, M. J. *et al.* Histone deacetylase 3 prepares brown adipose tissue for acute thermogenic challenge. *Nature*, v. 546, n. 7659, p. 544-8, 2017.

ESEBERRI, I. *et al.* Potential miRNA involvement in the anti-adipogenic effect of resveratrol and its metabolites. *PLoS One*, v. 12, n. 9, p. e0184875, 2017.

FLOWERS, E. *et al.* MicroRNAs associated with exercise and diet: a systematic review. *Physiological Genomics*, v. 47, n. 1, p. 1-11, 2015.

FONTALBA-ROMERO, M. I. *et al.* Association between the Mediterranean diet and metabolic syndrome with serum levels of miRNA in morbid obesity. *Nutrients*, v. 13, n. 2, p. 436, 2021.

GAN, M. *et al.* Genistein inhibits high fat diet-induced obesity through miR-222 by targeting BTG2 and adipor1. *Food & Function Journal*, v. 11, n. 3, p. 2418-2426, 2020.

GELLER, F. *et al.* Melanocortin-4 receptor gene variant I103 is negatively associated with obesity. *The American Journal of Human Genetics*, v. 74, n. 3, p. 572-581, 2004.

GRACIA, A. *et al.* Are miRNA-103, miRNA-107 and miRNA-122 involved in the prevention of liver steatosis induced by resveratrol? *Nutrients*, v. 9, n. 4, p. 360, 2017.

GUCLU-GEYIK, F. *et al.* Minor allele of the APOA4 gene T347S polymorphism predisposes to obesity in postmenopausal Turkish women. *Molecular Biology Reports*, v. 39, n. 12, p. 10907-10914, 2012.

HEIANZA, Y.; QI, L. Gene-diet interaction and precision nutrition in obesity. *International Journal of Molecular Sciences*, v. 18, n. 4, p. 787, 2017.

HEID, I. M. *et al.* Association of the MC4R V103I polymorphism with the metabolic syndrome: the KORA study. *Obesity*, v. 16, n. 2, p. 369-376, 2008.

HENEGHAN, H. M.; MILLER, N.; KERIN, M. J. Role of microRNAs in obesity and the metabolic syndrome. *Obesity Reviews*, v. 11, n. 5, p. 354-361, 2010.

HERNÁNDEZ-ALONSO, P. *et al.* Chronic pistachio intake modulates circulating microRNAs related to glucose metabolism and insulin resistance in prediabetic subjects. *European Journal of Nutrition*, v. 56, n. 6, p. 2181-2191, 2017.

HIJMANS, J. G. *et al.* Influence of overweight and obesity on circulating inflammation-related microRNA. *Microrna*, v. 7, n. 2, p. 148-154, 2018.

HO, E. *et al.* Dietary factors and epigenetic regulation for prostate cancer prevention. *Advances in Nutrition*, v. 2, n. 6, p. 497-510, 2011.

HULSMANS, M. *et al.* MicroRNAs regulating oxidative stress and inflammation in relation to obesity and atherosclerosis. *The FASEB Journal*, v. 25, n. 8, p. 2515-2527, 2011.

INBAR-FEIGENBERG, M. *et al.* Basic concepts of epigenetics. *Fertility and Sterility*, v. 99, n. 3, p. 607-615, 2013.

INUI, M. *et al.* MicroRNA control of signal transduction. *Nature Reviews Molecular Cell Biology*, v. 11, n. 4, p. 252-263, 2010.

JAYARATHNE, S. *et al.* Anti-inflammatory and anti-obesity properties of food bioactive components: effects on adipose tissue. *Preventive Nutrition and Food Science*, v. 22, n. 4, p. 251-262, 2017.

JIANG, X. *et al.* Inhibition of HDAC3 promotes ligand-independent PPARγ activation by protein acetylation. *Journal of Molecular Endocrinology*, v. 53, n. 2, p. 191-200, 2014.

JOFFE, Y. T.; HOUGHTON, C. A. A novel approach to the nutrigenetics and nutrigenomics of obesity and weight management. *Current Oncology Reports*, v. 18, n. 7, 2016.

JONES, P. L. *et al.* Methylated DNA and MeCP2 recruit histone deacetylase to repress transcription. *Nature Genetics*, v. 19, n. 2, p. 187-191, 1998.

KABRA, D. G. *et al.* Hypothalamic leptin action is mediated by histone deacetylase 5. *Nature Communications*, v. 7, p. 10782, 2016.

KARKENI, E. *et al.* Obesity-associated inflammation induces microRNA-155 expression in adipocytes and adipose tissue: outcome on adipocyte function. *The Journal of Clinical Endocrinology & Metabolism*, v. 101, n. 4, p. 1615-1526, 2016.

KARKENI, E. *et al.* Vitamin D limits inflammation-linked microRNA expression in adipocytes in vitro and in vivo: a new mechanism for the regulation of inflammation by vitamin D. *Epigenetics*, v. 13, n. 2, p. 156-162, 2018.

KAULFERS, A. M. *et al.* Association of INSIG2 polymorphism with overweight and LDL in children. *PloS One*, v. 10, n. 1, p. e0116340, 2015.

KIM, J.; AHN, J. Effect of zinc supplementation on inflammatory markers and adipokines in young obese women. *Biological Trace Element Research*, v. 157, n. 2, p. 101-106, 2014.

KONSTANTINIDI, M.; KOUTELIDAKIS, A. E. Functional foods and bioactive compounds: a review of its possible role on weight management and obesity's metabolic consequences. *Medicines*, v. 6, n. 3, p. 94, 2019.

LAWRENCE, M. *et al.* Lateral thinking: how histone modifications regulate gene expression. *Trend in Genetics*, v. 32, n. 1, p. 42-56, 2016.

LI, F. *et al.* Histone deacetylase 1 (HDAC1) negatively regulates thermogenic program in brown adipocytes via coordinated regulation of histone H3 lysine 27 (H3K27) deacetylation and methylation. *Journal of Biological Chemistry*, v. 291, n. 9, p. 4523-4536, 2016.

LIAO, J. *et al.* Effects of exercise and diet intervention on appetite-regulating hormones associated with miRNAs in obese children. *Eating and Weight Disorders*, v. 26, n. 2, p. 457-465, 2021.

LING, C.; RÖNN, T. Epigenetics in human obesity and type 2 diabetes. *Cell Metabolism*, v. 29, n. 5, p. 1028-1044, 2019.

LUNA, R. C. P. *et al.* α-Tocopherol influences glycaemic control and miR-9-3 DNA methylation in overweight and obese women under an energy-restricted diet: a randomized, double-blind, exploratory, controlled clinical trial. *Nutrition & Metabolism*, v. 15, n. 49, 2018.

MA, X. *et al.* MicroRNAs in NF-kB signaling. *Journal of Molecular Cell Biology*, v. 3, n. 3, p. 159-166, 2011.

MA, C. *et al.* Resveratrol upregulates SOCS1 production by lipopolysaccharide-stimulated RAW264.7 macrophages by inhibiting miR-155. *International Journal of Molecular Medicine*, v. 39, n. 1, p. 231-237, 2017.

MARTÍN-NÚÑEZ, G. M. *et al.* Methylation levels of the SCD1 gene promoter and LINE-1 repeat region are associated with weight change: an intervention study. *Molecular Nutrition & Food Research*, v. 58, n. 7, p. 1528-1536, 2014.

MATTIROLI, F.; PENENGO, L. Histone ubiquitination: an integrative signaling platform in genome stability. *Trends Genetics*, v. 37, n. 6, p. 566-581, 2021.

MEERSON, A. *et al.* Human adipose microRNA-221 is upregulated in obesity and affects fat metabolism downstream of leptin and TNF-α. *Diabetologia*, v. 56, n. 9, p. 1971-1979, 2013.

MENEZES, C. A. *et al.* Genetic polymorphisms and plasma concentrations of leptin (rs7799039) and adiponectin (rs17300539) are associated with obesity in children and adolescents. *Rev Paul Pediatr*, v. 10, n. 40, p. e2021030, 2022.

MILAGRO, F. I. *et al.* High-throughput sequencing of microRNAs in peripheral blood mononuclear cells: identification of potential weight loss biomarkers. *PLoS One*, v. 8, p. e54319, 2013.

MIURA, A. *et al.* Diallyl trisulfide prevents obesity and decreases miRNA-335 expression in adipose tissue in a diet-induced obesity rat model. *Molecular Nutrition & Food Research*, v. 65, n. 14, p. e2001199, 2021.

MOHR, A. M.; MOTT, J. L. Overview of microRNA biology. *Semin Liver Dis*, v. 35, n. 1, p. 3-11, 2015.

MURASE, T. *et al.* Coffee polyphenols suppress diet-induced body fat accumulation by downregulating SREBP-1c and related molecules in C57BL/6J mice. *American Journal of Physiology-Endocrinology and Metabolism*, v. 300, n. 1, p. E122-E133, 2011.

NANI, A. *et al.* Antioxidant and anti-inflammatory potential of polyphenols contained in Mediterranean diet in obesity: Molecular mechanisms. *Molecules*, v. 26, n. 4, p. 985, 2021.

NOH, H. *et al.* The changes of zinc transporter ZnT gene expression in response to zinc supplementation in obese women. *Biological Trace Element Research*, v. 162, n. 1-3, p. 38-45, 2014.

NUNEZ LOPEZ, Y. O. *et al.* Elevated and correlated expressions of miR-24, miR-30d, miR-146a, and SFRP-4 in human abdominal adipose tissue play a role in adiposity and insulin resistance. *International Journal of Endocrinology*, v. 2018, p. 7351902, 2018.

ORTEGA, F. J. *et al.* Targeting the circulating microRNA signature of obesity. *Clinical Chemistry*, v. 59, n. 5, p. 781-792, 2013.

PANG, L. *et al.* miR-1275 inhibits adipogenesis via ELK1 and its expression decreases in obese subjects. *Journal of Molecular Endocrinology*, v. 57, n. 1, p. 33-43, 2016.

PEÑA-ROMERO, A. C. *et al.* The future of nutrition: nutrigenomics and nutrigenetics in obesity and cardiovascular diseases. *Critical Reviews in Food Science and Nutrition*, v. 58, n. 17, p. 3030-3041, 2018.

PIURI, G. *et al.* Magnesium in obesity, metabolic syndrome, and type 2 diabetes. *Nutrients*, v. 13, n. 2, p. 320, 2021.

PRATS-PUIG, A. *et al.* Changes in circulating MicroRNAs are associated with childhood obesity. *The Journal of Clinical Endocrinology & Metabolism*, v. 98, n. 10, p. E1655-E1660, 2013.

QI, Q. *et al.* FTO genetic variants, dietary intake and body mass index: insights from 177,330 individuals. *Human Molecular Genetics*, v. 23, n. 25, p. 6961-6972, 2014.

QUINHONEIRO, D. C. G. *et al.* Green tea supplementation upregulates uncoupling protein 3 expression in severe obese women adipose tissue but does not promote weight loss. *International Journal of Food Sciences and Nutrition*, v. 69, n. 8, p. 995-1002, 2018.

QUINTANILHA, B. J. *et al.* Nutrimiromics: role of microRNAs and nutrition in modulating inflammation and chronic diseases. *Nutrients*, v. 9, n. 11, p. 1168, 2017.

RAMOS-LOPEZ, O. *et al.* Guide for current nutrigenetic, nutrigenomic, and nutriepigenetic approaches for precision nutrition involving the prevention and management of chronic diseases associated with obesity. *Journal of Nutrigenetics and Nutrigenomics*, v. 10, n. 1-2, p. 43-62, 2017.

RASKILIENE, A. *et al.* Associations of MC4R, LEP, and LEPR polymorphisms with obesity-related parameters in childhood and adulthood. *Genes*, v. 12, n. 6, p. 949, 2021.

REIS, B. Z. *et al.* Brazil nut intake increases circulating miR-454-3p and miR-584-5p in obese women. *Nutrition Research*, v. 67, p. 40-52, 2019.

RENZO, L. *et al.* Role of personalized nutrition in chronic-degenerative diseases. *Nutrients*, v. 11, n. 8, p. 1707, 2019.

RESENDE, C. M. M. *et al.* Polymorphisms on rs9939609 FTO and rs17782313 MC4R genes in children and adolescent obesity: a systematic review. *Nutrition*, v. 91-92, n. 111474, p. 111474, 2021.

RIVERA, R. M.; BENNETT, L. B. Epigenetics in humans: an overview. *Current Opinion in Endocrinology, Diabetes & Obesity*, v. 17, n. 6, p. 493-99, 2010.

ROJANO-RODRIGUEZ, M. *et al.* Leptin receptor gene polymorphisms and morbid obesity in Mexican patients. *Hereditas*, v. 153, n. 1, p. 2, 2016.

RZEHAK, P. *et al.* DNA-methylation and body composition in preschool children: epigenome-wide-analysis in the European Childhood Obesity Project (Chop) study. *Scientific Reports*, v. 7, n. 1, p. 14349, 2017.

RUSSO, G. L. *et al.* Dietary polyphenols and chromatin remodeling. *Critical Reviews in Food Science and Nutrition*, v. 57, n. 12, p. 2589-2599, 2017.

SAYOLS-BAIXERAS, S. *et al.* DNA methylation and obesity traits: an epigenome-wide association study. The Regicor study. *Epigenetics*, v. 12, n. 10, p. 909-916, 2017.

SCHUTTE, S. *et al.* Diverging metabolic effects of 2 energy-restricted diets differing in nutrient quality: a 12-week randomized controlled trial in subjects with abdominal obesity. *The American Journal of Clinical Nutrition*, v. 116, n. 1, p. 132-150, 2022.

SCUTERI, A. *et al.* Genome-wide association scan shows genetic variants in the FTO gene are associated with obesity-related traits. *PLoS Genetics*, v. 3, n. 7, p. e115, 2007.

SHAH, S. *et al.* Improving phenotypic prediction by combining genetic and epigenetic associations. *The American Journal of Human Genetics*, v. 97, n. 1, p. 75-85, 2015.

SHI, C. *et al.* miR-148a is associated with obesity and modulates adipocyte differentiation of mesenchymal stem cells through Wnt signaling. *Scientific Reports*, v. 5, n. 9930, p. 1-11, 2015.

SHIMIZU, K. *et al.* Anti-inflammatory action of curcumin and its use in the treatment of lifestyle-related diseases. *European Cardiology*, v. 14, n. 2, p. 117-122, 2019.

SINGAL, R.; GINDER, G. D. DNA methylation. *Blood*, v. 93, n. 12, p. 4059-4070, 1999.

SMITH, G. I. *et al.* High-protein intake during weight loss therapy eliminates the weight-loss-induced improvement in insulin action in obese postmenopausal women. *Cell Reports*, v. 17, n. 3, p. 849-861, 2016.

SONG, Y. *et al.* Down-regulation of microRNA-592 in obesity contributes to hyperglycemia and insulin resistance. *EBioMedicine*, v. 42, p. 494-503, 2019.

SUZUKI, T. *et al.* Beneficial effects of tea and the Green tea catechin epigallocatechin-3-gallate on obesity. *Molecules*, v. 21, n. 10, p. 1305, 2016.

TÉTREAULT, N.; DE GUIRE, V. miRNAs: their discovery, biogenesis and mechanism of action. *Clinical Biochemistry*, v. 46, n. 10-11, p. 842-845, 2013.

UCKELMANN, M.; SIXMA, T. K. Histone ubiquitination in the DNA damage response. *DNA Repair*, v. 56, p. 92-101, 2017.

WANG, J. *et al.* Nutrition, epigenetics, and metabolic syndrome. *Antioxidants & Redox Signaling*, v. 17, n. 2, p. 282-301, 2012.

WANG, R. *et al.* Elevated circulating microRNA-122 is associated with obesity and insulin resistance in young adults. *European Journal of Endocrinology*, v. 172, n. 3, p. 291-300, 2015.

WANG, S. *et al.* Anti-obesity molecular mechanism of soy isoflavones: weaving the way to new therapeutic routes. *Food & Function*, v. 8, n. 11, p. 3831-3846, 2017.

YOUNG, E. H. *et al.* The V103I polymorphism of the MC4R gene and obesity: population based studies and meta-analysis of 29 563 individuals. *International Journal of Obesity*, v. 31, n. 9, p. 1437-1441, 2007.

YU, K. *et al.* Association between MC4R rs17782313 genotype and obesity: a meta-analysis. *Gene*, v. 5, n. 733, p. 144372, 2020.

ZHANG, F. *et al.* Obesity-induced overexpression of miR-802 impairs insulin transcription and secretion. *Nature Communications*, v. 11, n. 1, p. 1822, 2020.

ZHANG, Y. *et al.* Overview of histone modification. *In*: FANG, D.; HAN, J. (ed.). *Histone mutations and cancer:* advances in experimental medicine and biology. 2021a.

ZHANG, Z. *et al.* NAFLD and vitamin D: evidence for intersection of microRNA-regulated pathways. *Nutrition Research Reviews*, p. 1-20, 2021b.

ZHENG, J. *et al.* Dietary capsaicin and its anti-obesity potency: from mechanism to clinical implications. *Bioscience Reports*, v. 37, n. 3, p. BSR20170286, 2017.

ZHOU, L. *et al.* Deciphering the anti-obesity benefits of resveratrol: the "gut microbiota-adipose tissue" axis. *Front Endocrinol*, v. 27, n. 10, p. 413, 2019.

9

Energia

Dilina do Nascimento Marreiro
Jennifer Beatriz Silva Morais
Juliana Soares Severo

INTRODUÇÃO

O impacto do consumo de alimentos fornecedores de energia para o desenvolvimento da obesidade tem sido alvo de pesquisas, já sendo bem fundamentada a importância do equilíbrio entre a ingestão e o gasto energético. Assim, quando a disponibilidade de energia excede o gasto, o excesso é armazenado no tecido adiposo branco. Por outro lado, em situações em que o gasto energético é superior à ingestão calórica, ocorre perda de peso corporal, e variações da ordem de 1 a 2% resultam em mudanças significantes no peso corporal a longo prazo (Blasco, 2015).

OBESIDADE E ENERGIA

O balanço energético, ou seja, o equilíbrio entre a ingestão de calorias e o gasto energético, tem sido estudado na perspectiva do controle do peso corporal. Esse parâmetro tem sido útil para identificar alterações no peso corporal a longo prazo em resposta às mudanças na ingestão de alimentos e no gasto de energia. Assim, o desbalanço nessa relação favorece a deposição de gordura corporal, e consequentemente o desenvolvimento de obesidade. É importante destacar que tal fato tem impacto variável entre os indivíduos e ainda pode apresentar respostas diferentes às intervenções para perda de peso (Hill *et al.*, 2013).

O balanço energético positivo, caracterizado pela disponibilidade de energia superior ao gasto, favorece o ganho de peso prioritariamente na forma de gordura corporal, ou seja, ao redor de 60 a 80% na forma desse substrato. Por outro lado, na condição de balanço energético negativo, cerca de 60 a 80% do peso perdido é decorrente da oxidação de gordura corporal (Hall *et al.*, 2022; Hill *et al.*, 2012).

A regulação do balanço energético é importante para manter o controle do peso corporal, e alguns mecanismos envolvidos nesse processo já foram estudados, como a atuação dos sinais neurais e hormonais no hipotálamo, bem como a resposta do sistema nervoso autônomo sobre músculos, vísceras e tecido adiposo (Hill *et al.*, 2013; Basolo *et al.*, 2021). Destaca-se que a regulação do balanço energético é necessária para que o organismo promova mudanças compensatórias na ingestão de alimentos e no gasto de energia, por exemplo, em situações em que o indivíduo reduz a ingestão de alimentos e o organismo responde com o estímulo da fome, reduzindo a taxa metabólica de repouso e consequentemente o gasto de energia (Hall *et al.*, 2022; Basolo *et al.*, 2021).

Ingestão de alimentos

Estudos mostram a importância da ingestão de alimentos para proporcionar a quantidade de energia adequada às necessidades fisiológicas do indivíduo, com ênfase no crescimento, idade, sexo, peso e estatura e no grau de atividade física (Howell; Kones, 2017; Covassin *et al.*, 2022). Não existem dúvidas sobre a contribuição do excesso de energia para o desenvolvimento da obesidade (Magkos *et al.*, 2020; Chao *et al.*, 2021).

Destaca-se que a energia fornecida pelos alimentos e as necessidades energéticas do organismo são medidas em calorias, usualmente expressas em quilocaloria (kcal), sendo 1 kcal = 1.000 cal ou 4.186.8 Joules. Os principais nutrientes fornecedores de calorias são os macronutrientes: carboidratos, proteínas e lipídios (Howell; Kones, 2017).

Os carboidratos e as proteínas, quando totalmente metabolizados no organismo, geram cerca de 4 kcal de energia por grama, enquanto os lipídios, cerca de 9 kcal. Outros nutrientes, como vitaminas e minerais, ocorrem em quantidades reduzidas nos alimentos e, embora não gerem energia, exercem importantes funções fisiológicas. O álcool, por outro lado, é uma substância que, ao ser metabolizada, gera energia na forma de calor (1 g de álcool = 7 kcal), porém não é considerado nutriente por não contribuir para o crescimento, a manutenção ou o reparo do organismo (Howell; Kones, 2017).

Alguns grupos de alimentos, pelo fato de possuírem alta densidade energética, são considerados obesogênicos, caracterizados por fornecerem um conteúdo energético superior a 225 a 275 kcal por 100 g. Destaca-se a ingestão de alimentos *fast food*, por exemplo, que, por possuírem densidade energética elevada, são considerados obesogênicos (Alkerwi *et al.*, 2015; Kant; Whitley; Graubard, 2015).

Por outro lado, os óleos vegetais e azeites, ambos com alta densidade em energia, por serem utilizados em menores quantidades e possuírem nutrientes e compostos bioativos, como ácidos graxos monoinsaturados e poli-insaturados, fibras, minerais, tocoferóis, fitoesteróis e fenólicos antioxidantes, não são considerados obesogênicos. Portanto, o fato de um alimento ser considerado obesogênico não está relacionado somente a sua densidade energética, mas depende também de sua composição em outros nutrientes e de sua forma de consumo (Romieu *et al.*, 2017).

Gasto energético

Dentre os fatores que influenciam o balanço energético, além da ingestão de alimentos, o gasto energético tem contribuição importante. Consideram-se como componentes do gasto energético total diário o gasto energético basal, o gasto energético da atividade física e o efeito térmico dos alimentos (Müller; Enderle; Bosy-Westphal, 2016; Covassin *et al.*, 2022)

O gasto energético basal corresponde a aproximadamente 60 a 70% do gasto de energia diário, sendo a quantidade de energia necessária para a manutenção das atividades fisiológicas em repouso. Destaca-se a contribuição do tecido muscular para a atividade metabólica, com influência positiva no gasto energético basal. Fatores como idade, estado nutricional, composição corporal, sexo, nível de atividade física e fatores genéticos são considerados importantes tanto para a regulação do acréscimo de massa muscular como para o gasto energético basal (Aragon *et al.*, 2017; Hall; Guo, 2017).

O efeito térmico dos alimentos, também conhecido como termogênese induzida pela dieta, é a energia gasta para que os alimentos ou bebidas consumidas possam ser processados e digeridos pelo organismo. Esse componente do gasto energético representa cerca de 10% do gasto energético diário total, sendo influenciado principalmente pelo conteúdo calórico e pela composição da dieta (Ruddick-Collins *et al.*, 2013).

A termogênese induzida pela dieta produz resposta diferente a depender da composição dos macronutrientes presentes na dieta. A proteína é considerada o nutriente que possui maior efeito termogênico, com maior impacto tanto na perda ponderal quanto no não reganho de peso, seguida pelos carboidratos e posteriormente pelos lipídios. Algumas justificativas têm sido apontadas para tal efeito, como o gasto de energia necessário para a síntese proteica e o efeito na saciedade. Este último é decorrente da liberação de hormônios que atuam inibindo o apetite (Esteves; Ávila; Almeida, 2010; Hall; Guo, 2017).

O gasto energético promovido pela atividade física corresponde à energia gasta durante o exercício físico e/ou prática de esportes e a energia gasta durante as atividades normais do dia a dia. Destaca-se que esse componente do gasto energético é aquele que possui maior variação no gasto de energia durante 24 horas; tal gasto pode variar de 15% entre indivíduos muito sedentários a 50% entre os muito ativos (Hopkins; Blundell, 2016).

O gasto energético com a atividade física é dependente da composição corporal, idade, sexo, características genéticas, interações entre vias de recompensa bioquímicas, fisiológicas e cerebrais e estímulos ambientais do indivíduo. Além disso, vale ressaltar que, em geral, os homens possuem maior percentual de músculo esquelético quando comparados às mulheres, o que pode contribuir para o maior gasto energético total dos homens nessas atividades (Shi *et al.*, 2021). O Quadro 1 e a Figura 1 mostram componentes do gasto energético e suas principais características.

QUADRO 1 Características dos componentes do gasto energético

Componentes do gasto energético	Características dos componentes do gasto energético
GEB	Quantidade mínima de energia gasta compatível com o estilo de vida da pessoa.
ETA	O aumento no gasto energético associado ao consumo, digestão e absorção de alimento.
TTA	• TA: a energia gasta durante o exercício físico e a prática de esportes. • Tane: energia gasta durante as atividades do dia a dia.

ETA: efeito térmico do alimento; GEB: gasto energético basal; TA: termogênese por atividade; Tane: termogênese por atividade de não exercício; TTA: termogênese total da atividade.
Fonte: *Shi et al.* (2021).

Na perspectiva do controle da obesidade, é importante destacar que a redução e o aumento no gasto energético são fatores que favorecem a perda e o ganho de peso, respectivamente, e tais alterações são influenciadas por mudanças no componente metabolicamente ativo do organismo, ou seja, a massa muscular ou livre de gordura. No entanto, durante a perda de peso, pode ocorrer a termogênese adaptativa, caracterizada por mudanças no gasto energético em repouso independentes da composição da massa livre de gordura, com reduções nas taxas metabólicas específicas de órgãos e tecidos (Byrne *et al.*, 2012; Müller; Enderle; Bosy-Westphal, 2016).

A termogênese adaptativa limita a perda das reservas de energia em situações de restrição calórica ou aumento do gasto energético, comprometendo a perda de peso de pacientes com obesidade ao redor de 50%. Alguns fatores

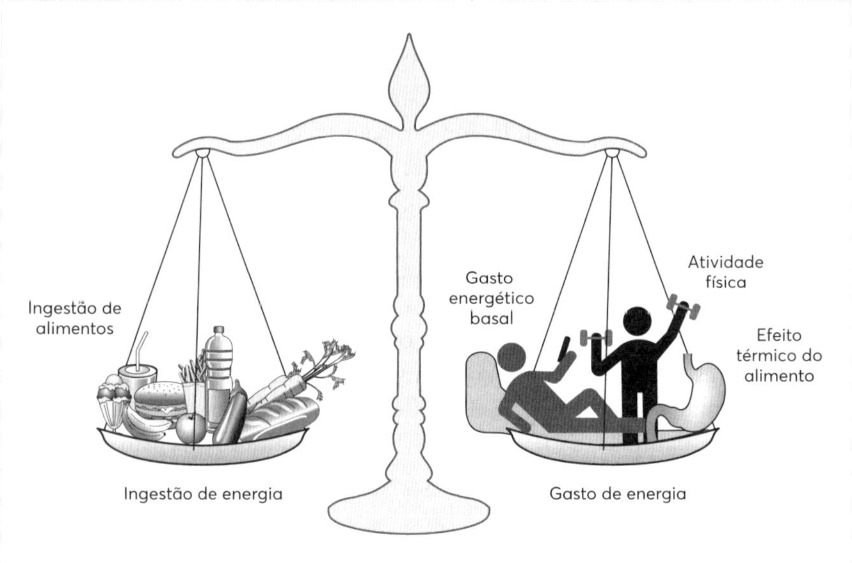

FIGURA 1 Componentes do balanço energético.
Fonte: elaboração das autoras.

participam da regulação da termogênese adaptativa, como a influência genética e hormonal, por exemplo, da insulina, leptina e hormônios tireoidianos (Müller; Enderle; Bosy-Westphal, 2016).

A termogênese adaptativa pode sofrer influência de alterações na atividade de enzimas glicolíticas e oxidantes, da oxidação dos ácidos graxos livres no músculo esquelético, dos custos de adenosina trifosfato (ATP) por contração muscular, do desacoplamento mitocondrial no tecido adiposo marrom, bem como de vias consumidoras de energia como a lipogênese e a termogênese de atividade sem exercício (Chouchani *et al.*, 2019).

Estudos têm destacado a influência da termogênese adaptativa durante o processo de emagrecimento, uma vez que tal mecanismo fisiológico torna o indivíduo resistente à perda de gordura corporal, estabelecendo um platô no peso perdido. Assim, o entendimento do efeito da termogênese adaptativa, em particular, em intervenções com dietas para emagrecimento, deve considerar que, embora alguns indivíduos com obesidade façam uso das diretrizes alimentares e da prática de atividade física, ainda assim podem não obter sucesso na manutenção do peso perdido. O processo tanto de perda de peso quanto de sua manutenção constitui condição de difícil controle para o indivíduo, sendo provavelmente resultado de alterações metabólicas, neuroendócrinas, autonômicas e comportamentais que se opõem à manutenção de um peso corporal ideal (Westerterp, 2017; Blasco, 2015). A Figura 2 mostra os mecanismos envolvidos na termogênese adaptativa.

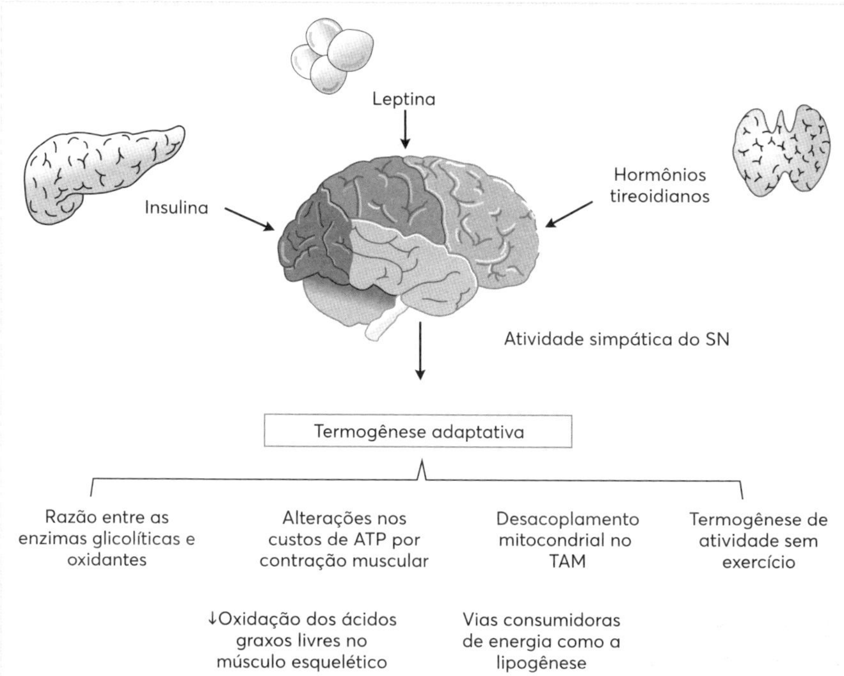

FIGURA 2 Termogênese adaptativa.
ATP: adenosina trifosfato; SN: sistema nervoso; TAM: tecido adiposo marrom.
Fonte: elaboração das autoras.

INFLUÊNCIA DA PERDA DE PESO NO CONTROLE DE DOENÇAS CRÔNICAS

O tratamento da obesidade para a saúde e a qualidade de vida da população tem demonstrado que a perda de 5 a 15% do peso corporal já traz benefícios metabólicos importantes (Halpern *et al.*, 2022). A Figura 3 mostra alguns benefícios da perda de peso para a saúde de acordo com o percentual de perda de peso.

A manutenção do peso que foi perdido, definida como uma perda de pelo menos 5% do peso inicial por pelo menos 1 ano, também tem sido considerada um desafio. A Sociedade Brasileira de Endocrinologia e Metabologia (Sbem) em conjunto com a Associação Brasileira para Estudo da Obesidade e da Síndrome Metabólica (Abeso) propõem sobre o conceito de obesidade reduzida e obesidade controlada (Ramage *et al.*, 2014; Halpern *et al.*, 2022). A Tabela 1 mostra as definições de obesidade reduzida e controlada.

Estratégias nutricionais para indivíduos com obesidade têm sido propostas para contribuir para a perda de peso e sua manutenção, utilizando tipos espe-

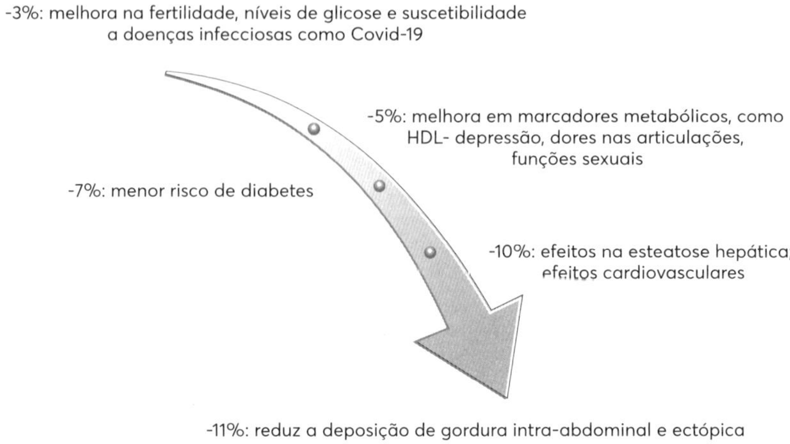

FIGURA 3 Benefícios da perda de peso para a saúde de acordo com o percentual de perda de peso.

HDL: lipoproteína de alta densidade.

Fonte: adaptação de Halpern *et al.* (2022).

TABELA 1 Perda de peso percentual de acordo com o IMC na obesidade reduzida e controlada

IMC máximo (kg/m²)	Sem mudança	Reduzida	Controlada
30-40	< 5%	5-9,9%	> 10%
40-50	< 10%	10-14,9%	> 15%

IMC: índice de massa corporal.
Fonte: Halpern *et al.* (2022).

cíficos de dietas. Fatores importantes para o sucesso dessas estratégias são: adesão ao plano alimentar, consumo de alimentos de boa qualidade nutricional e balanço energético negativo por meio da associação com a prática de atividade física (Freire, 2020).

TRATAMENTO NUTRICIONAL DA OBESIDADE COM ÊNFASE NA RESTRIÇÃO CALÓRICA

Dieta de baixas calorias

As dietas de baixa caloria têm sido uma das estratégias mais empregadas na perspectiva da perda de peso ao longo dos anos, baseadas na promoção de um balanço energético negativo, ou seja, na ingestão de energia inferior ao gasto energético. No entanto, a definição da quantidade ideal de calorias em dietas para indivíduos com obesidade ainda é um tema bastante controvertido (Abeso, 2022).

O posicionamento da Abeso (2022) é o de que a recomendação de energia para mulheres e mulheres sob intervenção para emagrecimento seja entre 1.200 e 1.500 kcal e entre 1.500 e 1.800 kcal, respectivamente. A mesma associação (Abeso, 2022) recomenda a prescrição de dietas restritivas em calorias para o tratamento da obesidade, considerando o alto grau de evidência.

A dieta com restrição calórica pode reduzir, em média, 8% do peso corporal e diminuir a gordura abdominal durante o período de 3 a 6 meses. Ressalta-se que esse tipo de dieta favorece a manutenção do peso perdido, observando-se que, após 3 a 5 anos, a perda de peso se mantém em média de 4% do peso inicial (Bray; Siri-Tarino, 2016).

A recomendação nutricional para reduzir a ingestão de alimentos e consequentemente a energia diária pode ser alcançada por meio de vários tipos de modificações na dieta, a saber (Ard *et al.*, 2016):

- Escolha de alimentos mais densos em nutrientes e menos calóricos.
- Alteração da composição de macronutrientes.
- Ingestão de alimentos com baixo índice e carga glicêmica.
- Aumento na frequência das refeições.
- Redução no tamanho das porções.

Dieta de "muito baixas calorias"

A dieta de muito baixas calorias, contendo quantidade de calorias inferiores a 800 kcal/dia, promovem perda de peso rápida, mas não são recomendadas no tratamento da obesidade, apenas em situações clínicas que caracterizem urgência de perda de peso. Essas dietas em geral são desbalanceadas em macro e micronutrientes, levam à substituição de alimentos por substitutos de refeições e demandam prescrição de multivitamínicos. Alguns efeitos adversos manifestados em decorrência do uso desse tipo de dieta têm sido demonstrados na literatura, por exemplo, colelitíase, desnutrição e desidratação, bem como efeito rebote de ganho de peso corporal (Abeso, 2022; Chao *et al.*, 2021).

Padrões alimentares no controle da obesidade

Diferentes padrões alimentares têm sido estudados visando à prevenção da obesidade e à perda de peso. O padrão alimentar é definido como a quantidade, proporção, variedade ou combinação de diferentes alimentos e bebidas que compõem a dieta e a frequência com que são habitualmente consumidos (Dietary Guidelines Advisory Committee, 2020).

Tal conceito foi definido com base no fato de que os indivíduos consomem em conjunto uma variedade de componentes da dieta e não nutrientes de forma isolada. Assim, as diretrizes internacionais apoiam esse conceito por considerarem que a recomendação alimentar não deve basear-se apenas em percentual calórico de macronutrientes (carboidratos, proteínas e gorduras), mas sim na matriz alimentar que compõe as refeições (Abeso, 2022).

Padrões alimentares que combinam diferentes alimentos de grupos variados são mais eficientes na prevenção e no tratamento de doenças como a obesidade, sendo os mais conhecidos e estudados o padrão mediterrâneo e o *Dietary Approaches to Stop Hypertension* (DASH) (Abeso, 2022). O Quadro 2 mostra as diferenças entre os padrões DASH e mediterrâneo.

QUADRO 2 Padrão alimentar do Mediterrâneo e dieta DASH

Padrões alimentares	Composição de macronutrientes	Características
Dash	• Carboidratos: 50-53%. • Proteína: 14%. • Lipídios: 31-33%.	• Ingestão de muitas frutas e vegetais frescos, laticínios com baixo teor de gordura, grãos integrais, peixes, aves, feijão, sementes e nozes. • Limita o consumo de carne vermelha, bebidas açucaradas e sódio. • É equilibrada em nutrientes, rica em fibras e pobre em gordura saturada.
Mediterrâneo	• Carboidratos: 35-40%. • Proteína: 12-20%. • Lipídios: 35-50%.	• Ingestão de alimentos à base de plantas (frutas, vegetais, grãos integrais, legumes e nozes) e óleos vegetais (oliva). • Rica em gordura monoinsaturada, moderada em peixes e aves e pobre em carne vermelha.

Dash: *Dietary Approaches to Stop Hypertension*.
Fonte: Abeso (2022).

Dieta baseada em vegetais (*plant-based diet*)

A Abeso (2022) destaca a importância de dietas baseadas em vegetais (*plant-based diets*) para o controle da obesidade, enfatizando as principais características desse tipo de dieta, bem como seu principal objetivo: o aumento do consumo de alimentos de origem vegetal e, ao mesmo tempo, a redução da ingestão de alimentos processados, gorduras e alimentos de origem animal (incluindo carnes, ovos e laticínios).

Esse tipo de padrão alimentar estimula a adoção de hábito alimentar rico em hortaliças (cruas e cozidas), frutas, cereais integrais, leguminosas e sementes oleaginosas. A inclusão de alimentos de origem animal nesse tipo de padrão alimentar apresenta controvérsias na literatura, no entanto alguns estudos mencionam a inclusão especialmente de ovos e laticínios em quantidades moderadas. A dieta *plant-based* diferencia-se da dieta vegetariana por objetivar de forma mais específica benefícios à saúde, não dando ênfase a questões éticas/morais e ao impacto ambiental (Magkos *et al.* 2020).

Dieta vegetariana

A dieta vegetariana é caracterizada pela exclusão de todos os tipos de carnes, por exemplo, carne bovina, frango, suína, carneiro, peixes, frutos do mar e produtos que contenham carnes em sua composição, como embutidos e atum em lata. Embora a dieta vegetariana não inclua carnes, permite a inclusão de produtos de origem animal, como ovos e laticínios, conforme mostra o Quadro 3 (McEvoy; Woodside, 2015).

A influência das dietas vegetarianas sobre o peso corporal e as desordens metabólicas associadas à obesidade vem sendo observada. No estudo de Kahleova *et al.* (2020) foi evidenciada associação desse tipo de dieta com menores valores do índice de massa corporal (IMC) e com menor risco de hipertensão arterial sistêmica, diabetes *mellitus* e obesidade.

QUADRO 3 Tipos de dieta vegetariana

Tipo de alimentação	Características	
	Academia Americana de Nutrição e Dietética (2016)	Sociedade Vegetariana Brasileira (2018)
Vegetariana	Pode ou não incluir alimentos de origem animal (ovos, laticínios).	Exclui de sua alimentação todos os tipos de carne, aves e peixes e seus derivados, podendo ou não utilizar laticínios ou ovos.
Ovolactovegetariana	Inclui ovos e laticínios.	Inclui ovos e laticínios.
Lactovegetariana	Inclui laticínios, mas não ovos.	Inclui laticínios, mas não ovos.
Ovovegetariana	Inclui ovos, mas não laticínios.	Inclui ovos, mas não laticínios.
Vegana	Exclui qualquer produto de origem animal (ovos, laticínios, peixes e também alimentos como mel).	A Sociedade Vegetariana Brasileira define como vegano o indivíduo, e não a alimentação.

(continua)

QUADRO 3 Tipos de dieta vegetariana (*continuação*)

Tipo de alimentação	Características	
	Academia Americana de Nutrição e Dietética (2016)	Sociedade Vegetariana Brasileira (2018)
Vegetariana estrita	Equivalente ao termo dieta vegana.	Não inclui carne, ovos, mel, laticínios e produtos que incluam derivados animais entre os ingredientes, como gelatina, albumina, proteínas do leite, alguns corantes e espessantes. É o tipo de alimentação adotado por indivíduos veganos.
Vegana crua	Baseada em verduras, legumes, frutas, oleaginosas, sementes e grãos e leguminosas germinados, com proporção de alimentos crus variando entre 75-100%.	Não incluída.

Fontes: Melina *et al.* (2016); Sociedade Vegetariana Brasileira (2018); Abeso (2022).

Jejum intermitente

O jejum intermitente consiste em uma prática alimentar caracterizada por períodos de consumo regular de alimentos e bebidas, intercalados com períodos de restrição energética severa ou por jejum, de 1 a 3 dias por semana. Além dessa abordagem, existem outros padrões de jejum intermitente usados para descrever essa conduta de tratamento dietético, incluindo jejum em dias alternados, jejum periódico ou restrição energética intermitente por 2 a 6 dias por semana (Harris *et al.*, 2018; Zubrzycki *et al.*, 2018). Os métodos de jejum intermitente estão descritos na Figura 4.

O jejum intermitente envolve intercalar a ingestão calórica diária normal com curtos períodos de restrição calórica severa ou jejum, com o objetivo de reduzir o valor energético total da dieta, favorecendo o balanço energético negativo, o que resulta em perda de peso. O jejum intermitente não envolve a abstinência completa de alimentos e água, mas sim a substituição de uma ingestão da dieta normal diária de energia "normal" para uma ingestão calórica muito menor (Zhu *et al.*, 2020; Patikorn *et al.*, 2021).

Existem algumas evidências, predominantemente de estudos conduzidos em modelos animais, que demonstraram efeitos benéficos do jejum intermitente na perda de peso e na redução do risco cardiometabólico, no entanto os mecanismos envolvidos ainda não estão bem estabelecidos (Martinez-Riquelme; Sajoux; Fondevila, 2014; Patikorn *et al.*, 2021).

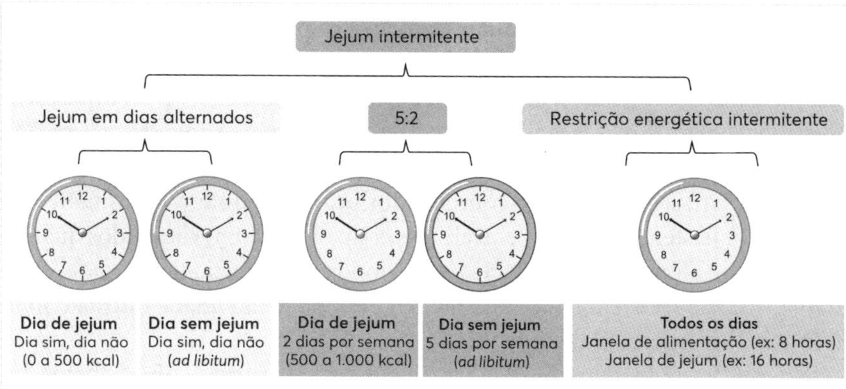

FIGURA 4 Jejum intermitente.
Fonte: adaptação de Varady *et al.* (2022).

Destacam-se os possíveis benefícios da adoção do jejum intermitente como estratégia para a redução do peso que têm sido amplamente estudados, a saber: maior utilização de gordura corporal, melhor regulação da glicose, aumento da resistência ao estresse, redução da inflamação e regulação positiva da autofagia – as moléculas danificadas são removidas ou reparadas para se defender contra o estresse oxidativo e metabólico (Patikorn *et al.*, 2021).

O jejum intermitente está associado à perda de peso substancial em curtos períodos, ao redor de 8 a 12 semanas, bem como à redução da pressão arterial, controle das dislipidemias e alterações na composição corporal. Além disso, aumento da sensibilidade à insulina também foi demonstrado como impacto dessa prática (Morales-Suarez-Varela *et al.*, 2021; Harris *et al.*, 2018)

Para que o jejum intermitente seja considerado uma abordagem alternativa para o controle de peso, é necessária uma avaliação sistemática com base em evidências atuais, a fim de fornecer suporte para esse novo tratamento (Patikorn *et al.*, 2021; Morales-Suarez-Varela *et al.*, 2021). A longo prazo pode não ser uma prática sustentável, e a perda de peso não é superior à alcançada com dietas de baixas calorias (Freire, 2020).

Crononutrição

Nos últimos anos, tem sido estudada a influência dos horários de ingestão dos alimentos no ganho de peso corporal. Resultados mostram que comportamentos como "pular o café da manhã", "consumir o almoço mais tarde" e "aumento da ingestão calórica tarde da noite" têm sido associados com o ganho de peso corporal (Xiao; Garaulet; Scheer, 2019).

A capacidade do organismo de coordenar os padrões diários de atividade física, alimentação, utilização e estoque de energia é alinhada à capacidade de secretar reguladores endócrinos ou biológicos durante o ciclo de 24 horas, sendo essencial para a regulação da homeostase de energia. A ingestão alimentar, por exemplo, constitui um dos fatores que atuam na regulação desses ritmos biológicos, sinais esses que são coordenados pelo núcleo supraquiasmático do hipotálamo (sistema nervoso central). Esses sinais são comprometidos quando a ingestão de alimentos é realizada em períodos de ausência de luz, pois o padrão adequado do organismo humano é o período de atividade diurna e sono noturno (Westerterp-Plantenga, 2016).

No estudo de Mirghani (2021), realizado em pacientes com diabetes, foi observada correlação entre o hábito de pular o café da manhã e o IMC, e o hábito de realizar a refeição do jantar mais tarde se correlacionou tanto com o IMC quanto com a hemoglobina glicada. Outro estudo, realizado em pacientes com obesidade após 6 meses da cirurgia bariátrica, mostrou que, uma medida de desalinhamento circadiano, o *jet lag* social – que representa diferenças nos horários de sono dos dias de trabalho e dos fins de semana, geralmente por eventos sociais – foi correlacionado com menor perda de peso corporal e maior ingestão calórica por carboidratos e gorduras totais (Carvalho *et al.*, 2021).

Além do horário de ingestão dos alimentos, a composição das refeições e o valor calórico também podem influenciar o ganho de peso corporal. A ingestão de uma dieta com maior valor calórico durante o dia, em particular no café da manhã, quando comparado ao período noturno, quando é importante a cessação da ingestão de alimentos para o sono, é um ponto de discussão relevante para a prática clínica visando ao controle da obesidade (Lopez-Minguez; Gómez-Abellán; Garaulet, 2019).

RESTRIÇÃO CALÓRICA E IMPACTOS METABÓLICOS

A restrição calórica para tratamento da obesidade é definida como uma redução sustentada na ingestão de alimentos a partir das necessidades energéticas pré-intervenção, mantendo o fornecimento de nutrientes suficientes para alcançar a estabilidade do peso (Redman; Ravussin, 2010).

O objetivo principal da restrição calórica é reduzir a taxa metabólica basal, que corresponde à energia gasta por um organismo em repouso para manter as funções do corpo, incluindo homeostase metabólica, respiração, frequência cardíaca, pressão arterial, regeneração celular, manutenção de gradientes iônicos e atividade do sistema nervoso (Most; Redman, 2020). De acordo com a teoria da "taxa de vida" (Sacher; Duffy, 1979), a taxa metabólica por tempo de vida é uma característica específica da espécie, portanto indivíduos com taxas metabólicas mais altas têm tempos de vida mais curtos.

Evidências mostram que a restrição de energia a longo prazo em indivíduos magros e naqueles com obesidade melhora a sensibilidade à insulina, um mecanismo que pode atuar no prolongamento da vida útil. Essa restrição de forma prolongada reduz a glicemia de jejum e a concentração sérica de insulina, dois fatores que podem contribuir para o processo de envelhecimento. Tal fato sugere que a perda de peso obtida por meio de intervenções com restrição calórica pode ser considerada a estratégia mais eficaz para melhorar a sensibilidade à insulina e parâmetros do risco cardiometabólico (Most; Redman, 2020).

Os efeitos na longevidade e no envelhecimento saudável podem estar ligados à redução da temperatura corporal central, ao aumento da eficiência mitocondrial, à redução do consumo de oxigênio com consequente redução dos danos ao DNA e ao estresse oxidativo. A restrição calórica na prevenção secundária pode estar associada à redução do risco cardiovascular, inflamação, adiposidade e melhora da sinalização por nutrientes (Flanagan *et al.*, 2020).

RECOMENDAÇÕES PARA UMA ALIMENTAÇÃO SAUDÁVEL

Destaca-se a importância da prevenção da obesidade, por meio do estilo de vida e, principalmente, pela alimentação saudável. A atualização das Diretrizes de Nutrição Americanas (*Dietary Guidelines*) 2020-2025 (USDA, 2020) enfatiza que as necessidades nutricionais devem ser supridas de forma preferencial por alimentos e bebidas ricas em nutrientes, com consumo de alimentos calóricos e energia limitadas. A Figura 5 mostra alguns dos princípios de uma alimentação saudável.

No Brasil, o *Guia alimentar para a população brasileira* (Brasil, 2014) apresenta diferentes dimensões para a alimentação envolvendo aspectos sociais e culturais, além dos biológicos. O *Guia alimentar* se baseia na classificação Nova, que divide os alimentos em 4 grupos principais: *in natura* ou minimamente processados, ingredientes culinários, alimentos processados e ultraprocessados. O Quadro 4 mostra a classificação dos alimentos segundo a Nova.

Em um ensaio clínico, Hall *et al.* (2019) verificaram que o consumo de ultraprocessados foi associado ao maior consumo calórico, bem como ao ganho de peso corporal. Os autores sugerem que a limitação do consumo desses alimentos poderia ser um importante fator nas recomendações para a prevenção e o tratamento da obesidade.

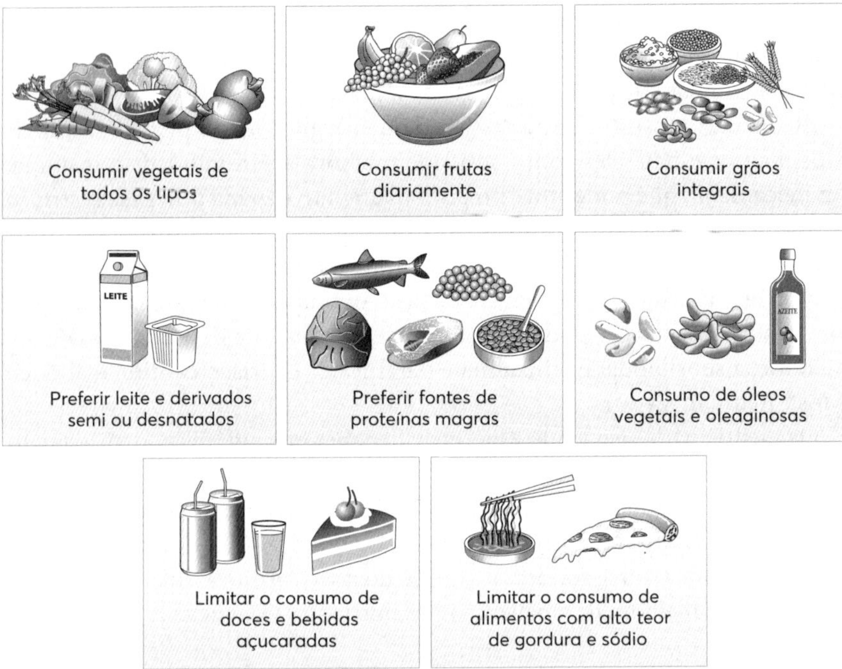
Consumir vegetais de todos os tipos
Consumir frutas diariamente
Consumir grãos integrais
LEITE
Preferir leite e derivados semi ou desnatados
Preferir fontes de proteínas magras
AZEITE
Consumo de óleos vegetais e oleaginosas
Limitar o consumo de doces e bebidas açucaradas
Limitar o consumo de alimentos com alto teor de gordura e sódio

FIGURA 5 Características de um padrão alimentar saudável.
Fonte: elaboração das autoras.

QUADRO 4 Classificação dos alimentos, segundo a Nova

Classificação	Definição e exemplos
• Alimentos *in natura* ou minimamente processados	• Esses alimentos sofrem alterações mínimas ou nenhuma após deixar a natureza (geralmente limpeza, remoção de partes não comestíveis, corte, congelamento etc.). • Devem ser a base da alimentação. • Exemplos: arroz, feijão, frutas, vegetais, leite, ovos, carnes, água.
• Ingredientes culinários	• Os óleos, gorduras, sal e açúcar são ingredientes usados para cozinhar e temperar alimentos nas preparações culinárias. • Devem ser utilizados com moderação.

(continua)

QUADRO 4 Classificação dos alimentos, segundo a Nova (*continuação*)

Classificação	Definição e exemplos
• Alimentos processados	• São aqueles que contêm adição de sal, açúcar, óleo ou vinagre aos alimentos *in natura* ou minimamente processados, geralmente para conservação. • Cozimento, secagem, fermentação, defumação, entre outros integram as técnicas de processamento. • Devem ter seu consumo limitado na dieta. • Exemplos: alimentos em conserva, frutas em calda, queijos e pães (feitos de farinha de trigo, leveduras, sal e açúcar).
• Alimentos ultraprocessados	• Sua formulação envolve grande quantidade de ingredientes, com adição de óleos, gorduras, sal, açúcares e substâncias de uso industrial. • Esses alimentos estariam associados com o ganho de peso corporal e diversas doenças crônicas. • Deve-se evitar o consumo desses alimentos. • Exemplos: biscoitos recheados, macarrão instantâneo, pizzas congeladas, salgadinhos, refrigerantes, carnes processadas.

Fonte: elaboração das autoras.

REFERÊNCIAS

ALKERWI, A. *et al.* Consumption of ready-made meals and increased risk of obesity: findings from the Observation of Cardiovascular Risk Factors in Luxembourg (ORISCAV-LUX) study. *British Journal of Nutrition*, v. 113, n. 2, p. 270-277, 2015.

ARAGON, A. A. *et al.* International Society of Sports Nutrition position stand: diets and body composition. *Journal of the International Society of Sports Nutrition*, v. 14, n. 1, p. 16, 2017.

ARD, J. D. *et al.* Nutrition interventions for obesity. *Medical Clinics*, v. 100, n. 6, p. 1341-1356, 2016.

ASSOCIAÇÃO BRASILEIRA PARA O ESTUDO DA OBESIDADE E DA SÍNDROME METABÓLICA (ABESO). *Posicionamento sobre o tratamento nutricional do sobrepeso e da obesidade:* departamento de nutrição da Associação Brasileira para o estudo da obesidade e da síndrome metabólica (Abeso – 2022). São Paulo: Abeso, 2022.

BASOLO, A. *et al.* Energy balance and control of body weight: possible effects of meal timing and circadian rhythm dysregulation. *Nutrients*, v. 13, n. 9, p. 3276, 2021.

BLASCO, R. R. Resting energy expenditure; assessment methods and applications. *Nutr Hosp*, v. 31, n. 3, p. 245-254, 2015.

BRASIL. Ministério da Saúde. *Guia alimentar para a população brasileira*. 2. ed. Brasília: Ministério da Saúde, 2014.

BRAY, G. A.; SIRI-TARINO, P. W. The role of macronutrient content in the diet for weight management. *Endocrinology and Metabolism Clinics*, v. 45, n. 3, p. 581-604, 2016.

BYRNE, N. M. *et al.* Does metabolic compensation explain the majority of less-than-expected weight loss in obese adults during a short-term severe diet and exercise intervention?. *International Journal of Obesity*, v. 36, n. 11, p. 1472-1478, 2012.

CARVALHO, A. C. *et al.* Circadian misalignment is negatively associated with the anthropometric, metabolic and food intake outcomes of bariatric patients 6 months after surgery. *Obesity Surgery*, v. 31, n. 1, p. 159-169, 2021.

CHAO, A. M. *et al.* Dietary interventions for obesity: clinical and mechanistic findings. *The Journal of Clinical Investigation*, v. 131, n. 1, 2021.

CHOUCHANI, E. T. *et al.* New advances in adaptive thermogenesis: UCP1 and beyond. *Cell Metabolism*, v. 29, n. 1, p. 27-37, 2019.

COVASSIN, N. *et al.* Effects of experimental sleep restriction on energy intake, energy expenditure, and visceral obesity. *Journal of the American College of Cardiology*, v. 79, n. 13, p. 1254-1265, 2022.

DIETARY GUIDELINES ADVISORY COMMITTEE. *Scientific report of the 2020.* Dietary Guidelines Advisory Committee. Advisory report to the Secretary of Agriculture and the Secretary of Health and Human Services. Washington, DC: U.S. Department of Agriculture, Agricultural Research Service, 2020.

ESTEVES, E. A.; ÁVILA, M. V. P.; ALMEIDA, F. Z. Ingestão calórica e relações entre ingestão proteica e variáveis de adiposidade em mulheres adultas. *Alim Nutr*, v. 21, n. 4, p. 587-593, 2010.

FLANAGAN, E. W. *et al.* Calorie restriction and aging in humans. *Annual Review of Nutrition*, v. 40, p. 105, 2020.

FREIRE, R. Scientific evidence of diets for weight loss: different macronutrient composition, intermittent fasting, and popular diets. *Nutrition*, v. 69, p. 110549, 2020.

HALL, K. D. *et al.* Ultra-processed diets cause excess calorie intake and weight gain: an inpatient randomized controlled trial of ad libitum food intake. *Cell Metabolism*, v. 30, n. 1, p. 67-77. e3, 2019.

HALL, K. D. *et al.* The energy balance model of obesity: beyond calories in, calories out. *The American Journal of Clinical Nutrition*, v. 115, n. 5, p. 1243-1254, 2022.

HALL, K. D.; GUO, J. Obesity energetics: body weight regulation and the effects of diet composition. *Gastroenterology*, v. 152, n. 7, p. 1718-1727. e3, 2017.

HALPERN, B. *et al.* Proposal of an obesity classification based on weight history: an official document by the Brazilian Society of Endocrinology and Metabolism (Sbem) and the Brazilian Society for the Study of Obesity and Metabolic Syndrome (Abeso). *Archives of Endocrinology and Metabolism*, v. 66, 2022.

HARRIS, L. *et al.* Intermittent fasting interventions for treatment of overweight and obesity in adults: a systematic review and meta-analysis. *JBI Evidence Synthesis*, v. 16, n. 2, p. 507-547, 2018.

HILL, J. O. *et al.* Energy balance and obesity. *Circulation*, v. 126, n. 1, p. 126-132, 2012.

HILL, J. O. *et al.* The importance of energy balance. *European Endocrinology*, v. 9, n. 2, p. 111, 2013.

HOPKINS, M.; BLUNDELL, J. E. Energy balance, body composition, sedentariness and appetite regulation: pathways to obesity. *Clinical Science*, v. 130, n. 18, p. 1615-1628, 2016.

HOWELL, S.; KONES, R. "Calories in, calories out" and macronutrient intake: the hope, hype, and science of calories. *American Journal of Physiology-Endocrinology and Metabolism*, v. 313, n. 5, p. E608-E612, 2017.

KAHLEOVA, H. *et al.* Effect of a low-fat vegan diet on body weight, insulin sensitivity, postprandial metabolism, and intramyocellular and hepatocellular lipid levels in overweight adults: a randomized clinical trial. *JAMA Network Open*, v. 3, n. 11, p. e2025454-e2025454, 2020.

KANT, A.K.; WHITLEY, M. I.; GRAUBARD, B. I. Away from home meals: associations with biomarkers of chronic disease and dietary intake in American adults, Nhanes 2005-2010. *Int J Obes*, v. 39, n. 5, p. 820-827, 2015.

LOPEZ-MINGUEZ, J.; GÓMEZ-ABELLÁN, P.; GARAULET, M.Timing of breakfast, lunch, and dinner: effects on obesity and metabolic risk. *Nutrients*, v. 11, n. 11, p. 2624, 2019.

MAGKOS, F. *et al.* A perspective on the transition to plant-based diets: a diet change may attenuate climate change, but can it also attenuate obesity and chronic disease risk?. *Advances in Nutrition*, v. 11, n. 1, p. 1-9, 2020.

MARTINEZ-RIQUELME, A.; SAJOUX, I.; FONDEVILA, J. Results of Promesa I study; efficacy and safety of a very low calorie diet application and following alimentary reeducation with the PronoKal® method in the treatment of excess of weight. *Nutricion Hospitalaria*, v. 29, n. 2, p. 282-291, 2014.

MCEVOY, C. T.; WOODSIDE, J. V. Vegetarian diets: pediatric nutrition in practice. *World Rev Nutr Diet*, Basel: Karger. v. 113, p. 134-138, 2015.

MELINA, V. *et al.* Position of the Academy of Nutrition and Dietetics: vegetarian diets. *Journal of the Academy of Nutrition and Dietetics*, v. 116, n. 12, p. 1970-1980, 2016.

MIRGHANI, H. The effect of breakfast skipping and late night eating on body mass index and glycemic control among patients with type 2 diabetes mellitus. *Cureus*, v. 13, n. 6, 2021.

MORALES-SUAREZ-VARELA, M. *et al.* Intermittent fasting and the possible benefits in obesity, diabetes, and multiple; sclerosis: a systematic review of randomized clinical trials. *Nutrients*, v. 13, n. 9, p. 3179, 2021.

MOST, J.; REDMAN, L. M. Impact of calorie restriction on energy metabolism in humans. *Experimental Gerontology*, v. 133, p. 110875, 2020.

MÜLLER, M. J.; ENDERLE, J.; BOSY-WESTPHAL, A Changes in energy expenditure with weight gain and weight loss in humans. *Current Obesity Reports*, v. 5, n. 4, p. 413-423, 2016.

PATIKORN, C. *et al.* Intermittent fasting and obesity-related health outcomes: an umbrella review of meta-analyses of randomized clinical trials. *JAMA Network Open*, v. 4, n. 12, p. e2139558-e2139558, 2021.

RAMAGE, S. *et al.* Healthy strategies for successful weight loss and weight maintenance: a systematic review. *Applied Physiology, Nutrition, and Metabolism*, v. 39, n. 1, p. 1-20, 2014.

REDMAN, L. M.; RAVUSSIN, E. Caloric restriction in humans: impact on physiological, psychological, and behavioral outcomes. 2010.

ROMIEU, I. *et al.* Iarc working group on Energy Balance and Obesity. *In: Energy balance and obesity:* what are the main drivers. 2017. p. 247-258.

RUDDICK-COLLINS, L. C. *et al.* Methodological considerations for meal-induced thermogenesis: measurement duration and reproducibility. *Br J Nutr*, v. 110, n. 11, p. 1978-86, 2013.

SACHER, G. A.; DUFFY, P. H. Genetic relation of life span to metabolic rate for inbred mouse strains and their hybrids. *In: Federation Proceedings*. 1979. p. 184-188.

SHI, M. *et al.* Aida directly connects sympathetic innervation to adaptive thermogenesis by UCP1. *Nature Cell Biology*, v. 23, n. 3, p. 268-277, 2021.

SOCIEDADE VEGETARIANA BRASILEIRA. *Tudo o que você precisa saber sobre nutrição vegetariana*. 2. ed. [*S. l.*]: SVB, 2018.

US Department of Agriculture and US Department of Health and Human Services. *Dietary guidelines for Americans, 2020-2025*. 9th ed. Washington, DC: US Government Publishing Office, 2020

VARADY, K. A. *et al.* Clinical application of intermittent fasting for weight loss: progress and future directions. *Nature Reviews Endocrinology*, v. 18, n. 5, p. 309-321, 2022.

WESTERTERP, K. R. Control of energy expenditure in humans. *European Journal of Clinical Nutrition*, v. 71, n. 3, p. 340-344, 2017.

WESTERTERP-PLANTENGA, M. S. Sleep, circadian rhythm and body weight: parallel developments. *Proceedings of the Nutrition Society*, v. 75, n. 4, p. 431-439, 2016.

XIAO, Q.; GARAULET, M.; SCHEER, F. A. J. L. Meal timing and obesity: interactions with macronutrient intake and chronotype. *International Journal of Obesity*, v. 43, n. 9, p. 1701-1711, 2019.

ZHU, S. *et al.* Intermittent fasting as a nutrition approach against obesity and metabolic disease. *Current Opinion in Clinical Nutrition and Metabolic Care*, v. 23, n. 6, p. 387, 2020.

ZUBRZYCKI, A. *et al.* The role of low-calorie diets and intermittent fasting in the treatment of obesity and type-2 diabetes. *J Physiol Pharmacol*, v. 69, n. 5, p. 663-83, 2018.

10

Proteína

Dilina do Nascimento Marreiro
Bianca Mickaela Santos Chaves
Ana Raquel Soares de Oliveira
Kyria Jayanne Clímaco Cruz

INTRODUÇÃO

Estudos têm demonstrado o impacto de intervenções dietéticas e da prática regular de exercício físico na prevenção e no tratamento de indivíduos com obesidade, já sendo bem estabelecida a relevância da restrição energética e da composição dos macronutrientes na dieta prescrita. Assim, tem aumentado o interesse no entendimento da contribuição da proteína da dieta, tanto na eficácia da perda de peso quanto na manutenção do peso perdido. Os principais mecanismos envolvidos são o aumento da saciedade, da taxa metabólica basal, da preservação da massa livre de gordura e de interações desse macronutriente com a microbiota intestinal (Westerterp-Plantenga; Lemmens; Westerterp, 2012; Simonson; Boirie; Guillet, 2020).

Associado a isso, estudos mostram que o consumo de proteínas superior à ingestão diária recomendada para indivíduos saudáveis contribui para o controle de comorbidades associadas à obesidade, com ênfase na melhora do perfil metabólico, por atuar na regulação do controle glicêmico e no perfil lipídico, o que consequentemente contribui para a proteção contra o desenvolvimento da resistência à insulina e de doenças cardiovasculares (Moon; Koh, 2020; Mitra; Tan, 2019; Mateo-Gallego *et al.*, 2018; Samkani *et al.*, 2018).

Portanto, torna-se evidente a importância da proteína da dieta como possível ferramenta para auxiliar tanto na prevenção quanto na terapêutica da obesidade, com impacto relevante na preservação da massa livre de gordura e no controle de desordens metabólicas associadas a essa doença (Heather, 2015; Drummen, 2018).

FUNÇÕES DA PROTEÍNA

A proteína é um nutriente que exerce diversas funções biológicas importantes como componente do corpo humano, fonte de energia e essencial para o crescimento e o desenvolvimento. Atua como enzimas (p. ex., fibrinogênio, trombina), proteínas transportadoras (p. ex., hemoglobina, apoproteínas), proteínas de armazenamento (p. ex., ferritina), proteínas contráteis ou de motilidade (p. ex., actina, miosina), proteínas estruturais, de defesa (p. ex., imonoglobulinas ou anticorpos), reguladoras (p. ex., hormônios e proteína G), entre outras (Shils *et al.*, 2016) (Figura 1).

ASPECTOS METABÓLICOS DA PROTEÍNA

As proteínas são polímeros complexos que contêm moléculas de carbono, hidrogênio, oxigênio, nitrogênio e enxofre, e podem ser classificadas como

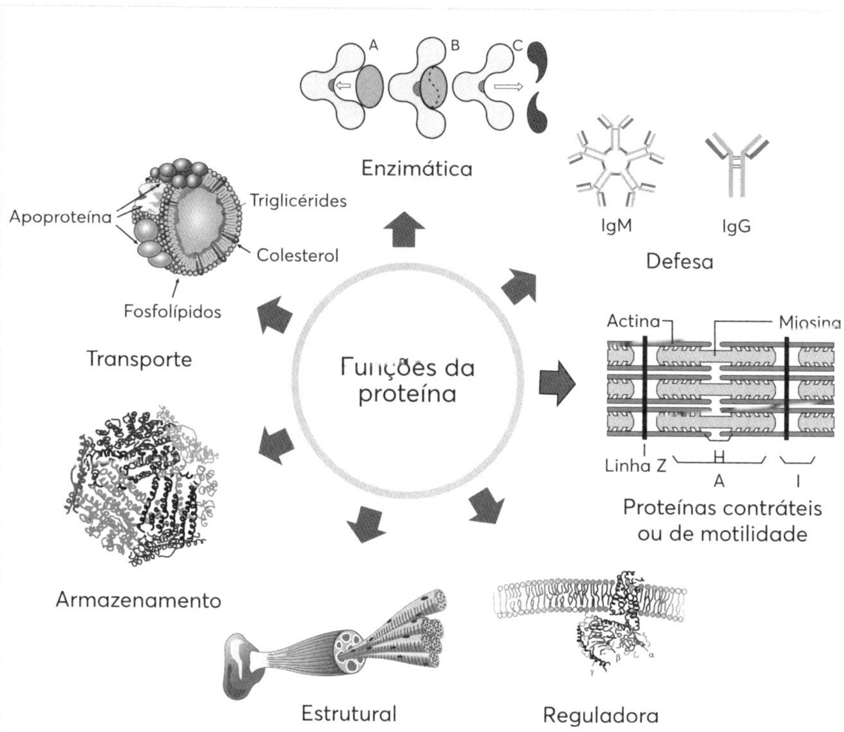

FIGURA 1 Funções da proteína.

IgG: imunoglobulina G; IgM: imunoglobulina M.

Fonte: elaboração das autoras.

exógenas, provenientes da alimentação, ou endógenas, derivadas das proteínas celulares do próprio organismo, por exemplo, do tecido hepático e muscular (Erickson; Kim, 1990; Goodman, 2010).

Um indivíduo de 70 kg possui aproximadamente 12 kg de proteína e 200 a 230 g de aminoácidos livres em seu organismo. O músculo esquelético contém cerca de 7 kg de proteínas, sendo 66% contráteis e 34% não contráteis, bem como 130 g dos aminoácidos livres. Em uma alimentação balanceada, há um *turnover* proteico (processo contínuo de síntese e catabolismo) de 300 a 400 g por dia, e os tecidos mais ativos são os da mucosa intestinal, plasma, pâncreas, fígado e rins (Goodman, 2010).

A digestão das proteínas inicia no estômago, local onde o bolo alimentar sofre a ação do ácido clorídrico, que é liberado pelas células parietais, em resposta à secreção de gastrina. O ácido clorídrico participa da ativação da pepsina por meio da clivagem do pepsinogênio, o que permite a ação dessa enzima na desnaturação das proteínas da alimentação. A pepsina formada também pode atuar sobre o pepsinogênio por autocatálise, ativando-o. O fragmento liberado constitui um sinalizador para a liberação de colecistocinina (CCK) no duodeno, hormônio que estimula a secreção enzimática por células do pâncreas exócrino e intestino. A pepsina é responsável por cerca de 10 a 20% da digestão das proteínas, com ação finalizada quando o conteúdo gástrico se mistura com o suco pancreático alcalino no intestino delgado, pois essa enzima atua em pH ácido (Goodman, 2010).

No intestino, o quimo favorece a secreção de secretina e de CCK, hormônios que contribuem para a liberação do suco pancreático rico em bicarbonato e enzimas pancreáticas, respectivamente. O tripsinogênio secretado no duodeno estimula a atividade da enteropeptidase, enzima localizada na membrana apical dos enterócitos, responsável pela ativação do tripsinogênio em tripsina. A tripsina, por sua vez, ativa outras enzimas do suco pancreático: cliva quimiotripsinogênio em quimiotripsina, pró-elastase em elastase e pró-carboxipeptidase em carboxipeptidase (Erickson; Kim, 1990; Goodman, 2010; Hoyle, 1997).

As enzimas proteolíticas pancreáticas são altamente específicas. A tripsina e a quimiotripsina clivam ligações adjacentes aos aminoácidos lisina ou arginina e a aminoácidos aromáticos, respectivamente, liberando pequenos peptídeos. A elastase cliva aminoácidos alifáticos neutros e a carboxipeptidase, aminoácidos das terminações carboxilas dos polipeptídeos. As aminopeptidades, di e tripeptidases, sintetizadas nas microvilosidades da mucosa intestinal, completam a digestão dos peptídeos em aminoácidos (Erickson; Kim, 1990; Goodman, 2010; Hoyle, 1997).

A absorção intestinal dos aminoácidos pode ocorrer por (1) difusão simples, sendo dependente do gradiente de concentração; (2) carreadores em um processo dependente de cotransporte de sódio e (3) difusão facilitada, que não depende de sódio. Dipeptídeos e tripeptídeos também podem ser absorvidos por meio da proteína transportadora de oligopeptídeos (PepT-1); no entanto, peptídeos com 4 aminoácidos ou mais precisam ser hidrolisados antes do processo de absorção. O transporte dos aminoácidos da célula intestinal para a circulação sanguínea através da membrana basolateral ocorre por dois transportes dependentes de sódio e três não dependentes (Erickson; Kim, 1990; Goodman, 2010; Hoyle, 1997).

Após a absorção intestinal, os aminoácidos são transportados ao fígado através do sistema porta. Esse órgão regula a distribuição dos aminoácidos para os tecidos específicos, bem como controla o metabolismo dos aminoácidos essenciais, com exceção dos de cadeia ramificada, que são, principalmente, degradados no músculo esquelético. A excreção urinária dos metabólitos das proteínas ocorre na forma de ureia. Os grupos amino dos aminoácidos, liberados por processos de desaminação, são utilizados na síntese de amônia, que é transportada em combinação com ácido glutâmico, formando glutamina, por ser altamente tóxica. A ureia é formada por meio do ciclo da ornitina, no qual a amônia se une à molécula de CO_2 para produzir arginina, que é hidrolisada em ornitina e ureia, sendo esta excretada pela urina. São excretados nas fezes apenas 1 a 2 g de nitrogênio por dia, correspondente a 6 a 12 g de proteína (Erickson; Kim, 1990; Goodman, 2010; Hoyle, 1997), conforme mostra a Figura 2.

FONTES E RECOMENDAÇÕES

As principais fontes alimentares de proteínas de origem animal são: peixe, frango, carne vermelha, ovos, leite e derivados (queijo, iogurte). Entre os alimentos de origem vegetal destacam-se feijão, ervilha, grão-de-bico, lentilha, chia, quinoa, amaranto, castanha-de-caju, castanha-de-baru, amêndoas, nozes, sementes de girassol, sementes de abóbora, macadâmia e avelãs. Os cogumelos comestíveis constituem fonte de proteína derivada de fungos (Rossi; Poltronieri, 2019). O Quadro 1 apresenta a quantidade de proteína por 100 g de alguns alimentos fonte.

A recomendação para ingestão de proteínas na dieta de indivíduos adultos saudáveis é de 0,8 g/kg de peso corporal/dia, sendo a faixa de distribuição aceitável de 10 a 35% do valor energético total (VET) diário (Institute of Medicine, 2005). Entretanto, no tratamento nutricional de indivíduos com obesidade, evidências científicas têm recomendado um aumento dessa proporção para 25 a 35% de proteína, novamente considerando o VET diário. Essa seria uma estratégia dietética eficaz tanto para a perda de peso quanto para a manutenção pós-perda de peso. Dessa forma, dietas com restrição calórica com teor de

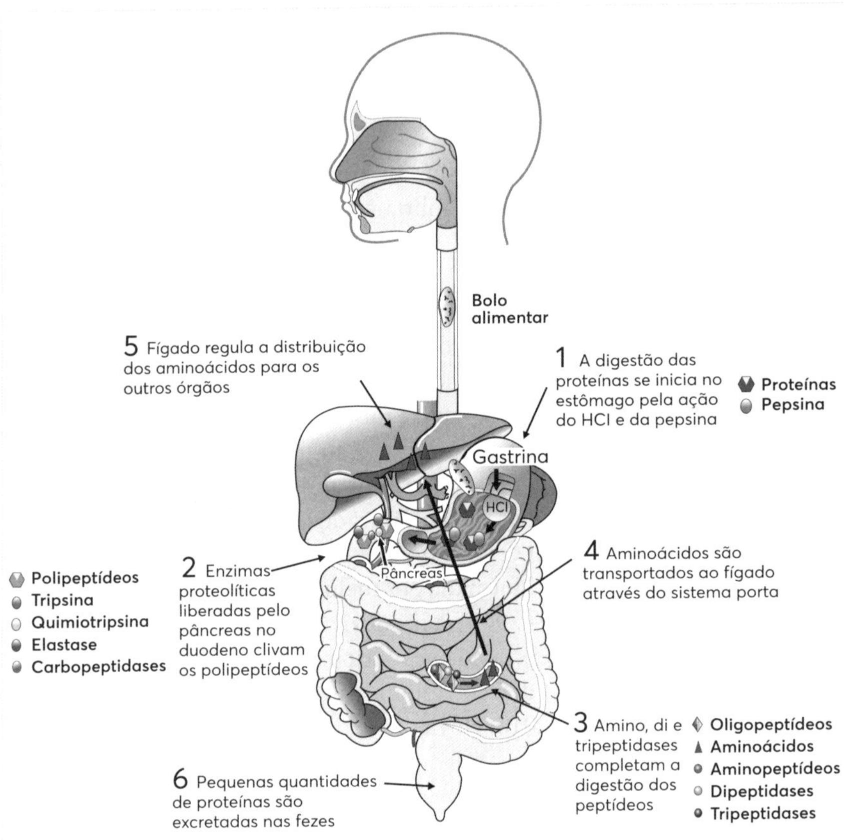

FIGURA 2 Digestão das proteínas.

HCl: ácido clorídrico.

Fonte: elaboração das autoras.

QUADRO 1 Alimentos fonte de proteína e quantidade do nutriente (g) em cada 100 g

Alimentos	Quantidade de proteína (g) em 100 g	Alimentos	Quantidade de proteína (g) em 100 g
Carne bovina	24	Amendoim, cru	25,4
Camarão	23,6	Castanha do Brasil	14,5
Caranguejo	13,3	Ervilha	7,69
Frango	18,7	Feijão, roxo	22,2
Iogurte	3,12	Feijão, preto	22,4

(continua)

QUADRO 1 Alimentos fonte de proteína e quantidade do nutriente (g) em cada 100 g (*continuação*)

Alimentos	Quantidade de proteína (g) em 100 g	Alimentos	Quantidade de proteína (g) em 100 g
Leite em pó	26	Grão-de-bico	21
Ovos	11,3	Gergelim	21,2
Queijo, Minas	20,4	Lentilha	23,5
Salmão	19,3	Linhaça	14,1

Fonte: Tabela Brasileira de Composição de Alimentos (2022).

proteína entre 1,2 e 1,6 g/kg de peso corporal por dia e quantidades de 25 a 30 g de proteínas nas grandes refeições fazem parte da conduta nutricional para esses pacientes, com o objetivo de favorecer a maior perda de peso e de massa gorda, preservando a massa magra, e a manutenção do peso corporal perdido e/ou prevenção do reganho (Leidy *et al.*, 2015).

Estudos randomizados e metanálises demonstraram que dietas hiperproteicas promovem na fase inicial da intervenção perda de peso maior e mais rápida (3 a 6 meses), quando comparadas com dietas convencionais com baixo teor de gordura ou dietas ricas em carboidratos. No entanto, essas diferenças são atenuadas na fase mais tardia quando a perda de peso se torna mais lenta (12 a 24 meses). Ao considerar a fase de manutenção da perda de peso, ou seja, após uma perda clinicamente significativa, alguns estudos randomizados mostram que a recuperação do peso é menor com dietas ricas em proteínas. Contudo, a literatura ainda não é clara quanto aos efeitos da dieta hiperproteica na manutenção do peso perdido a longo prazo (Magkos, 2020).

PROTEÍNA E OBESIDADE: IMPACTO DA PROTEÍNA DA DIETA NO CONTROLE DO PESO CORPORAL

Nas últimas décadas, a busca por estratégias eficazes para perda de peso tem despertado interesse na comunidade científica, tendo em vista que a redução contínua do peso corporal gera respostas fisiológicas que contribuem para a recuperação do peso perdido, por exemplo, a redução do gasto energético em repouso, da termogênese induzida por alimentos e o aumento do apetite.

Dessa forma, o papel de destaque da proteína na dieta prescrita tem sido fundamentado por meio de mecanismos que envolvem aumento da saciedade, interações com a microbiota intestinal, aumento do gasto energético e preservação da massa livre de gordura (Magkos, 2020; Drummen, 2018).

Influência da proteína na saciedade

A influência de dietas ricas em proteínas na modulação da saciedade compreende múltiplas vias metabólicas, que favorecem a formação de sinais complexos englobando o eixo intestino-cérebro. Um dos mecanismos envolvidos nesse aspecto trata da estimulação de atividades endócrinas, pois os sinais de saciedade mais importantes são gerados por meio da secreção de hormônios anorexígenos a partir da ingestão elevada de proteínas. Os aminoácidos estimulam a liberação de hormônios gastrointestinais, que ativam o nervo vago, transmitindo sinais de saciedade por meio de fibras aferentes para o núcleo do trato solitário, localizado no bulbo cerebral, sendo posteriormente enviadas para o hipotálamo, que realiza o processamento desses sinais e elabora uma resposta efetora (Cuenca-Sánchez; Navas-Carrillo; Orenes-Piñero, 2015).

Recentemente, Li, Armstrong e Campbell (2020) conduziram um estudo randomizado para avaliar a saciedade, a fome e o desejo de comer em indivíduos com sobrepeso e obesidade submetidos a dietas com diferentes proporções de proteínas (10, 20 e 30%). Os pesquisadores verificaram maior índice de plenitude diária em indivíduos que consumiram refeições com 30% do VET de proteína quando comparados com aqueles que ingeriram 10% do VET desse nutriente.

Em uma revisão sistemática e de metanálise, foi avaliada a eficácia de intervenções dietéticas ricas em proteínas sobre o controle do peso corporal e verificada resposta positiva na redução, pois a dieta hiperproteica ativa mecanismos que promovem a sensação de saciedade, o que reflete diretamente na redução do consumo de calorias, sendo considerado um dos principais fatores contribuintes para a perda de peso (Hansen *et al.*, 2021; Bellissimo *et al.*, 2020).

Estudos têm sido conduzidos para avaliar a influência da ingestão de dietas com alto teor de proteína no controle do peso corporal com resultados positivos, por exemplo, a pesquisa de Tischmann *et al.* (2019), que verificou redução na percepção da fome em indivíduos que consumiram dietas hiperproteicas, bem como associação inversa entre a redução da fome e o aumento das concentrações de 2-araquidonoilglicerol (2-AG) e do peptídeo YY (PYY). De forma semelhante, Zhu *et al.* (2021) evidenciaram que a dieta rica em proteína (25% do VET) reduziu a sensação de fome e aumentou a saciedade, correlacionando-se positivamente com mudanças no peso corporal de indivíduos com obesidade.

Estudos têm sugerido que a dieta hiperproteica estimula a liberação de hormônios intestinais anorexígenos, como o peptídeo 1 semelhante ao glucagon (GLP-1) e o PYY, e reduz a secreção de hormônios orexígenos, como grelina, peptídeo relacionado a Agouti (AgRP) e neuropeptídeo Y (NPY) (Figura 3) (Van der Klaauw *et al.*, 2013; Andermann; Lowell, 2017).

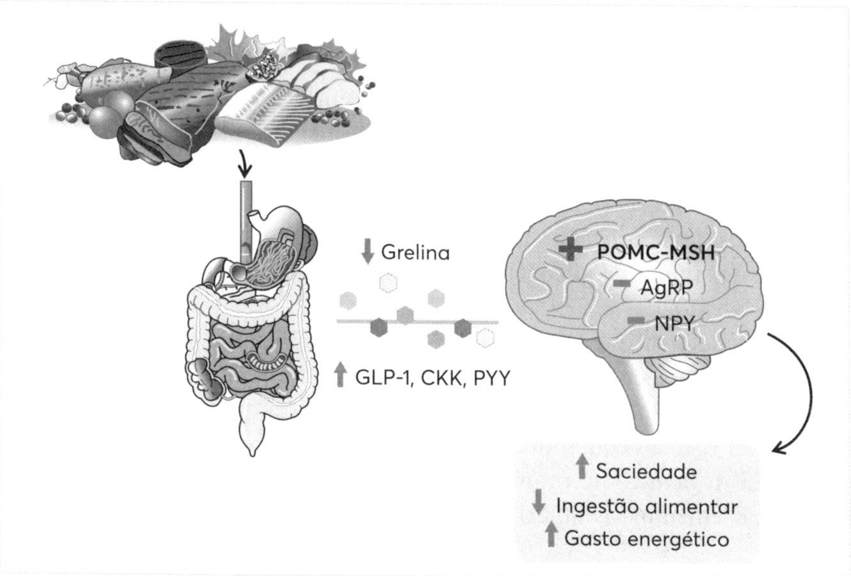

FIGURA 3 Mecanismos envolvidos na atuação da proteína na saciedade.
AgRP: peptídeo relacionado a Agouti; CKK: colecistocinina; GLP-1: peptídeo 1 semelhante ao glucagon; NPY: neuropeptídeo Y; POMC-MSH: pró-opiomelanocortina; PYY: peptídeo YY.
Fonte: elaboração das autoras.

Ensaios clínicos demostraram que a simples adesão ao consumo de fontes proteicas em uma das refeições pode promover efeitos sobre a saciedade. Nos estudos de Bellissimo *et al.* (2020) e Wang *et al.* (2015), a inclusão de alimentos com maior teor de proteína no café da manhã promoveu aumento da saciedade e do gasto energético, redução da ingestão de alimentos a curto prazo, além da redução do peso corporal. Ainda, nesses mesmos estudos foi demonstrado aumento das concentrações de PYY e GLP-1, bem como redução de grelina.

Outro mecanismo sugerido para fundamentar a atuação da proteína da dieta sobre a saciedade é o aumento da concentração de aminoácidos cetogênicos, a exemplo do beta-hidroxibutirato. Veldhorst *et al.* (2010) demonstraram que dieta rica em proteína aumentou as concentrações séricas de beta-hidroxibutirato, e este por sua vez apresentou correlação positiva com a redução do apetite.

Além do aumento nas concentrações de hormônios anorexígenos, a ingestão de dieta rica em proteínas em intervenções para perda de peso favorece a redução das concentrações plasmáticas de grelina, hormônio orexígeno que aumenta a fome e induz a ingestão de alimentos, conforme o Quadro 2 (Moon; Koh, 2020). Estudo conduzido por Stentz *et al.* (2021) mostrou que dieta rica em proteína reduziu as concentrações de grelina em comparação com dieta rica em carboidratos, indicando que a ingestão aumentada de proteína pode ter um efeito maior na saciedade.

Outro aspecto relevante refere-se ao aumento na gliconeogênese promovido por dietas hiperproteicas. O consumo aumentado de proteínas favorece o aumento na expressão de fosfoenolpiruvato carboxiquinase, enzima que inicia a gliconeogênese, e de glicose-6-fosfatase, enzima envolvida nos estágios finais desse processo. Como resultado, ocorre aumento da glicose no sangue e da síntese de glicogênio, o que intensifica a sensação de saciedade (Moon; Koh, 2020).

Vale mencionar que também a proteína vegetal oriunda de dietas vegetarianas está associada à redução do peso corporal e melhora na composição corporal. Nesse sentido, estudo randomizado mostra que uma única refeição baseada em vegetais com tofu estimula a secreção de hormônios anorexígenos, como GLP-1, bem como promove maior sensação de saciedade (Kahleova *et al.*, 2018; Klementova *et al.*, 2019).

QUADRO 2 Hormônios anorexígenos e orexígenos

Hormônios anorexígenos	Hormônios orexígenos
Leptina	Grelina
CCK	NPY
PYY	AgRP
GIP	Insulina
GLP-1	PP
Oxintomodulina	
Obestatina	
Nesfatina	

AgRP: peptídeo relacionado a Agouti; CCK: colecistocinina; GIP: peptídeo inibidor gástrico; GLP-1: peptídeo semelhante ao glucagon; NPY: neuropeptídeo Y; PP: polipeptídeo pancreático; PYY: peptídeo YY.
Fonte: Halpern; Rodrigues; Costa (2004); Miller (2019).

Impacto da proteína no gasto energético

Estudos mostram que a proteína da dieta exerce impacto superior na termogênese induzida pela dieta quando comparada com os demais macronutrientes, tendo em vista que o metabolismo pós-prandial da proteína exige cerca de 30% de energia, enquanto para os carboidratos é de 5 a 10% e para os lipídios de 0 a 3%. Assim, há necessidade de um gasto maior de energia para as etapas do metabolismo proteico, como armazenamento, oxidação, produção de ureia, além daquela gasta durante a participação dos aminoácidos no processo de gliconeogênese, cenário que contribui para o aumento do gasto energético (Madsen *et al.*, 2018; Magkos, 2020; Westerterp-Plantenga; Lemmens; Westerterp, 2012).

Outro aspecto importante trata do papel da proteína da dieta na manutenção da perda de peso, que pode ser fundamentado pela atuação desse nutriente sobre o balanço energético e na termogênese adaptativa. O estudo conduzido por Drummen *et al.* (2020) verificou que indivíduos que emagreceram e foram submetidos a ingestão de dieta hiperproteica apresentaram balanço energético negativo, aumento do gasto energético em repouso e neutralização da termogênese adaptativa. Portanto, a ingestão elevada da proteína da dieta tem sido considerada fator contribuinte para o controle da ingestão de alimentos, da recompensa alimentar e da neutralização da termogênese adaptativa, auxiliando na manutenção da perda de peso corporal (Westerterp-Plantenga, 2020).

Microbiota intestinal

Os microrganismos que compõem a microbiota intestinal contribuem para o fortalecimento do sistema intestinal, imunidade e saúde metabólica. Atualmente existem evidências consideráveis de que o microbioma intestinal desempenha um papel importante na patogênese da obesidade. As proteínas da dieta parecem aumentar a abundância de bactérias intestinais específicas associadas ao aumento da saciedade e da saúde metabólica.

Pesquisas têm sido realizadas utilizando modelos animais para avaliar o efeito da proteína da dieta, em particular a proteína vegetal, na regulação da microbiota intestinal, com o objetivo de controle da obesidade e desordens metabólicas associadas. O estudo de Higuchi *et al.* (2019) sugere a influência da proteína da dieta sobre a microbiota intestinal de camundongos, principalmente durante o período juvenil, quando os animais apresentaram melhora na disbiose intestinal induzida pela dieta hiperlipídica.

Pesquisas também têm sido realizadas em humanos para avaliar os efeitos da proteína da dieta no sobrepeso e na obesidade. Dong *et al.* (2020), em estudo randomizado, avaliaram o efeito da ingestão de dieta hiperproteica na composição da microbiota intestinal e verificaram aumento significativo de microrganismos. O mecanismo sugerido para tal efeito trata do fluxo de aminoácidos dietéticos no trato gastrointestinal distal para a fermentação bacteriana. Assim, a proteína dietética parece tornar-se fonte dominante de nitrogênio, o que favorece o surgimento de bactérias benéficas para o organismo. A dieta hiperproteica reduziu bactérias *Prevotella 2* spp., gênero associado a risco cardiovascular.

Preservação da massa livre de gordura

A expansão progressiva do tecido adiposo gera disfunções metabólicas importantes, como inflamação crônica de baixo grau, lipotoxicidade e resistência à insulina. No músculo esquelético, essas alterações levam a disfunção mitocondrial, estresse oxidativo e inflamação local, o que altera a funcionalidade do músculo e induz perda de massa muscular, denominada obesidade sarcopênica, conforme mostra a Figura 4 (Choi, 2016; Kalinkovich; Livshits, 2017).

Além disso, o processo de emagrecimento pode promover a perda não intencional de massa magra, principalmente nos primeiros meses em restrição calórica. O grau inicial de excesso de peso corporal, duração da intervenção, prática ou não de exercício físico, idade, sexo e a abordagem dietética constituem os fatores mais importantes. Desse modo, estratégias para perda de peso devem visar à preservação da massa livre de gordura

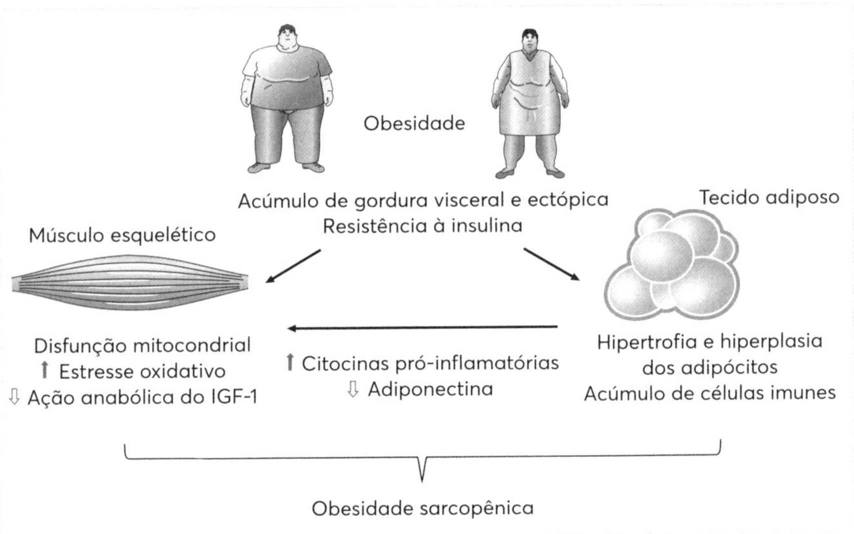

FIGURA 4 Obesidade sarcopênica.

IGF-1: fator de crescimento semelhante à insulina 1.

A obesidade estimula o acúmulo de gordura ectópica nos músculos esqueléticos, o que favorece um comprometimento acentuado da oxidação de ácidos graxos da mitocôndria, aumento do estresse oxidativo e da resistência à insulina, resultando em redução na massa e força muscular. Além disso, a inflamação do tecido adiposo associada à obesidade pode afetar a massa e a função do músculo esquelético pelo aumento da produção de citocinas pró-inflamatórias e leptina, e pela diminuição da ação da adiponectina e do IGF-1. A obesidade sarcopênica está associada a distúrbios cardiometabólicos que comprometem a saúde.

Fonte: adaptação de Roh; Choi (2020).

tanto durante o emagrecimento quanto na manutenção do peso perdido (Cava; Yeat; Mittendorfer, 2017).

O músculo esquelético é considerado um órgão com relevância na homeostase metabólica, sendo responsável pela captação de mais de 70% da glicose sanguínea e exercendo importante papel como local de oxidação de ácidos graxos; é considerado o principal determinante do gasto energético em repouso. Nesse sentido, o consumo suficiente de proteínas para manter a massa magra durante o processo de perda de peso tem sido apontado como eficaz, principalmente quando associado à prática de exercícios de força (Magkos, 2020; McCarthy; Berg, 2021).

As proteínas estimulam vias que regulam a síntese proteica muscular, tendo em vista que os aminoácidos essenciais, a insulina e o fator semelhante à insulina 1 (IGF-1) são capazes de ativar a via de sinalização do complexo de rapamicina (mTOR), responsável por regular processos celulares necessários para o crescimento, metabolismo, estrutura e interação celular. Além disso, o exercício físico associado ao consumo de proteínas pode acentuar o estímulo à síntese proteica, resultando em ganho ou manutenção da massa muscular e prevenindo a redução do gasto energético em repouso (McCarthy; Berg, 2021).

Estudo realizado por Leidy *et al.* (2007) demonstrou que mulheres com excesso de peso e obesidade que consumiam quantidade de proteína elevada durante 12 semanas em restrição calórica apresentaram maior preservação da massa magra quando comparadas com o grupo que ingeria dieta normoproteica. De forma semelhante, Soenen *et al.* (2013) observaram em indivíduos com sobrepeso e obesidade que a massa livre de gordura e o gasto energético em repouso apresentaram mudanças favoráveis no grupo que consumia dieta rica em proteínas em comparação ao grupo com consumo normal, após a perda de peso corporal.

PROTEÍNA DA DIETA NA MELHORA DO PERFIL METABÓLICO DE INDIVÍDUOS COM OBESIDADE

A ingestão da dieta hiperproteica por indivíduos com obesidade quando associada à restrição calórica constitui fator contribuinte para a melhora do perfil metabólico, em particular do controle glicêmico e da pressão arterial, aumento na sensibilidade à insulina, regulação do metabolismo lipídico e redução da inflamação crônica de baixo grau (Westerterp-Plantenga; Lemmens; Westerterp, 2012).

Pesquisa realizada por Chen *et al.* (2021) em ensaio clínico randomizado conduzido em adultos com obesidade durante 12 semanas demonstrou que a dieta rica em proteínas melhora a sensibilidade à insulina e reduz os valores do teste de tolerância oral à glicose e proteína C reativa. Tais resultados sugerem a importância dessa dieta no controle da glicemia e da inflamação crônica de baixo grau. O estudo também mostrou concentrações séricas de colesterol total e triglicerídeos reduzidas nos indivíduos que consumiram dieta hiperproteica, quando comparados com o grupo controle.

Stentz *et al.*, em 2021, realizaram estudo randomizado envolvendo indivíduos com obesidade e pré-diabéticos que foram submetidos à ingestão de dieta hiperproteica durante 6 meses. Observaram melhora na função das células beta pancreáticas e ação da insulina, bem como dos valores do índice Homa-IR *(Homeostases Model Assessment-Insulin Resistance)* e hemoglobina glicada. A dieta hiperproteica também aumentou as concentrações plasmáticas dos hormônios anorexígenos GLP-1 e GIP, o que foi associado com a melhora na sensibilidade à insulina e função da célula beta.

Paisakos, Lieberman e Fulgoni (2021) examinaram os padrões habituais de ingestão de proteína [g/kg de peso corporal] de adultos americanos, usando dados do National Health and Nutrition Examination Survey (Nhanes), 2001-2010. Os dados obtidos mostraram que os americanos normalmente consomem quantidades de proteína superiores aos valores recomendados (RDA). Além disso, os resultados identificaram associação entre a ingestão de dietas com teor elevado de proteína e o aumento das concentrações de HDL-colesterol e redução do índice de massa corporal (IMC) e da circunferência da cintura, o que favorece menor risco para o desenvolvimento de doenças cardiometabólicas.

A literatura também tem mostrado o impacto da ingestão elevada de proteína na redução de marcadores da esteatose hepática em indivíduos com obesidade. No estudo de Xu (2020) foi demonstrado que o consumo da dieta hiperproteica reduziu a expressão de genes que codificam para proteínas de captação hepática e biossíntese de lipídios, bem como reduziram as concentrações de lipídios intra-hepáticos. Além disso, a intervenção com dieta rica em proteínas diminuiu a atividade de vias inflamatórias e marcadores do estresse oxidativo.

No entanto, apesar dos estudos científicos sobre a atuação da proteína da dieta no controle do peso corporal, ainda existem dados controvertidos quanto ao efeito da dieta hiperproteica sobre parâmetros metabólicos (Tischmann *et al.*, 2020).

Além da quantidade de proteína, a fonte proteica também constitui fator regulador metabólico com impacto relevante. Intervenções realizadas tanto com proteínas do soro do leite (*whey protein*) quanto com proteínas vegetais à base de plantas mostraram efeitos favoráveis sobre a composição corporal, parâmetros metabólicos e preservação de massa livre de gordura em indivíduos com obesidade. Foi também evidenciado que aminoácidos específicos, como aqueles de cadeia ramificada (BCAA), metionina, triptofano e seus metabólitos, e glutamato, podem influenciar positivamente parâmetros metabólicos na obesidade, especialmente em modelos animais com roedores (Simonson; Boirie; Guillet, 2020).

Portanto, deve-se considerar tanto a quantidade como a qualidade das proteínas ou mesmo de aminoácidos específicos, em intervenções terapêuticas que visem à melhora dos parâmetros de adiposidade e do perfil metabólico de indivíduos com obesidade. Estudos a longo prazo ainda são necessários para fundamentar a atuação da proteína na regulação do peso corporal e no controle de desordens metabólicas associadas à obesidade.

COMPARAÇÃO ENTRE A DIETA HIPERPROTEICA E A DIETA DO MEDITERRÂNEO CONSIDERANDO A OBESIDADE

A dieta do Mediterrâneo é caracterizada pelo teor elevado de polifenóis, ácidos graxos mono e poli-insaturados, antioxidantes e fibras, bem como quantidades reduzidas de sal, açúcar e ácidos graxos saturados. Essas características têm sido associadas a melhores resultados de saúde e qualidade de vida dos indivíduos (Davis *et al.*, 2015).

Algumas pesquisas foram conduzidas na perspectiva de comparar os efeitos metabólicos de padrões dietéticos, por exemplo, a dieta do Mediterrâneo e a dieta hiperproteica, como estratégias de tratamento para a obesidade. A revisão de literatura realizada por Kim (2021) mostrou que, apesar de dietas ricas em proteínas serem eficazes para a perda e manutenção do peso corporal, a dieta do Mediterrâneo não apenas auxilia na manutenção da perda de peso mas também melhora fatores de risco cardiovascular e funções cognitivas.

De forma semelhante, em intervenção envolvendo indivíduos com excesso de peso corporal durante 6 semanas, Feidantsis *et al.* (2021) demonstraram que, associada a dieta hipocalórica, a dieta do Mediterrâneo promoveu mudanças positivas na composição corporal e no perfil metabólico, resultado não verificado no grupo que consumiu dieta hiperproteica.

Uma revisão de metanálises de ensaios controlados randomizados sobre o impacto de padrões alimentares populares em parâmetros antropométricos e cardiometabólicos concluiu que, dentre todas as dietas avaliadas, a dieta do Mediterrâneo apresentou evidência mais forte e consistente de redução no peso corporal e no IMC, bem como melhora nos fatores de risco cardiometabólicos (Dinu *et al.*, 2020).

Castro-Barquero *et al.* (2020), ao compararem diferentes estratégias dietéticas, trazem evidências que apoiam o uso da dieta do Mediterrâneo na prevenção e no tratamento da síndrome metabólica em decorrência dos efeitos benéficos que tal dieta promove na melhora dos parâmetros antropométricos e marcadores glicêmicos, lipídicos e inflamatórios.

No entanto, recentemente Tettamanzi *et al.* (2021) realizaram um estudo dietético comparativo, controlado e randomizado em mulheres com obesidade para avaliar a influência da dieta mediterrânea e hiperproteica no tratamento da obesidade e verificaram que a dieta hiperproteica foi mais eficaz na redução da resistência à insulina e na melhora do controle glicêmico, quando comparada à dieta mediterrânea. No Quadro 3 são apresentados alimentos que caracterizam essas dietas.

QUADRO 3 Alimentos fontes de proteína da dieta hiperproteica e da dieta do Mediterrâneo

Dieta hiperproteica	Dieta do Mediterrâneo
• Carnes vermelha e branca. • Leite, queijo, iogurte e ovos. • Leguminosas, como feijões, lentilha, grão-de-bico, linhaça e ervilha.	• Azeite extravirgem (prensado a frio). • Legumes, incluindo vegetais verdes folhosos. • Frutas e cereais integrais. • Nozes e leguminosas.

Fonte: Davis *et al.* (2015); Tabela Brasileira de Composição de Alimentos (2011).

IMPLICAÇÕES DA DIETA HIPERPROTEICA NA SAÚDE ÓSSEA E NO SISTEMA RENAL

Estudos têm sido realizados para esclarecer a possível influência do consumo de dieta hiperproteica a longo prazo na manifestação de desordens no metabolismo ósseo e em alterações na função renal, em particular em indivíduos com obesidade, no entanto os resultados obtidos nessas pesquisas ainda são controvertidos.

Impacto da proteína da dieta na saúde óssea

Nas últimas décadas, tem sido amplamente estudada a influência da proteína da dieta na saúde óssea, e os resultados obtidos dessas pesquisas apresentam tanto efeitos benéficos quanto prejudiciais, a depender de fatores como: a quantidade de proteína ingerida, a fonte alimentar, a ingestão de micronutrientes, como cálcio, fósforo e vitamina D, além do equilíbrio ácido-base da dieta e perda de peso corporal (Darling; Millward; Lanham-New, 2021; Heaney; Layman, 2008).

A ingestão adequada de proteínas promove efeitos positivos para o crescimento e a manutenção do tecido ósseo, a saber (Cuenca-Sánchez; Navas-Carrillo; Orenes-Piñero, 2015; Darling; Millward; Lanham-New, 2021; Rizzoli, 2022):

- Fornece os aminoácidos necessários para a síntese de colágeno da matriz óssea.
- Estimula a ação do IGF-1, que promove a atividade osteoblástica e aumenta a massa muscular e o crescimento ósseo.
- Reduz a secreção do hormônio da paratireoide (PTH), que reduz a reabsorção óssea e aumenta a absorção intestinal de cálcio.

Outro aspecto importante é o fato de que algumas intervenções para a perda de peso favorecem a redução da massa magra e da força muscular, bem como a perda da massa óssea, o que acentua a importância do aumento da ingestão proteica para minimizar a perda do conteúdo mineral ósseo (Cuenca-Sánchez; Navas-Carrillo; Orenes-Piñero, 2015; Darling, Millward; Lanham-New, 2021; Rizzoli, 2022).

Estudo de intervenção conduzido com 186 indivíduos com sobrepeso e obesidade, durante 36 semanas, verificou que até 60 g de suplementação adicional de proteína do soro de leite não influenciou negativamente a quantidade óssea (Wright *et al.*, 2017). De forma semelhante, revisão sistemática e metanálise realizada por Shams-White *et al.* (2017) apresentou evidências de que a ingestão de dieta rica em proteínas não promove efeitos adversos à saúde óssea.

Por outro lado, outros estudos demonstraram que o consumo excessivo de proteína altera o equilíbrio ácido-básico, comprometendo a saúde óssea a longo prazo (Cao, 2017; Cuenca-Sánchez *et al.*, 2015; Darling; Millward; Lanham-New, 2021). Sobre esse aspecto, o teor elevado de proteína dietética, principalmente de origem animal, aumenta a produção de ácidos a partir do metabolismo dos aminoácidos sulfurados. Alimentos à base de cereais também aumentam a acidez fisiológica por conterem fitato, e, portanto, fosfato (Cao, 2017; Cuenca-Sánchez; Navas-Carrillo; Orenes-Piñero, 2015; Darling; Millward; Lanham-New, 2021).

Dessa forma, a produção excessiva de ácido endógeno leva ao desequilíbrio ácido-básico, contribuindo para a redução da reabsorção renal de cálcio e o aumento da excreção urinária desse mineral, reduzindo a atividade osteoblástica e estimulando a osteoclástica do osso; contribui, assim, para a perda óssea. Além disso, a perda óssea pode ser atribuída, em parte, à mobilização de sais do esqueleto para equilibrar o ácido gerado. Portanto, alimentos fontes de proteína, tanto animal quanto vegetal, podem influenciar o equilíbrio ácido-básico e, consequentemente, de forma negativa, a saúde óssea (Cao, 2017; Heaney; Layman, 2008).

A literatura destaca a importância da ingestão adequada de cálcio, uma vez que a homeostase desse mineral no organismo depende mais da quantidade consumida desse mineral do que do teor de proteína na dieta. Associado a isso, estudos de intervenção controlados e de curto prazo mostram que dieta rica em proteínas aumenta a absorção intestinal de cálcio, o que parece compensar a excreção urinária elevada desse mineral, o que consequentemente contribui para a manutenção da sua homeostase no organismo. Revisões sistemáticas e metanálises mostraram que a redução no risco de fratura de quadril se mostra mais dependente da ingestão adequada de cálcio do que do teor elevado da proteína da dieta (Cao, 2017; Cao, 2011; Hunt; Johnson; Fariba Roughead, 2009; Rizzoli *et al.*, 2018; Remer; Krupp; Shi, 2014).

Diversos mecanismos têm sido apresentados para explicar os efeitos anabólicos e catabólicos da proteína da dieta sobre o tecido ósseo, conforme apresentado na Figura 5. No entanto, resultados de estudos mostram que é a alimentação completa ingerida pelo indivíduo que parece exercer maior influência sobre o metabolismo ósseo, pois os componentes alimentares se modificam em conjunto com o pH fisiológico. Além disso, ainda não há evidências de que a carga ácida promovida pela proteína da dieta em condições de uma dieta balanceada, ou seja, composta por quantidades adequadas tanto de macro quanto de micronutrientes, possa contribuir para favorecer alterações no metabolismo ósseo. Contudo, mais investigações necessitam ser realizadas para esclarecer os efeitos a longo prazo na saúde óssea promovidos pela ingestão de uma dieta rica em proteínas (Cao, 2017; Rizzoli *et al.*, 2018).

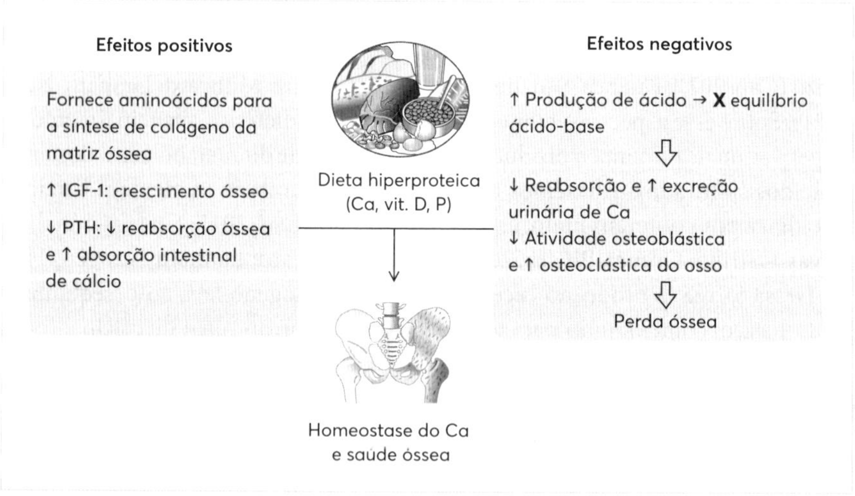

FIGURA 5 Efeito da dieta hiperproteica na saúde renal.

Ca: cálcio; IGF-1: fator de crescimento semelhante à insulina 1; P: fósforo; PTH: hormônio da paratireoide; vit. D: vitamina D.

Fonte: elaboração das autoras.

Influência da proteína da dieta no sistema renal

Pesquisas têm sido conduzidas na perspectiva de responder se a dieta hiperproteica é segura para a saúde renal. Evidências sugerem que a ingestão de uma alimentação rica em proteínas aumenta a taxa de filtração glomerular, resultando em hiperfiltração glomerular decorrente do pico de aminoácidos e, consequentemente, dilatação da arteríola aferente e aumento da pressão intraglomerular. A elevação a longo prazo da taxa de filtração glomerular pode ser prejudicial aos rins, em particular em indivíduos com risco de desenvolver alteração renal ou com doença renal crônica preexistente (Kalantar-Zadeh; Moore, 2020).

No entanto, em indivíduos saudáveis, a hiperfiltração glomerular induzida pela ingestão de dieta hiperproteica pode constituir apenas uma adaptação fisiológica normal ao aumento da demanda renal em razão do seu papel de tampão ácido. Dessa forma, ainda não há consistência de que a ingestão elevada de proteínas seja prejudicial à população saudável (Bilancio *et al.*, 2019; Cuenca-Sánchez; Navas-Carrillo; Orenes-Piñero, 2015; Friedman, 2004; Kalantar-Zadeh; Moore, 2020).

Destaca-se, porém, que indivíduos com número limitado de néfrons, como pode ocorrer em alguns pacientes com diabetes *mellitus* e/ou obesidade, parecem ser mais suscetíveis aos efeitos renais da dieta hiperproteica. Estudos mostram que a ingestão de uma dieta rica em proteína animal pode levar a maior perda de néfrons em indivíduos já com este número reduzido, por meio de lesão capilar glomerular hemodinâmica (Kramer, 2019; Landau; Rabkin, 2012).

A ingestão elevada de proteína animal pode interferir na capacidade do rim de autorregular o fluxo sanguíneo capilar glomerular, liberando mediadores humorais e locais que vasodilatam a arteríola aferente do glomérulo, estruturas que compõem os néfrons. Assim, após uma refeição baseada em carne, o fluxo sanguíneo renal e a taxa de filtração glomerular aumentam. De fato, quando indivíduos com função renal normal fazem a transição de uma alimentação com baixa para alta ingestão de proteína animal, tanto o fluxo sanguíneo renal quanto a taxa de filtração glomerular podem aumentar em até 30% (Aluko; Nna; Adekumbi, 2015; Kramer, 2019). É oportuno citar que a proteína vegetal com a mesma composição em aminoácidos da proteína animal também pode aumentar a taxa de filtração glomerular em indivíduos saudáveis de forma semelhante à própria fonte de proteína animal (Orita *et al.*, 2004). Dietas ricas em proteínas também estão associadas ao aumento da excreção urinária de albumina em indivíduos adultos com fatores de risco para doença renal (Kramer, 2019; Wrone *et al.*, 2003).

Outro efeito potencialmente prejudicial do consumo de dieta hiperproteica, especialmente proteínas animais, diz respeito à sua relação com a formação de cálculos renais. A ingestão de dieta rica em proteínas aumenta a excreção de cálcio e ácido, que são consideradas substâncias potencialmente litogênicas (Calvez *et al.*, 2012). Contudo, a literatura ainda mostra resultados controvertidos; alguns estudos prospectivos verificaram risco elevado de formação de cálculos com consumo elevado de proteína animal em indivíduos sem histórico de cálculos renais, enquanto outros relataram risco inalterado ou reduzido (Curhan *et al.*, 1993, 2004; Hirvonen *et al.*, 1999). Foi demonstrado ainda que a ingestão elevada de proteína animal (carne) favorece a formação de cálculos em indivíduos formadores de cálculos recorrentes, enquanto nenhuma alteração foi observada naqueles saudáveis (Nguyen *et al.*, 2001).

É importante mencionar ainda que dietas com teor elevado de proteína, principalmente de carnes e laticínios, parecem também estar associadas a uma ingestão significativamente maior de sódio, o que pode contribuir para aumentar a pressão arterial sistólica e diastólica, elevando o risco de danos aos órgãos, por exemplo, os rins (Marckmann *et al.*, 2015).

Portanto, considerando a literatura exposta, sugere-se que as dietas hiperproteicas podem comprometer a função renal por meio de diferentes mecanismos em indivíduos que apresentam fatores de risco para doenças renais ou acelerar a manifestação de doenças renais em indivíduos com disfunção renal. No entanto, as evidências mostram que essas dietas parecem não ter um efeito adverso em indivíduos saudáveis, conforme resultados de estudos citados nos Quadros 4 e 5.

QUADRO 4 Atuação da dieta hiperproteica em parâmetros metabólicos e na redução do peso corporal

Autores	Sujeitos	Protocolo	Desfecho
Campos-Nonato; Hernandez; Barquera (2017)	Homens e mulheres adultos com obesidade e síndrome metabólica (n = 105).	• Grupo 1: dieta hipocalórica + 0,8 g PTN/kg de peso corporal). • Grupo 2: dieta hipocalórica + 1,34 g PTN/kg de peso corporal). • Duração: 6 meses.	A dieta hiperproteica favoreceu: • Teve maior impacto na perda de peso.
Lim *et al.* (2022)	Mulheres adultas com obesidade (n = 93).	• Grupo 1: dieta hipocalórica e hiperproteica (1,2 g/kg PTN). • Grupo 2: dieta normocalórica e hiperproteica (1,2 g/kg PTN). • Grupo 3: dieta normocalórica e normoproteica (0,8 g/kg de PTN).	A dieta hiperproteica favoreceu: • Não mostrou melhora significativa na saciedade e em parâmetros metabólicos, independentemente da quantidade de calorias.

(continua)

QUADRO 4 Atuação da dieta hiperproteica em parâmetros metabólicos e na redução do peso corporal (*continuação*)

Autores	Sujeitos	Protocolo	Desfecho
		• Grupo 4: dieta hipocalórica e normoproteica (0,8 g/kg de PTN). • Duração: 8 semanas.	
Witjaksono *et al.* (2018)	Homens e mulheres com obesidade e histórico de ciclagem de peso (n = 54).	• Grupo 1: dieta hipocalórica + 22-30% do VET de PTN. • Grupo 2: dieta hipocalórica + 12-20% do VET de PTN. • Duração: 8 semanas.	A dieta hiperproteica favoreceu: • Não alterou a circunferência da cintura.
Soenen *et al.* (2013)	Homens e mulheres com sobrepeso e obesidade (n = 72).	• Grupo 1: dieta hipocalórica e hiperproteica (1,2 g/kg PTN). • Grupo 2: dieta hipercalórica e normorproteica (0,8 g/kg de PTN). • Duração: 6 meses.	A dieta hiperproteica favoreceu: • Redução da pressão arterial diastólica. • Preservação da massa livre de gordura. • Aumento do gasto energético em repouso.
Walilko (2021)	Homens e mulheres com sobrepeso e obesidade, sedentários e sem diabetes *mellitus* (n = 35).	• Grupo 1: dieta hipocalórica e hiperproteica (30% do VET de PTN). • Grupo 2: dieta hipocalórica e normorproteica (0,83 g/kg de PTN). • Duração: 4 semanas.	A dieta hiperproteica favoreceu: • Associada a maior perda de massa gorda. • Preservação da massa muscular. • Redução do LDL-c.

LDL-c: lipoproteína de baixa densidade; PTN: proteína; VET: valor energético total.
Fonte: elaboração das autoras.

QUADRO 5 Influência da proteína da dieta no controle de parâmetros metabólicos

Autores	Sujeitos	Protocolo	Desfecho
Glynn *et al.* (2022)	Adultos com sobrepeso e obesidade de ambos os sexos (n = 133).	• Grupo 1: *shake* com alto teor de proteínas e à base de fibras (HP). • Grupo 2: *shake* com baixo teor de proteína e fibra. • Consumo 2 vezes ao dia. • Duração: 12 semanas.	A dieta hiperproteica favoreceu: • Perda de peso corporal. • Redução da insulina em jejum, HbA1c, colesterol total, LDL, triacilgliceróis e LDL-oxid. • Aumento da adiponectina.

(continua)

QUADRO 5 Influência da proteína da dieta no controle de parâmetros metabólicos (*continuação*)

Autores	Sujeitos	Protocolo	Desfecho
Lockard *et al.* (2022)	Mulheres obesas sedentárias (n = 51).	• Grupo 1: dieta baseada em pontos e na prática de exercício físico. • Grupo 2: dieta hiperproteica e treinamento de resistência. • Duração: 16 semanas.	A dieta hiperproteica + atividade de resistência favoreceram: • Aumento da massa magra. • Redução da gordura corporal e melhora do perfil lipídico.
Xu (2020)	Homens e mulheres com obesidade mórbida (n = 19).	• Grupo 1: dieta hipocalórica e hiperproteica (30% de PTN). • Grupo 2: dieta hipercalórica e normorproteica (10% de PTN). • Duração: 3 semanas.	A dieta hiperproteica favoreceu: • Redução na expressão dos genes de captação de gordura, na biossíntese de lipídios, na gordura hepática e na atividade das vias inflamatórias.
Gulati *et al.* (2017)	Homens e mulheres com sobrepeso e obesidade (n = 100).	• Grupo 1: dieta isocalórica + 29% do VET de PTN. • Grupo 2: dieta isocalórica + 15% do VET de PTN. • Duração: 12 semanas.	A dieta hiperproteica favoreceu: • Redução da pressão arterial, dos parâmetros lipídicos, glicídicos e de enzimas hepáticas. • Redução do peso e da obesidade abdominal.
Evangelista *et al.* (2021)	Homens com sobrepeso e obesidade (n = 76).	• Grupo 1: dieta hipocalórica + 30% do VET de PTN. • Grupo 2: dieta hipocalórica + 15% do VET de PTN. • Duração: 3 meses.	A dieta hiperproteica favoreceu: • Redução da HbA1c, colesterol e triacilgliceróis. • Controle da pressão arterial sistólica e diastólica.
Kempf *et al.* (2021)	Homens e mulheres com sobrepeso e obesidade (n = 446).	• Grupo 1: dieta hipocalórica + hiperproteica. • Grupo 2: dieta hipocalórica + normoproteica. • Duração: 12 meses.	A dieta hiperproteica favoreceu: • Redução da insulina. • Redução do peso corporal. • Tendência de redução dos marcadores pró-inflamatórios (IL-6 e PCR).

HbA1c: hemoglobina glicada; HP: hiperproteica; IL-6: interleucina-6; LDL: lipoproteína de baixa densidade; LDL-oxid: lipoproteína oxidada; PCR: proteína C reativa; PTN: proteína; VET: valor energético total.
Fonte: elaboração das autoras.

CONSIDERAÇÕES FINAIS

Nas últimas décadas pesquisas têm sido conduzidas visando esclarecer qual seria a dieta mais eficaz para o tratamento da obesidade. Entretanto, as evidências permanecem inconclusivas e contestadas, e os ensaios clínicos apresentam limitações importantes. No curto prazo, as dietas podem promover diferentes graus de sucesso, mas a longo prazo, em geral, a adesão e a manutenção do peso perdido se tornam irrelevantes.

Alguns questionamentos importantes devem ser considerados, por exemplo o porquê de alguns indivíduos experimentarem perda de peso bem-sucedida, enquanto outros, além de serem mais resistentes à perda de peso, não conseguem mantê-lo.

Uma melhor compreensão de como diferentes dietas alteram a secreção hormonal, composição do microbioma intestinal, expressão gênica e ainda como tais mudanças regulam o apetite e o gasto de energia poderia trazer avanços à terapêutica da obesidade.

REFERÊNCIAS

ALUKO, E. O.; NNA, V. U.; ADEKUNBI, D. A. The possible mechanisms through which dietary protein increases renal blood flow and glomerular filtration rate. *Br J Med Medical Res*, v. 7, n. 6, p. 458-469, 2015.

ANDERMANN, M. L.; LOWELL, B. B. Toward a wiring diagram understanding of appetite control. *Neuron*, v. 95, n. 4, p. 757-778, 2017.

BELLISSIMO, N. *et al.* Effect of increasing the dietary protein content of breakfast on subjective appetite, short-term food intake and diet-induced thermogenesis in children. *Nutrients*, v. 12, n. 10, p. 3025, 2020.

BILANCIO, G. *et al.* Dietary protein, kidney function and mortality: review of the evidence from epidemiological studies. *Nutrients*, v. 11, n. 1, p. 196, 2019.

CASTRO-BARQUERO. S. *et al.* Dietary strategies for metabolic syndrome: a comprehensive review. *Nutrients*, v. 12, n. 10, 2020.

CALVEZ, J. *et al.* Protein intake, calcium balance and health consequences. *Eur J Clin Nutr*, v. 66, n. 3, p. 281-295, 2012.

CAMPOS-NONATO, I.; HERNANDEZ, L.; BARQUERA, S. Effect of a high-protein diet versus standard-protein diet on weight loss and biomarkers of metabolic syndrome: a randomized clinical trial. *Obes Facts*, v. 10, n. 3, p. 238-251, 2017.

CAO, J. J. Effects of obesity on bone metabolism. *J Orthop Surg Res*, v. 6, n. 1, p. 30, 2011.

CAO, J. J. High dietary protein intake and protein-related acid load on bone health. *Curr Osteoporos Rep*, v. 15, n. 6, p. 571-576, 2017.

CAVA, E.; YEAT, N. C.; MITTENDORFER, B. Preserving healthy muscle during weight loss. *Adv Nutr*, v. 8, n. 3, p. 511-519, 2017.

CHEN, C. N. *et al.* Effects of combined high-protein diet and exercise intervention on cardiometabolic health in middle-aged obese adults: a randomized controlled trial. *Front Cardiovasc Med*, v. 8, n. 705282, 2021.

CHOI, K. M. Sarcopenia and sarcopenic obesity. *Korean J Intern Med*, v. 31, n. 6, p. 1054-1060, 2016.

CUENCA-SÁNCHEZ, M.; NAVAS-CARRILLO, D.; ORENES-PIÑERO, E. Controversies surrounding high-protein diet intake: satiating effect and kidney and bone health. *Adv Nutr*, v. 6, n. 3, p. 260-266, 2015.

CURHAN, G. C. *et al.* A prospective study of dietary calcium and other nutrients and the risk of symptomatic kidney stones. *N Engl J Med*, v. 328, n. 12, p. 833-838, 1993.

DARLING, A. L.; MILLWARD, D. J.; LANHAM-NEW, S. A. Dietary protein and bone health: towards a synthesised view. *Proc Nutr Soc*, v. 80, n. 2, p. 165-72, 2021.

DAVIS, C. *et al.* Definition of the Mediterranean diet: a literature review. *Nutrients*, v. 7, n. 11, p. 9139-9153, 2015.

DINU, M. *et al.* Effects of popular diets on anthropometric and cardiometabolic parameters: an umbrella review of meta-analyses of randomized controlled trials. *Adv Nutr*, v. 11, n. 4, p. 815-833, 2020.

DONG, T. S. *et al.* A high protein calorie restriction diet alters the gut microbiome in obesity. *Nutrients*, v. 12, n. 10, p. 3221, 2020.

DRUMMEN, M. Dietary protein and energy balance in relation to obesity and co-morbidities. *Front Endocrinol*, v. 9, n. 443, p. 1-13, 2018.

DRUMMEN, M. *et al.* High compared with moderate protein intake reduces adaptive thermogenesis and induces a negative energy balance during long-term weight-loss maintenance in participants with prediabetes in the postobese state: a preview study. *J Nutr*, v. 150, n. 3, p. 458-463, 2020.

ERICKSON, R. H.; KIM, Y. S. Digestion and absorption of dietary protein. *Annu Rev Med*, v. 41, p. 133-39, 1990.

EVANGELISTA, L. S. *et al.* High-protein vs. standard-protein diets in overweight and obese patients with heart failure and diabetes mellitus: findings of the Pro-Heart trial. *ESC Heart Fail*, v. 8, n. 2, p. 1342-1348, 2021.

FEIDANTSIS, K. *et al.* Comparison of short-term hypocaloric high-protein diets with a hypocaloric Mediterranean diet: effect on body composition and health-related blood markers in overweight and sedentary young participants. *Nutrition*, v. 91-92, p. 111365, 2021.

FRIEDMAN, A. N. High-protein diets: potential effects on the kidney in renal health and disease. *Am J Kidney Dis*, v. 44, n. 6, p. 950-962, 2004.

GLYNN, E. L. *et al.* Consuming a protein and fiber-based supplement preload promotes weight loss and alters metabolic markers in overweight adults in a 12-week, randomized, double-blind, placebo--controlled trial. *J Nutr*, v. 152, n. 6, p. 1415-1425, 2022.

GOODMAN, B. E. Insights into digestion and absorption of major nutrients in humans. *Adv Physiol Educ*, v. 34, p. 44-53, 2010.

GULATI, S. *et al.* Effect of high-protein meal replacement on weight and cardiometabolic profile in overweight/obese Asian Indians in North India. *Br J Nutr*, v. 117, n. 11, p. 1531-1540, 2017.

HALPERN, Z. S. C.; RODRIGUES, M. D. B.; COSTA, R. F. da. Determinantes fisiológicos do controle do peso e apetite. *Rev Psiq Clin*, v. 31, n. 4, p. 150-153, 2004.

HANSEN, T. T. *et al.* Are dietary proteins the key to successful body weight management? A systematic review and meta-analysis of studies assessing body weight outcomes after interventions with increased dietary protein. *Nutrients*, v. 13, n. 9, p. 3193, 2021.

HEANEY, R. P.; LAYMAN, D. K. Amount and type of protein influences bone health. *Am J Clin Nutr*, v. 87, n. 5, p. 1567S-1570S, 2008.

HEATHER, J. L. The role of protein in weight loss and maintenance. *Am J Clin Nutr*, v. 101, n. 6, p. 1320-1329, 2015.

HIGUCHI, Y. *et al.* Rice endosperm protein administration to juvenile mice regulates gut microbiota and suppresses the development of high-fat diet-induced obesity and related disorders in adulthood. *Nutrients*, v. 11, n. 12, p. 2919, 2019.

HIRVONEN, T. *et al.* Nutrient intake and use of beverages and the risk of kidney stones among male smokers. *Am J Epidemiol*, v. 150, n. 2, p. 187-94, 1999.

HOYLE, T. The digestive system: linking theory and practice. *Br J Nurs*, v. 6, n. 22, p. 1285-1291, 1997.

HUNT, J. R.; JOHNSON, L. K.; FARIBA ROUGHEAD, Z. K. Dietary protein and calcium interact to influence calcium retention: a controlled feeding study. *Am J Clin Nutr*, v. 89, n. 5, p. 1357-1365, 2009.

INSTITUTE OF MEDICINE. Food and Nutrition Board. *Dietary reference intakes for energy, carbohydrate, fiber, fat, fatty acids, cholesterol, protein, and amino acids*. Washington, DC: National Academy Press, 2005.

KAHLEOVA, H. *et al.* A plant-based diet in overweight individuals in a 16-week randomized clinical trial: metabolic benefits of plant protein. *Nutr Diabetes*, v. 8, n. 1, p. 58, 2018.

KALANTAR-ZADEH, K.; MOORE, L. W. Engaging nutrition and diet for primary, secondary, and tertiary prevention of kidney disease: the World Kidney Day 2020. *J Ren Nutr*, v. 30, n. 2, p. 89-91, 2020.

KALINKOVICH, A.; LIVSHITS, G. Sarcopenic obesity or obese sarcopenia: a cross talk between age-associated adipose tissue and skeletal muscle inflammation as a main mechanism of the pathogenesis. *Ageing Res Rev*, v. 35, p. 200-221, 2017.

KEMPF, K. *et al.* High-protein, low-glycaemic meal replacement decreases fasting insulin and inflammation markers: a 12-month subanalysis of the Acoorh trial. *Nutrients*, v. 13, n. 5, p. 1433, 2021.

KIM, J. Y. Optimal diet strategies for weight loss and weight loss maintenance. *J Obes Metab Syndr*, v. 30, n. 1, p. 20-31, 2021.

KLEMENTOVA, M. *et al.* A plant-based meal increases gastrointestinal hormones and satiety more than an energy- and macronutrient-matched processed-meat meal in T2D, obese, and healthy men: a three-group randomized crossover study. *Nutrients*, v. 11, n. 1, p. 157, 2019.

KRAMER, H. Diet and chronic kidney disease. *Adv Nutr*, v. 10, Suppl 4, p. S367-S379, 2019.

LANDAU, D.; RABKIN, R. Effect of nutritional status and changes in protein intake on renal function. *In*: KOPPLE, J. D.; MASSRY, S. G.; KALANTAR-ZADEH, K. (ed.). *Nutritional management of renal disease*. 3. ed. Amsterdam: Elsevier, 2012. p. 197-207.

LEIDY, H. J. *et al.* Higher protein intake preserves lean mass and satiety with weight loss in pre-obese and obese women. *Obesity*, v. 15, n. 2, p. 421-429, 2007.

LEIDY, H. J. *et al.* The role of protein in weight loss and maintenance. *Am J Clin Nutr*, v. 101, n. 6, p. 1320S-1329S, 2015.

LI, J.; ARMSTRONG, C. L. H.; CAMPBELL, W. W. Effects of dietary protein source and quantity during weight loss on appetite, energy expenditure, and cardio-metabolic responses. *Nutrients*, v. 8, n. 2, p. 63, 2020.

LIM, J. J. *et al.* Does a higher protein diet promote satiety and weight loss independent of carbohydrate content? An 8-week low-energy diet (LED) intervention. *Nutrients*, v. 14, n. 3, p. 538, 2022.

LOCKARD, B. *et al.* Comparison of two diet and exercise approaches on weight loss and health outcomes in obese women. *Int J Environ Res Public Health*, v. 19, n. 8, p. 4877, 2022.

MADSEN, L. *et al.* Dietary proteins, brown fat, and adiposity. *Front Physiol*, v. 9, p. 1792, 2018.

MAGKOS, F. The role of dietary protein in obesity. *Rev Endocr Metab Disord*, v. 21, n. 3, p. 329-340, 2020.

MARCKMANN, P. *et al.* High-protein diets and renal health. *J Ren Nutr*, v. 25, n. 1, p. 1-5, 2015.

MATEO-GALLEGO, R. *et al.* Different protein composition of low-calorie diet differently impacts adipokine profile irrespective of weight loss in overweight and obese women. *Nutr Metab Cardiovasc Dis*, v. 28, n. 2, p. 133-142, 2018.

MCCARTHY, D.; BERG, A. Weight loss strategies and the risk of skeletal muscle mass loss. *Nutrients*, v. 13, n. 7, p. 2473, 2021.

MILLER, G. D. Appetite regulation: hormones, peptides, and neurotransmitters and their role in obesity. *Am J Lifestyle Med*, v. 13, n. 6, p. 586-601, 2019.

MITRA, S.; TAN, P. Effect of an individualised high-protein, energy-restricted diet on anthropometric and cardio-metabolic parameters in overweight and obese Malaysian adults: a 6-month randomised controlled study. *Br J Nutr*, v. 121, n. 9, p. 1002-1017, 2019.

MOON, J.; KOH, G. Clinical evidence and mechanisms of high-protein diet-induced weight loss. *J Obes Metab Syndr*, v. 29, n. 3, p. 166-173, 2020.

NGUYEN, Q. V. *et al.* Sensitivity to meat protein intake and hyperoxaluria in idiopathic calcium stone formers. *Kidney Int*, v. 59, n. 6, p. 2273-2281, 2001.

ORITA, Y. *et al.* Skim soy protein enhances GFR as much as beefsteak protein in healthy human subjects. *Clin Exp Nephrol*, v. 8, n. 2, p. 103-108, 2004.

PAISAKOS, S. M.; LIEBERMAN, H. R; FULGONI, V. L. Higher-protein diets are associated with higher HDL cholesterol and lower BMI and waist circumference in US adults. *J Nutr*, v. 145, n. 3, p. 605-614, 2021.

REMER, T.; KRUPP, D.; SHI, L. Dietary protein's and dietary acid load's influence on bone health. *Crit Rev Food Sci Nutr*, v. 54, n. 9, p. 1140-1150, 2014.

RIZZOLI, R. Dairy products and bone health. *Aging Clin Exp Res*, v. 34, n. 1, p. 9-24, 2022.

RIZZOLI, R. *et al.* Benefits and safety of dietary protein for bone health: an expert consensus paper endorsed by the European Society for Clinical and Economical Aspects of Osteopororosis, Osteoarthritis, and Musculoskeletal Diseases and by the International Osteoporosis Foundation. *Osteoporos Int*, v. 29, n. 9, p. 1933-1948, 2018.

ROH, E.; CHOI, K. M. Health consequences of sarcopenic obesity: a narrative review. *Front Endocrinol*, v. 11, p. 332, 2020.

ROSSI, L.; POLTRONIERI, F. *Tratado de nutrição e dietoterapia*. Rio de Janeiro: Guanabara Koogan, 2019.

SAMKANI, A. *et al.* A carbohydrate-reduced high-protein diet acutely decreases postprandial and diurnal glucose excursions in type 2 diabetes patients. *Br J Nutr*, v. 119, n. 8, p. 910-917, 2018.

SHAMS-WHITE, M. M. *et al.* Dietary protein and bone health: a systematic review and meta-analysis from the National Osteoporosis Foundation. *Am J Clin Nutr*, v. 105, n. 6, p. 1528-1543, 2017.

SHILS, M. E. et al. Nutrição moderna de Shills: na saúde e na doença. 11. ed. Barueri: Manole, 2016.

SIMONSON, M.; BOIRIE, Y.; GUILLET, C. Protein, amino acids and obesity treatment. *Rev Endocr Metab Disord*, v. 21, n. 3, p. 341-353, 2020.

SOENEN, S. *et al.* Normal protein intake is required for body weight loss and weight maintenance, and elevated protein intake for additional preservation of resting energy expenditure and fat free mass. *J Nutr*, v. 143, n. 5, p. 591-596, 2013.

STENTZ, F. B. *et al.* High protein diet leads to prediabetes remission and positive changes in incretins and cardiovascular risk factors. *Nutr Metab Cardiovasc Dis*, v. 31, n. 4, p. 1227-1237, 2021.

TABELA BRASILEIRA DE COMPOSIÇÃO DE ALIMENTOS. 4. ed. Campinas: Nepa-Unicamp, 2011.

TABELA BRASILEIRA DE COMPOSIÇÃO DE ALIMENTOS (TBCA). Universidade de São Paulo (USP). Food Research Center (FoRC). Versão 7.2. São Paulo, 2022. Disponível em: http://www.fcf.usp.br/tbca. Acesso em: jan. 2023.

TETTAMANZI, F. *et al.* A high protein diet is more effective in improving insulin resistance and glycemic variability compared to a Mediterranean diet: a cross-over controlled inpatient dietary study. *Nutrients*, v. 13, n. 12, p. 4380, 2021.

TISCHMANN, L. *et al.* Effects of a high-protein/moderate-carbohydrate diet on appetite, gut peptides, and endocannabinoids: a preview study. *Nutrients*, v. 11, n. 10, p. 2269, 2019.

TISCHMANN, L. *et al.* Effects of a high-protein diet on cardiometabolic health, vascular function, and endocannabinoids: a preview study. *Nutrients*, v. 12, n. 5, p. 1512, 2020.

VAN DER KLAAUW, A. A. *et al.* High protein intake stimulates postprandial GLP1 and PYY release. *Obesity*, v. 21, n. 8, p. 1602-1607, 2013.

VELDHORST, M. A. B. *et al.* Presence or absence of carbohydrates and the proportion of fat in a high--protein diet affect appetite suppression but not energy expenditure in normal-weight human subjects fed in energy balance. *Br J Nutr*, v. 104, n. 9, p. 1395-1405, 2010.

WANG, S. *et al.* High-protein breakfast promotes weight loss by suppressing subsequent food intake and regulating appetite hormones in obese Chinese adolescents. *Horm Res Paediatr*, v. 83, n. 1, p. 19-25, 2015.

WALILKO, E. High-protein or low glycemic index diet: which energy-restricted diet is better to start a weight loss program? *Nutrients*, v. 13, n. 4, p. 1086, 2021.

WESTERTERP-PLANTENGA, M.; LEMMENS, S.; WESTERTERP, K. Dietary protein: its role in satiety, energetics, weight loss and health. *Br J Nutr*, v. 108, n. 2, p. 105-112, 2012.

WESTERTERP-PLANTENGA, S. M. Challenging energy balance – during sensitivity to food reward and modulatory factors implying a risk for overweight – during body weight management including dietary restraint and medium-high protein diets. *Physiol Behav*, v. 221, p. 112879, 2020.

WITJAKSONO, F. *et al.* Comparison of low calories high protein and low calorie standard protein diet on waist circumference of adults with visceral obesity and weight cycling. *BMC Res Notes*, v. 11, n. 1, p. 1-5, 2018.

WRIGHT, C. S. *et al.* Whey protein supplementation and higher total protein intake do not influence bone quantity in overweight and obese adults following a 36-week exercise and diet intervention. *J Nutr*, v. 147, n. 2, p. 179-186, 2017.

WRONE, E. M. *et al.* Association of dietary protein intake and microalbuminuria in healthy adults: Third National Health and Nutrition Examination Survey. *Am J Kidney Dis*, v. 41, n. 3, p. 580-587, 2003.

XU, C. High-protein diet more effectively reduces hepatic fat than low-protein diet despite lower autophagy and FGF21 levels. *Liver Int*, v. 40, n. 12, p. 2982-2997, 2020.

ZHU, R. *et al.* A high-protein, low glycemic index diet suppresses hunger but not weight regain after weight loss: results from a large, 3-years randomized trial (preview). *Front Nutr*, v. 8, p. 685648, 2021.

11

Carboidratos e fibras

Dilina do Nascimento Marreiro
Juliana Soares Severo
Stéfany Rodrigues de Sousa Melo

INTRODUÇÃO

Os carboidratos representam a fonte primária de energia para o organismo, sendo classificados em simples e complexos. Os carboidratos simples são os monossacarídeos (glicose, frutose e galactose) e os dissacarídeos (lactose, sacarose e maltose). Entre os carboidratos complexos estão os oligossacarídeos e os polissacarídeos (fibras, amido e glicogênio) (Gropper; Smith; Groff, 2011; Reynolds *et al.*, 2019), conforme mostra a Figura 1.

São encontrados em diversas fontes alimentares, em particular nos cereais, frutas e vegetais. Os cereais ainda recebem outra classificação, como integrais e refinados. Os integrais consistem no grão intacto, moído, rachado, em flocos ou processado de outra forma após a remoção de partes não comestíveis, como a casca, e demais componentes anatômicos (endosperma, germe e farelo), mas que devem estar presentes nas mesmas proporções relativas ao grão intacto. Aqueles considerados refinados apresentam redução ou exclusão de alguns componentes pelo processamento, interferindo em particular no teor de fibras nos grãos (Joye, 2020).

O grau de complexidade do carboidrato se refere à estrutura e ao tamanho da molécula, por exemplo, os oligossacarídeos e os polissacarídeos (amido), bem como o grau de processamento do grão, ou seja, cereal integral ou refinado. Dessa forma, o pão francês, apesar de ter amido em sua composição, a de carboidrato complexo, é considerado refinado por ser feito com farinha de trigo refinada. O Quadro 1 traz exemplos de cereais ou grãos integrais e refinados.

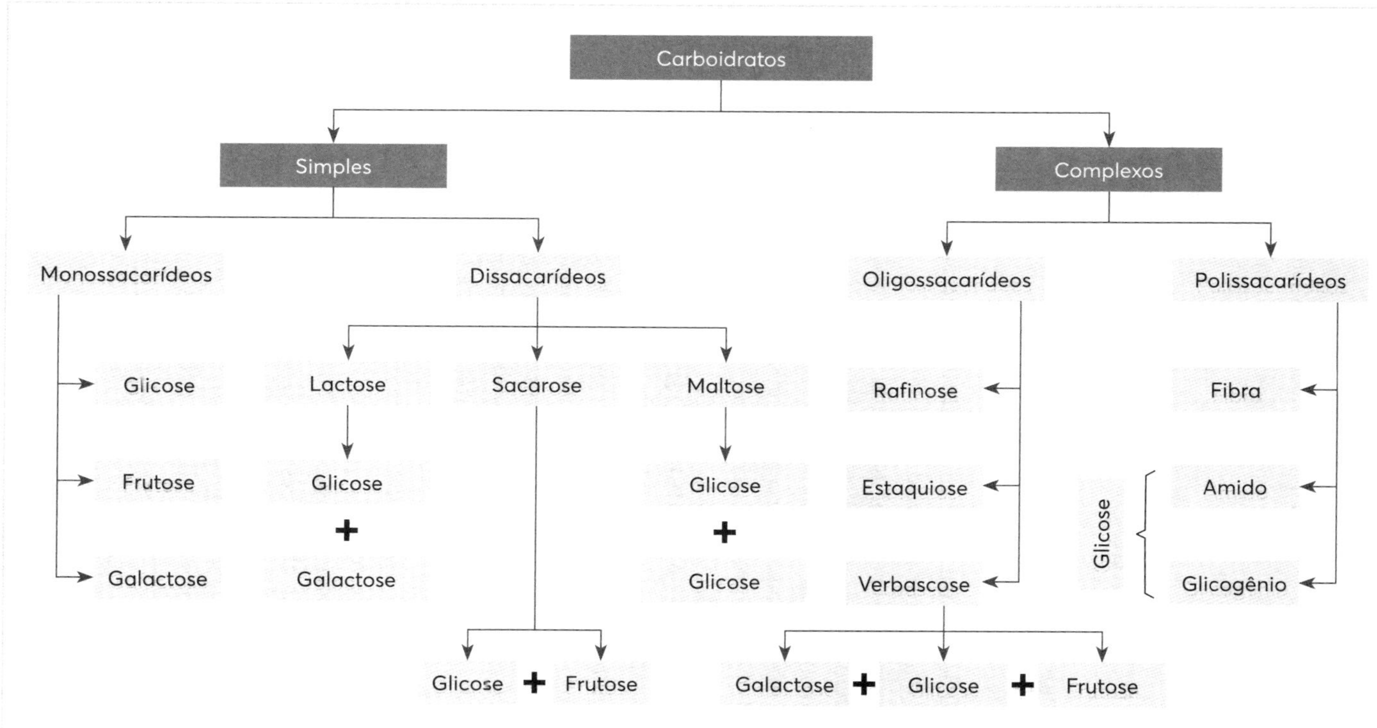

FIGURA 1 Classificação dos carboidratos.
Fonte: adaptação de Gropper; Smith; Groff (2011).

QUADRO 1 Fontes de cereais integrais e refinados

Tipo	Fontes alimentares
Cereais/grãos integrais	Farinha de trigo integral, arroz integral.
Cereais/grãos refinados	Farinha de trigo branca, arroz branco ou parboilizado.

Fonte: elaboração das autoras.

FUNÇÃO DOS CARBOIDRATOS

Os carboidratos, em particular a glicose, apresentam como funções (Gropper; Smith; Groff, 2011):

- Estabilidade das taxas glicêmicas no estado hipoglicêmico.
- Fonte de energia para os tecidos periféricos.
- Armazenamento de energia no fígado e no músculo esquelético na forma de glicogênio para ser usado no exercício.
- Armazenamento de energia no tecido adiposo após conversão a triacilgliceróis (TAG), no caso de excesso de glicose.
- Estabilidade da temperatura corporal.

ABSORÇÃO E METABOLISMO DOS CARBOIDRATOS

Os carboidratos da dieta são absorvidos no trato gastrointestinal como monossacarídeos – glicose, galactose e frutose –, na forma ativa ou passiva. A absorção da glicose envolve o cotransportador de sódio-glicose (SGLT-1) na membrana apical dos enterócitos e ação do transportador GLUT-2 na membrana basolateral dessas células. Aproximadamente 15% da glicose pode voltar pela borda estriada para dentro do lúmen intestinal. Cerca de 25% se difundem através da membrana basolateral para a circulação, a maior parte é transportada da célula para a circulação pelo GLUT-2 e pequena parte é destinada às necessidades energéticas das próprias células da mucosa (Karasov, 2017).

Após a absorção da glicose, esse nutriente, na corrente sanguínea, estimula a secreção de insulina pelo pâncreas, hormônio que atua em tecidos específicos por meio da sua ligação ao receptor, resultando na autofosforilação do receptor do substrato do receptor de insulina 1 (IRS-1). A partir da fosforilação desse substrato, ocorre uma cascata de ativação intracelular, resultando na translocação das proteínas transportadoras de glicose 4 (GLUT-4) para a membrana celular, e como consequência o transporte da glicose para dentro da célula. Os transportadores GLUT são proteínas transmembrana que regulam a entrada de glicose nas células, sendo que o GLUT-4 em particular, expresso no músculo esquelético e no tecido adiposo, responde melhor à insulina. A Figura 2 mostra os locais onde ocorre a expressão dos subtipos de transportadores GLUT (Mueckler; Thorens, 2013; Tokarz; MacDonald; Klip, 2018).

O metabolismo dos carboidratos envolve o processo de glicólise, que consiste na oxidação parcial da glicose até a formação de duas moléculas de piruvato, com a produção de adenosina trifosfato (ATP) (moeda energética da célula). O piruvato é utilizado para a formação de ácido lático, produção de alanina, aminoácido utilizado no processo de gliconeogênese, bem como para a formação de acetil-CoA, que entra no ciclo de Krebs e posterior cadeia respiratória para geração de ATP (Dashty, 2013). A Figura 3 representa o metabolismo da glicose.

IMPACTO DOS CARBOIDRATOS NA OBESIDADE

Estudos têm evidenciado a associação entre o consumo elevado de carboidratos, em particular de bebidas açucaradas e refrigerantes, e o impacto no ga-

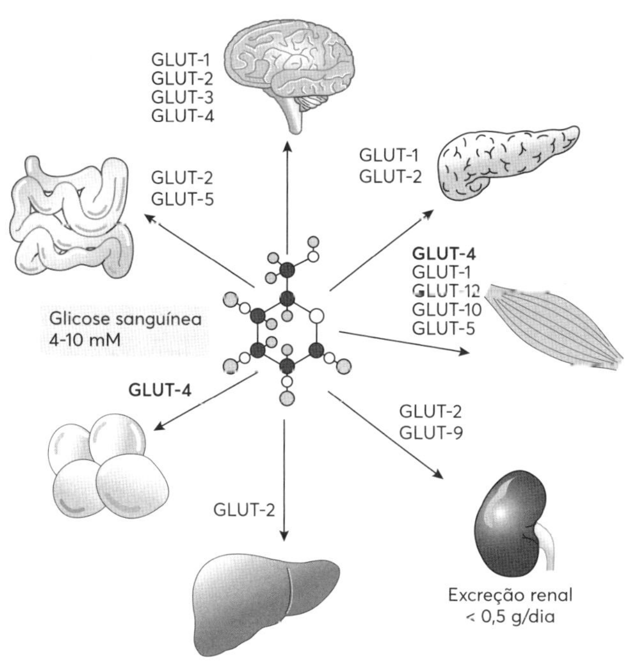

FIGURA 2 Órgãos que expressam os transportadores GLUT.

GLUT: proteínas transportadoras de glicose.

Fonte: Mueckler; Thorens (2013).

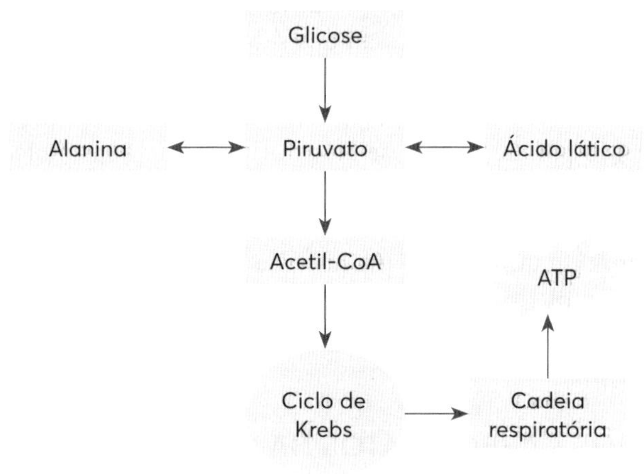

FIGURA 3 Metabolismo da glicose.
ATP: adenosina trifosfato.
Fonte: adaptação de Tirapegui (2012).

nho de peso corporal e na incidência de comorbidades, pois tais alimentos são ricos em açúcares simples e energia, o que contribui para o balanço energético positivo e para a manifestação de desordens metabólicas associadas (Malik; Hu, 2022; Stinson *et al.*, 2018; Seidelmann *et al.*, 2018).

O elevado consumo de frutose, presente no açúcar de mesa (sacarose) e nos xaropes industriais utilizados para a fabricação de bebidas açucaradas ou produtos alimentícios, também tem sido associado ao ganho de peso corporal e a alterações metabólicas. Além disso, o excesso de frutose na dieta pode promover o aumento da deposição de lipídios nos hepatócitos, o que poderia contribuir para o desenvolvimento de doença hepática gordurosa não alcoólica, dislipidemia e resistência à insulina, conforme mostra a Figura 4 (Lim *et al.*, 2010).

A frutose é metabolizada a frutose 1-fosfato no fígado e em seguida convertida em di-hidroxiacetona-fosfato. Esse substrato é precursor de glicerol 3-fosfato, que, juntamente com o acil-CoA formado na via de gliceraldeído, é utilizado para a síntese de TAG. O excesso de triacilgliceróis pode ser incorporado à molécula de VLDL-colesterol, associado à apolipoproteína B, que é secretada pelo fígado, contribuindo para a manifestação de dislipidemias na obesidade. Além disso, o excesso de triacilgliceróis nos tecidos hepáticos contribui para a doença hepática gordurosa não alcoólica e a resistência à insulina (Cominetti; Rogero; Horst, 2017).

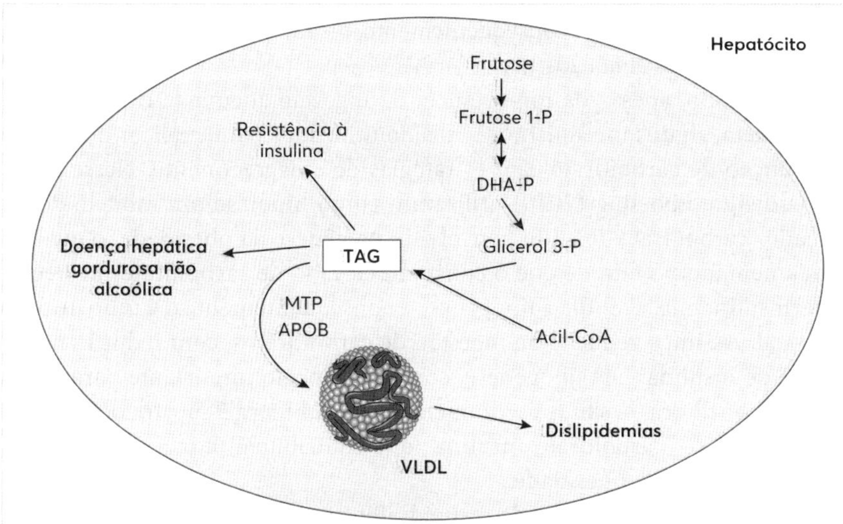

FIGURA 4 Impacto da frutose na manifestação de dislipidemias, resistência insulínica e doença hepática gordurosa não alcóolica.

APOB: apolipoproteína B; DHA: di-hidroxiacetona; MTP: proteína trifuncional mitocondrial; P: fosfato; TAG: triacilglicerol; VLDL: lipoproteína de muito baixa densidade.

Fonte: adaptação de Cominetti; Rogero; Horst (2017).

Por outro lado, a frutose presente naturalmente nas frutas não tem sido associada ao desenvolvimento da obesidade, por ser mais facilmente absorvida no trato gastrointestinal, uma vez que depende apenas do transporte facilitado pela vesícula de GLUT 5 (apical) e GLUT-2 (basolateral). Além disso, a presença de outros monossacarídeos nos enterócitos favorece a absorção da frutose (Ferraris; Choe; Patel, 2018).

Estratégias nutricionais com ênfase na quantidade de carboidratos para o controle do peso

As recomendações atuais para a ingestão de carboidratos em prescrição de dietas para emagrecimento preconizam o consumo desse nutriente mesmo nas dietas com baixas calorias, mantendo o percentual habitual segundo as *Dietary Reference Intakes* (DRI), entre 45 e 65% do valor energético total. Entretanto, deve-se considerar a qualidade dos carboidratos na dieta com não mais de 10% provenientes de monossacarídeos e o restante priorizando fontes de alimentos integrais ricos em carboidratos complexos que também são ricos em fibras. A fração fibra dos alimentos traz benefícios para os indivíduos, por reduzir o risco de doenças crônicas e, consequentemente, promover melhora na qualidade de vida (Reynolds *et al.*, 2019).

No entanto, apesar da importância da ingestão adequada de carboidratos na dieta, alguns mecanismos têm sido utilizados para explicar o impacto da redução de carboidratos em estratégias de emagrecimento. Nesse sentido, Ludwig e Ebbeling (2018) utilizaram como hipótese um modelo denominado "carboidrato-insulina" envolvido na gênese da obesidade, o qual foi fundamentado no fato de que o consumo elevado de carboidrato favorece a hiperinsulinemia, acentua a lipogênese e consequentemente o ganho de peso corporal. Assim, a redução na ingestão de carboidratos, com redução na secreção de insulina e na lipogênese, constitui aspecto importante para perda de peso e melhora da saúde cardiometabólica. A Figura 5 mostra os modelos convencional e "carboidrato-insulina", que contribuem para a compreensão da fisiopatologia da obesidade.

Dietas com teor reduzido de carboidratos visando à perda de peso ganharam popularidade a partir de 1972 com a publicação do livro *A dieta de 2 semanas do Dr. Atkins*. No entanto, ainda hoje, não existe consenso acerca da quantidade mínima de carboidratos a ser recomendada em uma dieta com restrição desse nutriente, também conhecida como *low carb* (Oh; Gilani; Uppaluri, 2022).

Entretanto, essa estratégia tem sido amplamente discutida na literatura, no sentido de a perda de peso obtida por meio do uso de tal intervenção não ser decorrente apenas da redução desse nutriente na dieta, mas possivelmente do aumento da ingestão de proteínas, que reconhecidamente implica efeito térmico superior e ainda apresenta característica sacietogênica (Oh; Gilani; Uppaluri, 2022).

As dietas *low carb* têm sido comparadas com dietas com teor reduzido de gorduras ou *low fat*, e os resultados obtidos não mostram diferença significativa. Como exemplo, pode-se citar o ensaio clínico conduzido com mais de 600 participantes denominado *Diet intervention examining the factors interacting with treatment success* (*Dietfits*), que não verificou diferença na perda de peso corporal de indivíduos com obesidade que consumiram dieta *low carb* (30% de carboidratos; 45% de gorduras; 23% de proteínas) e dieta *low fat* (48% de carboidratos; 29% de gorduras; 21% de proteínas).

Além disso, as dietas *low carb* parecem estar associadas a uma rápida redução de peso nos primeiros 6 a 12 meses, mas a longo prazo não há evidências de sucesso quando comparadas às dietas com baixas calorias. A restrição de carboidratos a longo prazo pode comprometer também a ingestão de fibras, já que estão presentes nas mesmas fontes alimentares (Freire, 2020; Gardner *et al.*, 2018; Oh; Gilani; Uppaluri, 2022).

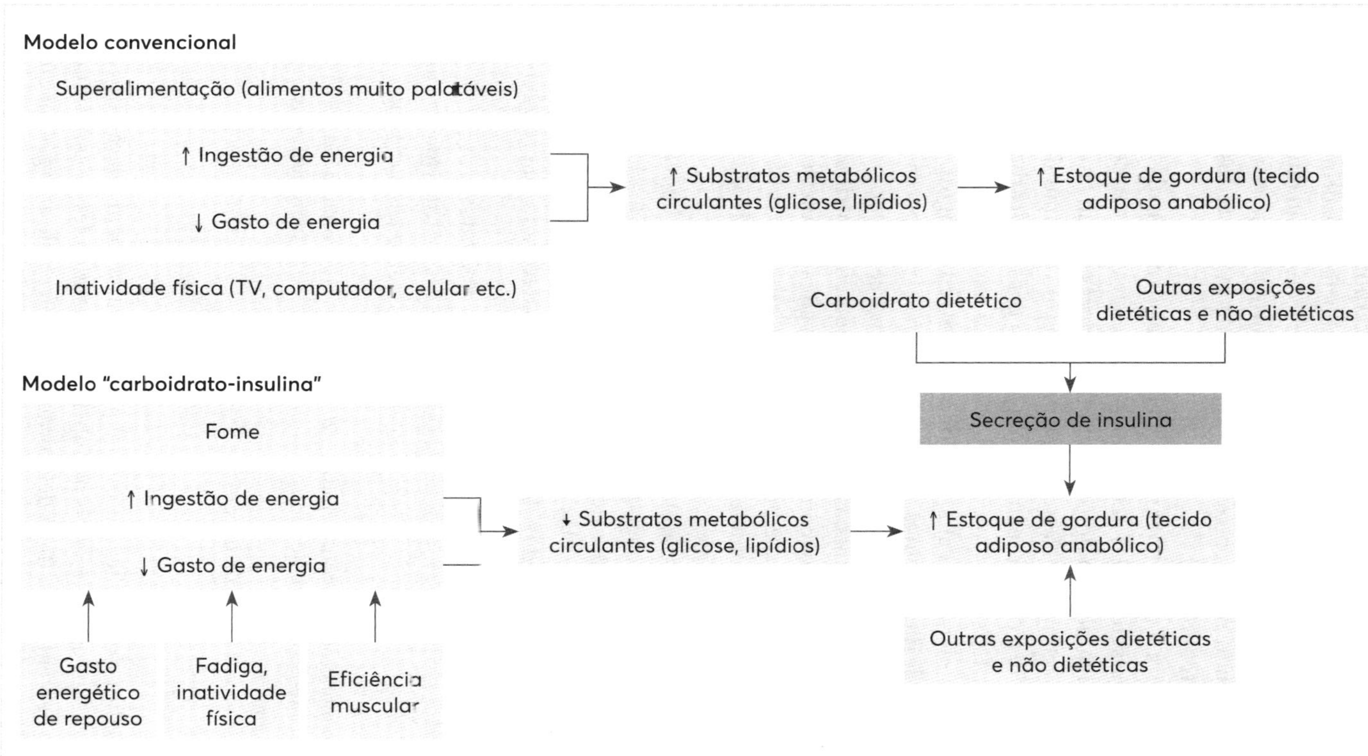

FIGURA 5 Modelos explanatórios da obesidade.
Fonte: Ludwig; Ebbeling (2018).

As limitações na definição da quantidade de carboidrato a ser recomendada no uso de dietas *low carb* são decorrentes da ausência de padronização quanto à restrição de carboidratos e das diversas comparações na literatura. Ainda não são bem documentados os efeitos das dietas *low carb* e se são sustentáveis a longo prazo, sendo recomendada a realização de mais estudos sobre o tema (Abeso, 2022; Freire, 2020).

Nessa temática, também têm sido avaliadas as denominadas dietas cetogênicas, que são caracterizadas pela redução expressiva do teor de carboidratos, com aumento significativo do conteúdo de gorduras, o que favorece a produção dos corpos cetônicos. Nesses tipos de dietas, o consumo de carboidratos limita-se a 20 a 50 g por dia, e inicia com a razão gorduras/carboidratos + proteína de 3:1 ou 4:1. Essa proporção é ajustada para manter a cetona urinária em concentração moderada ou alta, variando entre 80 e 160 mg/dL (Abeso, 2022).

O consumo de dietas cetogênicas favorece uma rápida perda de peso, quando associada à restrição de calorias da dieta, compreendendo perda de 10 a 15 kg em um período de 4 semanas. Além disso, também contribui para melhora dos marcadores metabólicos como hemoglobina glicada, colesterol total, triglicerídeos, enzimas hepáticas e pressão arterial (Castellana *et al.*, 2020). Entretanto, essa estratégia de conduta pode levar a efeitos adversos como consumo reduzido de fibras e grãos integrais, desidratação, hipoglicemia, letargia, halitose, náuseas, vômitos, alopecia, elevação do LDL-colesterol, bem como aumento do risco cardiovascular a longo prazo (Abeso, 2022). No Quadro 2 podem ser verificados os diferentes tipos de dieta *low carb* difundidos na literatura.

A Figura 6 mostra exemplos de alimentos para prescrição de dieta *low carb* caracterizados pelo teor reduzido de carboidratos e elevado de proteínas.

QUADRO 2 Exemplos de dietas com restrição de carboidratos

Tipos de dietas	Carboidratos (%)	Quantidade em gramas
Habitual – DRI	45-65%	Individualizado
Dieta *low carb*		
• Restrição moderada de carboidratos.	26-45%	< 130 g/dia
• Restrição intensa de carboidratos.	10-26%	Individualizado
Dieta cetogênica		
Redução extrema de carboidratos	< 10%	20-50 g

DRI: *Dietary Reference Intakes*.
Fonte: Ramos *et al.* (2022).

Para melhor exemplificar as estratégias relativas à manipulação de carboidratos nas dietas, estão descritas na Tabela 1 as quantidades de carboidrato em gramas e o percentual na dieta de acordo com a oferta de energia em quilocalorias (kcal) consumida por dia.

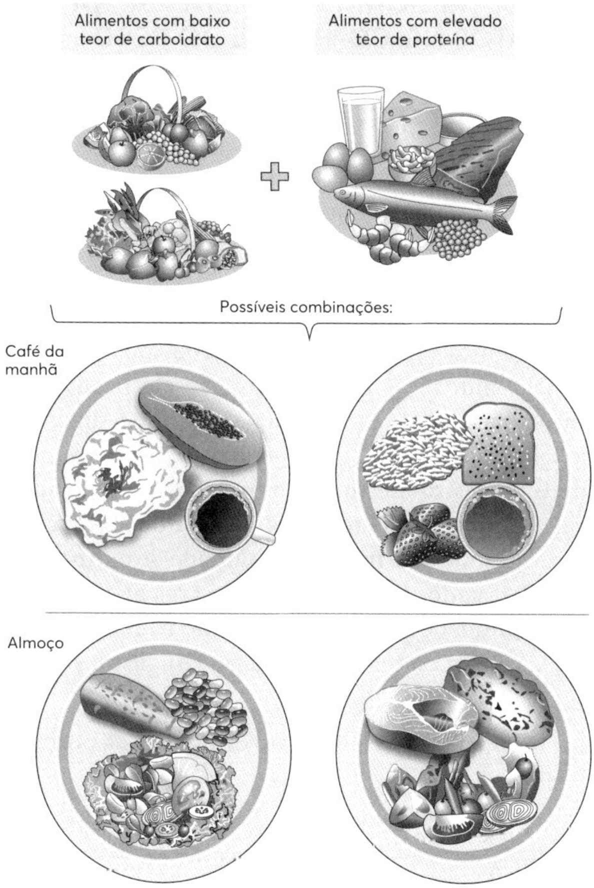

FIGURA 6 Exemplos de alimentos que podem fazer parte da prescrição de dieta *low carb*.

Fonte: elaboração das autoras.

TABELA 1 Quantidade de carboidratos e percentual de contribuição em dietas com diferentes kcal

Kcal da dieta	Percentual de contribuição de carboidratos						
	10%	20%	30%	40%	50%	60%	70%
	Quantidade de carboidrato equivalente (em g)						
1.200	30	60	90	120	150	180	210
1.500	38	75	113	150	188	225	263
2.000	50	100	150	200	250	300	350
2.500	63	125	188	250	313	375	438

Fonte: Evert *et al.* (2019).

ESTRATÉGIAS NUTRICIONAIS COM ÊNFASE NA QUALIDADE DE CARBOIDRATOS NO CONTROLE DO PESO

Dietas com baixo índice glicêmico ou carga glicêmica

A qualidade dos carboidratos consumidos também tem sido amplamente discutida na literatura na perspectiva da obtenção do controle da obesidade, pois as respostas glicêmicas, considerando o índice e a carga glicêmica dos carboidratos ingeridos, parecem exercer influência no ganho e na perda do peso corporal (Augustin *et al.*, 2015; Esfahani *et al.*, 2011).

A resposta glicêmica representa as alterações pós-prandiais da glicose sanguínea, ou seja, mudanças na concentração alcançada quando um alimento ou refeição que contém carboidrato é ingerido (Augustin *et al.*, 2015). O termo índice glicêmico refere-se à velocidade em que o alimento é digerido e absorvido no trato gastrointestinal durante o período pós-prandial, tendo como referência os percentuais relativos à curva de absorção da glicose ou do pão branco, utilizando-se a mesma quantidade de outros carboidratos em diversos alimentos testados (Abeso, 2022). A carga glicêmica é um conceito que considera a quantidade ingerida do alimento na refeição e seu respectivo índice glicêmico, a partir da seguinte equação (Augustin *et al.*, 2015):

$$CG = \frac{IG \times \text{teor de carboidrato disponível na porção}}{100},$$

em que:
IG = índice glicêmico.
CG = carga glicêmica.

Para obtenção dos valores da carga glicêmica é importante considerar a padronização em tabelas de referência do índice glicêmico dos alimentos. Tabela internacionais já estão disponíveis (Foster-Powell; Holt; Brand-Miller, 2002; Atkinson; Foster-Powell; Brand Miller, 2008; Atkinson *et al.*, 2021).

Na última atualização foi observado que os valores do índice glicêmico variaram principalmente entre cereais refinados e integrais, de acordo com o modo de fabricação, podendo variar de baixo a alto índice glicêmico. Os produtos lácteos, legumes, macarrão e frutas geralmente são alimentos de baixo índice glicêmico (Atkinson *et al.*, 2021).

Entretanto, um mesmo alimento pode se comportar diferentemente quanto ao índice glicêmico e à carga glicêmica, em função da quantidade consumida, bem como do processamento. Por exemplo, ao considerar a batata-inglesa cozida, em uma porção de 2 colheres de sopa cheias (48 g) no almoço, que contém 8 g de carboidratos, a batata-inglesa seria um alimento com alto índice glicêmico (78, considerando a glicose como referência), no entanto sua carga glicêmica seria:

$$CG = \frac{78 \times 8}{100}$$

A carga glicêmica da batata-inglesa nessa refeição seria 6,24, portanto com baixa carga glicêmica (TBCA, 2022). A Tabela 2 traz a classificação dos alimentos segundo seu índice glicêmico e carga glicêmica.

TABELA 2 Classificação dos alimentos segundo o índice glicêmico e a carga glicêmica

Classificação	Índice glicêmico	Carga glicêmica
Baixo	< 55	< 10
Médio	56-69	11-19
Alto	> 70	> 20

Fonte: elaboração das autoras.

As dietas de baixo índice glicêmico e carga glicêmica têm sido avaliadas na perspectiva da terapêutica da obesidade, com ênfase nas respostas glicêmicas pós-prandiais, que contribuem para a melhora do controle glicêmico. Além disso, dietas com alto índice glicêmico e carga glicêmica podem contribuir para estimular a sensação de fome por favorecer a liberação de insulina em resposta à absorção rápida da glicose. Por outro lado, dietas de baixo índice glicêmico e carga glicêmica podem favorecer a saciedade prolongada (Esfahani *et al.*, 2011).

Em revisão sistemática foi observado que indivíduos com excesso de peso ou obesidade recebendo dietas com baixo índice glicêmico e carga glicêmica apresentavam maior redução de colesterol total, LDL-colesterol, peso corporal, massa de gordura e índice de massa corporal (IMC) quando comparados às dietas que não controlaram índice glicêmico e carga glicêmica (Thomas; Elliott; Baur, 2007). De forma similar, na revisão sistemática conduzida por Goff *et al.* (2013) também foi observada melhora do LDL-colesterol, sem alterações nas concentrações de triacilgliceróis e HDL-colesterol.

Zafar *et al.* (2019) verificaram efeito moderado na perda de peso e melhora dos marcadores metabólicos em indivíduos com obesidade consumindo dietas com baixo índice glicêmico. Perin, Camboim e Lehnen (2022), em metanálise de ensaios clínicos conduzidos em indivíduos com excesso de peso e obesidade, verificaram que as dietas com baixo índice glicêmico e carga glicêmica foram superiores na redução da glicemia e insulina de jejum, bem como na promoção da perda de peso.

A Abeso (2022) enfatiza que a dieta com baixo índice glicêmico pode trazer efeitos benéficos, em particular no controle de desordens metabólicas, considerando que tais dietas têm teor elevado de fibras, no entanto as evidências atuais não permitem estabelecer uma recomendação ou superioridade dessa estratégia no tratamento da obesidade.

FIBRAS ALIMENTARES NO TRATAMENTO DA OBESIDADE

De acordo com o *Codex Alimentarius* (2010), a fibra alimentar é definida como polímeros de carboidratos com 10 ou mais unidades monoméricas, que não são hidrolisadas pelas enzimas endógenas no intestino delgado de humanos, e podem ser classificadas de acordo com sua estrutura, solubilidade em água ou em relação ao grau de utilização (fermentação bacteriana) no organismo humano.

Quanto a sua categorização de acordo com a solubilidade, têm-se fibras alimentares solúveis e fibras alimentares insolúveis. A fração solúvel das fibras alimentares apresenta grau elevado de hidratação, com capacidade de formar géis e soluções viscosas que são facilmente fermentadas por bactérias no cólon distal, onde alimentam a comunidade de bactérias comensais conhecidas como microbiota intestinal. Ressalta-se que a formação dos géis pela fibra solúvel resulta principalmente de uma reordenação estrutural molecular dos polissacarídeos, formando-se uma matriz tridimensional, devido ao estabelecimento de ligações entre as moléculas e pontes de hidrogênio com moléculas de água. Assim, a formação de géis e soluções viscosas constitui um fator contribuinte para a obtenção dos benefícios fisiológicos reconhecidos à fibra alimentar (Poutanen *et al.*, 2017, 2018).

As fibras solúveis incluem pectinas, beta-glucana de cereais, hidrocoloides como gomas (p. ex., guar ou manana), inulina e mucilagens (incluindo *psyllium*). A maior parte das fibras solúveis é formada por polímeros de cadeia longa, que se dissolvem ou dispersam formando um gel na presença de água, sendo também conhecidos como hidrocoloides (Lottenberg; Fan; Buonacorso, 2010).

A fibras insolúveis, por sua vez, têm capacidade de retenção de moléculas de água que permitem o amaciamento do bolo fecal e aumento de volume, facilitando e reduzindo o tempo de trânsito intestinal, ou seja, não são fermentadas, ou o são incompletamente, tendo efeitos mais pronunciados nos hábitos intestinais. As fibras insolúveis incluem componentes estruturais da parede celular das plantas, a exemplo da lignina, celulose e algumas hemiceluloses, como arabinoxilano e glucomanano. Estas têm como principal função regular o tempo de permanência e o trânsito intestinal no organismo, o que se deve ao fato de absorverem água, ajudando o funcionamento do intestino e protegendo-o (Quadro 3) (Huang; Hsiesh, 2019; Lottenberg; Fan; Buonacorso, 2010).

QUADRO 3 Ações e fontes de fibras alimentares

Nomenclatura	Ação	Fonte alimentar
Celulose (fibra insolúvel)	Retém água nas fezes, aumentando o trânsito intestinal.	Sementes, frutas com casca, farinha de trigo integral, alguns vegetais (batata, couve-flor, vagens).
Hemicelulose (fibra solúvel)	Aumento de volume e peso das fezes, além do aumento da excreção dos ácidos biliares (redução do colesterol).	Farelo de trigo, soja, centeio, aveia e farelo de aveia.
Pectinas (fibra solúvel)	Retardam o esvaziamento gástrico, fornecendo substrato para bactérias do cólon produzindo AGCC.	Cevada, legumes, frutas cítricas e maçã (principalmente a casca).
Gomas (fibra solúvel)	Retardam o esvaziamento gástrico, proporcionam substrato fermentável para as bactérias do cólon, reduzem a concentração plasmática de colesterol e melhoram a tolerância à glicose.	Farelo de aveia, farinha de aveia, farelo de cevada
Mucilagens (fibra solúvel)	Retardam o esvaziamento gástrico, proporcionam substrato fermentável para as bactérias do cólon e reduzem a concentração plasmática de colesterol.	Plantago ovata (*Psyllium*).
Ligninas (fibra solúvel)	Fixação aos ácidos biliares com efeito hipocolesterolêmico.	Grãos integrais, ervilha, aspargos.

AGCC: ácidos graxos de cadeia curta.
Fonte: Dall'Alba *et al.* (2013).

MECANISMOS NA AÇÃO DAS FIBRAS DIETÉTICAS NO CONTROLE DO PESO CORPORAL E DE DESORDENS METABÓLICAS

A contribuição das fibras alimentares na redução da obesidade e no controle de desordens metabólicas associadas tem sido amplamente estudada nos últimos anos, e os resultados obtidos dos estudos fundamentam alguns mecanismos, a saber:

- As fibras substituem calorias e nutrientes da dieta.
- Estimulam a mastigação, por promover a secreção da saliva e do suco gástrico, resultando na expansão do estômago e no aumento da saciedade.
- Reduzem a eficiência da absorção de carboidratos simples e de lipídios no intestino delgado.

Ainda, os alimentos ricos em fibras possuem densidade energética menor quando comparados aos alimentos ricos em gorduras, e, dessa forma, podem estrategicamente substituir as calorias dos demais alimentos não ingeridos (Basu *et al.*, 2021; Nie; Luo, 2021; Slavin, 2005).

A literatura tem evidenciado o impacto da ingestão de fibras no controle de alterações metabólicas, como as dislipidemias, pois, em razão da sua solubilidade, favorecem a formação de géis no intestino, reduzindo a absorção de carboidratos simples e lipídios. Assim, as fibras contribuem para o controle das concentrações de colesterol, uma vez que o propinato produzido pela fermentação bacteriana das fibras no cólon reduz a síntese de colesterol por inibir a HMG CoA redutase. Além disso, as fibras, por se ligarem aos ácidos biliares no lúmen intestinal, aumentam a excreção desses ácidos, o que consequentemente reduz a absorção de colesterol (Nie; Luo, 2021).

Associado a isso, estudos demonstram que o consumo de fibras pode trazer benefícios no controle da inflamação crônica de baixo grau, pois esses compostos, por fermentarem no intestino delgado, promovem alterações na composição e na função da microbiota intestinal, acentuando a expressão de miosina-1 nas microvilosidades, o que reduz a manifestação do processo inflamatório. Além disso, alimentos ricos em fibras são também fontes de compostos bioativos, como fitoquímicos e antioxidantes, que possuem atuação anti-inflamatória, contribuindo para a prevenção de doenças cardiovasculares (Wastyk *et al.*, 2021).

As fibras também contribuem para elevar a sensibilidade à insulina, pois reduzem o índice glicêmico dos alimentos, retardam a absorção dos carboidratos e evitam, consequentemente, concentrações elevadas de glicose. Alguns mecanismos têm sido fundamentados, por exemplo o aumento da viscosidade e da propriedade geleificante promovido pelas fibras solúveis, que contribui para o retardo do esvaziamento gástrico e a redução da absorção de macronutrientes, promovendo também aumento da saciedade (ADA, 2020). Além disso, as fibras estimulam a síntese do hormônio polipeptídeo inibitório gástrico (GIP), que favorece a liberação de insulina pós-prandial, auxiliando na redução da glicemia (Figura 7) (Basu *et al.*, 2021).

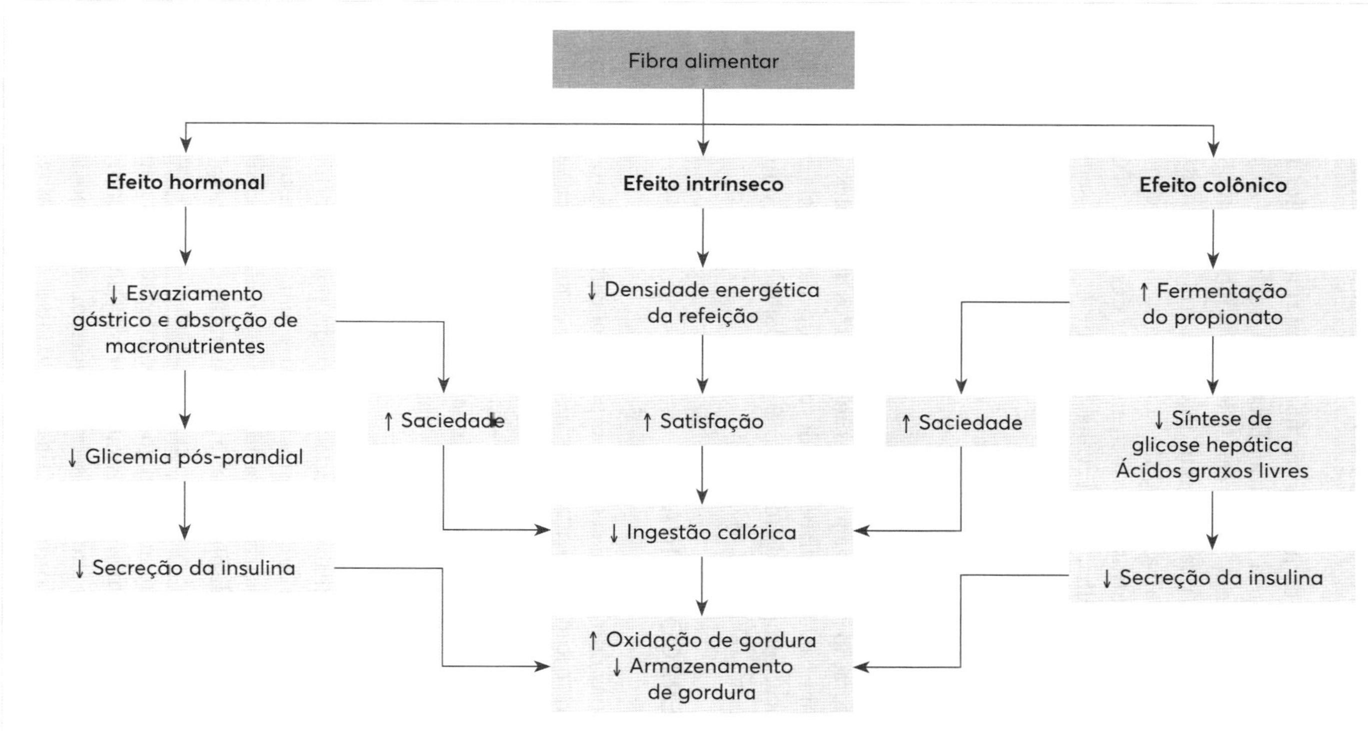

FIGURA 7 Funções fisiológicas das fibras alimentares.
Fonte: adaptação de Slavin (2005).

Recomendações de fibras em dietas para o emagrecimento

A recomendação de ingestão de fibras para o indivíduo adulto saudável é de 30 g/dia. Conforme a American Dietetic Association (2008), uma ingestão entre 25 e 38 g/dia seria o recomendado para adultos com obesidade, a partir de uma alimentação rica em grãos integrais, frutas (principalmente quando consumidas com a casca) e vegetais e cereais integrais, como aveia, linhaça, quinoa, chia, entre outros. As principais fontes das fibras solúveis são as leguminosas (feijão, lentilha, soja, ervilha, grão-de-bico), as sementes de cereais e seus farelos (aveia, cevada, arroz, centeio, milho, trigo), as frutas e alguns produtos hortícolas, tais como a cenoura e a couve-flor. Quanto às fontes de fibras insolúveis, os farelos de cereais, os grãos integrais de cereais, os frutos secos, as frutas, quando ingeridas com casca, e hortícolas (Mahan; Raymond; Escott-Stump, 2013).

O consumo de mais de 50 g de fibras não é recomendado, uma vez que possibilita a interação negativa na absorção de outros nutrientes. A recomendação de fibras para pacientes diabéticos deve ser superior àquela para a população não diabética, compreendendo 30 a 50 g da dieta, sendo o mínimo recomendado 14 g por 1.000 kcal (ADA, 2020).

CONSIDERAÇÕES FINAIS

Estratégias nutricionais em dietas para o emagrecimento sustentável consistem em restrição calórica associada ao consumo mais elevado de proteínas, teor reduzido de gorduras, bem como ingestão de alimentos fontes de fibras, por exemplo, frutas, hortaliças e cereais integrais. A inclusão de fibras nas dietas com restrição calórica proporciona maior saciedade, o que demonstra a importância de sua recomendação como parte de uma estratégia adequada e eficaz no controle do peso corporal.

Alimentos *in natura* fontes de fibras alimentares estão associados a melhor qualidade de saúde e maior expectativa de vida, por serem fontes de micronutrientes antioxidantes e de compostos bioativos. Assim, o consumo desses alimentos pode contribuir para a melhora da defesa antioxidante, sensibilidade à ação da insulina, controle das dislipidemias e da inflamação crônica de baixo grau.

Além disso, ressalta-se que no curto prazo as dietas podem promover diferentes graus de sucesso, mas a longo prazo, em geral, a adesão e a manutenção do peso perdido se tornam irrelevantes. Por isso, uma melhor compreensão de como diferentes dietas alteram a secreção hormonal, composição do microbioma intestinal, expressão gênica e ainda como tais mudanças regulam o apetite e o gasto de energia poderia trazer avanços à terapêutica da obesidade.

REFERÊNCIAS

AMERICAN DIETETIC ASSOCIATION (ADA). Health implications of dietary fibre. *J Am Diet Assoc*, v. 10, p. 1716-1731, 2008.

AMERICAN DIABETES ASSOCIATION (ADA). Obesity management for the treatment of type 2 diabetes: standards of medical care in diabetes – 2020. *Diabetes Care*, v. 43, n. 1, p. 89-S97, 2020.

ASSOCIAÇÃO BRASILEIRA PARA O ESTUDO DA OBESIDADE E DA SÍNDROME METABÓLICA (ABESO). *Posicionamento sobre o tratamento nutricional do sobrepeso e da obesidade*: departamento de nutrição da ABESO – 2022. Coordenação Renata Bressan Pepe *et al.* São Paulo: Abeso, 2022.

ATKINSON, F. S.; FOSTER-POWELL, K.; BRAND MILLER, J. C. International tables of glycemic index and glycemic load values: 2008. *Diabetes Care*, v. 31, n. 12, p. 2281-2283, 2008.

ATKINSON, F. S. *et al.* International tables of glycemic index and glycemic load values 2021: a systematic review. *The American Journal of Clinical Nutrition*, v. 114, n. 5, p. 1625-1632, 2021.

AUGUSTIN, L. S. A. *et al.* Glycemic index, glycemic load and glycemic response: an International Scientific Consensus Summit from the International Carbohydrate Quality Consortium (ICQC). *Nutrition, Metabolism and Cardiovascular Diseases*, v. 25, n. 9, p. 795-815, 2015.

BASU A. *et al.* Dietary blueberry and soluble fiber supplementation reduces risk of gestational diabetes in women with obesity in a randomized controlled trial. *J Nutr*, v. 151, n. 5, p. 1128-1138, 2021.

CASTELLANA, M. *et al.* Efficacy and safety of very low calorie ketogenic diet (VLCKD) in patients with overweight and obesity: a systematic review and meta-analysis: reviews in endocrine and metabolic disorders. Rev Endocr Metab Disord, v. 21, n. 1, p. 5-16, 2020.

CODEX ALIMENTARIUS COMMISSION. *Report of the 31st session of the codex committee on nutrition and foods for special dietary uses*. Geneva, Switzerland, 2010.

DALL'ALBA, V. *et al.* Improvement of the metabolic syndrome profile by soluble fibre – guar gum – in patients with type 2 diabetes: a randomised clinical trial. *Br J Nutr*, v. 110, n. 9, p. 1601-1610, 2013.

DASHTY, M. A quick look at biochemistry: carbohydrate metabolism. *Clinical Biochemistry*, v. 46, n. 15, p. 1339-1352, 2013.

ESFAHANI, A. *et al.* The application of the glycemic index and glycemic load in weight loss: a review of the clinical evidence. *IUBMB Life*, v. 63, n. 1, p. 7-13, 2011.

EVERT, A. B. *et al.* Nutrition therapy for adults with diabetes or prediabetes: a consensus report. *Diabetes Care*, v. 42, n. 5, p. 731-754, 2019.

FERRARIS, R. P.; CHOE, J.; PATEL, C. R. Intestinal absorption of fructose. *Annual Review of Nutrition*, v. 38, p. 41, 2018.

FOSTER-POWELL, K.; HOLT, S. H. A.; BRAND-MILLER, J. C. International table of glycemic index and glycemic load values: 2002. *The American Journal of Clinical Nutrition*, v. 76, n. 1, p. 5-56, 2002.

FREIRE, R. Scientific evidence of diets for weight loss: Different macronutrient composition, intermittent fasting, and popular diets. *Nutrition*, v. 69, p. 1-35, 2020.

GARDNER, C. D. *et al.* Effect of low-fat vs low-carbohydrate diet on 12-month weight loss in overweight adults and the association with genotype pattern or insulin secretion: the dietfits randomized clinical trial. *JAMA*, v. 319, n. 7, p. 667-679, 2018.

GOFF, L. M. *et al.* Low glycaemic index diets and blood lipids: a systematic review and meta-analysis of randomised controlled trials. *Nutrition, Metabolism and Cardiovascular Diseases*, v. 23, n. 1, p. 1-10, 2013.

GROPPER, S. A. S.; SMITH, J. L.; GROFF, J. L. *Nutrição avançada e metabolismo humano*. [*S. l.*]: Cengage Learning, 2011.

HUANG, Y. L.; HSIESH, T. Physicochemical properties and intestinal health promoting water-insoluble fiber enriched fraction prepared from blanched vegetable soybean pod hulls. *Molecules*, v. 24, n. 9, p. 1796, 2019.

JOYE, I. J. Dietary fibre from whole grains and their benefits on metabolic health. *Nutrients*, v. 12, n. 10, p. 3045, 2020.

KARASOV, W. H. Integrative physiology of transcellular and paracellular intestinal absorption. *Journal of Experimental Biology*, v. 220, n. 14, p. 2495-2501, 2017.

LIM, J. S. *et al.* The role of fructose in the pathogenesis of NAFLD and the metabolic syndrome. *Nature Reviews Gastroenterology & Hepatology*, v. 7, n. 5, p. 251-264, 2010.

LOTTENBERG, A. M. P.; FAN, P. L. T.; BUONACORSO, V. Efeitos da ingestão de fibras sobre a inflamação nas doenças crônicas. *Einstein*, v. 8, n. 1, p. 254-258, 2010.

LUDWIG, D. S.; EBBELING, C. B. The carbohydrate-insulin model of obesity: beyond "calories in, calories out". *JAMA Internal Medicine*, v. 178, n. 8, p. 1098-1103, 2018.

MAHAN, K. L.; RAYMOND, J. L.; ESCOTT-STUMP, S. *Krause:* alimentos, nutrição e dietoterapia. 13. ed. [*S. l.*]: Elsevier, 2013.

MALIK, V. S.; HU, F. B. The role of sugar-sweetened beverages in the global epidemics of obesity and chronic diseases. *Nature Reviews Endocrinology*, v. 18, n. 4, p. 205-218, 2022.

MUECKLER, M.; THORENS, B. The SLC2 (GLUT) family of membrane transporters. *Molecular Aspects of Medicine*, v. 34, n. 2-3, p. 121-138, 2013.

NIE, Y.; LUO, F. Dietary fiber: an opportunity for a global control of hyperlipidemia. *Oxid Med Cell Longev*, v. 8, p. 1-20, 2021.

OH, R.; GILANI, B.; UPPALURI, K. R. *Low carbohydrate diet.* Treasure Island (FL): StatPearls Publishing, 2022.

PERIN, L.; CAMBOIM, I. G.; LEHNEN, A. M. Low glycemic index and glycemic load diets in adults with excess weight: systematic review and meta-analysis of randomized clinical trials. *Journal of Human Nutrition and Dietetics*, 2022.

POUTANEN, K. S. *et al.* A review of the characteristics of dietary fibers relevant to appetite and energy intake outcomes in human intervention trials. *Am J Clin Nutr*, v. 106, n. 3, p. 747-757, 2017.

POUTANEN, K. S. *et al.* Recommendations for characterization and reporting of dietary fibers in nutrition research. *Am J Clin Nutr*, v. 108, n. 3, p. 437-444, 2018.

RAMOS, S. *et al.* Terapia nutricional no pré-diabetes e no diabetes *mellitus* tipo 2. *In*: *Diretriz Oficial da Sociedade Brasileira de Diabetes*. 2022.

REYNOLDS, A. *et al.* Carbohydrate quality and human health: a series of systematic reviews and meta--analyses. *The Lancet*, v. 393, n. 10170, p. 434-445, 2019.

SEIDELMANN, S. B. *et al.* Dietary carbohydrate intake and mortality: a prospective cohort study and meta-analysis. *The Lancet Public Health*, v. 3, n. 9, p. e419-e428, 2018.

SLAVIN, J. L. Dietary fiber and body weight. *Nutrition*, v. 21, p. 411-418, 2005.

STINSON, E. J. *et al.* High fat and sugar consumption during ad libitum intake predicts weight gain. *Obesity*, v. 26, n. 4, p. 689-695, 2018.

TABELA BRASILEIRA DE COMPOSIÇÃO DE ALIMENTOS (TBCA). Universidade de São Paulo (USP). Food Research Center (FoRC). Versão 7.2. São Paulo, 2022. Disponível em: http://www.fcf.usp.br/tbca. Acesso em: 20 nov. 2022.

THOMAS, D.; ELLIOTT, E. J.; BAUR, L. Low glycaemic index or low glycaemic load diets for overweight and obesity. *Cochrane Database of Systematic Reviews*, n. 3, 2007.

TIRAPEGUI, J. *Nutrição, metabolismo e suplementação na atividade física*. 2. ed. São Paulo: Atheneu, 2012.

TOKARZ, V. L.; MACDONALD, P. E.; KLIP, A. The cell biology of systemic insulin function. *Journal of Cell Biology*, v. 217, n. 7, p. 2273-2289, 2018.

WASTYK, H. C. *et al.* Gut-microbiota-targeted diets modulate human immune status. *Cell*, v. 184, n. 6, p. 4137-4153, 2021.

ZAFAR, M. I. *et al.* Low glycaemic index diets as an intervention for obesity: a systematic review and meta-analysis. *Obesity Reviews*, v. 20, n. 2, p. 290-315, 2019.

12

Lipídios

Dilina do Nascimento Marreiro
Larissa Cristina Fontenelle
Loanne Rocha dos Santos

INTRODUÇÃO

Os lipídios são definidos como pequenas moléculas hidrofóbicas ou anfifílicas insolúvei s em água e solúveis em solventes não polares, como álcoois, éteres, clorofórmio e benzenos. Destaca-se que a insolubilidade em água desse nutriente deve-se à presença de uma longa cadeia hidrofóbica que pode ser saturada ou insaturada (Zhang *et al.*, 2018).

A literatura fundamenta as principais funções metabólicas desempenhadas pelos lipídios, como transferência de energia, transdução de sinal, crescimento celular, apoptose e outros processos fisiológicos. Devido à característica hidro fóbica, precisam estar aglomerados a complexos proteicos que incluem canais iônicos, receptores e alguns outros tipos proteicos. Os lipídios constituem componentes estruturais essenciais das membranas celulares (Zhang *et al.*, 2018; Horn; Jaiswal, 2019).

A Classificação Internacional de Lipídios e o Comitê de Nomenclatura, juntamente com o Metabólitos de lipídios e Vias Estratégicas (Lipid Maps), definem as 8 categorias de lipídios como (Fahy *et al.*, 2009):

1. Ácidos graxos.
2. Glicerolipídios.
3. Glicerofosfolipídios.
4. Esfingolipídios.
5. Lipídios de esteróis.
6. Lipídios de prenol.
7. Sacarolipídios.
8. Policetídios.

O Quadro 1 lista as principais categorias e funções dos lipídios no organismo.

QUADRO 1 Principais categorias e funções dos lipídios

Lipídios	Função
Ácidos graxos	• Propriedades indutoras de sono. • Promovem a angiogênese. • Reduzem a inflamação.
Glicerolipídios	• Estoques de energia. • Segundo mensageiro sinalizador lipídico. • Estabilizam a ativação e a proliferação de células T.
Glicerofosfolipídios	• Componentes estruturais da membrana. • Afetam a fluidez da membrana.
Esfingolipídios	• Componentes importantes da membrana celular. • Induzem lipotoxicidade e inflamação.
Lipídios de esteróis	• Componentes dos lipídios da membrana. • Atuam como hormônios e moléculas de sinalização e regulam a função das células T.
Lipídios de prenol	• Essenciais na regulação da progressão de doenças relacionadas ao envelhecimento, diabetes e inflamação. • Reguladores da saúde óssea e homeostase cardiovascular.
Sacarolipídios	• Lipídios da parede celular de plantas, bactérias e fungos.
Policetídios	• Funções antimicrobianas, antiparasitárias e anticâncer.

Fonte: adaptação de Fahy *et al.* (2011).

FONTES ALIMENTARES E RECOMENDAÇÕES DE LIPÍDIOS

Os lipídios são diferenciados com base em sua estrutura química, o que determina a possível influência benéfica ou prejudicial à saúde do indivíduo, sendo já bem definida a classificação dos ácidos graxos em saturados ou insaturados, e, ainda, este último em monoinsaturados ou poli-insaturados (Fahy *et al.*, 2011).

Nesse sentido, os ácidos graxos saturados, a exemplo do ácido palmítico, são considerados nutrientes que podem, em situações específicas, contribuir para a manifestação de doenças crônicas não transmissíveis, pelo aumento das concentrações de lipoproteínas de baixa densidade (LDL-c), com função aterogênica já bem definida. O fato de esse tipo de ácido graxo possuir uma longa cadeia de carbono de ligação simples com muitos átomos de hidrogênio em sua estrutura química o caracteriza como nutriente com potencial para desenvolvimento de desordens cardiometabólicas. Suas principais fontes alimentares são manteiga, banha e queijo (Izar *et al.*, 2021).

Já os ácidos graxos monoinsaturados e poli-insaturados são considerados nutrientes benéficos à saúde humana, por contribuírem para o aumento das concentrações de lipoproteínas de alta densidade (HDL-c), reduzindo o risco de desenvolvimento de doenças cardiovasculares; tal fato é fundamentado pela presença de dupla ligação na estrutura química. As principais fontes alimentares dos ácidos graxos monoinsaturados são azeite de oliva, amendoim e abacate; e o óleo de girassol, as nozes e os peixes são exemplos de ácidos graxos poli-insaturados (Lopes *et al.*, 2016; Izar *et al.*, 2021).

É importante destacar que o organismo é capaz de sintetizar cadeias de ácidos graxos saturados e monoinsaturados, no entanto não produz ácidos graxos poli-insaturados. Estes últimos, ômega-3, ômega-6 e ômega-9, devem ser obtidos da dieta ou sintetizados por microrganismos intestinais, por meio de um sistema enzimático de dessaturase e elongase (Hulbert *et al.*, 2005).

METABOLISMO DOS LIPÍDIOS

Lipólise

Os triacilgliceróis são a forma de armazenamento de energia no tecido adiposo, incapazes de atravessar as membranas intracelulares, necessitando, portanto, de sua quebra hidrolítica em ácidos graxos e glicerol nesse tecido. Assim, a lipólise é um processo essencial para o metabolismo adequado dos lipídios (Zechner *et al.*, 2012).

A literatura elucida alguns mecanismos envolvidos nas etapas da lipólise dos triacilgliceróis, quais sejam: ação da lipase de triacilgliceróis, enzima que catalisa a etapa inicial da lipólise, convertendo triacilgliceróis em diacilgliceróis; o papel da lipase sensível a hormônio, principal enzima responsável pela hidrólise de diacilgliceróis em monoacilgliceróis; e a atuação da lipase de monoacilglicerol, que hidrolisa monoacilgliceróis em ácidos graxos e glicerol (Schweiger *et al.*, 2006). O Quadro 2 mostra as funções das principais enzimas envolvidas na lipólise do tecido adiposo.

QUADRO 2 Enzimas envolvidas no processo de lipólise

Enzima	Função
ATGL	Atua na etapa inicial da lipólise, responsável pela hidrólise de triacilgliceróis em diacilgliceróis.
HSL	Responsável pela hidrólise de diacilgliceróis em monoacilgliceróis.
MSL	Responsável pela hidrólise de monoacilgliceróis em ácidos graxos e glicerol.

ATGL: lipase de triacilgliceróis; HSL: lipase sensível a hormônio; MSL: lipase de monoacilglicerol.
Fonte: elaboração das autoras.

Os mecanismos envolvidos na regulação da lipólise já estão bem fundamentados na literatura, com destaque à atividade das enzimas lipases, que dependem da localização e interações intracelulares com seus cofatores. A enzima ATGL, por exemplo, é localizada nos adipócitos e regulada por proteínas como *comparative gene identification-58* (CGI-58), que contribui para elevar sua atividade. Por outro lado, a perilipina-1 desempenha papel importante na regulação da ATGL, inibindo sua atividade por controlar a ligação com a proteína CGI-58, em condições metabólicas que promovem a lipólise (Sztalryda; Brasaemleb, 2017). Os hormônios catecolaminas, peptídeos natriuréticos e a insulina, também contribuem para a regulação da lipólise.

A ligação de catecolaminas a receptores beta-adrenérgicos acoplados à proteína G na membrana plasmática gera uma cascata de sinalização que ativa a proteína quinase A (PKA) dependente de AMP cíclico (AMPc), enzima que favorece a hidrólise de triacilgliceróis em diacilgliceróis. A insulina, por sua vez, contribui para a indução de uma fosfodiesterase que degrada o AMPc, impedindo a via lipolítica (Herrera; Ortega-Senovilla, 2014). A Figura 1 ilustra os mecanismos envolvidos na lipólise.

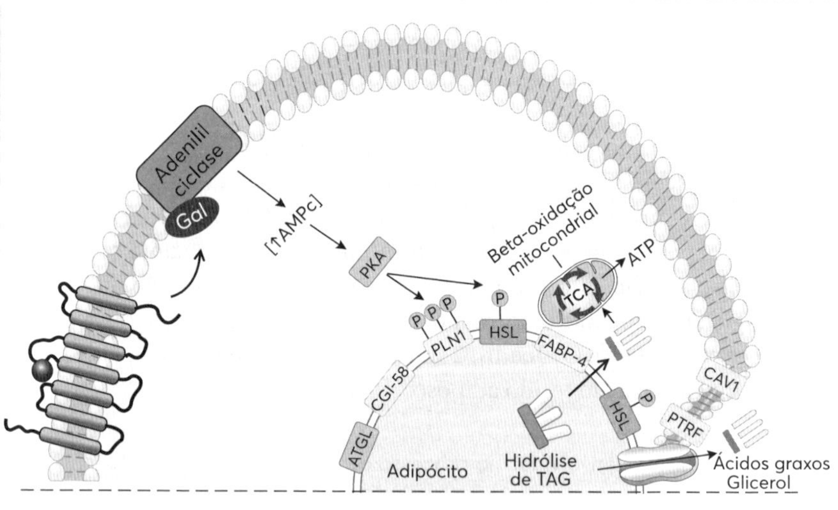

FIGURA 1 Mecanismos envolvidos na lipólise.

AMPc: monofosfato cíclico de adenosina; ATGL: lipase de triacilglicerol; ATP: adenosina trifosfato; CAV1: caveolin 1; CGI-58: *comparative gene identification-58*; FABP-4: proteína de ligação a ácidos graxos 4; Gal: proteína G; HSL: lipase sensível a hormônio; P: fosforilação; PKA: proteína quinase A; PLN1: perilipina-1; PTRF: fator de liberação de transcrição; TAG: triacilglicerol; TCA: ciclo do ácido tricarboxílico.

Fonte: elaboração das autoras.

Lipogênese

A lipogênese consiste no processo de síntese de ácido graxo com a finalidade de armazenamento de energia sob a forma de triacilglicerol, em particular no tecido adiposo e no fígado, sendo regulado por fatores hormonais e componentes da dieta. Sobre este último, destacam-se os ácidos graxos poli-insaturados, nutrientes envolvidos na redução da expressão de genes relacionados com a síntese de ácidos graxos, tais como os genes para as proteínas ácido graxo sintase, acetil-CoA carboxilase e a estearoil-CoA-dessaturase (Ameer *et al.*, 2014).

Ainda sobre a participação dos componentes da dieta na regulação da lipogênese, verifica-se que uma dieta rica em carboidratos estimula tal processo tanto no fígado quanto no tecido adiposo por meio de reações enzimáticas que envolvem fatores de transcrição dependentes da glicose e/ou da insulina. De forma mais detalhada, a glicose entra na via glicolítica, sendo metabolizada em piruvato, substrato que, no interior do ciclo do ácido tricarboxílico, é metabolizado a citrato (Strable; Ntambi, 2010).

A saída do citrato para a síntese de ácidos graxos no citosol, mediada pela ATP-citrato liase (ACLY), é uma etapa importante pelo fato de esse substrato ativar alostericamente a enzima acetil-CoA carboxilase, potencializando a conversão do acetil-CoA em malonil-CoA. O malonil-CoA desempenha função importante na síntese de ácidos graxos ao bloquear a carnitina acil transferase 1 e, consequentemente, evitar o transporte dos ácidos graxos recém-sintetizados para o interior da mitocôndria para que não sejam oxidados (Ameer *et al.*, 2014).

Sobre os fatores hormonais na regulação da lipogênese, a literatura esclarece a atuação da insulina na expressão de genes lipogênicos, controlada principalmente pela proteína de ligação ao elemento regulador de esterol (SREBP-1) em células hepáticas e adipócitos. Esse hormônio ativa o SREBP-1 hepático, tanto transcricionalmente quanto pós-transcricionalmente, e medeia sua exportação do retículo endoplasmático para o núcleo, onde se liga aos elementos reguladores de esterol presentes nos promotores dos genes alvo. Além disso, a insulina aumenta a expressão e a atividade da enzima glicoquinase, metabólito que ativa a proteína de ligação ao elemento de resposta ao carboidrato (ChREBP) no núcleo da célula, que pode favorecer a expressão de genes lipogênicos, conforme a Figura 2 (Ruiz *et al.*, 2014; Agius *et al.*, 2020).

Adipogênese

O tecido adiposo é classificado de acordo com suas propriedades funcionais em tecido adiposo branco, com função de armazenar energia na forma de triacilgliceróis, e tecido adiposo marrom, especializado na dissipação de

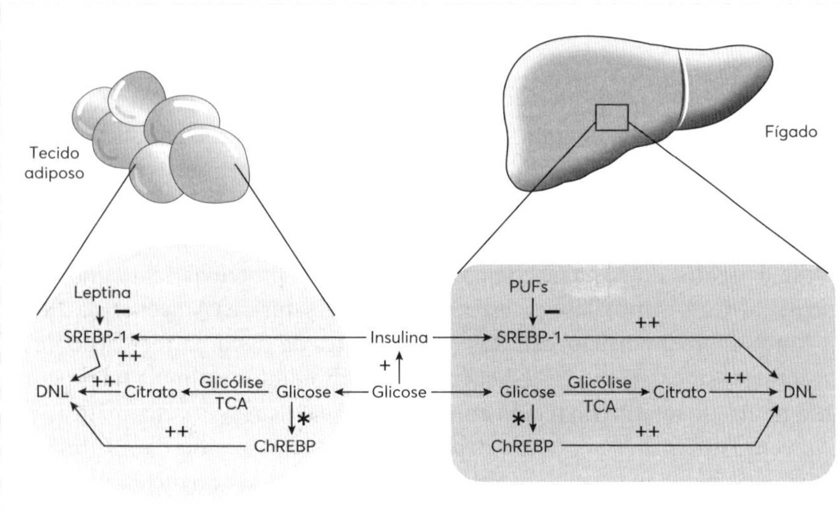

FIGURA 2 Mecanismos envolvidos na lipogênese.

ChREBP: proteína de ligação do elemento de resposta de carboidratos; DNL: lipogênese *de novo*; PUF: ácidos graxos poli-insaturados; SREBP-1: proteína de ligação ao elemento regulador de esterol 1; TCA: ciclo do ácido tricarboxílico.

Fonte: elaboração das autoras.

energia na forma de calor durante a termogênese induzida pelo frio e pela dieta (Queiroz *et al.*, 2009).

O tecido adiposo branco constitui o principal reservatório energético do organismo na forma de triacilgliceróis. Além disso, tal tecido possui característica estrutural específica com a presença de pré-adipócitos (células precursoras de adipócitos), adipócitos, células endoteliais, células do estroma vascular, fibroblastos, leucócitos e macrófagos. As alterações no diâmetro e volume de algumas dessas células favorecem uma resposta à ativação de ações metabólicas importantes nesse tecido, por exemplo, a lipogênese e a lipólise, ambos os processos dependentes de outros fatores contribuintes, como o estado nutricional do indivíduo, o gasto energético, a influência hormonal e a atividade enzimática (Ghaben; Scherer, 2019).

Na adipogênese, as modificações no número de adipócitos, ou seja, hiperplasia, dependem da diferenciação dos pré-adipócitos em adipócitos. Tais células adiposas são desenvolvidas a partir de pré-adipócitos, que são envolvidos por vasos sanguíneos e derivados de células endoteliais do tecido adiposo. De forma mais específica, ressalta-se a importância da angiogênese nesse processo, constituindo uma rede vascular que se desenvolve antes do amadurecimento dos adipócitos, bem como envolve uma matriz extracelular que sustenta os vasos sanguíneos, mostrando o papel crucial do sistema vascular no desenvolvimento do tecido adiposo (Christiaens; Lijnen, 2010; Ghaben; Scherer, 2019).

Os pré-adipócitos se diferenciam em adipócitos em resposta ao fator de crescimento semelhante à insulina-1 (IGF-1), lipídios, glicocorticoides e outros sinais, com grande contribuição do IGF-1 nesse processo, superior ao papel realizado pela insulina, uma vez que os receptores desse hormônio não são expressos em quantidades elevadas até que os pré-adipócitos se tornem células adiposas maduras (Corvera; Gealekman, 2014; Ghaben; Scherer, 2019).

Os novos adipócitos formados determinam a expansão do tecido adiposo subcutâneo, bem como a capacidade de crescimento daqueles já formados. A expansão desse tecido é regulada pela expressão de genes, proteínas e metabólitos de diferentes tipos de células, e depende principalmente do número total de células-tronco disponíveis para se diferenciar em novos adipócitos (Mittal, 2019; Torres-Perez *et al.*, 2015). Além disso, a hipertrofia dos adipócitos em geral está associada à formação anormal de capilares, enquanto a hiperplasia se associa ao aumento da angiogênese e ao desenvolvimento de novos capilares. A hiperplasia é menos prejudicial para o processo de expansão do tecido adiposo, em razão da formação de pequenos adipócitos bem irrigados com menor atividade inflamatória do que os hipertróficos (Hammarstedt *et al.*, 2018).

ATUAÇÃO DOS LIPÍDIOS EM DESORDENS METABÓLICAS ASSOCIADAS À OBESIDADE

A homeostase dos ácidos graxos é caracterizada pelo equilíbrio entre a síntese e o catabolismo desse nutriente. No entanto, algumas situações favorecem o acúmulo de ácidos graxos não esterificados na corrente sanguínea e o armazenamento de lipídios nos adipócitos. Nesse sentido, o excesso de lipídios em locais ectópicos pode levar a um fenômeno conhecido como lipotoxicidade, que está associado a desordens metabólicas importantes, a exemplo das dislipidemias, inflamação crônica de baixo grau, estresse oxidativo e resistência à insulina.

Ácidos graxos e dislipidemias na obesidade

Nas últimas décadas, pesquisas têm sido conduzidas para esclarecer a contribuição dos ácidos graxos no desenvolvimento das dislipidemias associadas à obesidade, sendo oportuno abordar aspectos importantes sobre mecanismos envolvidos nessa relação. O aumento da lipólise do tecido adiposo, decorrente da estimulação contínua do beta-3-adrenorreceptor pelas catecolaminas na obesidade, promove aumento dos ácidos graxos não esterificados na corrente sanguínea (Attané *et al.*, 2016; Schweiger *et al.*, 2017).

Os ácidos graxos não esterificados decorrentes da lipólise são captados pelo fígado e estimulam a síntese de lipoproteínas de muito baixa densidade (VLDL), ricas em triacilgliceróis, promovendo a hipertrigliceridemia (Ebbert; Jensen, 2013). O aumento da síntese de VLDL se dá por várias vias metabólicas, por exemplo, os lipídios provenientes da dieta são transformados em quilomícrons e absorvidos nos enterócitos, sendo então liberados na circulação linfática e sistêmica. Nos vasos sanguíneos, a enzima lipase de lipoproteína hidrolisa os triacilgliceróis desses quilomícrons, liberando ácidos graxos nos capilares dos tecidos periféricos, e consequentemente suas partículas remanescentes são captadas pelo fígado, com subsequente síntese de VLDL, lipoproteína rica em triacilgliceróis (Hussain, 2014a; Hussain, 2014b; Ponziani *et al.*, 2015).

Além da lipólise, alterações na composição de LDL-c, lipoproteína responsável pelo transporte de colesterol do hepatócito para os tecidos periféricos, constituem fator contribuinte para as dislipidemias. O excesso de triacilgliceróis em indivíduos com obesidade induz a troca de ésteres de colesterol da partícula de LDL-c por triacilgliceróis, formando partículas de LDL-c empobrecidas em ésteres de colesterol e ricas em triacilgliceróis, resultando na formação de partículas de LDL-c pequenas e densas, o que favorece o surgimento de placas ateroscleróticas (Kobayashi *et al.*, 2015; Miyashita *et al.*, 2017).

O metabolismo da HDL-c, lipoproteína responsável pelo transporte reverso do colesterol, também é fortemente influenciado pela hipertrigliceridemia. Esse cenário eleva a atividade da proteína de transferência de colesterol esterificado, modificando também a composição da HDL-c, o que a torna enriquecida em triacilgliceróis e com menor tamanho (Franssen *et al.*, 2011; Subramanian; Chait, 2012). Além disso, o aumento da atividade da lipase hepática em razão da formação de novas partículas de HDL ricas em triacilgliceróis reduz o HDL-c circulante e a liberação de apolipoproteína A-I, proteína pobre em lipídios, comprometendo o transporte reverso de colesterol (Ebbert; Jensen, 2013; Kobayashi *et al.*, 2015).

Ressalta-se a importância do consumo adequado dos diferentes tipos de ácidos graxos para redução das dislipidemias, e a substituição dos ácidos graxos saturados por poli-insaturados ou por monoinsaturados na alimentação tem sido associada à redução do colesterol total (CT), da LDL-c e da razão CT/HDL-c (Siri-Tarino; Krauss, 2016). Estudo de revisão sistemática e metanálise concluíram que a substituição na alimentação de ácidos graxos saturados por ácidos graxos poli-insaturados promoveu redução nas concentrações séricas de CT e LDL-c. Além disso, o aumento no teor de ácidos graxos monoinsaturados na dieta foi associado a maior concentração sérica de HDL-c (Schwingshackl; Hoffmann, 2013).

Alguns mecanismos têm sido fundamentados para esclarecer a ação dos ácidos graxos saturados nas dislipidemias, por exemplo, sua capacidade de reduzir a atividade do receptor de LDL, aumentando as concentrações sanguíneas de LDL-c, bem como favorecendo a síntese dessa lipoproteína. Ácidos graxos saturados atuam de forma diversa ao contribuir para a elevação da concentração sérica de LDL-c, já sendo evidenciada relação inversa entre o comprimento da cadeia do ácido graxo e o aumento das concentrações da lipoproteína, assim ácido láurico (C12:0) > ácido mirístico (C14:0) > ácido palmítico (C16:0). Por outro lado, os ácidos graxos poli-insaturados do tipo ômega-6 atuam aumentando a atividade do receptor de LDL-c e reduzindo sua síntese (Siri-Tarino *et al.*, 2015).

Ácidos graxos e inflamação crônica de baixo grau na obesidade

Nas últimas décadas, pesquisas têm demonstrado a participação dos ácidos graxos saturados na manifestação da inflamação crônica de baixo grau associada à obesidade, já apresentando alguns mecanismos como a ativação de receptores da família *Toll-like* (TLR), em particular os tipos 4 e 2, que induzem a sinalização de vias intracelulares pró-inflamatórias, como a proteína quinase ativada por mitógeno (MAPK), o fator nuclear kappa-beta (NF-kappa-beta) e a proteína ativadora 1 (AP-1). Tal ativação parece ser decorrente da mobilização dos receptores TLR induzida pelos ácidos graxos saturados para determinadas regiões na membrana plasmática, denominadas balsas lipídicas, onde esses receptores formam dímeros que propiciam sua ativação e favorecem a sinalização *downstream* (Zhou *et al.*, 2020).

Associado a isso, os ácidos graxos saturados ativam o inflamassoma receptor do tipo NOD com domínio pirina-3 (NLRP-3), que consiste em um complexo proteico do sistema imune inato responsável por converter a enzima procaspase-1 em sua forma ativa caspase-1, a qual catalisa a síntese das interleucinas (IL) pró-inflamatórias 1-beta e 18, citocinas com papel importante no desenvolvimento da inflamação crônica de baixo grau (Ralston *et al.*, 2017). O inflamassoma NLRP-3 também é ativado pelo estresse oxidativo, disfunção mitocondrial e estresse do retículo endoplasmático, desordens metabólicas que são potencializadas pela ação dos ácidos graxos saturados (Ralston *et al.*, 2017; Zhou *et al.*, 2020).

Estudo experimental visando avaliar a ação de ácidos graxos saturados na ativação do inflamassoma NLRP-3, por exemplo, com o ácido palmítico, demonstrou que esse nutriente reduz a fosforilação da proteína quinase ativada por AMP (AMPK), o que contribui para o aumento da produção de espécies reativas de oxigênio na mitocôndria e para o comprometimento da autofagia em macrófagos, acentuando assim o processo inflamatório sistêmico (Wen *et al.*, 2011).

Ainda sobre os ácidos graxos saturados, estes também podem atuar de forma indireta no desenvolvimento da inflamação associada à obesidade a partir de sua utilização como substrato para a síntese de diacilgliceróis e ceramidas. Esses compostos lipídicos ativam a proteína quinase C (PKC), que, por sua vez, estimula a sinalização das vias inflamatórias MAPK e NF-kappa-beta. O fato de a ativação do TLR-4 também favorecer a síntese de ceramidas pode contribuir para a perpetuação do processo inflamatório na obesidade (Ralston *et al.*, 2017; Zhou *et al.*, 2020; Holland *et al.*, 2011).

A ativação da proteína PKC pelos ácidos graxos saturados favorece a produção de espécies reativas de oxigênio, e tal ação estimula a expressão gênica e a atividade dos componentes da NADPH oxidase, o que resulta na intensificação do processo de estresse oxidativo na obesidade (Joseph *et al.*, 2016; Cremonini; Oteiza, 2018; Zhou *et al.*, 2020).

Os ácidos graxos *trans*, principalmente de origem industrial, também favorecem a manifestação da inflamação crônica, e com mecanismos moleculares de atuação na disfunção do tecido adiposo já definidos. Experimento *in vitro* evidenciou que os ácidos elaídico e linolelaídico ativam a via de sinalização do NF-kappa-B, resultando no aumento da síntese das citocinas pró-inflamatórias interleucina-6 (IL-6) e fator de necrose tumoral alfa (TNF-alfa) em células endoteliais. Outra pesquisa conduzida em macrófagos verificou que os ácidos graxos *trans* contribuem para a inflamação por meio da ativação da via da quinase 1 reguladora do sinal de apoptose (ASK-1)/MAPKp38, que também participa do processo de apoptose celular (Iwata *et al.*, 2011; Hirata *et al.*, 2017; Oteng; Kersten, 2020).

Pesquisas realizadas para avaliar o papel dos ácidos graxos *trans* dietéticos na síntese de citocinas pró-inflamatórias em humanos verificaram associação positiva entre a ingestão desses ácidos graxos e as concentrações dos receptores solúveis 1 e 2 do TNF-alfa no sangue. Além disso, os resultados também evidenciam a associação entre a ingestão desses ácidos graxos e as concentrações sanguíneas de proteína C reativa e IL-6 em mulheres com índice de massa corporal (IMC) mais elevado (Mozaffarian *et al.*, 2004). Em ensaio clínico randomizado com protocolo experimental adotando a ingestão diária de 26 g de óleo de soja parcialmente hidrogenado durante 16 semanas, foi verificado aumento das concentrações plasmáticas de TNF-alfa, bem como dos seus receptores solúveis 1 e 2 em mulheres com sobrepeso (Bendsen *et al.*, 2011).

Por outro lado, os ácidos graxos monoinsaturados são reconhecidos por suas propriedades anti-inflamatórias, pois aumentam a atividade da AMPK, o que contribui para a redução das concentrações da citocina pró-inflamatória IL-1-beta no tecido adiposo. Associado a isso, os ácidos graxos monoinsaturados influenciam no processo de polarização de macrófagos nesse tecido. O ácido oleico, por exemplo, inibe o recrutamento de macrófagos com fenótipo M1, enquanto o ácido *cis*-palmitoleico estimula a expressão de genes anti-inflamatórios característicos do fenótipo M2 em macrófagos (Finucane *et al.*, 2015; Chan *et al.*, 2015; Souza *et al.*, 2020).

O ácido *cis*-palmitoleico ainda reduz a expressão da enzima óxido nítrico sintase induzível, o que diminui a síntese de óxido nítrico, molécula envolvida no recrutamento de células imunes, e de citocinas pró-inflamatórias, por exemplo a IL-6. Tais efeitos são parcialmente mediados pela ativação da AMPK e relacionados à inibição da degradação da proteína inibitória de NF-kappa-beta (I-kappa-beta) e da translocação do NF-kappa-beta para o núcleo (Chan *et al.*, 2015). Além disso, o ácido *cis*-palmitoleico interage com o TLR-4, inibindo sua ativação, o que também auxilia no controle da inflamação crônica presente na obesidade (Souza *et al.*, 2020).

Sobre a participação dos ácidos graxos poli-insaturados na modulação da inflamação, a ingestão de quantidades elevadas de lipídios do tipo ômega-6, característica do padrão da dieta ocidental, inibe a formação dos ácidos graxos ômega-3, eicosapentaenoico (EPA) e docosaexaenoico (DHA), bem como de seus compostos derivados. Tal efeito parece ser atribuído a um mecanismo de competição por substratos, ou seja, pelos mesmos sistemas enzimáticos, o que favorece a produção elevada de eicosanoides com perfil mais pró-inflamatório (Charles-Messance *et al.*, 2020; Wang; Huang, 2015).

Por outro lado, a literatura deixa claro o papel anti-inflamatório dos lipídios do tipo ômega-3, já sendo bem estabelecido que a ingestão adequada desse tipo de ácido graxo favorece sua incorporação à membrana plasmática e, consequentemente, a síntese de eicosanoides de natureza anti-inflamatória e de outros mediadores lipídicos envolvidos na resolução do processo inflamatório, tais como resolvinas, protectinas e maresinas (Rogero; Calder, 2018).

Associado a isso, a disponibilidade do ácido araquidônico para participar de reações químicas é reduzida pelos ácidos graxos ômega-3, pois estes inibem a atividade da enzima fosfolipase, responsável por promover a liberação do ácido araquidônico da membrana plasmática para o citoplasma, o que, consequentemente, constitui aspecto benéfico na redução do processo inflamatório crônico (Wang; Huang, 2015).

O aumento da proporção dos ácidos graxos poli-insaturados da família ômega-3 na membrana plasmática contribui para modular vias de sinalização intracelulares, como aquelas reguladas pela proteína G. De forma mais específica, a ligação dos ácidos graxos EPA e DHA ao receptor 120 acoplado à proteína G (GPR120) favorece a formação de um complexo desse receptor e a proteína intracelular beta-arrestina-2; após internalizado para o citoplasma, esse complexo associa-se à proteína de ligação ao fator de crescimento beta (TAB-1), resultando na inibição da quinase ativada pelo fator de crescimento beta (TAK-1), proteína envolvida na ativação das vias de sinalização pró-inflamatórias NF-kappa-B e quinase Jun N-terminal (JNK) (Oh *et al.*, 2010; Teng *et al.*, 2014; Rogero; Calder, 2018; Im, 2018).

Os ácidos graxos ômega-3 também exercem efeitos anti-inflamatórios por inibirem a sinalização do TLR-4, uma vez que ao serem incorporados à membrana plasmática, dificultam o recrutamento do TLR-4 para partículas lipídicas, comprometendo a dimerização e a consequente ativação desse receptor. Ainda inibem a produção de espécies reativas de oxigênio pela NADPH oxidase, o que também contribui para a atenuação do processo inflamatório desencadeado pelo TLR-4 (Rogero; Calder, 2018; Teng *et al.*, 2014).

Outro mecanismo de atuação dos ácidos graxos ômega-3 na obesidade está relacionado à capacidade dessas moléculas lipídicas de se ligarem e ativarem os receptores ativados por proliferadores de perixossoma (PPAR), que são fatores de transcrição moduladores da expressão de genes da inflamação e do metabolismo lipídico (Rogero; Calder, 2018). Tem sido proposto que os ácidos graxos ômega-3, por meio da ativação do PPAR-gama, induzem o fenótipo M2 em macrófagos e a proliferação e migração de células T reguladoras para o tecido adiposo, mitigando o processo inflamatório decorrente da obesidade. Além disso, o PPAR-gama também está envolvido na inibição da degradação da I-kappa-B pelos ácidos graxos ômega-3, tendo como consequência a redução da ativação do NF-kappa-B e da síntese de citocinas pró-inflamatórias (Wang; Huang, 2015).

O ácido linoleico conjugado, ácido graxo poli-insaturado, também tem sido amplamente estudado na perspectiva de poder atuar na modulação da inflamação na obesidade. Alguns estudos apontam que o isômero *cis*-9, *trans*-11 possui ação anti-inflamatória por inibir a expressão do NF-kappa-B, bem como a ligação desse fator de transcrição ao DNA, o que resulta na redução da expressão da citocina TNF-alfa. Estudo conduzido em camundongos obesos para avaliar o efeito da suplementação dietética com esse isômero verificou redução da infiltração de macrófagos no tecido adiposo (Moloney *et al.*, 2007; Rungapamestry *et al.*, 2012; Yuan *et al.*, 2015). O ácido graxo *cis*-9, *trans*-11 parece inibir a síntese do ácido araquidônico a partir do ácido linoleico, reduzindo a síntese de eicosanoides de natureza pró-inflamatória (Yang *et al.*, 2015).

Por outro lado, o isômero *trans*-10, *cis*-12 induz a ativação de vias de sinalização inflamatórias em adipócitos, a exemplo da quinase regulada por sinal extracelular (ERK) e NF-kappa-B, aumentando a expressão ou secreção de citocinas pró-inflamatórias, tais como IL-6 e IL-8 (Poirier *et al.*, 2006; Brown *et al.*, 2004; Chung *et al.*, 2005). Os pesquisadores sugerem que tal isômero ativa receptores na superfície celular, estimulando a translocação da enzima fosfolipase C para a membrana plasmática, a qual catalisa a síntese de inositol trifosfato e diacilglicerol, sendo este último convertido em ácido fosfatídico. Destaca-se que tanto o inositol trifosfato quanto o ácido fosfatídico promovem a liberação do cálcio a partir do retículo endoplasmático para o citoplasma, o que favorece a produção de espécies reativas de oxigênio e a ativação de MAPK, que por sua vez induz a sinalização inflamatória dos fatores NF-kappa-B e AP-1 (Yuan *et al.*, 2015).

Outro aspecto interessante trata da ação pró-inflamatória do isômero *trans*-10, *cis*-12, a qual contribui para reduzir a expressão e atividade do PPAR-gama, comprometendo os processos de adipogênese e lipogênese. No entanto, embora o processo inflamatório gerado pela suplementação com esse tipo de ácido graxo possa contribuir para reduzir a adiposidade, também pode favorecer a manifestação de desordens metabólicas importantes, como resistência à insulina, esteatose hepática e lipodistrofia, conforme a Figura 3 (Poirier *et al.*, 2006; Brown *et al.*, 2004; Chung *et al.*, 2005; Yuan *et al.*, 2015).

Ácidos graxos e resistência à insulina na obesidade

Os ácidos graxos saturados contribuem para a manifestação da resistência à ação da insulina na obesidade por inibir a fosforilação do resíduo de tirosina do substrato 1 do receptor de insulina (IRS-1), bem como por induzir a fosforilação em determinados resíduos de serina desse receptor. Como consequência, ocorre a redução da ativação das proteínas fosfatidilinositol-3-quinase (PI3K) e proteína quinase B (AKT), as quais fazem parte da sinalização *downstream* da insulina, comprometendo a translocação para a membrana plasmática do transportador de glicose 4 (GLUT-4) e a captação de glicose em tecidos insulino-dependentes (Engin, 2017; Ralston *et al.*, 2017).

Além disso, os ácidos graxos saturados inibem a via IRS/PI3K/AKT a partir da ação de seus derivados lipídicos, a exemplo dos diacilgliceróis e das ceramidas, os quais ativam a PKC, reduzindo a fosforilação do IRS-1 e da PI3K. As ceramidas também promovem a desfosforilação da AKT por meio da enzima proteína fosfatase 2A, bem como bloqueiam a translocação da AKT para a membrana plasmática (Yu *et al.*, 2002; Holland *et al.*, 2007; Stratford *et al.*, 2004; Engin, 2017; Ralston *et al.*, 2017).

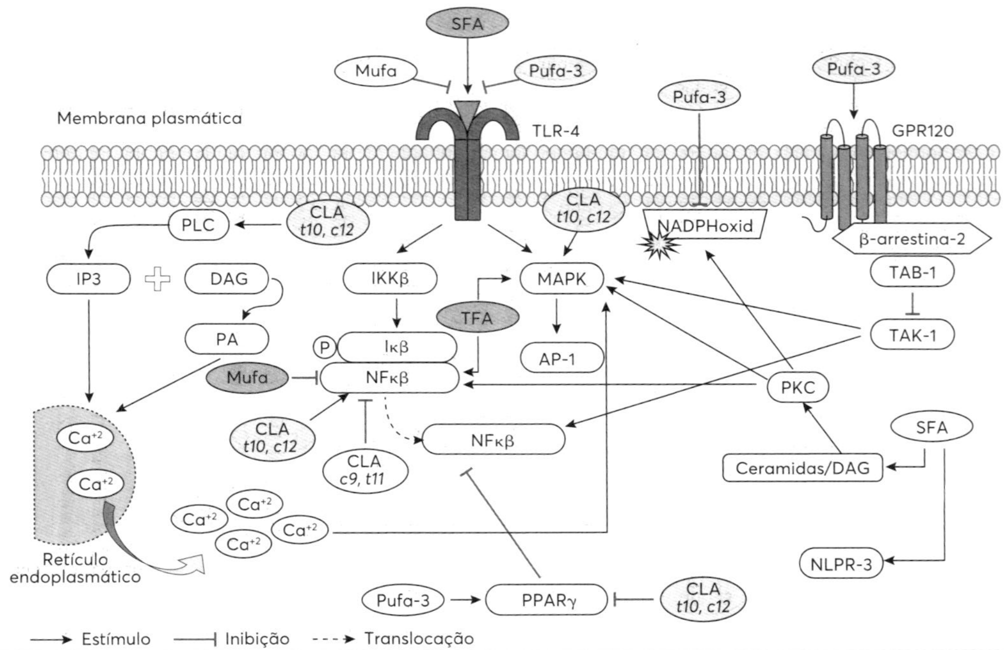

FIGURA 3 Participação dos ácidos graxos na inflamação crônica de baixo grau na obesidade.

AP-1: proteína ativadora 1; CLA *c9, t11*: ácido linoleico conjugado *cis-9, trans-11*; CLA *t10, c12*: ácido linoleico conjugado *trans-10, cis-12*; DAG: diacilgliceróis; Iκβ: proteína inibitória de NF-kappa-beta; GPR120: receptor 120 acoplado à proteína G; IKKβ: subunidade beta da quinase de I-kappa-beta; IP3: inositol trifosfato; MAPK: proteína quinase ativada por mitógeno; Mufa: ácidos graxos monoinsaturados; NADPHoxid: fosfato de dinucleotídeo de nicotinamida e adenina oxidase; NFκβ: fator nuclear kappa beta; NLRP-3: receptor do tipo NOD com domínio pirina-3; PA: ácido fosfatídico; PKC: proteína quinase C; PLC: fosfolipase C; PPARγ: receptor ativado por proliferador de perixossoma gama; Pufa-3: ácidos graxos ômega-3; SFA: ácidos graxos saturados; TAB-1: proteína de ligação ao fator de crescimento beta; TAK-1: quinase ativada pelo fator de crescimento beta; TFA: ácidos graxos trans; TLR-4: receptor *Toll-like 4*.

Fonte: elaboração das autoras.

Sobre a contribuição dos ácidos graxos insaturados na manifestação da resistência à insulina, destaca-se o papel dos ácidos graxos *trans*. A ingestão desse tipo de ácido graxo tem sido positivamente associada às concentrações séricas de glicose e insulina em jejum, à hemoglobina glicada, e ainda ao índice de resistência à insulina (Liu *et al.*, 2018). Uma justificativa para tal associação diz respeito a um mecanismo de competição por substratos, no qual os ácidos graxos *trans* favorecem a redução da biossíntese dos ácidos graxos poli-insaturados, o que, por sua vez, reduz a fluidez da membrana plasmática e limita a translocação e atividade do GLUT-4. Associado a isso, os ácidos graxos *trans* inibem a expressão do PPAR-gama e comprometem a ativação e a sinalização *downstream* do receptor de insulina (Saravanan *et al.*, 2005; Pipoyan *et al.*, 2021).

O ácido graxo poli-insaturado linoleico conjugado em sua configuração *trans*-10, *cis*-12 atua inibindo a sinalização desse hormônio por aumentar a expressão do supressor da sinalização da citocina 3 (SOCS-3), proteína que induz a degradação de IRS-1. Paralelamente a isso, também foi demonstrado que a suplementação com o isômero *trans*-10, *cis*-12 reduz as concentrações do receptor de insulina e do IRS-1, bem como sua fosforilação, comprometendo diretamente a cascata de sinalização desse hormônio. Esse isômero ainda tem sido associado à diminuição da expressão do GLUT-4 e da adiponectina, hormônio conhecido por promover a sensibilidade à insulina (Poirier *et al.*, 2006; Brown *et al.*, 2004; Chung *et al.*, 2005; Kennedy *et al.*, 2010).

Por outro lado, resultados de estudos mostram efeitos benéficos do isômero *cis*-9, *trans*-11 sobre a sensibilidade à insulina, pois reduz a glicemia e insulinemia em modelos animais para estudos de obesidade. Além disso, esse tipo de ácido graxo induz a expressão do GLUT-4 e do receptor de insulina no tecido adiposo, bem como reduz a produção de espécies reativas de oxigênio e de citocinas pró-inflamatórias em tecidos específicos, como músculo, fígado e tecido adiposo, o que consequentemente favorece a sinalização da ação da insulina (Moloney *et al.*, 2007; Rungapamestry *et al.*, 2012).

Outro grupo de lipídios poli-insaturados com ação positiva sobre a sensibilidade à insulina consiste nos ácidos graxos pertencentes à família ômega-3, os quais promovem a atividade de proteínas da via de sinalização da insulina, como IRS e PI3K, bem como estimulam a síntese de GLUT-4, favorecendo a captação de glicose em tecidos periféricos insulino-dependentes. Esses ácidos graxos contribuem para a transdução do sinal do receptor de insulina por melhorarem a fluidez da membrana plasmática (Im, 2018; Baynes *et al.*, 2018).

Ressalta-se ainda que os ácidos graxos ômega-3 melhoram a ação da insulina por ativarem os fatores de transcrição PPAR, o que resulta na inibição da síntese hepática de glicose e de ácidos graxos e no estímulo à beta-oxidação de ácidos graxos. Além disso, os ácidos graxos ômega-3 estimulam a produção de outras substâncias capazes de ativar os PPAR, como adiponectina, hormônio secretado pelo tecido adiposo que melhora a sensibilidade periférica à insulina (Im, 2018; Baynes *et al.*, 2018; Wang; Huang, 2015).

Os ácidos graxos monoinsaturados também contribuem para a sinalização da ação da insulina, já sendo demonstrado o efeito benéfico do ácido oleico na indução da fosforilação do IRS-1 e GLUT-4, moléculas com participação importante na via de sinalização desse hormônio (Finucane *et al.*, 2015). O ácido *cis*-palmitoleico também parece influenciar de forma positiva a melhora da sensibilidade à insulina, pois ativa o fator de transcrição PPAR-gama, contribuindo para a homeostase glicêmica de forma mais expressiva do que o ácido oleico, conforme Figura 4 (Souza *et al.*, 2020).

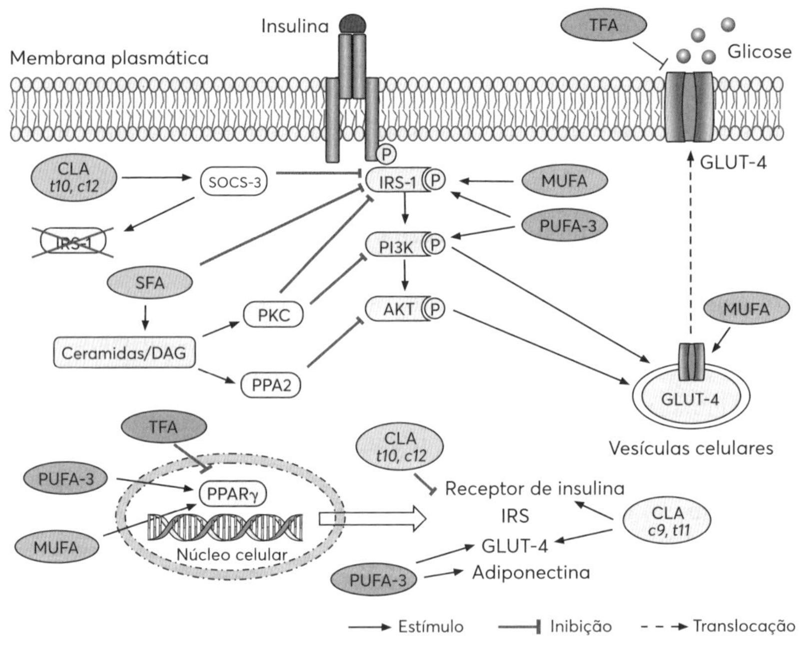

FIGURA 4 Participação dos ácidos graxos na resistência à insulina na obesidade.

AKT: proteína quinase B; CLA *c9, t11*: ácido linoleico conjugado *cis-9, trans-11*; CLA *t10, c12*: ácido linoleico conjugado *trans-10, cis-12*; DAG: diacilglicerois; GLUT-4: proteína de transporte de glicose 4; IRS-1: substrato 1 do receptor de insulina; Mufa: ácidos graxos monoinsaturados; P: fosforilação; PI3K: fosfatidilinositol-3-quinase; PKC: proteína quinase C; PPA-2: proteína fosfatase 2A; PPARγ: receptor ativado por proliferador de perixossoma gama; Pufa-3: ácidos graxos ômega-3; SFA: ácidos graxos saturados; SOCS-3: supressor da sinalização da citocina 3; TFA: ácidos graxos *trans*.

Fonte: elaboração das autoras.

IMPACTO DOS LIPÍDIOS NA GÊNESE DA OBESIDADE

Nas últimas décadas, pesquisas conduzidas para avaliar o impacto do consumo de macronutrientes na dieta sobre o ganho de peso têm demonstrado a influência dos diferentes tipos de lipídios, em particular dos ácidos graxos saturados, no número crescente de indivíduos com obesidade em todo o mundo (Hall *et al.*, 2022; Krishnan; Cooper, 2014).

Nesse sentido, pesquisas já demonstraram que o consumo de ácidos graxos saturados está associado a valores mais elevados do IMC e da circunferência da cintura em indivíduos com predisposição genética à obesidade (Casas-Agustench *et al.*, 2014; Wuni *et al.*, 2022). Um estudo que submeteu um grupo de indivíduos eutróficos à ingestão de uma dieta hipercalórica verificou que apenas aqueles indivíduos que consumiram tal dieta com teor elevado de ácidos graxos saturados tiveram maior ganho de gordura corporal, visceral e hepática, evidenciando a importância desse tipo de lipídio tanto para o ganho de peso quanto para a distribuição da gordura corporal (Rosqvist *et al.*, 2014).

No estudo de Garaulet *et al.* (2006) conduzido em indivíduos com sobrepeso e obesidade também foi identificada correlação positiva entre as concentrações de ácidos graxos saturados no tecido adiposo e o número de adipócitos, assim como entre a ingestão dietética desse tipo de lipídio e o tamanho dos adipócitos no compartimento visceral.

Alguns mecanismos têm sido propostos para esclarecer a atuação dos ácidos graxos saturados na gênese da obesidade, por exemplo, o papel desse tipo de ácido graxo no desenvolvimento da inflamação crônica hipotalâmica, da resistência central à insulina e à leptina, bem como na desregulação do balanço energético, no metabolismo lipídico e na microbiota intestinal (Figura 5).

Sobre a inflamação crônica hipotalâmica, os ácidos graxos saturados de cadeia longa exercem ação pró-inflamatória, especificamente na região médio-basal, por meio da ativação das vias NF-kappa-B e JNK, inibindo a atividade das proteínas IRS, PI3K e AKT, que são essenciais para a sinalização efetiva da insulina e da leptina. Esses ácidos graxos também induzem a expressão da proteína SOCS-3, o que compromete a interação entre o receptor de leptina e o fator de transcrição STAT-3, bem como degrada a proteína IRS (Souza *et al.*, 2005; Zhang *et al.*, 2008; Posey *et al.*, 2009; Sergi; Williams, 2020).

É importante destacar a atuação da leptina e da insulina no hipotálamo para reduzir a ingestão alimentar, para aumentar o gasto energético e inibir a síntese hepática de glicose. Assim, a ingestão elevada de ácidos graxos saturados, ao contribuir para a manifestação do processo inflamatório, constitui fator contribuinte relevante para a resistência à ação desses hormônios, para desregulação do balanço energético e, consequentemente, para o desenvolvi-

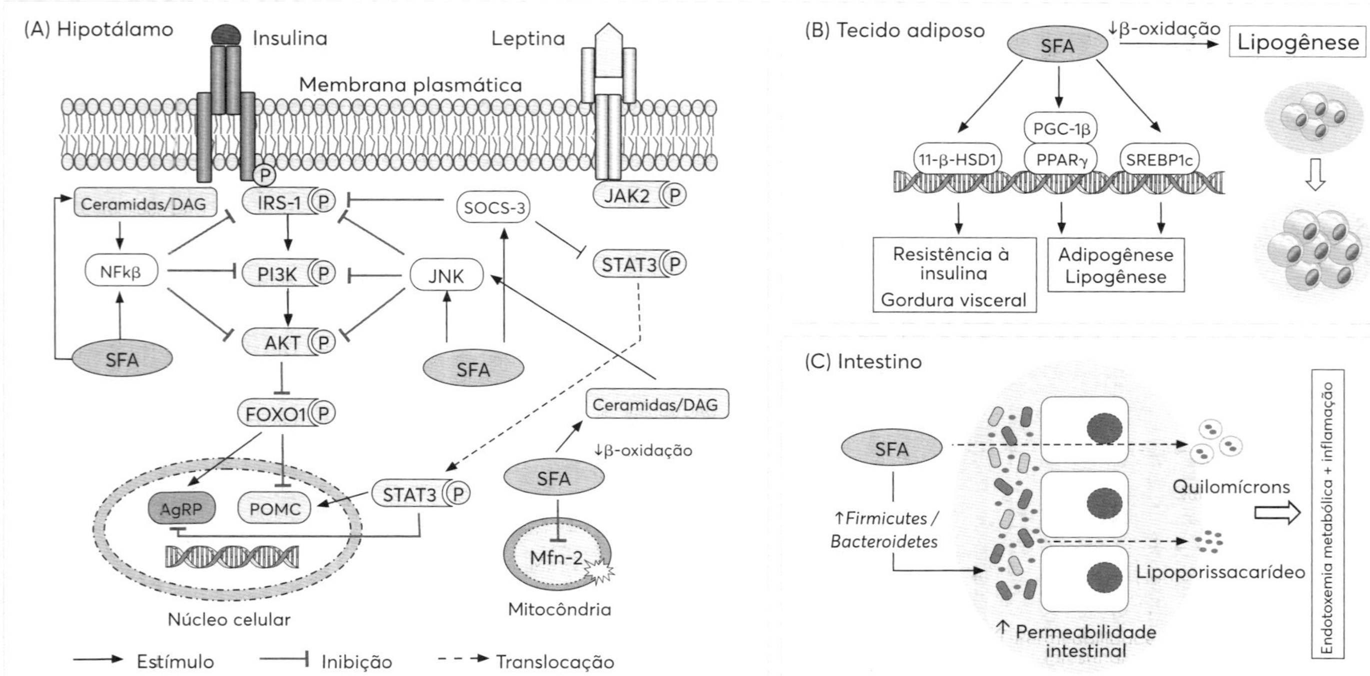

FIGURA 5 Mecanismos de atuação dos ácidos graxos saturados na gênese da obesidade.

11β-HSD1: 11-beta-hidroxiesteroide desidrogenase tipo 1; AgRP: proteína relacionada com agouti; AKT: proteína quinase B; DAG: diacilgliceróis; FOXO1: proteína *Forkhead Box* O1; IRS-1: substrato 1 do receptor de insulina; JAK2: janus quinase 2; JNK: quinase Jun N-terminal; Mfn-2: mitofusina-2; NFκβ: fator nuclear kappa beta; P: fosforilação; PGC-1β: coativador 1-beta do PPARγ; PI3K: fosfatidilinositol-3-quinase; POMC: pró-opiomelanocortina; PPARγ: receptor ativado por proliferador de perixossoma gama; SFA: ácidos graxos saturados; SOCS-3: supressor da sinalização da citocina 3; SREBP1c: proteína 1c de ligação ao elemento regulador de esterol; STAT3: fator de transcrição STAT3.

Fonte: elaboração das autoras.

mento da obesidade. Um aspecto interessante é o fato de que a manifestação da inflamação no hipotálamo ocorre anteriormente ao processo inflamatório em tecidos periféricos, constituindo um fator indutor inicial do ganho de peso e de desordens metabólicas associadas (Thaler *et al.*, 2012; Valdearcos *et al.*, 2015; Sergi; Williams, 2020).

Os ácidos graxos saturados também contribuem para a disfunção hipotalâmica por induzir alterações na morfologia e função das mitocôndrias. Estudos mostram que o consumo de dieta com teor elevado desse tipo de ácido graxo reduz a expressão da mitofusina-2 em neurônios do núcleo arqueado, o que leva à formação de mitocôndrias predominantemente pequenas, redondas e disfuncionais associada à presença de estresse oxidativo, estresse do retículo endoplasmático e inflamação. Tais processos comprometem a regulação do balanço energético e a homeostase metabólica realizada pelo hipotálamo, precedendo a manifestação da obesidade (Schneeberger *et al.*, 2013; Lionetti *et al.*, 2014; Putti *et al.*, 2015).

Outro mecanismo envolvido na ação dos ácidos graxos saturados sobre a disfunção hipotalâmica se deve ao fato de esse nutriente sintetizar ceramidas, compostos que induzem o estresse do retículo endoplasmático e ativam vias de sinalização pró-inflamatórias no núcleo ventromedial do hipotálamo, comprometendo a termogênese e, consequentemente, promovendo o ganho de peso corporal independente da ingestão calórica (Sergi; Williams, 2020; Sergi *et al.*, 2020; Contreras *et al.*, 2014). A beta-oxidação reduzida dos ácidos graxos saturados de cadeia longa em âmbito central induz acúmulo desse nutriente em células neuronais, o que, por sua vez, acentua a síntese de ceramidas, desencadeando resposta pró-inflamatória, em particular, quando a alimentação possui teor elevado de lipídios (Krishnan; Cooper, 2014; McFadden *et al.*, 2014; Sergi; Williams, 2020).

Paralelamente, a beta-oxidação reduzida dos ácidos graxos saturados de cadeia longa em tecidos periféricos favorece o armazenamento desse tipo de lipídio nos adipócitos, contribuindo para o acúmulo de gordura corporal (Krishnan; Cooper, 2014; Hammad; Jones, 2017). Esses ácidos graxos induzem a atividade do coativador 1-beta do PPAR-gama (PGC-1-beta) e do fator de transcrição SREBP1c, os quais promovem a expressão de genes envolvidos nos processos de adipogênese e lipogênese, tais como aqueles que codificam para as enzimas estearoil-CoA dessaturase, ácido graxo sintase e acetil-CoA carboxilase (Lin *et al.*, 2005; Sampath *et al.*, 2007; Hammad; Jones, 2017).

Outro mecanismo envolvido na atuação dos ácidos graxos saturados para o acúmulo de gordura corporal consiste na capacidade desse nutriente de estimular a expressão de 11-beta-hidroxiesteroide desidrogenase tipo 1 (11-beta-HSD-1) no tecido adiposo, enzima responsável pela ativação de glicocorticoides que, quando em excesso, contribuem para a manifestação da resistência à insulina e para o acúmulo de gordura no compartimento visceral (Vara Prasad *et al.*, 2010; Hammad; Jones, 2017). O estudo de Petrus *et al.* (2015) demonstrou correlação positiva entre as concentrações de ácidos graxos saturados e a expressão da enzima 11-beta-HSD-1 no tecido adiposo visceral de mulheres com obesidade.

Os ácidos graxos saturados, por aumentar a quantidade de gordura no lúmen do intestino distal, parecem influenciar a composição da microbiota intestinal, contribuindo para o processo inflamatório crônico de baixo grau sistêmico, e consequentemente para o ganho de peso. Nesse sentido, estudo conduzido em humanos demonstrou relação entre o aumento da ingestão de gordura saturada e a abundância de alguns tipos de microrganismos no intestino envolvidos no desenvolvimento da obesidade (Wit *et al.*, 2012; Bailén *et al.*, 2020).

Em paralelo às pesquisas conduzidas para avaliar a atuação dos ácidos graxos saturados na composição da microbiota intestinal, a literatura mostra o interesse crescente em elucidar o impacto do consumo de dietas hiperlipídicas sobre tais microrganismos. Assim, já foi verificado que dietas com teor elevado de lipídios diminuem a variedade de espécies microbianas no intestino, em particular aquelas com ação benéfica, bem como aumentam a razão de bactérias *Firmicutes/Bacteroidetes*, característica da microbiota intestinal de indivíduos com obesidade (Cândido *et al.*, 2018).

Alterações na microbiota intestinal decorrentes da ingestão de dietas hiperlipídicas contribuem para a manifestação de distúrbios fisiopatológicos, por exemplo, o comprometimento da integridade da mucosa e do aumento da permeabilidade intestinal. Tal fato favorece o quadro de endotoxemia metabólica, caracterizado por concentrações sanguíneas elevadas de lipopolissacarídeos, moléculas derivadas da parede celular de bactérias Gram-negativas que possuem ação pró-inflamatória. Além disso, dietas hiperlipídicas também aumentam as concentrações de lipopolissacarídeos por promover sua absorção intestinal via quilomícrons (Cândido *et al.*, 2018).

INFLUÊNCIA DOS TIPOS DE LIPÍDIOS NO EMAGRECIMENTO

Estudos têm sido conduzidos na perspectiva de esclarecer a influência dos diferentes tipos de lipídios na redução do peso corporal. Resultados obtidos mostram que a estrutura dos ácidos graxos, o comprimento da cadeia, o grau de insaturação, bem como a posição e a configuração das duplas ligações nas moléculas desse nutriente, têm capacidade de influenciar diretamente as taxas de oxidação metabólica e a deposição de gordura corporal (Moussavi *et al.*, 2008; Hall *et al.*, 2022).

Portanto, os lipídios que compõem a dieta podem atuar de forma diferente sobre a taxa de oxidação de gordura, redução do peso corporal, gasto de energia e termogênese. Nesse sentido, destacam-se os ácidos graxos monoinsaturados, pois contribuem para a redução do peso corporal, por se tratar de um tipo de ácido graxo que é transportado diretamente para o fígado via sistema-porta, por ser preferencialmente oxidado, e ainda por possuir transporte para a matriz mitocondrial independente da enzima dependente de Carnitina (Moussavi *et al.*, 2008; Schönfeld; Wojtczak, 2016).

Outra atuação importante dos ácidos graxos monoinsaturados na modulação do consumo alimentar é mediada pela ativação do PPAR-alfa, um regulador transcricional chave da homeostase energética e do metabolismo lipídico. Evidências científicas indicam que dietas ricas em tais ácidos graxos induzem a síntese de ácido oleoiletanolamida, resultando em aumento da oxidação de gorduras e do gasto energético na presença de PPAR-alfa. Além disso, tem sido sugerido que o ácido oleoiletanolamida controla a ingestão de energia e, consequentemente, o consumo alimentar por aumentar a expressão de genes relacionados à saciedade (Bowen *et al.*, 2017; Lamichane *et al.*, 2018; Tutunchi *et al.*, 2020).

Os resultados do estudo conduzido por Piers *et al.* (2003) verificaram que a suplementação com ácidos graxos monoinsaturados contribui para a redução do peso corporal e do percentual de gordura. Achados semelhantes foram encontrados na pesquisa de Liu *et al.* (2016) que também demonstraram impacto positivo do uso desses ácidos graxos sobre parâmetros antropométricos e marcadores cardiometabólicos, como pressão arterial sistêmica e concentrações séricas de triglicerídeos, em intervenções para emagrecimento.

Mecanismos têm sido propostos para justificar a influência dos ácidos graxos monoinsaturados no controle do peso, como o efeito termogênico, que ocorre por meio da ativação do PGC-1-alfa. Destaca-se que, para a ativação desse substrato, os ácidos graxos monoinsaturados aumentam as concentrações intracelulares de AMPc, molécula responsável por estimular a atividade da proteína PKA, que fosforila a sirtuína-1, a qual, por sua vez, ativa o PGC-1-alfa, aumentando a expressão de genes envolvidos na oxidação de ácidos graxos. Assim, tal mecanismo contribui para fundamentar a atuação protetora dos ácidos graxos monoinsaturados no controle do peso (Tutunchi *et al.*, 2020).

Resultados de pesquisa mostram que o consumo de refeições ricas em lipídios produz maior efeito termogênico e velocidade de oxidação, com ênfase nos ácidos graxos insaturados, os quais são metabolicamente mais responsivos a tais efeitos, em particular os ácidos graxos monoinsaturados, seguido dos ácidos graxos poli-insaturados e dos ácidos graxos saturados (Krishnan; Cooper, 2014). O Quadro 3 lista os principais alimentos fontes de ácidos graxos monoinsaturados em dieta de emagrecimento.

QUADRO 3 Alimentos fontes de ácidos graxos monoinsaturados em dieta de emagrecimento

Ácidos graxos monoinsaturados	Abacate
	Amendoim
	Azeite de oliva
	Amêndoas
	Avelãs
	Nozes
	Sementes de abóbora
	Gergelim

Fonte: elaboração das autoras.

Nessa perspectiva, a dieta do Mediterrâneo, por se tratar de um hábito alimentar com quantidades elevadas de ácidos graxos monoinsaturados, fibras e antioxidantes e ainda reduzida em ácidos graxos saturados, contribui de forma positiva para a perda de peso e para a redução de marcadores de risco cardiovascular em indivíduos com obesidade (Mancini *et al.*, 2016).

Intervenções utilizando a dieta do Mediterrâneo como ferramenta para perda de peso e controle do sistema cardiometabólico evidenciaram redução significativa no IMC e no percentual de gordura corporal. Além disso, os resultados mostraram redução nas concentrações séricas de glicose, CT, TG, LDL-c e CT/HDL-c, bem como aumento nas concentrações séricas de HDL-c (Bosm *et al.*, 2010; Velázquez-López *et al.*, 2014).

É importante destacar as diferenças existentes entre as fontes alimentares constituintes das dietas do Ocidente e do Mediterrâneo, conforme mostra o Quadro 4. Os principais alimentos que compõem a dieta do Mediterrâneo são vegetais, frutas, nozes, cereais, grãos integrais e azeite de oliva extravirgem, peixes e aves, fontes de ácidos graxos monoinsaturados, ácidos graxos poli-insaturados ômega-9, vitamina E, zinco e selênio (Kastorini *et al.*, 2011; D'Innocenzo *et al.*, 2019).

QUADRO 4 Fontes alimentares das dietas do Mediterrâneo e ocidental

Alimentos	Dieta do Mediterrâneo	Dieta ocidental
Vegetais	Cada refeição principal	Raramente
Frutas	Cada refeição principal	Raramente
Pão/macarrão/arroz/cuscuz/outros cereais	Cada refeição principal	Raramente cereais de grãos integrais, geralmente grãos refinados
Azeite de oliva	Cada refeição principal	Raramente azeite

(continua)

QUADRO 4 Fontes alimentares das dietas do Mediterrâneo e ocidental (*continuação*)

Alimentos	Dieta do Mediterrâneo	Dieta ocidental
Nozes/sementes/azeitonas	Todos os dias	Ocasionalmente
Leites e derivados	Todos os dias moderadamente (2 porções, de preferência pobres em lipídios)	Frequentemente alimentos lácteos com alto teor de gordura
Ervas/especiarias/alho/cebolas	Todos os dias	Menos frequentemente
Legumes	Semanalmente (≥ 2 porções)	Menos frequentemente
Batatas	Semanalmente (≤ 3 porções)	Menos frequentemente
Ovos	Semanalmente (2-4 porções)	Menos frequentemente
Peixes/frutos do mar	Semanalmente (≥ 2 porções)	Menos frequentemente
Carne branca	Semanalmente (2 porções)	Menos frequentemente
Carne vermelha	Semanalmente (< 2 porções)	Frequentemente
Carne processada	Semanalmente (≤ 1 porção)	Frequentemente
Doces	Semanalmente (≤ 2 porções)	Frequentemente

Fonte: adaptação de D'Innocenzo *et al.* (2019).

Ainda, é importante mencionar o impacto dos ácidos graxos poli-insaturados ômega-3 no processo de emagrecimento, já tendo sido verificada a atuação desse tipo de ácido graxo em mudanças da composição corporal e na redução do peso, demonstrando maior eficácia quando é consumido associado a estratégias de restrição calórica (Albracht-Schulte *et al.*, 2018).

Alguns mecanismos têm sido propostos para justificar a atuação positiva desses ácidos graxos no processo de emagrecimento, como a capacidade de aumentar a atividade da enzima carnitina aciltransferase-1 e de inibir a atividade de malonil-CoA, sinal-chave da saciedade, sendo ambos processos capazes de induzir a oxidação de ácidos graxos (Kabir *et al.*, 2007; Thorsdottir *et al.*, 2007; Albracht-Schulte *et al.*, 2018). Os ácidos graxos poli-insaturados ômega-3 induzem a ativação dos receptores PPAR, principais mediadores da regulação gênica no metabolismo lipídico, envolvidos na diferenciação de adipócitos e no armazenamento lipídico, atuando na redução da massa do tecido adiposo (Rogero; Calder, 2018).

Além dos ácidos graxos poli-insaturados ômega-3, o ácido linoleico conjugado também tem sido avaliado para identificar sua contribuição no processo de lipólise e de oxidação de gorduras. Resultados de alguns estudos mostram que esse tipo de lipídio reduz a expressão e a atividade do PPAR-gama, o que, por sua vez, inibe a diferenciação de pré-adipócitos em adipócitos maduros, bem como contribui para redução da lipogênese e aumento da lipólise (Yuan *et al.*, 2015; Lehnen *et al.*, 2015). Associado a isso, o ácido linoleico conjugado parece induzir a expressão e a atividade da enzima carnitina aciltransferase-1, favorecendo a entrada dos ácidos graxos de cadeia longa na matriz mitocondrial das células musculares esqueléticas a fim de serem oxidados. No entanto, destaca-se que a oxidação completa dos ácidos graxos envolve a participação de outras enzimas, substratos, cofatores além da atividade da enzima carnitina aciltransferase-1 (Lehnen *et al.*, 2015).

Nessa temática, um ponto importante é o fato de que a suplementação prolongada com ácido linoleico conjugado, por favorecer o estímulo à lipólise e a inibição da lipogênese, aumenta as concentrações sanguíneas de ácidos graxos não esterificados, os quais, por sua vez, são acumulados de forma ectópica no organismo, contribuindo para a lipotoxicidade e para o desenvolvimento de esteatose hepática e lipodistrofia (Kennedy *et al.*, 2010; Yang *et al.*, 2015).

REFERÊNCIAS

AGIUS, L. *et al.* The protective role of the carbohydrate response element binding protein in the liver: the metabolite perspective. *Front Endocrinol (Lausanne)*, v. 11, p. 594041, 2020.

ALBRACHT-SCHULTE, K. *et al.* Omega-3 fatty acids in obesity and metabolic syndrome: a mechanistic update. *J Nutr Biochem*, v. 5, p. 1-16, 2018.

AMEER, F. *et al.* De novo lipogenesis in health and disease. *Metabolism*, v. 63, n. 7, p. 895-902, 2014.

ATTANÉ, C. *et al.* A beta cell ATGL-lipolysis/adipose tissue axis controls energy homeostasis and body weight via insulin secretion in mice. *Diabetologia*, v. 59, n. 12, p. 2654-2663, 2016.

BAILÉN, M. *et al.* Microbiota features associated with a high-fat/low-fiber diet in healthy adults. *Front Nutr*, v. 7, p. 583608, 2020.

BAYNES, H. W. *et al.* The role of polyunsaturated fatty acids (n-3 Pufas) on the pancreatic β-cells and insulin action. *Adipocyte*, v. 7, n. 2, p. 81-7, 2018.

BENDSEN, N. T. *et al.* Effect of industrially produced trans fat on markers of systemic inflammation: evidence from a randomized trial in women. *J Lipid Res*, v. 52, n. 10, p. 1821-1828, 2011.

BOSM, M. B. *et al.* Effect of a high monounsaturated fatty acids diet and a Mediterranean diet on serum lipids and insulin sensitivity in adults with mild abdominal obesity. *Nutr Metab Cardiovasc Dis*, v. 20, n. 8, p. 591-598, 2010.

BOWEN, K. J. *et al.* Oleic acid-derived oleoylethanolamide: a nutritional science perspective. *Prog Lipid Res*, v. 67, p. 1-15, 2017.

BROWN, J. M. *et al.* Conjugated linoleic acid induces human adipocyte delipidation: autocrine/paracrine regulation of MEK/ERK signaling by adipocytokines. *J Biol Chem*, v. 279, n. 25, p. 26735-26747, 2004.

CÂNDIDO, F. G. *et al.* Impact of dietary fat on gut microbiota and low-grade systemic inflammation: mechanisms and clinical implications on obesity. *Int J Food Sci Nutr*, v. 69, n. 2, p. 125-143, 2018.

CASAS-AGUSTENCH, P. *et al.* Saturated fat intake modulates the association between an obesity genetic risk score and body mass index in two US populations. *J Acad Nutr Diet*, v. 114, n. 12, p. 1954-1966, 2014.

CHAN, K. L. *et al.* Palmitoleate reverses high fat-induced proinflammatory macrophage polarization via AMP-activated protein kinase (AMPK). *J Biol Chem*, v. 290, n. 27, p. 16979-16988, 2015.

CHARLES-MESSANCE, H. *et al.* Regulating metabolic inflammation by nutritional modulation. *J Allergy Clin Immunol*, v. 146, n. 4, p. 706-720, 2020.

CHRISTIAENS, V.; LIJNEN. H. R. Angiogenesis and development of adipose tissue. *Mol Cell Endocrinol*, v. 318, n. 1-2, p. 2-9, 2010.

CHUNG, S. *et al.* Conjugated linoleic acid promotes human adipocyte insulin resistance through NF-kappaB-dependent cytokine production. *J Biol Chem*, v. 280, n. 46, p. 38445-38456, 2005.

CONTRERAS, C. *et al.* Central ceramide-induced hypothalamic lipotoxicity and ER stress regulate energy balance. *Cell Rep*, v. 9, n. 1, p. 366-377, 2014.

CORVERA, S.; GEALEKMAN, O. adipose tissue angiogenesis: impact on obesity and type-2 diabetes. *Biochim Biophys Acta*, v. 1842, n. 3, p. 463-472, 2014.

CREMONINI, E.; OTEIZA, P. I. (-)-Epicatechin and its metabolites prevent palmitate-induced NADPH oxidase upregulation, oxidative stress and insulin resistance in HepG2 cells. *Arch Biochem Biophys*, v. 646, p. 55-63, 2018.

D'INNOCENZO, S. *et al.* Obesity and the Mediterranean diet: a review of evidence of the role and sustainability of the Mediterranean diet. *Nutrients,* v. 11, n. 6, p. 1306, 2019.

EBBERT, J. O.; JENSEN, M. D. Fat depots, free fatty acids, and dyslipidemia. *Nutrients*, v. 5, n. 2, p. 498-508, 2013.

ENGIN, A. B. What is lipotoxicity? *Adv Exp Med Biol*, v. 960, p. 197-220, 2017.

FAHY E. *et al.* Update of the Lipid Maps comprehensive classification system for lipids. *J Lipid Res,* v. 50, n. 1, p. S9-S14, 2009.

FAHY, E. *et al.* Lipid classification, structures and tools. *Biochim Biophys Acta*, v. 1811, n. 11, p. 637-647, 2011.

FINUCANE, O. M. *et al.* Monounsaturated fatty acid-enriched high-fat diets impede adipose NLRP3 inflammasome-mediated IL-1β secretion and insulin resistance despite obesity. *Diabetes*, v. 64, n. 6, p. 2116-2128, 2015.

FRANSSEN, R. *et al.* Obesity and dyslipidemia. *Med Clin N Am*, v. 95, n. 5, p. 893-902, 2011.

GARAULET, M. *et al.* Relationship between fat cell size and number and fatty acid composition in adipose tissue from different fat depots in overweight/obese humans. *Int J Obes (Lond)*, v. 30, n. 6, p. 899-905, 2006.

GHABEN A. L.; SCHERER, P. E. Adipogenesis and metabolic health. *Nat Rev Mol Cell Biol*, v. 20, n. 4, p. 242-258, 2019.

HALL, K. D. *et al.* The energy balance model of obesity: beyond calories in, calories out. *Am J Clin Nutr*, v. 115, n. 5, p. 1243-1254, 2022.

HAMMAD, S. S.; JONES, P. J. Dietary fatty acid composition modulates obesity and interacts with obesity-related genes. *Lipids*, v. 52, n. 10, p. 803-822, 2017.

HAMMARSTEDT, A. *et al.* Impaired adipogenesis and dysfunctional adipose tissue in human hypertrophic. *Obesity Physiol Rev*, v. 98, n. 4, p. 1911-1941, 2018.

HERRERA, E.; ORTEGA-SENOVILLA, H. Lipid metabolism during pregnancy and its implications for fetal growth. *Curr Pharm Biotechnol*, v. 15, p. 24-31, 2014.

HIRATA, Y. *et al.* Trans-fatty acids promote proinflammatory signaling and cell death by stimulating the apoptosis signal-regulating kinase 1 (ASK1)-p38 pathway. *J Biol Chem*, v. 292, n. 20, p. 8174-7185, 2017.

HOLLAND, W. L. *et al.* Inhibition of ceramide synthesis ameliorates glucocorticoid-, saturated-fat-, and obesity-induced insulin resistance. *Cell Metab*, v. 5, n. 3, p. 167-179, 2007.

HOLLAND, W. L. *et al.* Lipid-induced insulin resistance mediated by the proinflammatory receptor TLR4 requires saturated fatty acid-induced ceramide biosynthesis in mice. *J Clin Invest*, v. 121, n. 5, p. 1858-1870, 2011.

HORN, A.; JAISWAL, J. K. Structural and signaling role of lipids in plasma membrane repair. *Curr Top Membr*, v. 84, p. 67-98, 2019.

HULBERT A. J. *et al.*. Dietary fats and membrane function: implications for metabolism and disease. *Biol Rev Camb Philos Soc,* v. 80, n. 1, p. 155-169, 2005.

HUSSAIN, M. M. Regulation of intestinal lipid absorption by clock genes. *Annu Rev Nutr*, v. 34, p. 357-375, 2014a.

HUSSAIN, M. M. Intestinal lipid absorption and lipoprotein formation. *Curr Opin Lipidol*, v. 25, n. 3, p. 200-206, 2014b.

IM, D. S. FFA4 (GPR120) as a fatty acid sensor involved in appetite control, insulin sensitivity and inflammation regulation. *Mol Aspects Med*, v. 64, p. 92-108, 2018.

IWATA, N. G. *et al.* Trans fatty acids induce vascular inflammation and reduce vascular nitric oxide production in endothelial cells. *PLoS One*, v. 6, n. 12, p. e29600, 2011.

IZAR, M. C. O. *et al.* Position statement on fat consumption and cardiovascular health - 2021. *Arq Bras Cardiol*, v. 116, n. 1, p. 160-212, 2021.

JOSEPH, L. C. *et al.* Inhibition of NAPDH oxidase 2 (NOX2) prevents oxidative stress and mitochondrial abnormalities caused by saturated fat in cardiomyocytes. *PloS One*, v. 11, n. 1, p. e0145750, 2016.

KABIR, M. *et al.* Treatment for 2 mo with n 3 polyunsaturated fatty acids reduces adiposity and some atherogenic factors but does not improve insulin sensitivity in women with type 2 diabetes: a randomized controlled study. *Am J Clin Nutr*, v. 86, n. 6, p. 1670-1679, 2007.

KASTORINI, C. M. *et al.* The effect of Mediterranean diet on metabolic syndrome and its components: a meta-analysis of 50 studies and 534,906 individuals. *J Am Coll Cardiol*, v. 57, n. 11, p. 1299-1313, 2011.

KENNEDY, A. *et al.* Antiobesity mechanisms of action of conjugated linoleic acid. *J Nutr Biochem*, v. 21, n. 3, p. 171-179, 2010.

KOBAYASHI, J. *et al.* Hepatic lipase: a comprehensive view of its role on plasma lipid and lipoprotein metabolism. *J Atheroscler Thromb*, v. 22, n. 10, p. 1001-1011, 2015.

KRISHNAN, S.; COOPER, J. A. Effect of dietary fatty acid composition on substrate utilization and body weight maintenance in humans. *Eur J Nutr*, v. 53, n. 3, p. 691-710, 2014.

LAMICHANE, S. *et al.* Pivotal roles of peroxisome proliferator-activated receptors (PPARS) and their signal cascade for cellular and whole-body energy homeostasis. *Int J Mol Sci*, v. 19, n. 4, p. 949, 2018.

LEHNEN, T. E. *et al.* A review on effects of conjugated linoleic fatty acid (CLA) upon body composition and energetic metabolism. *J Int Soc Sports Nutr*, v. 12, p. 36, 2015.

LIN, J. *et al.* Hyperlipidemic effects of dietary saturated fats mediated through PGC-1beta coactivation of SREBP. *Cell*, v. 120, n. 2, p. 261-273, 2005.

LIONETTI, L. *et al.* High-lard and high-fish-oil diets differ in their effects on function and dynamic behaviour of rat hepatic mitochondria. *PloS One*, v. 9, n. 3, p. e92753, 2014.

LIU, X. *et al.* Effects of canola and high-oleic-acid canola oils on abdominal fat mass in individuals with central obesity. *Obesity (Silver Spring)*, v. 24, n. 11, p. 2261-2268, 2016.

LIU, B. *et al.* Association between plasma trans-fatty acid concentrations and diabetes in a nationally representative sample of US adults. *J Diabetes*, v. 10, n. 8, p. 653-664, 2018.

LOPES, L. L. *et al.* Monounsaturated fatty acid intake and lipid metabolism. *J Vasc Bras*, v. 15, n. 1, p. 52-60, 2016.

MANCINI, J. G. *et al.* Systematic review of the Mediterranean diet for long-term weight loss. *Am J Med*, v. 129, n. 4, p. 407-415, 2016.

MCFADDEN, J. W. *et al.* Increasing fatty acid oxidation remodels the hypothalamic neurometabolome to mitigate stress and inflammation. *PLoS One*, v. 9, n. 12, p. e115642, 2014.

MITTAL, B. Subcutaneous adipose tissue & visceral adipose tissue. *Indian J Med Res*, v. 149, n. 5, p. 571-573, 2019.

MIYASHITA, K. *et al.* A new enzyme-linked immunosorbent assay system for human serum hepatic triglyceride lipase. *J Lipid Res*, v. 58, n. 8, p. 1591-1597, 2017.

MOLONEY, F. *et al.* Antidiabetic effects of *cis*-9, *trans*-11-conjugated linoleic acid may be mediated via anti-inflammatory effects in white adipose tissue. *Diabetes*, v. 56, n. 3, p. 574-582, 2007.

MOUSSAVI, N. *et al.* Could the quality of dietary fat, and not just its quantity, be related to risk of obesity? *Obesity (Silver Spring)*, v. 16, n. 1, p. 7-15, 2008.

MOZAFFARIAN, D. *et al.* Dietary intake of trans fatty acids and systemic inflammation in women. *Am J Clin Nutr*, v. 79, n. 4, p. 606-612, 2004.

OH, D. Y. *et al.* GPR120 is an omega-3 fatty acid receptor mediating potent anti-inflammatory and insulin-sensitizing effects. *Cell*, v. 142, n. 5, p. 687-698, 2010.

OTENG, A. B.; KERSTEN, S. Mechanisms of action of *trans* fatty acids. *Adv Nutr*, v. 11, n. 3, p. 697-708, 2020.

PETRUS, P. *et al.* Saturated fatty acids in human visceral adipose tissue are associated with increased 11- β-hydroxysteroid-dehydrogenase type 1 expression. *Lipids Health Dis*, v. 14, p. 42, 2015.

PIERS, L. S. *et al.* Substitution of saturated with monounsaturated fat in a 4-week diet affects body weight and composition of overweight and obese men. *Br J Nutr*, v. 90, n. 3, p. 717-727, 2003.

PIPOYAN, D. *et al.* The effect of *trans* fatty acids on human health: regulation and consumption patterns. *Foods*, v. 10, n. 10, p. 2452, 2021.

POIRIER, H. *et al.* Nutritional supplementation with *trans*-10, *cis*-12-conjugated linoleic acid induces inflammation of white adipose tissue. *Diabetes*, v. 55, n. 6, p. 1634-1641, 2006.

PONZIANI, F. R. *et al.* Physiology and pathophysiology of liver lipid metabolism. *Expert Rev Gastroenterol Hepatol*, v. 9, n. 8, p. 1055-1067, 2015.

POSEY, K. A. *et al.* Hypothalamic proinflammatory lipid accumulation, inflammation, and insulin resistance in rats fed a high-fat diet. *Am J Physiol Endocrinol Metab*, v. 296, n. 5, p. E1003-E1012, 2009.

PUTTI, R. *et al.* Diet impact on mitochondrial bioenergetics and dynamics. *Front Physiol*, v. 6, p. 109, 2015.

QUEIROZ, J. C. F. *et al.* Controle da adipogênese por ácidos graxos. *Arq Bras Endocrinol Metab*, v. 53, n. 5, 2009.

RALSTON, J. C. *et al.* Fatty acids and NLRP3 inflammasome-mediated inflammation in metabolic tissues. *Annu Rev Nutr*, v. 37, p. 77-102, 2017.

ROGERO, M. M.; CALDER, P. C. Obesity, inflammation, toll-like receptor 4 and fatty acids. *Nutrients*, v. 10, n. 4, p. 432, 2018.

ROSQVIST, F. *et al.* Overfeeding polyunsaturated and saturated fat causes distinct effects on liver and visceral fat accumulation in humans. *Diabetes*, v. 63, n. 7, p. 2356-68, 2014.

RUIZ, R. *et al.* Sterol regulatory element-binding protein-1 (SREBP-1) is required to regulate glycogen synthesis and gluconeogenic gene expression in mouse liver. *J Biol Chem*, v. 289, n. 9, p. 5510-5517, 2014.

RUNGAPAMESTRY, V. *et al.* Inter-organ proteomic analysis reveals insights into the molecular mechanisms underlying the anti-diabetic effects of *cis*-9, *trans*-11-conjugated linoleic acid in ob/ob mice. *Proteomics*, v. 12, n. 3, p. 461-476, 2012.

SAMPATH, H. *et al.* Stearoyl CoA desaturase-1 mediates the pro-lipogenic effects of dietary saturated fat. *J Biol Chem*, v. 282, n. 4, p. 2483-2493, 2007.

SARAVANAN, N. *et al.* Differential effects of dietary saturated and trans-fatty acids on expression of genes associated with insulin sensitivity in rat adipose tissue. *Eur J Endocrinol*, v. 153, n. 1, p. 159-165, 2005.

SCHNEEBERGER, M. *et al.* Mitofusin 2 in POMC neurons connects ER stress with leptin resistance and energy imbalance. *Cell*, v. 155, n. 1, p. 172-187, 2013.

SCHÖNFELD, P.; WOJTCZAK, L. Short- and medium-chain fatty acids in energy metabolism: the cellular perspective. *J Lipid Res*, v. 57, n. 6, p. 943-954, 2016.

SCHWEIGER, M. *et al.* Adipose triglyceride lipase and hormone-sensitive lipase are the major enzymes in adipose tissue triacylglycerol catabolism. *J Biol Chem*, v. 281, n. 52, p. 40236-40241, 2006.

SCHWEIGER, M. *et al.* Pharmacological inhibition of adipose triglyceride lipase corrects high-fat diet-induced insulin resistance and hepatosteatosis in mice. *Nat Commun*, v. 22, n. 8, p. 14859, 2017.

SCHWINGSHACK, L.; HOFFMANN, G. Comparison of effects of long-term low-fat vs high-fat diets on blood lipid levels in overweight or obese patients: a systematic review and meta-analysis. *J Acad Nutr Diet*, v. 113, n. 12, p. 1640-1661, 2013.

SERGI, D. *et al.* Palmitic acid triggers inflammatory responses in N42 cultured hypothalamic cells partially via ceramide synthesis but not via TLR4. *Nutr Neurosci*, v. 23, n. 4, p. 321-334, 2020.

SERGI, D.; WILLIAMS, L. M. Potential relationship between dietary long-chain saturated fatty acids and hypothalamic dysfunction in obesity. *Nutr Rev*, v. 78, n. 4, p. 261-277, 2020.

SIRI-TARINO, P. W. *et al.* Saturated fats versus polyunsaturated fats versus carbohydrates for cardiovascular disease prevention and treatment. *Annu Rev Nutr*, v. 35, p. 517-543, 2015.

SIRI-TARINO, P. W.; KRAUSS, R. M. Diet, lipids, and cardiovascular disease. *Curr Opin Lipidol*, v. 27, n. 4, p. 323-328, 2016.

SOUZA, C. O. *et al.* Palmitoleic acid reduces high fat diet-induced liver inflammation by promoting PPAR-γ-independent M2a polarization of myeloid cells. *Biochim Biophys Acta Mol Cell Biol Lipids*, v. 1865, n. 10, p. 158776, 2020.

SOUZA, C. T. *et al.* Consumption of a fat-rich diet activates a proinflammatory response and induces insulin resistance in the hypothalamus. *Endocrinology*, v. 146, n. 10, p. 4192-4199, 2005.

STRABLE M. S.; NTAMBI, J. M. Genetic control of de novo lipogenesis: role in diet-induced obesity. *Crit Rev Biochem Mol Biol*, v. 45, n. 3, p. 199-214, 2010.

STRATFORD, S. *et al.* Regulation of insulin action by ceramide: dual mechanisms linking ceramide accumulation to the inhibition of Akt/protein kinase B. *J Biol Chem*, v. 279, n. 35, p. 36608-36615, 2004.

SUBRAMANIAN, S.; CHAIT, A. Hypertriglyceridemia secondary to obesity and diabetes. *Biochim Biophys Acta*, v. 1821, n. 5, p. 819-825, 2012.

SZTALRYDA, C.; BRASAEMLEB, D. L. The perilipin family of lipid droplet proteins: Gatekeepers of intracellular lipolysis. *Biochim Biophys Acta*, v. 1862, p. 1221-1232, 2017.

TENG, K. T. *et al.* Modulation of obesity-induced inflammation by dietary fats: mechanisms and clinical evidence. *Nutr J*, v. 13, p. 12, 2014.

THALER, J. P. *et al.* Obesity is associated with hypothalamic injury in rodents and humans. *J Clin Invest*, v. 122, n. 1, p. 153-162, 2012.

THORSDOTTIR, I. *et al.* Randomized trial of weight-loss-diets for young adults varying in fish and fish oil content. *Int J Obes (Lond)*, v. 31, n. 10, p. 1560-1566, 2007.

TORRES-PEREZ, E. *et al.* The FAT expandability (FATe) project: biomarkers to determine the limit of expansion and the complications of obesity. *Cardiovasc Diabetol*, v. 14, p. 40, 2015.

TUTUNCHI, H. *et al.* The effects of diets enriched in monounsaturated oleic acid on the management and prevention of obesity: a systematic review of human intervention studies. *Adv Nutr*, v. 11, n. 4, p. 864-877, 2020.

VALDEARCOS, M. *et al.* Hypothalamic inflammation in the control of metabolic function. *Annu Rev Physiol*, v. 77, p. 131-160, 2015.

VARA PRASAD, S. S. *et al.* Dietary fatty acid composition alters 11β-hydroxysteroid dehydrogenase type 1 gene expression in rat retroperitoneal white adipose tissue. *Lipids Health Dis*, v. 9, p. 111, 2010.

VELÁZQUEZ-LÓPEZ L. *et al.* Mediterranean-style diet reduces metabolic syndrome components in obese children and adolescents with obesity. *BMC Pediatr*, v. 14, p. 175, 2014.

WANG, Y.; HUANG, F. N-3 polyunsaturated fatty acids and inflammation in obesity: local effect and systemic benefit. *Biomed Res Int*, v. 2015, p. 581469, 2015.

WEN, H. *et al.* Fatty acid-induced NLRP3-ASC inflammasome activation interferes with insulin signaling. *Nat Immunol*, v. 12, n. 5, p. 408-415, 2011.

WIT, N. *et al.* Saturated fat stimulates obesity and hepatic steatosis and affects gut microbiota composition by an enhanced overflow of dietary fat to the distal intestine. *Am J Physiol Gastrointest Liver Physiol*, v. 303, n. 5, p. G589-G599, 2012.

WUNI, R. *et al.* Impact of lipid genetic risk score and saturated fatty acid intake on central obesity in an Asian Indian population. *Nutrients*, v. 14, n. 13, p. 2713, 2022.

YANG, B. *et al.* Review of the roles of conjugated linoleic acid in health and disease. *J Funct Foods*, v. 15, p. 314-325, 2015.

YU, C. *et al.* Mechanism by which fatty acids inhibit insulin activation of insulin receptor substrate-1 (IRS-1)-associated phosphatidylinositol 3-kinase activity in muscle. *J Biol Chem*, v. 277, n. 52, p. 50230-50236, 2002.

YUAN, G. *et al.* Modulation of peroxisome proliferator-activated receptor gamma (PPARγ) by conjugated fatty acid in obesity and inflammatory bowel disease. *J Agric Food Chem*, v. 63, n. 7, p. 1883-1895, 2015.

ZECHNER, R. *et al.* Fat signals: lipases and lipolysis in lipid metabolism and signaling. *Cell Metab*, v. 15, n. 3, p. 279-291, 2012.

ZHANG, C. *et al.* Lipid metabolism in inflammation-related diseases. *Analyst*, v. 143, n. 19, p. 4526-4536, 2018.

ZHANG, X. *et al.* Hypothalamic IKKbeta/NF-kappaB and ER stress link overnutrition to energy imbalance and obesity. *Cell*, v. 135, n. 1, p. 61-73, 2008.

ZHOU, H. *et al.* Saturated fatty acids in obesity-associated inflammation. *J Inflamm Res*, v. 13, p. 1-14, 2020.

13

Zinco

Ana Raquel Soares de Oliveira
Bruna Emanuele Pereira Cardoso
Jennifer Beatriz Silva Morais

INTRODUÇÃO

O zinco é o segundo metal de transição mais abundante nos organismos vivos, sendo o 24º elemento químico metálico com concentrações mais elevadas na crosta terrestre e um dos elementos-traço de maior importância para o metabolismo humano (Reed *et al.*, 2015).

Um indivíduo adulto saudável possui 2 a 3 g de zinco distribuídos em todos os tecidos, fluidos e secreções, com aproximadamente 60% desse elemento armazenado no músculo esquelético, 30% no osso, 5% no fígado e pele e os 2 a 3% restantes em outros tecidos. Apenas cerca de 0,5%, do conteúdo total de zinco no organismo encontra-se na corrente sanguínea (Figura 1) (Chasapis *et al.*, 2012; Kambe *et al.*, 2015).

FUNÇÕES METABÓLICAS

O zinco desempenha papel importante em diversos processos metabólicos, a exemplo de suas funções antioxidantes e anti-inflamatórias, além de contribuir para a manutenção da estabilidade estrutural das membranas celulares e de participar da regulação da expressão gênica e do sistema endócrino, em particular na secreção e na ação da insulina (Figura 2) (Fung *et al.*, 2015; Jansen *et al.*, 2012).

As funções exercidas pelo zinco são atribuídas ao fato de esse elemento atuar como componente estrutural e como cofator catalítico para a atividade de enzimas importantes para o metabolismo energético, defesa antioxidante e mecanismos moleculares, conforme mostra o Quadro 1.

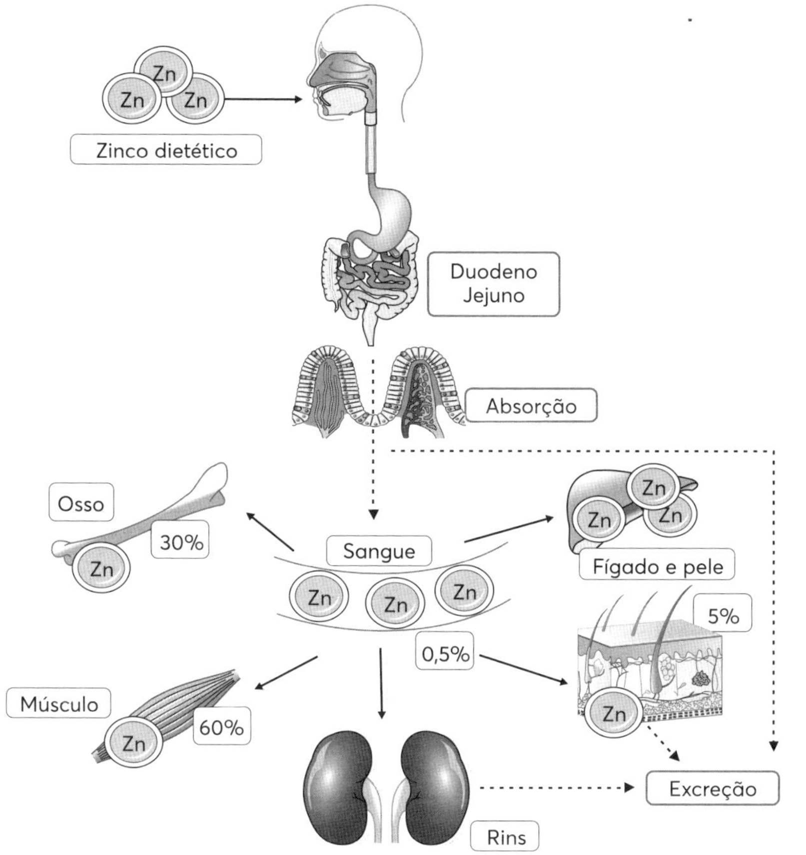

FIGURA 1 Metabolismo do zinco.

Zn: zinco.

Fonte: Chasapis *et al.* (2012); Kambe *et al.* (2015).

REGULAÇÃO DA HOMEOSTASE DO ZINCO

O avanço no conhecimento sobre a biologia molecular permitiu a identificação de proteínas envolvidas no transporte e na regulação do metabolismo do zinco em nível molecular (Baltaci; Yuce, 2018). Destaca-se a família de proteínas transportadoras de zinco SLC39, também conhecida como ZIP *(Zrt-and Irt-like proteins)*, que aumenta a concentração desse mineral no citoplasma por promover sua captação do ambiente extracelular ou sua liberação das vesículas para o citoplasma (Kambe *et al.*, 2014; Yin *et al.*, 2017).

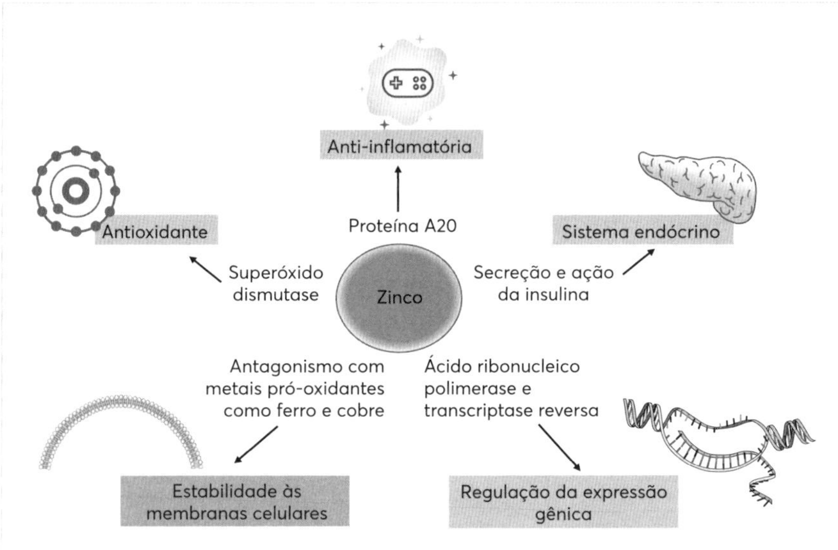

FIGURA 2 Funções metabólicas e fisiológicas do zinco.
Fonte: Fung *et al.* (2015); Jansen *et al.* (2012).

QUADRO 1 Funções enzimáticas dependentes do zinco

Enzimas reguladas pelo zinco	Função enzimática
Fosfatase alcalina	Retira fosfato terminal de um éster fosfatado orgânico.
Carboxipeptidases	Catalisam a hidrólise das proteínas alimentares, convertendo-as em aminoácidos, peptonas e polipeptídeos.
Álcool desidrogenase	Atua na oxidação do etanol e na geração do acetaldeído, que é convertido em acetato pela enzima acetaldeído desidrogenase (ALDH).
Proteína C quinase	Catalisa a transferência de grupo fosfato do ATP (adenosina trifosfato) em outros substratos. Envolvida em eventos de transdução de sinais.
Ácido ribonucleico polimerase	Desempenha papel na organização polimérica de macromoléculas de RNA, envolvida diretamente com a síntese de RNA.
Transcriptase reversa	Realiza a transcrição inversa, produzindo DNA a partir de RNA.
Superóxido dismutase-3 extracelular (SOD-3)	Atua na defesa antioxidante, neutralizando espécies reativas por catalisar a dismutação do superóxido em peróxido de hidrogênio e moléculas de oxigênio.

ATP: adenosina trifosfato; DNA: ácido desoxirribonucleico; RNA: ácido ribonucleico.
Fonte: Tran *et al.* (2020).

A família SLC30 de transportadores iônicos, ou ZnT (*Zinc transporter*), por sua vez, controla o efluxo de zinco do citoplasma para as vesículas intracelulares ou para o espaço extracelular, o que contribui para sua disponibilidade no plasma, permitindo que esse mineral exerça suas funções fisiológicas (Figura 3). Destaca-se que, em humanos, existem 14 membros da família ZIP e 10 membros da família ZnT, conforme mostra o Quadro 2 (Kambe *et al.*, 2014).

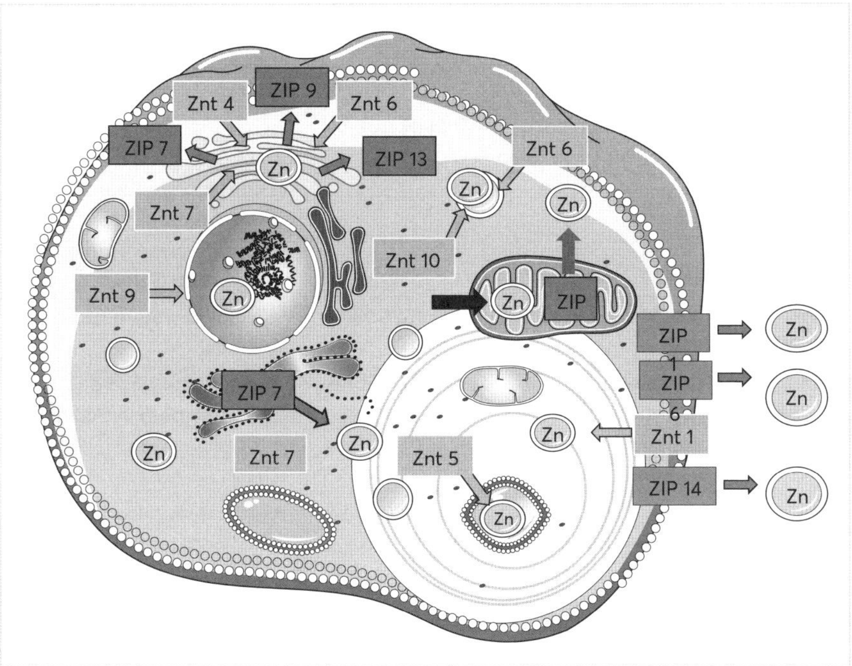

FIGURA 3 Proteínas transportadoras de zinco.
ZIP: *Zrt-and Irt-like proteins*; Zn: zinco; Znt: *zinc transporter*.
Fonte: adaptação de Baltaci; Yuce (2018).

QUADRO 2 Localização e funções de proteínas das famílias ZIP (SLC39) e ZnT (SLC30) no organismo

ZIP (SLC39A1)	Localizações e funções da família ZIP	ZnT (SLC30)	Localizações e funções família ZnT
ZIP1 (SLC39A1)	Cerebelo, hipocampo, osteoblastos.	ZnT1 (SLC30A1)	• Encontrada na membrana celular. • Transporta zinco da membrana basolateral dos eritrócitos para a circulação.

(continua)

QUADRO 2 Localização e funções de proteínas das famílias ZIP (SLC39) e ZnT (SLC30) no organismo *(continuação)*

ZIP (SLC39A1)	Localizações e funções da família ZIP	ZnT (SLC30)	Localizações e funções família ZnT
ZIP2 (SLC39A2)	Derme e epiderme.	ZnT2 (SLC30A2)	Coleta zinco nos lisossomos e endossomos, também na prostatite lateral e dorsal.
ZIP3 (SLC39A3)	Observado no cérebro embrionário e na membrana luminal das células mamárias.	ZnT3 (SLC30A3)	Transporte de zinco para vesículas sinápticas, no hipocampo e no córtex cerebral.
ZIP4 (SLC39A4)	Membrana apical de enterócitos e expresso em queratinócitos humanos.	ZnT4 (SLC30A4)	Localiza-se na membrana apical nos enterócitos, na camada granular do córtex cerebral. Transporta zinco para o complexo de Golgi.
ZIP5 (SLC39A5)	Intestino, pâncreas, fígado, rins.	ZnT5 (SLC30A5)	Vesículas secretoras do pâncreas.
ZIP6 (SLC39A6)	Na membrana plasmática de células de humanos e animais.	ZnT6 (SLC30A6)	Transporte de zinco do citoplasma para vesículas e complexo de Golgi.
ZIP7 (SLC39A7)	Criptas intestinais, desde o retículo endoplasmático e aparelho de Golgi até o citoplasma.	ZnT7 (SLC30A7)	Transporte de zinco citoplasmático para o complexo de Golgi, nas células beta pancreáticas e osteoblásticas.
ZIP8 (SLC39A8)	Fígado, rins, pulmões e testículos.	ZnT8 (SLC30A8)	Na membrana das vesículas secretoras nas células beta pancreáticas
ZIP9 (SLC39A9)	Complexo de Golgi e células de Sertoli.	ZnT9 (SLC30A9)	No citoplasma e no núcleo do cerebelo, músculo esquelético, timo e rim.
ZIP10 (SLC39A10)	Células de câncer renal e de mama.	ZnT10 (SLC30A10)	No cérebro, fígado e retina.
ZIP11 (SLC39A11)	Testículos, íleo e ceco, nas células parietais do estômago e no citoplasma das células epiteliais do cólon.	As proteínas da família ZnT são apenas 10 no total.	

(continua)

QUADRO 2 Localização e funções de proteínas das famílias ZIP (SLC39) e ZnT (SLC30) no organismo *(continuação)*

ZIP (SLC39A1)	Localizações e funções da família ZIP	ZnT (SLC30)	Localizações e funções família ZnT
ZIP12 (SLC39A12)	Cérebro humano.	As proteínas da família ZnT são apenas 10 no total.	
ZIP13 (SLC39A13)	Complexo de Golgi.		
ZIP14 (SLC39A14)	Na membrana celular e na área gastrointestinal.		

ZIP: *Zrt-and Irt-like proteins*; Znt: *zinc transporter*.
Fonte: Kambe *et al.* (2014).

ASPECTOS FISIOLÓGICOS DO ZINCO

A absorção do zinco ocorre no intestino delgado, principalmente no duodeno e no jejuno, por meio de mecanismo passivo e ativo. Este último é mediado por carreador e envolve gasto de energia, enquanto o mecanismo passivo ocorre conforme o gradiente de concentração do mineral. Dessa forma, em situações de ingestão reduzida de zinco, ocorre aumento do transporte por carreadores para o interior do enterócito, no entanto a ingestão elevada desse elemento traço favorece o mecanismo de transporte passivo (Gopalsamy *et al.*, 2015).

O transporte do zinco do citoplasma do enterócito para corrente sanguínea é realizado por meio da ação da proteína metalotioneína. Após absorvido, o mineral posteriormente é transportado ligado à albumina para o sistema porta, captado pelo fígado e distribuído para os tecidos específicos a fim de realizar suas funções fisiológicas (Gopalsamy *et al.*, 2015).

A excreção de zinco ocorre tanto pela via urinária quanto fecal; em torno de 2 mg do mineral que contém a fração não absorvida da dieta e as frações excretadas pela bile é eliminado diariamente pelas fezes. Sobre a via de excreção urinária do zinco, destaca-se que cerca de 95% desse mineral da fração filtrável do plasma pode ser reabsorvido na parte distal do túbulo renal, por meio do transportador de zinco (ZnT1), localizado nos túbulos de Malpighi. As perdas urinárias de zinco variam de 300 a 600 mcg/dia, e essa quantidade pode aumentar em estados catabólicos resultantes de queimaduras, traumas, cirurgias, desnutrição, diabetes *mellitus*, doenças renais e hepáticas (Del Ciampo; Del Ciampo, 2014; Yin *et al.*, 2017).

BIODISPONIBILIDADE

A literatura mostra diversos fatores dietéticos que atuam interferindo na biodisponibilidade de zinco na dieta. Podem atuar de forma negativa os oxalatos, cálcio, fitatos, taninos e fibras alimentares, que prejudicam a absorção desse mineral (Gopalsamy *et al.*, 2015; Miller *et al.*, 2013). Destaca-se que os fitatos possuem a habilidade de quelar esse micronutriente e formar complexos resistentes que limitam sua absorção (Miller *et al.*, 2013).

Por outro lado, pelo fato de proteínas se ligarem ao fitato, esses nutrientes contribuem de forma positiva para aumentar a absorção de zinco. As proteínas também parecem aumentar a disponibilidade do zinco para ligação a seu transportador por um mecanismo não específico, possivelmente aumentando a solubilidade desse micronutriente no intestino (Miller *et al.*, 2013).

Ainda sobre a biodisponibilidade do zinco, é oportuno destacar a influência de fatores fisiológicos e da quantidade desse mineral na dieta sobre suas concentrações no plasma. Sobre os fatores fisiológicos, alguns estudos evidenciam competição entre o zinco e outros minerais, a exemplo do cobre e do ferro, pelo transporte via albumina (Del Ciampo; Del Ciampo, 2014).

FONTES E RECOMENDAÇÕES DE ZINCO

As principais fontes alimentares de zinco são os alimentos de origem animal, com destaque para carne bovina, aves, peixes, fígado e mariscos, pois nesses alimentos esse elemento traço se encontra ligado a proteínas. Alguns alimentos de origem vegetal também constituem boas fontes de zinco, como cereais integrais, feijões e derivados da soja (Gibson, 2012). A Tabela 1 apresenta alimentos fonte de zinco, bem como as concentrações desse oligoelemento.

Nesse sentido, a ingestão diária adequada de zinco é imprescindível para prevenir a deficiência desse nutriente, sendo baseada na quantidade do nutriente necessário para repor a fração excretada diariamente pelo organismo (Hunt *et al.*, 2008). Assim, o Instituto de Medicina (2001) determinou a necessidade média estimada (*Estimated Average Requirement* – EAR) de zinco de 9,4 e 6,8 mg/dia para homens e mulheres, respectivamente, bem como a ingestão dietética recomendada (*Recommended Dietary Requirement* – RDA) de 11 mg/dia para homens e de 8 mg/dia para mulheres (Tabela 2).

TABELA 1 Alimentos fonte de zinco e quantidade do nutriente (mg) em cada 100 g

Alimentos	Quantidade de Zn (mg) em 100 g	Alimentos	Quantidade de Zn (mg) em 100 g
Ostra	86	Queijo parmesão	4,4
Carne bovina	6,7	Feijão-fradinho	3,9
Soja	5,8	Carne de frango	3,8
Caranguejo	5,7	Fígado bovino	3,5
Gergelim	5,2	Lentilha	3,5
Castanha-de-caju	4,7	Queijo muçarela	3,5
Coentro	4,7	Amendoim	3,2
Farinha de soja	4,5	Grão-de-bico	3,2
Linhaça	4,4	Flocos de aveia	2,6

Fonte: Tabela Brasileira de Composição de Alimentos (2011).

TABELA 2 Recomendações de ingestão diária de zinco (mg/dia)

Estágio de vida (anos)	Zinco – EAR (mg/d)	Zinco – RDA (mg/d)	Zinco – UL* (mg/d)
Crianças			
1-3	2,5	3	7
4-8	4	5	12
Homens			
9-13	7	8	23
14-18	8,5	11	34
19-30	9,4	11	40
31-50	9,4	11	40
51-70	9,4	11	40
> 70	9,4	11	40
Mulheres			
9-13	7	8	23
14-18	7,3	9	34
19-30	6,8	8	40
31-50	6,8	8	40
51-70	6,8	8	40
> 70	6,8	8	40
Gestantes			
< 18	10,5	12	34
19-30	9,5	11	40
31-50	9,5	11	40

(continua)

TABELA 2 Recomendações de ingestão diária de zinco (mg/dia) *(continuação)*

Estágio de vida (anos)	Zinco – EAR (mg/d)	Zinco – RDA (mg/d)	Zinco – UL* (mg/d)
Lactantes			
< 18	10,9	13	34
19-30	10,4	12	40
31-50	10,4	12	40

* UL para zinco representa a ingestão apenas na forma de suplemento, não inclui a ingestão do nutriente a partir do alimento e da água.
RDA: ingestão diária recomendada; EAR: necessidade Mmédia estimada; UL: limite superior tolerável de ingestão.
Fonte: Institute of Medicine (2001).

PARÂMETROS DE AVALIAÇÃO DO ESTADO NUTRICIONAL DOS INDIVÍDUOS RELATIVO AO ZINCO

A avaliação do estado nutricional dos indivíduos relativo ao zinco pode ser realizada:

1. Por meio da combinação de dados dietéticos, antropométricos, clínicos e bioquímicos. Sobre este último, destaca-se o zinco plasmático como um biomarcador largamente utilizado, pois responde às mudanças hormonais e à ingestão dietética desse micronutriente, refletindo alterações recentes em sua homeostase. Alguns fatores podem influenciar as quantidades de zinco no plasma, como infecção, inflamação, hemólise e estresse, sugerindo a presença de deficiência desse mineral, embora possam ser encontrados valores adequados na análise bioquímica (Wieringa *et al.*, 2015; Severo *et al.*, 2019).
2. Por meio da análise da concentração de zinco nos eritrócitos, marcador bioquímico amplamente utilizado, que reflete alterações crônicas nas quantidades desse mineral no organismo, uma vez que as hemácias possuem meia-vida longa (120 dias), tendo esse parâmetro estabilidade superior ao plasma (Wieringa *et al.*, 2015).
3. Por meio da excreção desse mineral na urina; em situações de deficiência sistêmica, ocorre redução nas concentrações desse oligoelemento. Por outro lado, condições como excesso de zinco, alcoolismo, catabolismo grave, e na presença de diabetes *mellitus*, anemia hemolítica e cirrose hepática, a quantidade de zinco na urina encontra-se elevada (Harold, 2015).

Atualmente, não existe um método acurado, sensível e universalmente aceito para a avaliação do estado nutricional dos indivíduos em relação ao zinco capaz de ampliar o entendimento sobre a relação entre esse oligoelemento e a fisiopatologia de doenças crônicas. No entanto, o conhecimento sobre o genoma humano tem permitido avanços na obtenção de novos marcadores, sendo tal fato importante para esclarecer a compartimentalização desse mineral em indivíduos que apresentam doenças crônicas não transmissíveis, a exemplo da obesidade, diabetes *mellitus*, câncer e doenças cardiovasculares (Wieringa *et al.*, 2015). Os valores de referência para avaliação dos parâmetros bioquímicos de zinco estão apresentados na Tabela 3.

TABELA 3 Valores de referência para zinco plasmático, eritrocitário e urinário

Parâmetro bioquímico	Valor de referência
Zinco plasmático	75-110 ug/dL
Zinco eritrocitário	40-44 mcg/gHb
Zinco urinário	300-600 mcg/24 horas

Fonte: Gibson (2005); Guthier; Picciano (1994).

OBESIDADE E ZINCO

Obesidade e estado nutricional dos indivíduos relativo ao zinco

Diversos estudos mostram alterações na homeostase do zinco em indivíduos com obesidade, sendo estas caracterizadas pela redução das concentrações desse mineral no plasma e nos eritrócitos, bem como pelo aumento em tecidos específicos, a exemplo do adiposo, hepático e muscular (Azab *et al.*, 2014; Begin-Heick *et al.*, 1985; Marreiro *et al.*, 2002).

Sobre esse aspecto, destaca-se que a inflamação crônica de baixo grau presente na disfunção do tecido adiposo de indivíduos com obesidade constitui fator contribuinte importante para as alterações na distribuição do zinco nesses tecidos. As citocinas inflamatórias ativam o fator de transcrição regulamentar de metal 1 (MTF-1), que favorece a expressão de genes codificantes para a metalotioneína, que transporta esse mineral do plasma para os tecidos, em especial o hepático e o adiposo, contribuindo para a hipozincemia (Feitosa *et al.*, 2012; Liuzzi *et al.*, 2005; Martins *et al.*, 2015).

Sobre a atuação da metalotioneína na regulação da homeostase do zinco, destaca-se que essa proteína tem capacidade de ligar-se a íons de metais pesados, como cobre, cromo, cádmio e mercúrio, desempenhando papel significativo na proteção das células contra quantidades excessivas desses íons. No entanto, em situações de superexpressão dessa proteína, como observado na disfunção do tecido adiposo, ocorre sua ligação com o zinco, tornando-o indisponível para realizar suas funções fisiológicas (Andrews, 2000; Günther; Lindert, 2012). Um dado importante foi obtido no estudo realizado por Do *et al.* (2002), que evidenciaram concentração elevada do RNAm dessa proteína no tecido de indivíduos com obesidade comparados aos eutróficos.

A inflamação crônica de baixo grau também influencia a compartimentalização do zinco em indivíduos com obesidade por meio da modulação da expressão de transportadores desse mineral, o que potencializa as alterações na distribuição do mineral nessa situação (Kim; Anh, 2014). No estudo de Noh *et al.* (2014), foi demonstrada correlação negativa entre as concentrações séricas da proteína C reativa e a expressão das proteínas ZnT-4, ZIP-1 e ZIP-6, e entre os valores do TNF-alfa e ZnT-4 e ZnT-5. As alterações na homeostase do zinco na obesidade são, portanto, bem estabelecidas, sendo que a presença de grande quantidade desse mineral em diversos tecidos, como no tecido adiposo, deve-se, principalmente, à superexpressão de suas proteínas transportadoras, a exemplo da ZIP-14 (Foster; Samman, 2012; Noh *et al.*, 2014).

Destaca-se que, além da inflamação crônica de baixo grau, resultados de alguns estudos indicam o cortisol como outro fator contribuinte na regulação da homeostase do zinco, inclusive com mecanismo semelhante. Esse glicocorticoide induz a ativação do MTF-1 e, dessa forma, aumenta a expressão gênica da metalotioneína e ZIP-14, favorecendo a redução das concentrações plasmáticas de zinco (Martins *et al.*, 2015; Morais *et al.*, 2017).

Essa influência da ação dos glicocorticoides na compartimentalização do zinco foi verificada por meio de resultados de estudos que mostraram que indivíduos com síndrome de Cushing, doença caracterizada pela produção excessiva de cortisol, possuem concentrações de zinco no soro reduzidas. Por outro lado, corroborando esses resultados, na insuficiência adrenal, desordem na qual a produção de cortisol está reduzida, ocorre aumento nas concentrações do zinco sérico (Brandão-Neto *et al.*, 1990; Takeda; Tamano, 2010).

É oportuno chamar a atenção para o fato de que os glicocorticoides também participam da homeostase do zinco por estimular vesículas sinápticas de neurônios, as quais contêm esse mineral, contribuindo para aumentar a liberação desse oligoelemento para os receptores de membrana das células neuronais. Além disso, os glicocorticoides também favorecem o influxo de zinco em neurônio pós-sináptico através de canais proteicos ou pela ação de transportadores, o que por sua vez ativa cascatas de proteínas quinases, induzindo a expressão gênica de proteínas transportadoras de zinco, o que consequentemente contribui para alterações no seu metabolismo (Figura 4) (Takeda *et al.*, 2012).

Diante das evidências demonstradas na literatura sobre a influência da inflamação crônica de baixo grau e da atuação dos glicocorticoides sobre alterações na distribuição do zinco, em particular na presença da disfunção do

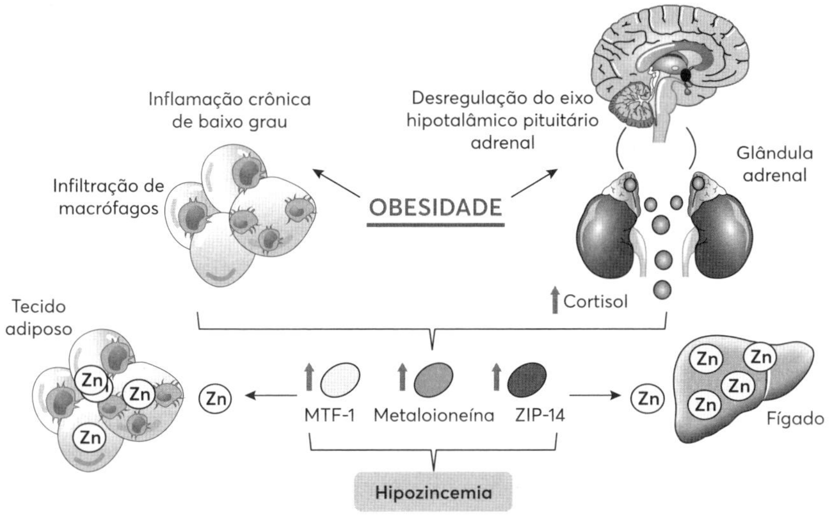

FIGURA 4 Impacto da obesidade em alterações na homeostase do zinco.

MTF-1: fator transcrição regulamentar de metal 1; ZIP-14: *Zrt-and Irt-like proteins*; Zn: zinco.

Fonte: adaptação de Morais *et al.* (2017).

tecido adiposo, torna-se evidente a necessidade de obtenção de conhecimentos que poderão melhor fundamentar os mecanismos envolvidos na participação desses fatores no metabolismo do zinco. Associado a isso, destaca-se também a importância das repercussões metabólicas e fisiológicas decorrentes de tais alterações na distribuição do zinco em indivíduos com obesidade, a qual tem sido caracterizada por hipozincemia.

IMPACTO DA HIPOZINCEMIA EM ALTERAÇÕES METABÓLICAS E FISIOLÓGICAS NA OBESIDADE

Hipozincemia e inflamação crônica de baixo grau

Nas últimas décadas, tem sido amplamente estudado o impacto da hipozincemia em indivíduos com obesidade sobre a inflamação crônica de baixo grau, por considerar importante a função anti-inflamatória realizada pelo zinco. Sobre esse aspecto, o zinco parece regular a transcrição do fator nuclear kappa B (NF-kappa-B) por meio da proteína anti-inflamatória A20 e da via de sinalização do receptor ativado por proliferador de peroxissoma-alfa (PPAR--alfa) (Prasad *et al.*, 2011).

Nesse sentido, a proteína dedo de zinco A20 atua inibindo a ativação da via do IKK-beta/NF-kappa-B regulando a produção de citocinas inflamatórias (Prasad, 2014). No entanto, em situação de hipozincemia, ocorre prejuízo na ação dessa proteína anti-inflamatória, o que induz alterações na expressão dos genes codificantes para o fator de transcrição NF-kappa-B e para citocinas pró-inflamatórias, como TNF-alfa, IL-6 e IL-1-beta (Olechnowicz *et al.*, 2018; Prasad, 2014).

Vale ressaltar que o fator de transcrição PPAR-alfa, que regula negativamente a via de sinalização inflamatória do NF-kappa-B, tem sua expressão reduzida na deficiência desse mineral, o que contribui para acentuar a inflamação crônica associada à obesidade (Bao *et al.*, 2010; Olechnowicz *et al.*, 2018; Prasad, 2014).

A deficiência de zinco também influencia as vias de sinalização das citocinas IL-4 e IL-6 (Gammoh; Rink, 2017). A hipozincemia reduz a fosforilação do fator de transcrição STAT-6 (transdutor de sinal e ativador da transcrição), que está envolvido na sinalização da molécula anti-inflamatória IL-4, bem como ativa STAT-3, fator de transcrição que medeia essas ações (Gruber *et al.*, 2013).

Outra ação relevante do zinco diz respeito a sua atuação como inibidor do NMDA, receptor, envolvido no transporte de cálcio do meio extracelular para o citosol de células neuronais. A hipozincemia promove a ativação do NMDA e o aumento excessivo da concentração intracelular de cálcio, promovendo liberação de substância P pelas células neuronais. Esse mediador neural ativa leucócitos e macrófagos, que aumentam a liberação de citocinas inflamatórias e a produção de radicais livres (Oteiza, 2012).

Alterações na produção de citocinas em indivíduos deficientes em zinco também podem ser decorrentes de desordens no desenvolvimento e na função de células do sistema imune. A deficiência em zinco diminui a atividade da timulina sérica, necessária para a maturação de células T-*helper*; induz desequilíbrio entre células T-*helper*-1 e T-*helper*-2; bem como diminui o recrutamento de células T-*naive* e a atividade de células *natural killer*, influenciando a produção de citocinas por essas células (Beck *et al.*, 1997; Foster; Samman, 2012; Prasad *et al.*, 2007; Prasad, 2014). Dessa forma, a hipozincemia pode contribuir para o desenvolvimento de inflamação crônica (Figura 5).

Hipozincemia e estresse oxidativo

A hipozincemia constitui fator importante para o desenvolvimento do estresse oxidativo sistêmico em indivíduos com obesidade, uma vez que o zinco possui ação antioxidante importante, sendo componente da enzima superóxido dismutase, participando do metabolismo da glutationa, reduzindo a peroxidação lipídica induzida pelo ferro e o cobre, ativando a enzima NADPH

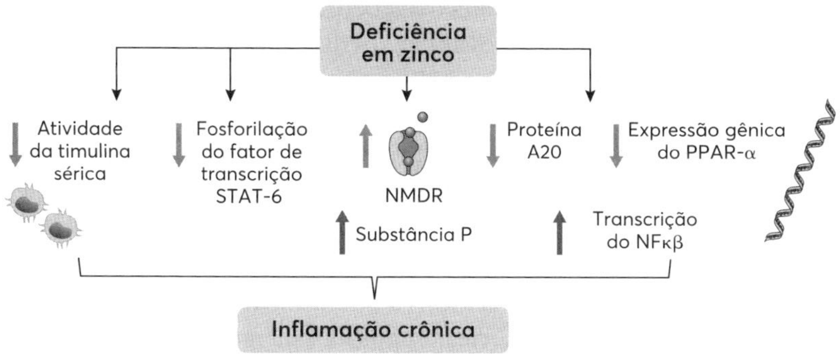

FIGURA 5 Zinco e inflamação crônica.

NFκβ: fator nuclear kappa-beta; NMDR: N-metil-D-aspartato; PPAR-α: receptor ativado por proliferador de peroxissoma-alfa; STAT-6: transdutor de sinal e ativador da transcrição-6.

Fonte: Beck *et al.*, 1997; Foster; Samman, 2012; Prasad *et al.*, 2007; Prasad, 2014.

oxidase e induzindo a expressão de metalotioneína (Foster; Samman, 2010; Ruz *et al.*, 2013; Zhu *et al.*, 2013).

O zinco é o componente estrutural da enzima superóxido dismutase presente no citoplasma das células, que atua como primeira enzima no sistema de defesa antioxidante. Sobre esse aspecto, tem sido verificado que a hipozincemia compromete a atividade da isoforma dessa enzima, dependente de cobre e zinco (Marreiro *et al.*, 2017). Outro mecanismo de ação antioxidante comprometido pela hipozincemia na obesidade diz respeito à redução na expressão da glutamato-cisteína ligase, enzima envolvida na síntese do substrato intracelular glutationa, cuja função é neutralizar espécies reativas de oxigênio (Eide, 2011).

Associado a isso, reforça-se que o zinco estimula a expressão da metalotioneína, proteína com importante atividade antioxidante. Alguns estudos demonstraram que em situações de hipozincemia, a exemplo de indivíduos com obesidade, ocorre redução na expressão dessa proteína, o que consequentemente limita o sistema de defesa antioxidante.

O zinco ainda possui capacidade de competir com o ferro e o cobre em sítios de ligação na membrana celular, prevenindo a formação de radicais livres. Quando ocorre depleção do mineral, o ferro e o cobre estimulam a produção de radicais altamente reativos a partir de peróxidos lipídicos, o que induz o estresse oxidativo (Olechnowicz *et al.*, 2018; Oteiza, 2012; Prasad, 2014).

Destaca-se que a deficiência em zinco ainda parece estar envolvida na redução da expressão e atividade do fator de transcrição nuclear eritroide (Nrf2), o que reduz a expressão de proteínas com ação antioxidante, como a glutationa peroxidase e a superóxido dismutase, bem como para as enzimas detoxificantes glutationa-S-transferase-1 e hemeoxigenase-1, contribuindo para o estresse oxidativo (Li *et al.*, 2013; Olechnowicz *et al.*, 2018; Prasad, 2014).

A literatura tem mostrado que a hipozincemia contribui para o descontrole glicêmico, o que pode indiretamente potencializar o estresse oxidativo em indivíduos com obesidade. Essa condição nutricional reduz a captação de glicose pelas células, promovendo hiperglicemia e, consequentemente, produção de espécies reativas (Capdor *et al.*, 2013; Marreiro *et al.*, 2017; Vardatsikos *et al.*, 2013).

A hipozincemia também induz estresse oxidativo por promover a ativação de vias pró-inflamatórias. Nesse sentido, a literatura mostra que o zinco parece regular a transcrição do fator nuclear kappa-B, por meio da proteína anti-inflamatória A20 e da via de sinalização do receptor ativado por proliferador de peroxissoma-alfa (PPAR-alfa) (Olechnowicz *et al.*, 2018; Prasad, 2014).

Além da inflamação e do descontrole glicêmico, a hipozincemia favorece o estresse oxidativo por prejudicar o metabolismo lipídico, pois esse nutriente atua na transcrição da proteína de ligação do elemento regulatório de esterol 1c, proteína que regula a transcrição de genes envolvidos na síntese lipídica no fígado, como acetil-CoA carboxilase-1, ácido graxo sintase e estearoil-CoA dessaturase-1 (Li *et al.*, 2013; Olechnowicz *et al.*, 2018).

O zinco atua ainda na sinalização do PPAR, que controla a expressão de genes envolvidos na adipogênese, metabolismo lipídico e inflamação, sendo sua deficiência associada ao comprometimento da função desse complexo fator de transcrição (Ahmadian *et al.*, 2013; Li *et al.*, 2013; Olechnowicz *et al.*, 2018). Assim, a hipozincemia pode prejudicar tanto o metabolismo lipídico no fígado quanto a função anti-inflamatória desse nutriente, o que contribui para ativar vias envolvidas na geração do estresse oxidativo (Figura 6).

Hipozincemia e resistência à insulina

Estudos científicos têm evidenciado que a hipozincemia na obesidade compromete a secreção e a ação da insulina, favorecendo a intolerância à glicose, a hiperinsulinemia e a resistência à ação da insulina (Ahn *et al.*, 2014; Islam *et al.*, 2013; Vashum *et al.*, 2014). Nesse sentido, demonstrou-se que o zinco desempenha papel fundamental na formação e cristalização da insulina, processo essencial para a atividade desse hormônio. O zinco também estimula a fosforilação da subunidade beta do receptor de insulina e promove ativação das proteínas fosfatidilisonitol 3 quinase (PI3K) e quinase B (AKT), potencializando o transporte de glicose para o interior das células. Portanto, demonstrou-se redução no transporte de glicose para o interior das células em condições em que ocorrem alterações na distribuição do zinco, a exemplo da obesidade (Capdor *et al.*, 2013; Vardatsikos *et al.*, 2013).

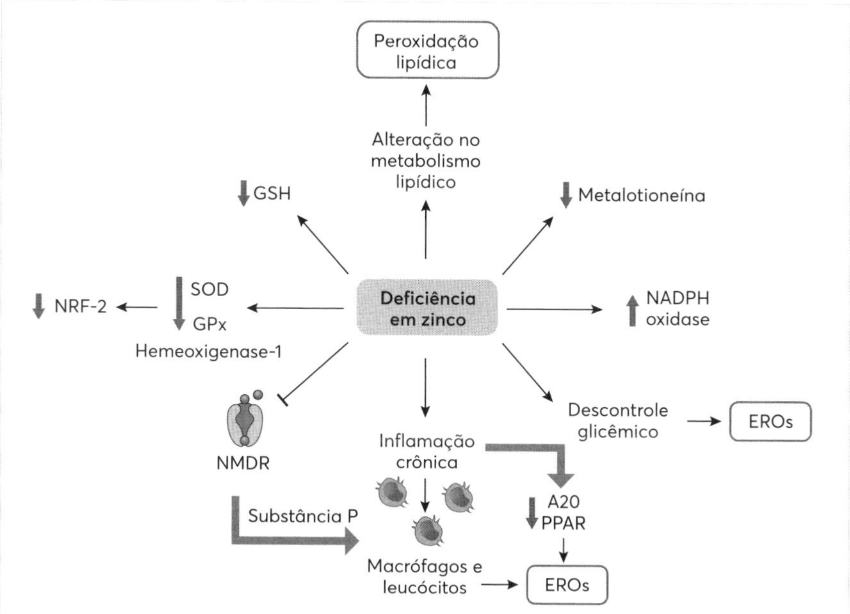

FIGURA 6 Impacto da hipozincemia na indução do estresse oxidativo na obesidade.
A20: proteína A20; EROs: espécies reativas de oxigênio; GPx: glutationa peroxidase; GSH: gamaglutamilcisteinilglicina; NADPH: fosfato de dinucleotídeo de nicotinamida e adenina; NMDR: N-metil-D-aspartato; NRF-2: fator nuclear eritroide associado ao fator 2; PPAR: receptor ativado por proliferador de peroxissoma; SOD: superóxido dismutase.
Fonte: adaptação de Marreiro *et al.* (2017).

O zinco também ativa a proteína AKT ao inibir a ação de proteínas, como a fosfatase homóloga à tensina (PTEN), enzima que promove a desfosforilação do fosfatidilinositol 3,4,5-trifostato (PIP-3), e a inibição da proteína AKT, favorecendo a translocação do GLUT-4 e a captação da glicose (Ruz *et al.*, 2013; Vardatsikos *et al.*, 2013). O fato de o zinco ser componente estrutural da aminopeptidase responsiva à insulina (IRAP), molécula necessária para a manutenção da concentração do GLUT-4 em valores adequados na célula adiposa e muscular, mostra mais uma vez a importância desse elemento traço em vias de sinalização da ação da insulina (Jansen *et al.*, 2009).

Além disso, a hipozincemia compromete a translocação do GLUT-4, o que constitui fator contribuinte para o desenvolvimento do descontrole glicêmico (Vardatsikos *et al.*, 2013). A hipozincemia em indivíduos com obesidade altera o metabolismo da glicose nos hepatócitos, contribuindo para a manifestação da hiperglicemia (Vardatsikos *et al.*, 2013).

O zinco atua de forma semelhante à insulina por estimular a fosforilação em resíduo serina a enzima glicogênio sintase quinase 3 (GSK-3), inibindo sua ação, o que por sua vez ativa a glicogênio sintase, enzima envolvida na síntese de glicogênio (Vardatsikos *et al.*, 2013). Esse oligoelemento também favorece a fosforilação do fator de transcrição *forkhead box protein* O1 (FOXO-1), induzindo sua translocação do núcleo para o citoplasma e inibindo a expressão de genes gliconeogênicos. Portanto, é importante manter as concentrações e distribuição adequadas de zinco, visando à manutenção das suas funções metabólicas no controle glicêmico (Vardatsikos *et al.*, 2013; Walter *et al.*, 2006).

O zinco ainda constitui componente estrutural importante da zinco-alfa-2-glicoproteína (ZAG), adipocina envolvida na mobilização de lipídios, que no músculo, estimula a fosforilação da proteína quinase ativada por AMP (AMPK) e aumenta a proteína GLUT-4 na célula (Balaz *et al.*, 2014). O zinco modula a transcrição do gene do receptor de insulina por meio das proteínas *zinc fingers*, que contêm zinco em sua estrutura, sendo que os sítios de ligação dessas proteínas são necessários para ativar a expressão do gene codificante para o receptor de insulina. A *zinc finger* 407, por exemplo, regula a captação da glicose por aumentar as concentrações do RNA mensageiro GLUT-4 e estimular sua transcrição (Figura 7) (Buchner *et al.*, 2015).

Hipozincemia e disfunção tireoidiana

A disfunção do tecido adiposo presente na obesidade contribui para a manifestação de um quadro de hipozincemia, que parece comprometer tanto o metabolismo dos hormônios tireoidianos quanto a função da glândula tireoide. Assim, para fundamentar tal fato, estudos vêm apresentando alguns mecanismos que poderiam estar envolvidos e que demonstram a participação do zinco no metabolismo desses hormônios (Morais *et al.*, 2019).

A participação desse elemento no metabolismo tireoidiano se dá por meio de seu papel tanto na síntese quanto na ação dos hormônios tireoidianos, atuando na síntese do hormônio liberador de tireotrofina (TRH), em um processo regulado pela carboxipeptidase, enzima dependente de zinco, que converte pré-TRH em pró-TRH no hipotálamo. Além disso, esse mineral também contribui para a síntese do hormônio tireoestimulante (TSH) na hipófise (Baltaci *et al.*, 2013a; Mahmoodianfard *et al.*, 2015; Ruz *et al.*, 1999).

O zinco ainda é cofator para as deiodinases tipos 1 e 2, enzimas que atuam retirando o iodo da molécula dos hormônios tireoidianos, regulando suas concentrações plasmáticas e teciduais, reforçando sua participação na síntese e na manutenção das concentrações dos hormônios T3 e T4 no organismo (Baltaci *et al.*, 2013b; Nishiyama *et al.*, 1994). Também atua como fator de transcrição essencial para a expressão de genes codificantes para proteínas envolvidas na síntese de hormônios da tireoide (Ertek *et al.*, 2010; Freake *et al.*, 2001). Os

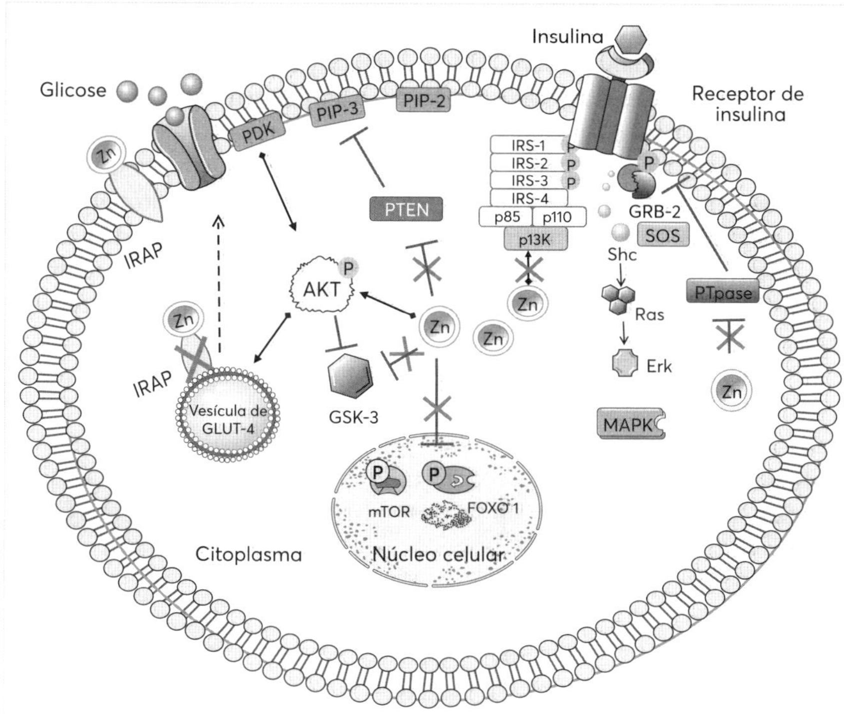

FIGURA 7 Hipozincemia e resistência à insulina.

AKT: proteína quinase B; Erk: quinase regulada pela sinalização extracelular; FOXO: *forkhead box protein O1*; GLUT-4: transportador de glicose 4; GRB-2: fator de crescimento 2; GSK: glicogênio sintase quinase 3; IRAP: aminopeptidase responsiva à insulina; IRS: substratos do receptor de insulina; MAPK: proteínas quinases ativadas por mitógenos; mTOR: alvo mamífero da rapamicina; P: fosforilação; PDK: quinase fosfatidilinositol-dependente; PIP 2: fosfatidilinositol 4,5 bifosfato; PIP 3: fosfatidilinositol 3,4,5 trifosfato; PI3K: do fosfatidilinositol 3-quinase; PTEN: fosfatase homóloga à tensina; PTpase: proteína tirosina fosfatase; Ras: proteína do sarcoma de rato; Shc: proteína homóloga ao colágeno com domínio SH2; SOS: proteína *sevenless*; Zn: zinco.
Fonte: adaptação de Morais *et al.* (2017).

genes da tireoglobulina e da tiroperoxidase têm locais de ligação para os fatores de transcrição, e, entre estes, os fatores de transcrição da tireoide 1 e 2 (TTF-1 e TTF-2) desempenham papéis importantes na transcrição de genes. O TTF-2 é uma proteína de dedos de zinco que se liga ao DNA (Civitareale *et al.*, 1994).

Estudos têm demonstrado correlação positiva entre as concentrações séricas de zinco e valores de T3 no soro em indivíduos eutiroidianos. Associado a isso, também mostram correlação positiva entre as concentrações séricas desse mineral e de TSH em mulheres com função tireoidiana normal, bócio nodular e doença autoimune da tireoide (Ertek *et al.*, 2010). Os receptores nucleares do hormônio T3 contêm íons de zinco, o que reforça a contribuição desse elemento traço para a função adequada desse hormônio (Barra *et al.*, 2004; Giray *et al.*, 2010; Mahmoodianfard *et al.*, 2015).

A literatura evidencia a participação do zinco na manutenção do volume e estrutura da glândula tireoide, destacando-se o estudo de Blazewicz *et al.* (2010), que analisou o conteúdo desse mineral na glândula de pacientes com bócio nodular e observou redução na quantidade de zinco quando comparado com indivíduos eutireoidianos. Associado a isso, a pesquisa realizada por Ruz *et al.* (1999) demonstrou ainda que a deficiência de zinco pode causar alterações estruturais graves e apoptose nas células foliculares da glândula tireoide (Figura 8).

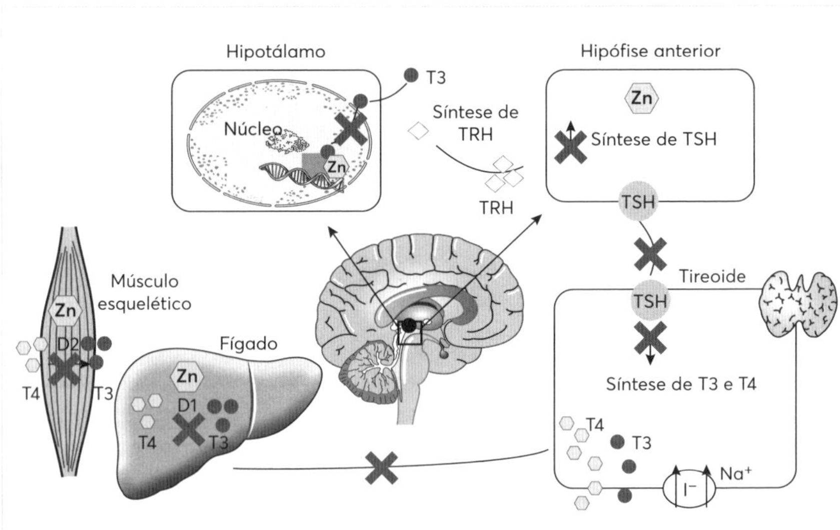

FIGURA 8 Hipozincemia e tireoide.

D1: deiodinase 1, D2: deiodinase 2; Na^+: sódio; T3: triiodotironina; T4: tiroxina; TRH: tireotrofina; TSH: hormônio tireoestimulante; Zn: zinco.

Fonte: adaptação de Severo *et al.* (2019).

Hipozincemia e dislipidemias

Nas últimas décadas, tem sido amplamente estudado a influência da hipozincemia em alterações no metabolismo dos lipídios, em particular em indivíduos com obesidade, sendo que os resultados das pesquisas demonstram diversos mecanismos já bem fundamentados, por considerar as funções metabólicas do zinco em reações importantes no metabolismo lipídico. Além disso, a literatura também mostra que a hipozincemia altera o metabolismo lipídico, por comprometer os mecanismos envolvidos que serão descritos a seguir (Li *et al.*, 2013).

O zinco parece influenciar a transcrição da SREBP-1c, proteína que atua na regulação da transcrição de genes que participam da síntese de lipídios no fígado, como acetil-CoA carboxilase (ACC-1), ácido graxo sintase (FAS) e a estearoil-CoA dessaturase-1 (SCD-1) (Li *et al.*, 2013). Também, parece atuar na sinalização do PPAR nuclear, que controla a expressão de genes envolvidos no metabolismo de lipídios e adipogênese. O domínio de ligação do PPAR ao DNA tem dois sítios de proteínas *zinc fingers*, o que parece influenciar a especificidade e a polarização dessa ligação (Ahmandian *et al.*, 2013; Shen *et al.*, 2007).

Além disso, o zinco atua sobre a lipase de lipoproteína, enzima que hidrolisa os quilomícrons e a VLDL, liberando ácidos graxos não esterificados. Estudos de Kettler *et al.* (2000) e Shen *et al.* (2007) demonstraram que alterações na atividade e expressão dessa enzima por ácidos graxos da dieta ou por medicamentos como a rosiglitazona dependem do estado nutricional dos indivíduos referente a esse mineral.

Ainda sobre a atuação do zinco no metabolismo dos lipídios, destaca-se que esse mineral participa da estrutura e função da ZAG, por contribuir para a ligação dessa adipocina aos ácidos graxos e aos receptores beta-adrenérgicos (Kumar *et al.*, 2013). A ZAG é secretada, principalmente, pelo tecido adiposo e pelo fígado e atua regulando o metabolismo energético como fator de mobilização de lipídios, por aumentar a lipólise pela ativação de receptores beta-adrenérgicos, potencializar a expressão de enzimas lipolíticas e inibir a expressão de enzimas lipogênicas (Gong *et al.*, 2009; Eckardt *et al.*, 2011; Kumar *et al.*, 2013; Mracek *et al.*, 2010; Simó *et al.*, 2014).

Outro aspecto importante diz respeito as ações anti-inflamatórias e antioxidantes do zinco, que podem reduzir a oxidação da partícula de LDL e sua agregação aos vasos sanguíneos, no recrutamento de células do sistema imune, a exemplo de monócitos e macrófagos, e, ainda, atenuar o estímulo à síntese de citocinas com perfil pró-inflamatório, que aumentam a agregação de plaquetas e dão início às placas de ateroma (Arai, 2014; Casas *et al.*, 2014; Marreiro *et al.*, 2017; Prasad *et al.*, 2011).

Diante da literatura que fundamenta a participação do zinco em mecanismos envolvidos no metabolismo lipídico, torna-se evidente que em situações de alteração na distribuição do zinco, como na hipozincemia verificada em indivíduos com obesidade, ocorre limitação em reações metabólicas que dependem das funções desse mineral, o que consequentemente pode favorecer o estabelecimento de um quadro de dislipidemia nesse grupo populacional.

REFERÊNCIAS

AHMADIAN, M. *et al.* PPARγ signaling and metabolism: the good, the bad and the future. *Nature Medicine*, v. 19, n. 5, p. 557-566, 2013.

AHN, B. I. *et al.* Serum zinc concentration is inversely associated with insulin resistance but not related with metabolic syndrome in nondiabetic Korean adults. *Biological Trace Element Research*, v. 160, n. 2, p. 169-175, 2014.

ANDREWS, G. K. Regulation of metallothionein gene expression by oxidative stress and metal ions. *Biochemical Pharmacology*, v. 59, p. 95-104, 2000.

ARAI, H. Oxidative modification of lipoproteins. *Subcell Biochem*, v. 77, p. 103-114, 2014.

AZAB, S. F. A. *et al.* Serum trace elements in obese Egyptian children: a case-control study. *Italian Journal of Pediat*rics, v. 40, n. 20, p. 1-7, 2014.

BALAZ, M. *et al.* Subcutaneous adipose tissue zinc-a2-glycoprotein is associated with adipose tissue and whole-body insulin sensitivity. *Obesity*, v. 22, n. 8, p. 1821-1829, 2014.

BALTACI, A. K. *et al.* L-thyroxine-induced hyperthyroidism affects elements and zinc in rats. *Bratislavske Lekarske Listy*, v. 114, n. 3, p. 125-128, 2013a.

BALTACI, A. K. *et al.* Serum levels of calcium, selenium, magnesium, phosphorus, chromium, copper and iron: their relation to zinc in rats with induced hypothyroidism. *Acta Clinica Croatica*, v. 52, n. 2, p. 151-156, 2013b.

BALTACI, A. K.; YUCE, K. Zinc transporter proteins. *Neurochemical Research*, v. 43, p. 5175530, 2018.

BAO, B. *et al.* Zinc decreases C-reactive protein, lipid peroxidation, and inflammatory cytokines in elderly subjects: a potential implication of zinc as an atheroprotective agent. *The American Journal of Clinical Nutrition*, v. 91, n. 6, p. 1634-1641, 2010.

BARRA, G. B. *et al.* Mecanismo molecular da ação do hormônio tireoideano. *Arquivos Brasileiros de Endocrinologia Metabologia*, v. 48, n. 1, p. 25-39, 2004.

BECK, F. W. J. *et al.* Changes in cytokine production and T cell subpopulations in experimentally induced zinc-deficient humans. *American Journal of Physiology*, v. 272, n. 1, p. E1002-E1007, 1997.

BEGIN-HEICK, N. *et al.* Zinc supplementation attenuates insulin secretory activity in pancreatic islets of the ob/ob mouse. *Diabetes*, v. 34, n. 2, p. 179-184, 1985.

BŁAZEWICZ, A. *et al.* Determination of cadmium, cobalt, copper, iron, manganese, and zinc in thyroid glands of patients with diagnosed nodular goitre using ion chromatography. *Journal of Chromatography B: Analytical Technologies in the Biomedical and Life Sciences*, v. 878, n. 1, p. 34-38, 2010.

BRANDÃO-NETO, J. *et al.* Zinc acutely and temporarily inhibits adrenal cortisol secretion in humans. *Biological Trace Element Research*, v. 24, n. 1, p. 83-89, 1990.

BUCHNER, D. A. *et al.* Zinc finger protein 407 (ZFP407) regulates insulin-stimulated glucose uptake and glucose transporter 4 (Glut4) mRNA. *The Journal of Biological Chemistry*, v. 290, n. 10, p. 6376-6386, 2015.

CAPDOR, J. *et al.* Zinc and glycemic control: a meta-analysis of randomised placebo controlled supplementation trials in humans. *Journal of Trace Elements in Medicine and Biology*, v. 27, n. 2, p. 137-142, 2013.

CASAS, R. *et al.* The immune protective effect of the mediterranean diet against chronic low-grade inflammatory diseases. *Endocrine, Metabolic & Immune Disorders – Drug Targets*, v. 14, n. 4, p. 245-254, 2014.

CHASAPIS, C. T. *et al.* Zinc and human health: an update. *Archives of Toxicology*, v. 86, n. 4, p. 521-534, 2012.

CIVITAREALE, D. *et al.* Purification and characterization of thyroid transcription factor 2. *Biochemical Journal*, v. 304, n. 3, p. 981-985, 1994.

DEL CIAMPO, L. A.; DEL CIAMPO, I. R. L. A importância do zinco para a saúde do adolescente. *Adolescência e Saúde*, v. 11, n. 2, p. 80-86, 2014.

DO, M. *et al.* Metallothionein gene expression in human adipose tissue from lean and obese subjects. *Hormone and Metabolic Research*, v. 34, n. 6, p. 348-351, 2002.

ECKARDT, K. *et al.* The adipokine zinc-α 2-glycoprotein activates AMP kinase in human primary skeletal muscle cells. *Archives of Physiology and Biochemistry*, v. 117, n. 2, p. 88-93, 2011.

EIDE, D. J. The oxidative stress of zinc deficiency. *Metallomics*, v. 3, p. 1124-1129, 2011.

ERTEK, S. *et al.* Relationship between serum zinc levels, thyroid volume following successful iodine supplementation. *Hormones*, v. 9, n. 3, p. 263-268, 2010.

FEITOSA, M. C. P. *et al.* Participation of inflammation on zinc metabolism in obesity. *Nutrire*, v. 37, n. 1, p. 93-104, 2012.

FOSTER, M.; SAMMAN, S. Zinc and redox signaling: perturbations associated with cardiovascular disease and diabetes mellitus. *Antioxidants & Redox Signaling*, v. 13, n. 10, p. 1549-1573, 2010.

FOSTER, M.; SAMMAN, S. Zinc and regulation of inflammatory cytokines: implications for cardiometabolic disease. *Nutrients*, v. 4, n. 7, p. 676-694, 2012.

FREAKE, H. C. *et al.* Actions and interactions of thyroid hormone and zinc status in growing rats. *The Journal of Nutrition*, v. 131, n. 4, p. 1135-1141, 2001.

FUNG, E. B. *et al.* Zinc status affects glucose homeostasis and insulin secretion in patients with thalassemia. *Nutrients*, v. 7, n. 6, p. 4296-4307, 2015.

GAMMOH, N. Z.; RINK, L. Zinc in infection and inflammation. *Nutrients*, v. 9, n. 6, p. 1-25, 2017.

GIBSON, R. S. A. Historical review of progress in the assessment of dietary zinc intake as an indicator of population zinc status. *Advances in Nutrition*, v. 3, p. 772-782, 2012.

GIBSON, R. S. Assessment of chromium, copper and zinc status. *In*: GIBSON, R. S. *Principles of nutritional assessment*. New York: Oxford University Press, 2005. p. 711-730.

GIRAY, B. *et al.* Trace elements status in multinodular goiter. *Journal of Trace Elements in Medicine and Biology*, v. 24, n. 2, p. 106-110, 2010.

GONG, F. Y. *et al.* Zinc-α2-glycoprotein is involved in regulation of body weight through inhibition of lipogenic enzymes in adipose tissue. *International Journal of Obesity*, v. 33, n. 9, p. 1023-1030, 2009.

GOPALSAMY, G. L. *et al.* The relevance of the colon to zinc nutrition. *Nutrients*, v. 7, n. 1, p. 572-583, 2015.

GRUBER, K. *et al.* Zinc deficiency adversely influences interleukin-4 and interleukin-6 signaling. *Journal of Biological Regulators and Homeostatic Agents*, v. 27, n. 3, p. 661-671, 2013.

GÜNTHER, V.; LINDERT, U. The taste of heavy metals: gene regulation by MTF-1. *Biochimica et Biophysica Acta*, v. 1823, p. 1416-1425, 2012.

GUTHIER, H. A.; PICCIANO, M. F. Micronutrient minerals. *In*: GUTHIER, H. A.; PICCIANO, M. F. (ed.). *Human nutrition*. New York: Mosby, 1994. p. 351-357.

HAROLD, H. Sandstead. *In*: *Handbook on the toxicology of metals*. 4. ed. 2015.

HUNT, J. R. *et al.* Adaptation in human zinc absorption as influenced by dietary zinc and bioavailability. *American Journal of Clinical Nutrition*, v. 87, n. 5, p. 1336-1345, 2008.

INSTITUTE OF MEDICINE. Dietary Reference Intakes for vitamin A, vitamin K, arsenic, boron, chromium, copper, iodine, iron, manganese, molybdenum, nickel, silicon, vanadium, and zinc. Washington, DC: National Academy Press, 2001.

ISLAM, M. R. *et al.* Is serum zinc level associated with prediabetes and diabetes?: a cross-sectional study from Bangladesh. *PLoS One*, v. 8, n. 4, p. 1-9, 2013.

JANSEN, J. *et al.* Zinc and diabetes: clinical links and molecular mechanisms. *The Journal of Nutritional Biochemistry*, v. 20, n. 6, p. 399-417, 2009.

JANSEN, J. *et al.* Disturbed zinc homeostasis in diabetic patients by in vitro and in vivo analysis of insulinomimetic activity of zinc. *The Journal of Nutritional Biochemistry*, v. 23, n. 11, p. 1458-1466, 2012.

KAMBE, T. *et al.* Current understanding of ZIP and ZnT zinc transporters in human health and diseases. *Cellular and Molecular Life Sciences*, v. 71, n. 17, p. 3281-3295, 2014.

KAMBE, T. *et al.* The physiological, biochemical, and molecular roles of zinc transporters in zinc homeostasis and metabolism. *Physiological Reviews*, v. 95, n. 3, p. 749-784, 2015.

KETTLER, S. I. *et al.* Zinc deficiency and the activities of lipoprotein lipase in plasma and tissues of rats force-fed diets with coconut oil or fish oil. *The Journal of Nutritional Biochemistry*, v. 11, n. 3, p. 132-138, 2000.

KIM, J.; AHN, J. Effect of zinc supplementation on inflammatory markers and adipokines in young obese women. *Biological Trace Element Research*, v. 157, n. 2, p. 101-106, 2014.

KUMAR, A. A. *et al.* Strong and weak zinc binding sites in human zinc-α2-glycoprotein. *FEBS Letter*, v. 587, n. 24, p. 3949-3954, 2013.

LI, X. *et al.* Effects of high zinc levels on the lipid synthesis in rat hepatocytes. *Biological Trace Element Research*, v. 154, n. 1, p. 97-102, 2013.

LIUZZI, J. P. *et al.* Interleukin-6 regulates the zinc transporter Zip14 in liver and contributes to the hypozincemia of the acute-phase response. *Proceedings of the National Academy of Sciences*, v. 102, n. 1, p. 6843-6848, 2005.

MAHMOODIANFARD, S. *et al.* Effects of zinc and selenium supplementation on thyroid function in overweight and obese hypothyroid female patients: a randomized double-blind controlled trial. *Journal of the American Nutrition Association*, v. 34, n. 5, p. 391-399, 2015.

MARREIRO, D. N. *et al.* Zinc nutritional status in obese children and adolescents. *Biological Trace Element Research*, v. 86, n. 1, p. 107-122, 2002.

MARREIRO, D. N. *et al.* Zinc and oxidative stress: current mechanisms. *Antioxidants*, v. 6, n. 2, p. 24, 2017.

MARTINS, L. M. *et al.* Considerações sobre a influência do cortisol no metabolismo do zinco na obesidade. *Nutrición Clínica y Dietética Hospitalaria*, v. 35, n. 3, p. 83-88, 2015.

MILLER, L. V. *et al.* Mathematical model of zinc absorption: effects of dietary calcium, protein and iron on zinc absorption. *British Journal of Nutrition*, v. 109, n. 4, p. 695-700, 2013.

MORAIS, J. B. S. *et al.* Magnesium status and its association with oxidative stress in obese women. *Biological Trace Element Research*, v. 175, n. 1, p. 306-311, 2017.

MORAIS, J. B. S. et al. Association between cortisol, insulin resistance and zinc in obesity: a mini-review. *Biological trace element research*, v. 191, p. 323-330, 2019.

MRACEK, T. *et al.* The adipokine zinc-α2-glycoprotein (ZAG) is downregulated with fat mass expansion in obesity. *Clinical Endocrinology*, v. 72, n. 3, p. 334-341, 2010.

NISHIYAMA, S. *et al.* Zinc supplementation alters thyroid hormone metabolism in disabled patients with zinc deficiency. *Journal of the American Nutrition Association*, v. 13, n. 1, p. 62-67, 1994.

NOH, H. *et al.* The alteration of zinc transporter gene expression is associated with inflammatory markers in obese women. *Biological Trace Element Research*, v. 158, n. 1, p. 1-8, 2014.

OLECHNOWICZ, J. *et al.* Zinc status is associated with inflammation, oxidative stress, lipid, and glucose metabolism. *The Journal of Physiological Sciences*, v. 68, n. 1, p. 19-31, 2018.

OTEIZA, P. I. Zinc and the modulation of redox homeostasis. *Free Radical Biology and Medicine*, v. 53, n. 1, p. 1748-1759, 2012.

PRASAD, A. S. Zinc is an antioxidant and anti-inflammatory agent: its role in human health. *Frontiers in Nutrition*, v. 1, n. 14, p. 1-10, 2014.

PRASAD, A. S. *et al.* Zinc supplementation decreases incidence of infections in the elderly: effect of zinc on generation of cytokines and oxidative stress. *The American Journal of Clinical Nutrition*, v. 85, n. 1, p. 837-844, 2007.

PRASAD, A. S. *et al.* Zinc-suppressed inflammatory cytokines by induction of A20-mediated inhibition of nuclear factor-κB. *Nutrition*, v. 27, n. 7-8, p. 816-823, 2011.

REED, S. *et al.* Chronic zinc deficiency alters chick gut microbiota composition and function. *Nutrients*, v. 7, n. 12, p. 9768-9784, 2015.

RUZ, M. *et al.* Single and multiple selenium-zinc-iodine deficiencies affect rat thyroid metabolism and ultrastructure. *The Journal of Nutrition*, v. 129, n. 1, p. 174-180, 1999.

RUZ, M. *et al.* Zinc as a potential coadjuvant in therapy for type 2 diabetes. *Food and Nutrition Bulletin*, v. 34, n. 2, p. 215-221, 2013.

SEVERO, J. S. *et al.* The role of zinc in thyroid hormones metabolism. *International Journal for Vitamin and Nutrition Research*, v. 89, n. 1-2, p. 1-9, 2019.

SHEN, H. *et al.* Zinc deficiency alters lipid metabolism in LDL receptor deficient mice treated with rosiglitazone. *The Journal of Nutrition*, v. 137, n. 11, p. 2339-1345, 2007.

SIMÓ, R. *et al.* Thyroid hormone upregulates zinc-α 2-glycoprotein production in the liver but not in adipose tissue. *PloS One*, v. 9, n. 1, p. e85753, 2014.

TABELA Brasileira de Composição de Alimentos. 4. ed. Campinas: Nepa-Unicamp, 2011.

TAKEDA, A.; TAMANO, H. Zinc signaling through glucocorticoid and glutamate signaling in stressful circumstances. *Neuroscience Research*, v. 88, n. 14, p. 300-3010, 2010.

TAKEDA, A. *et al.* Significance of serum glucocorticoid and chelatable zinc in depression and cognition in zinc deficiency. *Behavioural Brain Research*, v. 226, p. 259- 264, 2012.

TRAN, N. T. *et al.* ZIF-8 tubular membrane for propylene purification: Effect of surface curvature and zinc salts on separation performance. *Separation and Purification Technology*, v. 251, p. 117354, 2020.

VARDATSIKOS, G. *et al.* Insulino-mimetic and anti-diabetic effects of zinc. *Journal of Inorganic Biochemistry*, v. 120, n. 1, p. 8-17, 2013.

VASHUM, K. P. *et al.* Is serum zinc associated with pancreatic beta cell function and insulin sensitivity inpre-diabetic and normal individuals? *PLoS One*, v. 8, n. 9, p. 1-7, 2014.

WALTER, P. L. *et al.* Modulation of FoxO signaling in human hepatoma cells by exposure to copper or zinc ions. *Archives of Biochemistry and Biophysics*, v. 454, n. 2, p. 107-113, 2006.

WIERINGA, F. T. *et al.* Determination of zinc status in humans: which indicator should we use? *Nutrients*, v. 7, n. 5, p. 3 252-3263, 2015.

YIN, S. *et al.* Functional studies of Drosophila zinc transporters reveal the mechanism for zinc excretion in Malpighian tubules. *BMC Biology*, v. 15, n. 1, p. 12, 2017.

ZHU, K. *et al.* Antidiabetic and pancreas-protective effects of zinc threoninate chelate in diabetic rats may be associated with its antioxidative stress ability. *Biological Trace Element Research*, v. 153, n. 1-3, p. 291-298, 2013.

14

Magnésio

Stéfany Rodrigues de Sousa Melo
Kyria Jayanne Clímaco Cruz
Loanne Rocha dos Santos

INTRODUÇÃO

O magnésio é um elemento químico que pertence à família dos metais alcalino-terrosos, localizado no grupo 2A da Tabela Periódica (Figura 1). Com dois elétrons na camada de valência, tem tendência à perda de tais elétrons, originando o cátion $^{2+}$. Esse mineral é o segundo cátion mais abundante intracelular e está envolvido em cerca de 300 reações bioquímicas no organismo, desempenhando diversas funções fisiológicas importantes para a saúde humana (Barbagallo; Dominguez, 2010; Oliveira *et al.*, 2017).

Estima-se que um adulto saudável possa armazenar cerca de 24 g de magnésio, distribuído em três compartimentos principais: tecido ósseo (65%), tecido muscular e outros tecidos (28%), plasma e fluidos extracelulares (7%). A concentração considerada adequada de magnésio no plasma fica entre 0,75 e 1,05 mmol/L, e cerca de 70 a 80% encontra-se na forma ionizada, livre e biologicamente ativa, enquanto o restante se encontra complexado com ânions séricos, como fosfato, bicarbonato e citrato (1 a 2%) ou ligados à albumina (20 a 30%). Nos eritrócitos, a concentração normal de magnésio é de aproximadamente 2,5 mmol/L (Barbagallo; Veronese; Dominguez, 2021).

O magnésio é encontrado tanto no núcleo quanto no citoplasma ligado em diversas organelas, como nas mitocôndrias, no retículo endoplasmático, nos ribossomos e nas moléculas de adenosina trifosfato (ATP), adenosina difosfato (ADP) e ácidos nucleicos, bem como nos fosfolipídios presentes na membrana plasmática (Belin; He, 2007). A Figura 2 apresenta a forma de transporte e distribuição de magnésio no organismo.

FUNÇÕES DO MAGNÉSIO

O magnésio desempenha papel importante em diversos processos metabólicos, sendo essencial para a produção e a utilização de proteínas e energia,

	1	2	3	4	5	6	7	8	9	10	11	12	13	14	15	16	17	18
1	1 H Hidrogênio																	2 He Hidrogênio
2	3 Li Lítio	4 Be Berílio											5 B Boro	6 C Carbono	7 N Nitrogênio	8 O Oxigênio	9 F Flúor	10 Ne Neônio
3	11 Na Sódio	12 Mg Magnésio											13 Al Alúminio	14 Si Silício	15 P Fósforo	16 S Enxofre	17 Cl Cloro	18 Ar Argônio
4	19 K Potássio	20 Ca Cálcio	21 Sc Escândio	22 Ti Titânio	23 V Vanádio	24 Cr Crômio	25 Mn Manganês	26 Fe Ferro	27 Co Cobalt	28 Ni Níquel	29 Cu Cobre	30 Zn Zinco	31 Ga Gálio	32 Ge Germânio	33 As Arsênio	34 Se Selênio	35 Br Bromo	36 Kr Criptônio
5	37 Rb Rubídio	33 Sr Estrôncio	39 Y Ítrio	40 Zr Zircônio	41 Nb Nióbio	42 Mo Molibdênic	43 Tc Tecnécio	44 Ru Rutênio	45 Rh Ródio	46 Pd Paládio	47 Ag Prata	48 Cd Cádmio	49 In Índio	50 Sn Estanho	51 Sb Antimônio	52 Te Telúrio	53 I Iodo	54 Xe Xenônio
6	55 Cs Césio	56 Ba Bário	57 a 71	72 Hf Háfnio	73 Ta Tântalo	74 W Tungstênic	75 Re Rênio	76 Os Ósmic	77 Ir Irídio	78 Pt Platina	79 Au Ouro	80 Hg Mercúrio	81 Tl Tálio	82 Pb Chumbo	83 Bi Bismuto	84 Po Polônio	85 At Astato	86 Rn Radônio
7	87 Fr Frâncio	83 Ra Rádio	89 a 103	104 Rf Rutherfórdio	105 Db Dúbnio	106 Sg Seabórgio	107 Bh Bóhrio	108 Hs Hássic	109 Mt Meitnério	110 Ds Darmstádtio	111 Rg Roentgênio	112 Cn Copernício	113 Nh Nihônio	114 Fl Fleróvio	115 Mc Moscóvio	116 Lv Livermório	117 Ts Tennesso	118 Og Oganessônio
				57 La Lantânio	58 Ce Cério	59 Pr Praseodímic	60 Nd Neodímio	61 Pm Promécio	62 Sm Samário	63 Eu Európio	64 Gd Gadolínio	65 Tb Térbio	66 Dy Disprósio	67 Ho Hólmio	68 Er Érbio	69 Tm Túlio	70 Yb Itérbio	71 Lu Lutércio
				89 Ac Actínio	90 Th Tório	91 Pa Protactínic	92 U Urânio	93 Np Neptúnio	94 Pu Plutônio	95 Am Amerício	96 Cm Cúrio	97 Bk Berquélio	98 Cf Califórnio	99 Es Einstênio	100 Fm Férmio	101 Md Mendelévio	102 No Nobélio	103 Lr Laurêncio

FIGURA 1 Tabela periódica.

Fonte: adaptação de Iupac (2015).

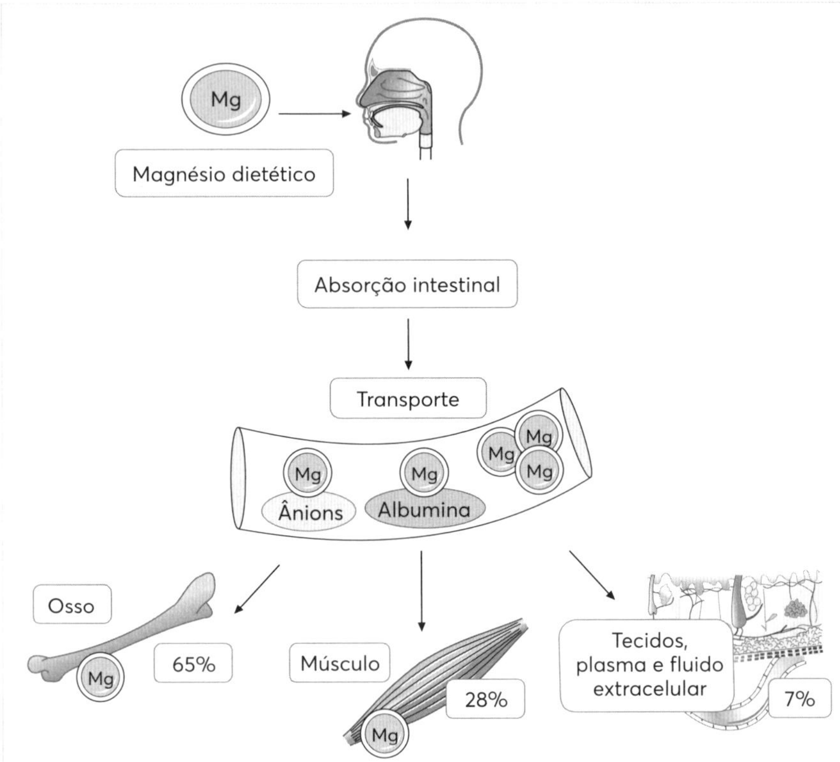

FIGURA 2 Transporte e distribuição de magnésio no organismo.
Mg: magnésio.
Fonte: elaboração das autoras.

como cofator de enzimas antioxidantes, na homeostase insulínica e glicêmica, bem como para a estabilização de membranas mitocondriais. Além disso, participa da condução e contração neuromuscular, do controle da excitabilidade cardíaca, da manutenção da pressão arterial, da regulação da função hormonal e imunológica, bem como atua na estabilidade genômica (Figura 3) (Fiorentini *et al.*, 2021; Dastgerdi; Rad; Soltani, 2022).

A participação do magnésio na estabilidade genômica ocorre em decorrência de sua contribuição para a manutenção da integridade da membrana, para proteção contra o estresse oxidativo, bem como para regulação da proliferação, diferenciação e apoptose celular. Associado a isso, esse mineral auxilia na manutenção da integridade da estrutura do DNA, reduzindo a possibilidade de mutações durante a replicação e ativação dos processos de reparo (Fiorentini *et al.*, 2021).

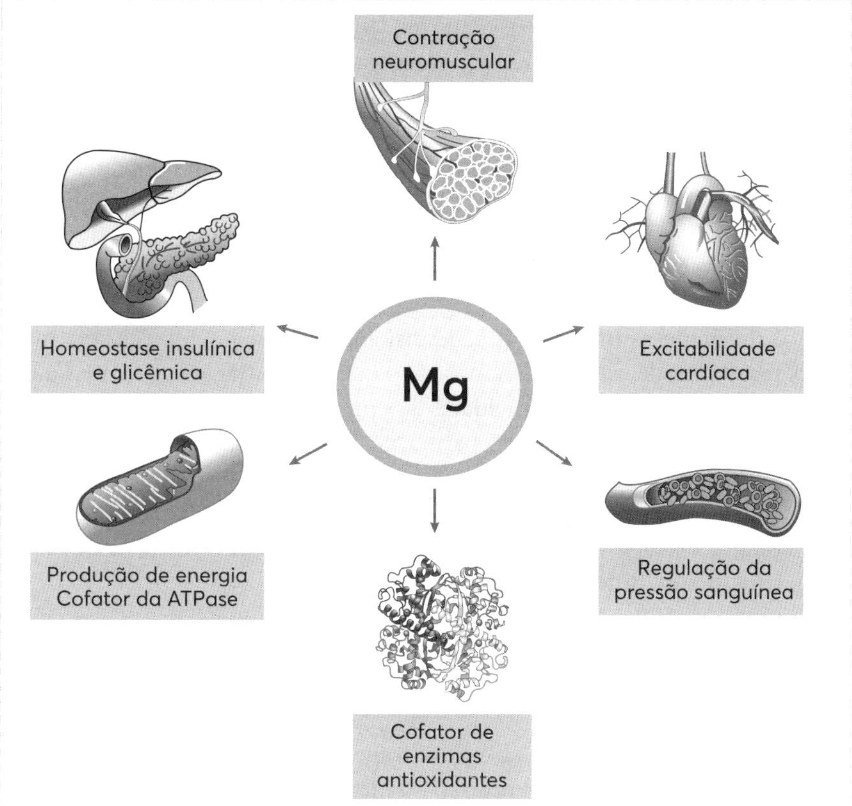

FIGURA 3 Funções do magnésio no organismo.
ATPase: adenosinatrifosfatase; Mg: magnésio.
Fonte: elaboração das autoras.

O magnésio também contribui para a homeostase insulínica e glicêmica, por favorecer a secreção da insulina nas células pancreáticas e acentuar a sensibilidade à ação desse hormônio em tecidos periféricos, como o músculo, o tecido adiposo e os hepatócitos. Participa também da fosforilação de proteínas envolvidas na via de sinalização da insulina e translocação do GLUT-4 do citosol para a membrana dessas células, permitindo o influxo de glicose (Melo *et al.*, 2022).

Outra função importante do magnésio é sua atuação em mecanismos envolvidos na contração e relaxamento muscular, regulando a expressão de troponina por meio de gradientes de concentração e transporte de Ca^{2+} e formação de complexo de Mg-ATP, otimizando o metabolismo energético necessário para a contração muscular (Kass; Poeira, 2015).

A atuação do magnésio no sistema de defesa antioxidante tem sido amplamente investigada, já tendo sido fundamentados alguns mecanismos, como o aumento da expressão e atividade das enzimas glutationa peroxidase, superóxido dismutase e catalase, que participam do controle da produção de espécies reativas de oxigênio (Kostov; Halacheva, 2018). O magnésio também reduz a resposta inflamatória por meio da inibição das vias ativadas por lipopolissacarídeos (LPS), STAT-3 (transdutor de sinal e ativador de transcrição 3) e via de sinalização do NF-kappa-B (fator nuclear kappa-B) em células hepáticas (Xie *et al.*, 2018).

Ao considerar as múltiplas funções fisiológicas desempenhadas pelo magnésio, resultados de estudos têm mostrado que concentrações reduzidas desse mineral podem favorecer a atividade da enzima óxido nítrico sintase 2 nas células endoteliais, contribuindo para a produção de óxido nítrico e consequentemente para a manifestação do estresse oxidativo. Assim, a ingestão adequada desse nutriente pode reduzir o risco para o desenvolvimento de doenças crônicas, por exemplo, da obesidade (Deepti; Nalini, 2014; Rocha *et al.*, 2014; Baaij; Hoenderop; Bindels, 2015).

ASPECTOS FISIOLÓGICOS DO MAGNÉSIO

A absorção do magnésio ocorre principalmente no intestino delgado por meio de dois mecanismos de absorção: transporte paracelular, que é um mecanismo passivo envolvendo a difusão do magnésio através de pequenos espaços entre as células epiteliais e que ocorre principalmente quando a ingestão do mineral é elevada; e o transcelular, que corresponde ao transporte ativo de magnésio por meio da ação de transportadores pertencentes à família denominada receptores de potencial transitório do tipo melastatina (TRPM-6 e TRPM-7), regulados pela concentração intracelular de magnésio (Baaij; Hoenderop; Bindels, 2012; Jahnen-Dechent; Ketteler, 2012).

No intestino grosso, em particular no ceco e no cólon, os transportadores TRPM-6 e 7 promovem a captação de magnésio pela membrana luminal do enterócito, e posteriormente sua saída ocorre pela membrana basolateral da célula para a corrente sanguínea, acoplado a um gradiente de sódio, também conhecido como trocador CNNM-4. Na corrente sanguínea, após a absorção, o magnésio é transportado para tecidos específicos ligado à proteína albumina ou complexado a ânions, podendo também circular em sua forma livre (Baaij; Hoenderop; Bindels, 2015).

A excreção do magnésio ocorre principalmente via urinária, sendo o rim considerado o órgão responsável pela manutenção da homeostase desse mineral no organismo. Sob condições fisiológicas, aproximadamente 2.400 mg de magnésio do plasma são filtrados pelos glomérulos, e, da carga filtrada, cerca de 95% é imediatamente reabsorvida, sendo apenas 3 a 5% excretado na urina (Jahnen-Dechent; Ketteler, 2012).

Diversos fatores contribuem para aumentar a excreção renal de magnésio, como o uso de medicamentos diuréticos e a participação de hormônios, por exemplo, da aldosterona e dos hormônios tireoidianos. Existem duas situações que corroboram o aumento da excreção do magnésio:

1. O aumento da concentração de sódio no espaço intracelular nos rins, decorrente da ingestão desse eletrólito, que favorece a expansão do volume extracelular e a retenção hídrica, e consequentemente reduz o transporte paracelular de magnésio para o sangue
2. O consumo elevado de cafeína, que pode reduzir a atividade da bomba de sódio-potássio (Na+-K+-ATPase), contribuindo para menor reabsorção de magnésio pelas células renais, o que, por sua vez, aumenta a excreção desse mineral.

A redução na expressão do paratormônio e a ingestão de dieta rica em cálcio eleva a expressão da claudina-14, proteína responsável por acentuar a excreção de magnésio (Baaij; Hoenderop; Bindels, 2012; Jahnen-Dechent; Ketteler, 2012).

O magnésio, diferentemente de outros minerais, tem mecanismos importantes de reabsorção nos rins, que estes ocorrem especificamente no túbulo contorcido proximal, na alça de Henle e no túbulo contorcido distal. Fisiologicamente, pequenas quantidades de magnésio, ao redor de 10 a 25% do mineral, são reabsorvidas no túbulo contorcido proximal, 70% na alça de Henle e 10% no túbulo contorcido distal (Curry; Yu, 2018).

A reabsorção de magnésio no túbulo contorcido proximal se dá por meio de mecanismo de transporte paracelular, ou seja, em situações de quantidade elevada do mineral no lúmen renal ocorre difusão do magnésio através dos pequenos espaços entre as células diretamente para o sangue. A claudina-2, proteína transmembrana que é expressa nessas células, reduz a permeabilidade do magnésio entre as células, diminuindo a reabsorção do mineral (Ellison; Maeoka; Mccormick, 2021; Curry; Yu, 2018).

Na alça de Henle, a reabsorção ocorre principalmente no ramo ascendente espesso, por meio de transporte transcelular promovido pelo cotransportador Na^+-K^+-2Cl- (NKCC-2). Estudos mostram que a ingestão reduzida de magnésio, em particular por indivíduos com obesidade, pode contribuir para aumentar a reabsorção desse mineral por meio das proteínas claudina-16 e claudina-19, e consequentemente reduzir a excreção renal do mineral (Baaij; Hoenderop; Bindels, 2012; Curry; Yu, 2018; Ellison; Maeoka; Mccormick, 2021).

A reabsorção de magnésio no túbulo contorcido distal envolve mecanismo de transporte transcelular por meio do transportador TRPM-6, sendo que na membrana das células do túbulo contorcido distal este transportador promove a captação de magnésio. Destaca-se que a ligação do fator de crescimento epidérmico (EGF) e a insulina a seus receptores específicos aumentam a expressão do transportador TRPM-6, o que consequentemente acentua a atividade desse transportador no processo de reabsorção do magnésio (Baaij, 2015; Ellison; Maeoka; Mccormick, 2021). Na Figura 4 pode-se observar de forma resumida os locais de reabsorção do magnésio.

BIODISPONIBILIDADE DO MAGNÉSIO

Pesquisas sobre a biodisponibilidade de magnésio têm evidenciado a influência de fatores interferentes da dieta, como fitatos, oxalatos, fosfatos e fi-

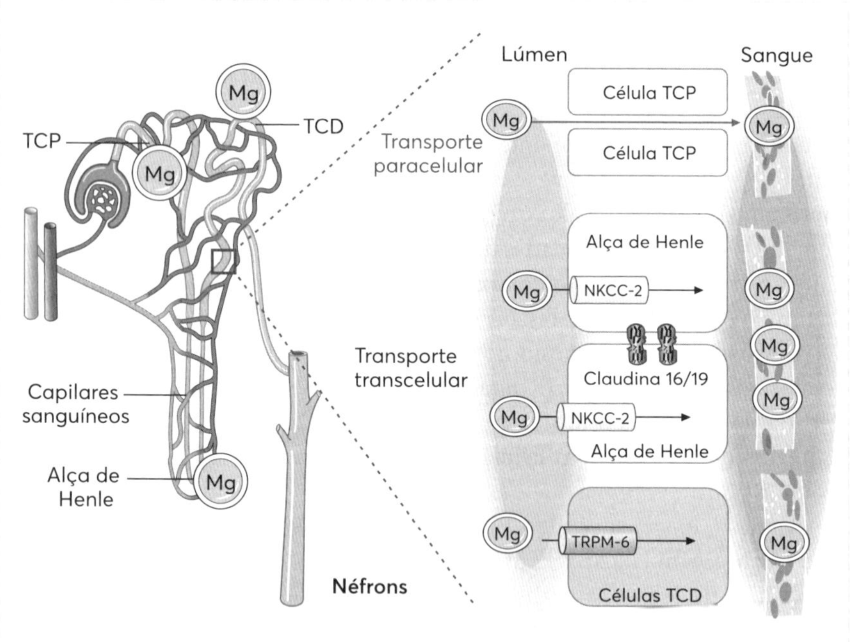

FIGURA 4 Reabsorção do magnésio em diferentes segmentos dos néfrons.

Mg: magnésio; NKCC-2: cotransportador Na+-K+-2Cl; TCD: túbulo contorcido distal; TCP: túbulo contorcido proximal; TRPM-6: receptor de potencial transitório do tipo melastatina-6.

Fonte: adaptação de Curry; Yu (2018).

bras alimentares na biodisponibilidade desse nutriente, em particular durante o processo de absorção. Os fitatos são derivados do ácido fítico ou ácido hexafosfórico de mioinositol, que podem *quelar* o magnésio, formando complexos insolúveis resistentes à ação enzimática no trato intestinal, reduzindo a disponibilidade do mineral no sangue. As fibras alimentares também diminuem a absorção do magnésio por estarem associadas aos fitatos (Schuchardt; Hahn, 2017; Fiorentini *et al.*, 2021).

Além dos compostos inibidores da absorção do magnésio, outros fatores podem contribuir para aumentar a excreção desse mineral, o que consequentemente pode reduzir sua biodisponibilidade. Destaca-se a existência de um mecanismo de competição por substrato entre cálcio e sódio com o magnésio no sítio de reabsorção desses minerais. Em situações de concentrações elevadas de cálcio e sódio, ocorre redução da reabsorção renal do magnésio. A cafeína também atua reduzindo a reabsorção de magnésio pelos rins (Fiorentini *et al.*, 2021; Santos *et al.*, 2021).

Por outro lado, também já foi demonstrada a influência de fatores promotores da absorção de magnésio, com destaque para os alimentos fontes de carboidratos, proteínas e lipídios. A ingestão elevada de proteína favorece a absorção de magnésio, por impedir a precipitação de complexos cálcio-Mg^{2+}-fosfato no íleo, o que consequentemente aumenta a solubilidade desse mineral. Os carboidratos também parecem auxiliar no processo de absorção do magnésio, pois, uma vez fermentados por bactérias no intestino delgado, aumentam a solubilidade desse mineral, e o processo de absorção no cólon e no ceco (Schuchardt; Hahn, 2017; Reddy; Soman; Yee, 2018).

Os ácidos graxos saturados formam com o magnésio complexos mais solúveis, favorecendo o processo de absorção desse mineral. Alguns frutanos, como a inulina, também podem aumentar a absorção do magnésio uma vez que aumentam a atividade de bactérias que sintetizam ácidos graxos de cadeia curta no intestino delgado, responsáveis por reduzir o pH luminal e por aumentar a solubilidade do mineral (Schuchardt; Hahn, 2017; Markowiak; Śliżewska, 2017).

FONTES E RECOMENDAÇÕES DE MAGNÉSIO

As principais fontes alimentares de magnésio são vegetais verde-escuros, grãos integrais, legumes, nozes, sementes, castanhas e amêndoas (Santos *et al.*, 2021). A recomendação dietética desse mineral varia de acordo com o sexo e a idade. O Quadro 1 mostra os valores recomendados para homens e mulheres de acordo com o Institute of Medicine (1997).

QUADRO 1 Valores de ingestão de magnésio recomendados

Faixa etária	Ingestão de magnésio (mg/dia)			
	AI	EAR	RDA	UL*
0-6 meses	30	–	–	–
7-12 meses	75	–	–	–
1-3 anos	–	65	80	65
4-8 anos	–	110	130	110
9-13 anos	–	200	240	350
14-18 anos	–	340[1]/300[2]	410[1]/360[2]	350
19-30 anos	–	330[1]/255[2]	400[1]/310[2]	350
31-50 anos	–	350[1]/265[2]	420[1]/320[2]	350
> 50 anos	–	350[1]/265[2]	420[1]/320[2]	350

AI: ingestão adequada; EAR: necessidade média estimada; RDA: ingestão diária recomendada; UL: limite superior tolerável de ingestão.
* UL para magnésio é estabelecido para fontes não alimentares, ou seja, suplementos.
[1] Homem.
[2] Mulher.
Fonte: adaptação de Institute of Medicine (1997).

MAGNÉSIO NO CONTROLE DE DESORDENS METABÓLICAS ASSOCIADAS À OBESIDADE

Participação do magnésio no metabolismo lipídico

Nas últimas décadas o interesse pela compreensão do papel do magnésio no metabolismo dos lipídios vem aumentando, já sendo evidenciado que esse mineral atua na expressão de genes, como o PPAR-gama, envolvido na regulação dos processos de adipogênese, lipólise e lipogênese (Zou *et al.*, 2022).

O papel do magnésio na regulação da biossíntese do colesterol tem merecido destaque, pois esse mineral reduz a atividade da enzima 3-hidroxi-3-metill-glutaril-CoA redutase (HMG-CoA redutase) e participa da ativação da enzima lecitina-colesterol aciltransferase (LCAT), que atua na redução das concentrações plasmáticas de lipoproteína de baixa densidade (LDL-c) e lipoproteína de muito baixa densidade (VLDL-c). Além disso, o magnésio favorece a redução da glicose-6-fosfato desidrogenase nos hepatócitos, enzima envolvida na lipogênese (Rosanoff; Seelig, 2004; Simental-Mendía *et al.*, 2017; Wei *et al.*, 2017).

O magnésio contribui para o aumento da atividade da lipase de lipoproteína (LPL) no tecido muscular, enzima importante para a redução das concentrações de triacilgliceróis e o aumento das concentrações de lipoproteína de alta densidade (HDL-c) (Pelczyńska; Moszak; Bogdański, 2022). Esse mineral também parece influenciar a atividade da enzima dessaturase delta-6, responsável pela conversão de ácido linoleico em ácido gama-linolênico, que favorece a formação de ácido di-homo-gama-linoleico (DGLA), precursor da prostaglandina E, que é um vasodilatador e inibidor da agregação plaquetária (Onor *et al.*, 2021). O Quadro 2 mostra as funções das enzimas que atuam regulando o metabolismo lipídico.

QUADRO 2 Funções de enzimas que atuam regulando o metabolismo lipídico

Enzima	Função
HMG-CoA redutase	É considerada a enzima-chave para a formação do colesterol, pois catalisa a redução de HMG-CoA em mevalonato.
LCAT	Enzima presente na estrutura da HDL-c, que participa do transporte de colesterol dos tecidos extra-hepáticos para o fígado.
LPL	Responsável pela hidrólise de triglicerídeos nos capilares, transformam quilomícrons e VLDL-c em partículas de lipoproteínas menores e aumentam as concentrações de HDL-c.
Dessaturase delta-6	Responsável pela conversão de ácido linoleico em ácido alfa-linolênico.

HDL-c: lipoproteína de alta densidade; HMG-CoA redutase: 3-hidroxi-3-metill-glutaril-CoA redutase; LCAT: lecitina-colesterol aciltransferase; LPL: lipase de lipoproteína; VLDL-c: lipoproteína de muito baixa densidade.
Fonte: elaboração das autoras.

Estudos foram conduzidos em humanos para elucidar os efeitos da deficiência de magnésio no metabolismo lipídico, já tendo sido demonstrado que ocorre aumento da biossíntese de ceramidas nessa condição, tendo em vista que esse mineral regula negativamente a atividade das enzimas serina palmitoil-CoA-transferase-1 e 2, que promovem os processos de aterogênese, angiogênese e respostas imune-inflamatórias (Altura *et al.*, 2018).

Cambray *et al.* (2020) observaram associação inversa entre magnésio sérico e as concentrações de triacilgliceróis e ácidos graxos não esterificados. Carvalho *et al.* (2020) demonstraram associação entre o consumo inadequado de magnésio e maior probabilidade de concentrações séricas elevadas de colesterol e triglicerídeos e concentrações reduzidas de HDL-c. A Figura 5 mostra a atuação do magnésio no controle das enzimas envolvidas no metabolismo lipídico.

Papel do magnésio na secreção da insulina

O magnésio desempenha um papel no processo de secreção da insulina pelas células beta pancreáticas, por meio de sua ação em quatro vias intracelulares (Gommers *et al.*, 2016; Manialawy *et al.*, 2020; Piuri; Zocchi; Porta, 2021):

1. Atividade da enzima glutationa quinase.

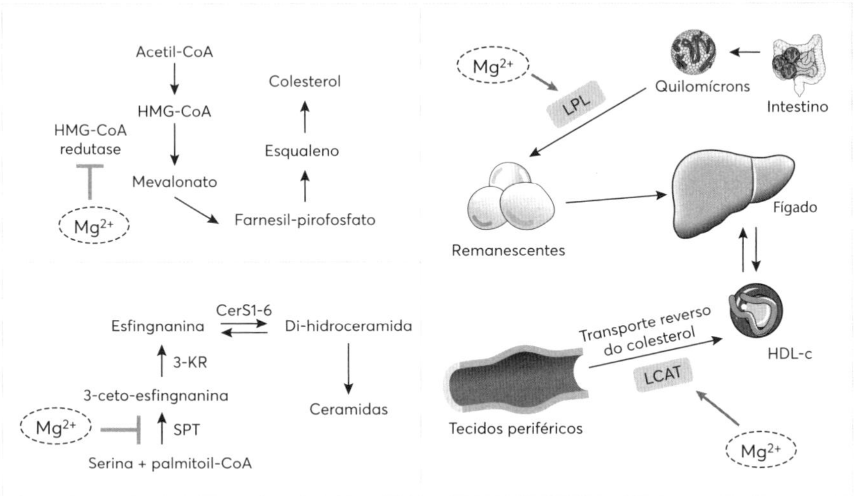

FIGURA 5 Atuação do magnésio no controle das enzimas envolvidas no metabolismo lipídico.

3-KR: 3-ceto-esfinganina redutase; CerS1-6: ceramida sintase; HDL-c: lipoproteína de alta densidade; HMG-CoA redutase: 3-hidroxi-3-metill-glutaril-CoA redutase; LCAT: lecitina-colesterol acil-transferase; LPL: lipase de lipoproteínas; Mg: magnésio; SPT: palmitoil-transferase.

Fonte: elaboração das autoras.

2. Cofator da enzima ATPase.
3. Despolarização da membrana da célula beta pancreática.
4. Atividade da proteína quinase C.

Em situações de elevadas concentrações de glicose no sangue, o magnésio atua como cofator na regulação da atividade da glutationa quinase, enzima que atua na conversão da glicose em glicose-6-fosfato nas células beta pancreáticas. Por meio da sua ação como cofator da enzima ATPase via o receptor sulfonilureias (SUR-1), regula a abertura do canal de potássio. Paralelamente, a produção excessiva de ATP decorrente da metabolização da glicose-6-fosfato leva ao fechamento dos canais de potássio, com consequente despolarização da membrana plasmática e abertura dos canais de cálcio. Como consequência, ocorre liberação dos grânulos de insulina via exocitose, caracterizando a secreção da insulina pelo pâncreas (Piuri; Zocchi; Porta, 2021).

Dessa forma, a deficiência em magnésio pode influenciar diretamente a conversão da glicose em glicose-6-fosfato e inibir a despolarização das células beta pancreáticas, o que compromete a liberação da insulina (Kostov, 2019). Na Figura 6 é apresentada a participação do magnésio na regulação da secreção de insulina pelas células beta pancreáticas.

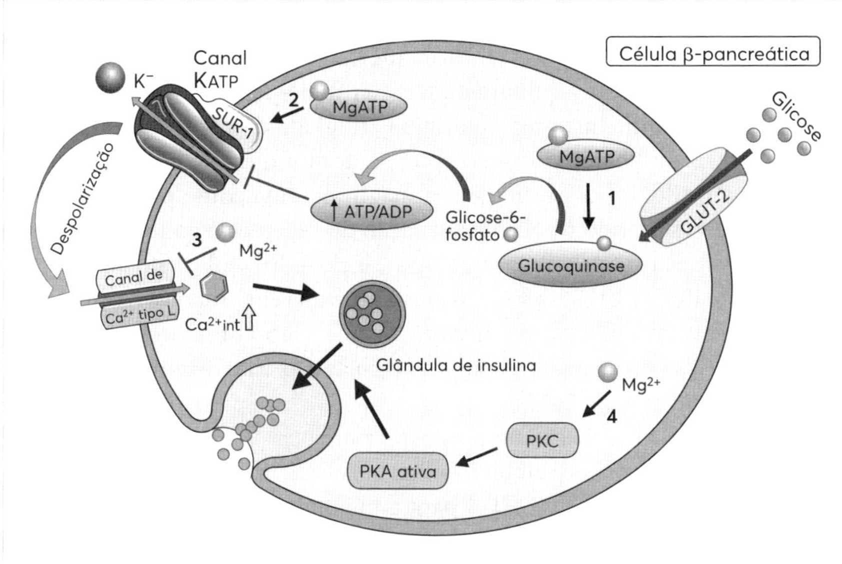

FIGURA 6 Ação do magnésio nas células beta pancreáticas.

ADP: adenosina difosfato; ATP: adenosina trifosfato; Ca^{2+}: cálcio; GLUT-2: transportador de glicose 2; K: potássio; Mg^{2+}: magnésio; MgATP: ATPase-magnésio; PKC: proteína quinase C; PKA: proteína quinase A ou proteína quinase dependente de AMP cíclico; SUR-1: receptor sulfonilureia.

Fonte: elaboração das autoras.

Outro mecanismo de ação do magnésio sobre a secreção de insulina se dá pela ativação da proteína quinase C, que por sua vez ativa a adenilato ciclase, promovendo a hidrólise de ATP, o que aumenta o conteúdo intracelular de AMPc, substrato com elevada afinidade pelos sítios de ligação da proteína quinase A ou proteína quinase dependente de AMP cíclico. A partir dessa ligação, a proteína quinase A contribui para o processo de secreção de insulina pelas células beta pancreáticas (Manialawy *et al.*, 2020).

A depleção de magnésio pode ser fundamental para a resistência à insulina, limitando seu papel em processos celulares vitais. Estudos de metanálises sugeriram que a correção da hipomagnesemia com suplementação oral a longo prazo melhora na sensibilidade à insulina e a glicose plasmática de jejum em pacientes com diabetes *mellitus* tipo 2 (Song *et al.*, 2007; Simental-Mendía *et al.*, 2017; Manialawy *et al.*, 2020).

Papel do magnésio na ação da insulina

O magnésio atua na via de sinalização da insulina em tecidos periféricos, ativando a tirosina quinase do receptor de insulina, fosforilação da subunidade beta desse receptor e fosforilação de seus substratos intracelulares necessários para a translocação da GLUT-4 (Kostov, 2019).

A ativação da tirosina quinase ocorre por meio da fosforilação dessa enzima, exercendo influência regulatória na atividade do receptor de insulina. Após a ligação do hormônio ao receptor, o domínio da tirosina quinase do receptor é ativado, processo no qual o magnésio atua como cofator da tirosina quinase, resultando na autofosforilação do receptor e na fosforilação da tirosina de várias proteínas intermediárias, incluindo o substrato do receptor de insulina 1 (IRS-1). O IRS-1 fosforilado em tirosina então acopla o receptor de insulina às vias de sinalização a jusante, agindo como uma proteína de acoplamento para as proteínas homólogas ao colágeno com domínio SH2 (Shc) (Simental-Mendía *et al.*, 2017).

A partir dessa fosforilação do IRS, ocorre uma cascata de eventos com ativação do substrato do receptor da insulina, ativando a via da PI3K, culminando com a translocação do GLUT-4 para a membrana celular e transporte da glicose para dentro da célula, por meio de mecanismo de transporte de difusão facilitada. O magnésio, além de atuar na fosforilação do IRS, também atua na fosforilação do PI3K e AKT (Matulewicz; Karczewska-Kupczewska, 2016).

Ressalta-se também uma ação indireta do magnésio na melhora da sinalização da insulina, considerando que esse mineral participa do sistema de defesa antioxidante e, com a redução das espécies reativas de oxigênio, pode evitar que ocorra a fosforilação das proteínas IRS em serinas, bem como a manifestação da resistência à insulina (Meo; Iossa; Venditti, 2017).

A resistência à insulina está associada à diminuição ou ausência de uma resposta biológica a seu receptor nos principais tecidos-alvo, particularmente fígado, músculo e tecido adiposo, bem como a produção excessiva de glicose pelas células hepáticas. Tal disfunção metabólica compromete a utilização da glicose, resultando em aumento compensatório na produção de insulina pelas células beta pancreáticas e, consequentemente, hiperglicemia e hiperinsulinemia. A etiologia da resistência à insulina é complexa, com alguns mecanismos já elucidados, quais sejam: estresse oxidativo e inflamação crônica de baixo grau, estresse do retículo endoplasmático, mutações no receptor de insulina e disfunção mitocondrial (Hamilton *et al.*, 2019; Kostov, 2019; Yaribeygi *et al.*, 2019).

Diante da complexidade na etiologia da resistência à insulina, pesquisas têm buscado identificar a contribuição de alguns minerais, como o magnésio, em mecanismos envolvidos nas vias de sinalização da ação desse hormônio. Nesse sentido, o magnésio desempenha função importante na absorção celular de glicose e na conversão de glicose em energia, além de ser essencial para a autofosforilação do receptor de insulina, e da enzima tirosina quinase, que exerce papel crucial na captação de glicose pelos tecidos muscular e adiposo. Assim, quantidades adequadas de magnésio acentuam a sensibilidade do receptor de ATP, bem como a atividade da enzima tirosina quinase (Gommers *et al.*, 2016; Kostov, 2019). A Figura 7 apresenta o impacto da deficiência de magnésio em vias de sinalização da ação da insulina.

DEFICIÊNCIA EM MAGNÉSIO NA OBESIDADE

Estudos apontam que o principal fator contribuinte para a deficiência em magnésio em indivíduos com obesidade é a ingestão reduzida de alimentos fontes desse nutriente, como vegetais verdes folhosos, cereais integrais, nozes e castanhas (Guerrero-Romero *et al.*, 2016; Morais *et al.*, 2017; Severo *et al.*, 2015).

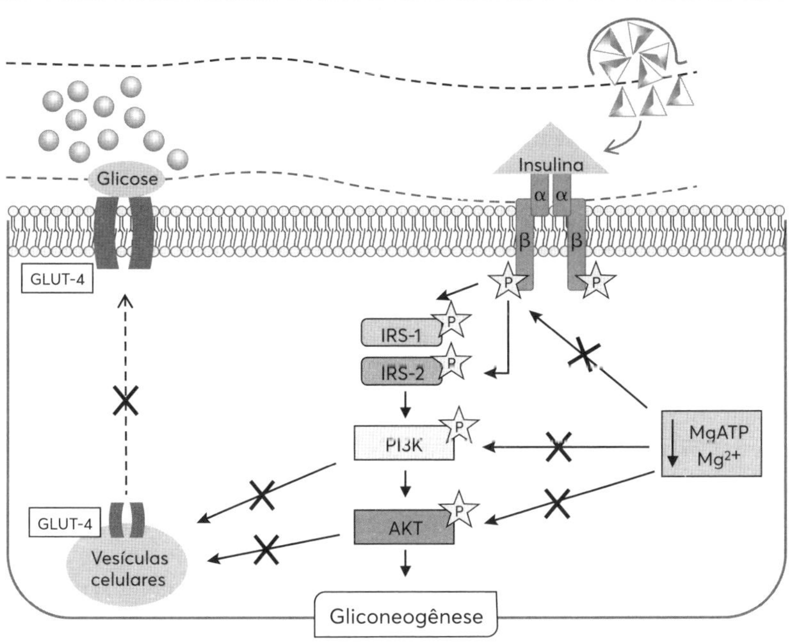

FIGURA 7 Impacto da deficiência de magnésio no desenvolvimento da resistência à insulina.

AKT: proteína quinase B; ATP: adenosina trifosfato; Ca^{2+}: cálcio; GLUT-4: transportador de glicose 4; IRS-1: substrato do receptor de insulina 1; IRS-2: substrato do receptor de insulina 2; Mg^{2+}: magnésio; MgATP: ATPase-magnésio; PI3K: fosfatidilinositol 3-quinase.

Fonte: elaboração das autoras.

Também tem sido demonstrado que a deficiência de magnésio em indivíduos com obesidade pode ser decorrente da presença da resistência à insulina, tendo em vista o papel desse hormônio na regulação da reabsorção do magnésio. Destaca-se que, em condições fisiológicas, a insulina exerce a função de estimular a atividade do canal TRPM-6, transportador de magnésio, para promover sua translocação para a membrana plasmática da célula renal via PI3K e Rac-1, favorecendo sua reabsorção renal (Takayanagi *et al.*, 2015).

No entanto, estudos mostram que em situações de resistência à insulina ocorre redução do processo de reabsorção tubular renal de magnésio, o que, por sua vez, eleva sua excreção na urina. Em pesquisa realizada por McNair *et al.* (1982) em pacientes com diabetes *mellitus* tipo 2, ocorreu redução da reabsorção tubular de magnésio associada a um quadro de hipermagnesúria.

O estudo de Takayanagi *et al.* (2015) verificou redução na expressão do TRPM-6 no túbulo contorcido distal de animais com obesidade e diabetes *mellitus* tipo 2, o que contribuiu para a redução da reabsorção do magnésio e por sua vez para a hipermagnesúria, o que promoveu a manifestação de um quadro de hipomagnesemia.

A pesquisa de Xu e Maalouf (2017) demonstrou que a hiperinsulinemia promove o transporte de magnésio do soro para o compartimento intracelular, contribuindo para o desenvolvimento de hipomagnesemia, tanto em indivíduos diabéticos tipo 2 quanto em não diabéticos. No estudo de Lecube *et al.* (2012) também foi evidenciado que a hiperglicemia contribuiu para a redução do magnésio sérico em indivíduos com obesidade grau 3, sendo esta associada com o grau do controle glicêmico do paciente.

Além da contribuição do processo de reabsorção renal, o metabolismo do magnésio também pode ser regulado pelo cálcio, pois esse mineral compete com o magnésio pelos mesmos transportadores na membrana da borda em escova das células intestinais e na membrana apical das células renais. Dessa forma, a ingestão excessiva de cálcio em detrimento do consumo de magnésio pode comprometer a absorção intestinal deste último micronutriente, e ainda o excesso de cálcio no organismo parece reduzir a reabsorção renal de magnésio, aumentando sua excreção urinária, o que favorece a hipomagnesemia (Voets *et al.*, 2004; Dimke; Hoenderop; Bindels, 2011; Bertinato *et al.*, 2014).

Hipomagnesemia e estresse oxidativo

Alguns estudos têm demonstrado a contribuição da hipomagnesemia no desenvolvimento do estresse oxidativo em indivíduos com obesidade, sendo alguns mecanismos fundamentados, como: redução na expressão e atividade de enzimas antioxidantes (glutationa peroxidase, superóxido dismutase e catalase), produção excessiva de espécies reativas de oxigênio, ativação de vias inflamatórias, aumento na concentração de cálcio intracelular, lipoperoxidação induzida pelo ferro, resistência à insulina, dislipidemias e disfunção endotelial (Hosseini; Saedisomeolia; Allman-Farinelli, 2017; Pelczyńska; Moszak; Bogdański, 2022).

A deficiência em magnésio acentua a produção de espécies reativas de oxigênio por reduzir a síntese do substrato glutationa no meio intracelular, uma vez que esse mineral atua como cofator das enzimas gama-glutamil-cisteína sintetase e glutationa sintetase, envolvidas na biossíntese da glutationa endógena. Além disso, esse mineral é necessário para a atividade da gama-glutamil-transpeptidase, enzima que disponibiliza a cisteína para ressíntese da glutationa endógena (Gaté *et al.*, 2011; Tohidi *et al.*, 2011; Morais *et al.*, 2017).

A hipomagnesemia pode comprometer o equilíbrio redox existente entre a glutationa reduzida e a oxidada, pois não há substrato suficiente para a regeneração da glutationa, e, consequentemente, a glutationa peroxidase tem sua atividade reduzida, levando ao estresse oxidativo (Kostov; Halacheva, 2018; Scibior *et al.*, 2021).

Associado a isso, a deficiência em magnésio aumenta a produção de espécies reativas de oxigênio e nitrogênio, como peróxido de hidrogênio, ânion superóxido, óxido nítrico e peroxinitrito, por aumentar a atividade das enzimas pró-oxidantes xantina oxidase, NADPH oxidase e o desacoplamento do óxido nítrico sintase, bem como a peroxidação lipídica catalisada pelo ferro (Rocha *et al.*, 2015; Sampaio *et al.*, 2014).

A hipomagnesemia também aumenta as concentrações de cálcio iônico intracelular, por meio da ativação dos receptores N-metil-D-aspartato (NMDR) nas células neurais e dos canais de cálcio tipo L no tecido adiposo. O excesso de cálcio intracelular, por sua vez, promove a infiltração de neutrófilos e macrófagos nos adipócitos e a ativação de vias inflamatórias, o que estimula a atividade das enzimas NADPH oxidase e óxido nítrico sintase (Hoorn; Zietse, 2013; Nielsen, 2018).

Alguns estudos têm demonstrado que a hipomagnesemia também contribui para o estresse oxidativo de forma indireta, uma vez que a deficiência em magnésio constitui fator relevante para o desenvolvimento de dislipidemias, descontrole glicêmico e resistência à insulina, pois compromete a autofosforilação da subunidade beta do receptor de insulina e a fosforilação de seus substratos, reduzindo a sensibilidade à ação desse hormônio (Bertinato *et al.*, 2015; Guerrero-Romero *et al.*, 2016).

SUPLEMENTAÇÃO COM MAGNÉSIO SOBRE DESORDENS METABÓLICAS NA OBESIDADE

Estudos têm sido conduzidos para avaliar o efeito da suplementação com magnésio na melhora de desordens metabólicas associadas à obesidade, por exemplo, da secreção e ação da insulina, dislipidemias, estresse oxidativo e inflamação crônica de baixo grau, e os resultados obtidos têm mostrado efeitos positivos (Solati *et al.*, 2019; Veronese *et al.*, 2021).

Pesquisas avaliaram o efeito da suplementação com óxido de magnésio sobre parâmetros do controle glicêmico e evidenciaram redução significativa da glicemia em jejum, glicose plasmática após 2 horas e do Homa-IR (*Homeostasis Model Assessment – Insulin Resistance*), o que contribuiu para a melhora na sensibilidade à insulina em indivíduos com obesidade (Veronese *et al.*, 2016; Veronese *et al.*, 2021).

Estudo de revisão sistemática demonstrou que a suplementação com magnésio melhora parâmetros do metabolismo lipídico, sendo tal efeito mais ressaltado quando o suplemento administrado é do tipo inorgânico. Embora a suplementação orgânica com magnésio esteja mais disponível no mercado do que a inorgânica, é importante observar o impacto de diferentes formulações ou sais sobre a biodisponibilidade do mineral. Além disso, a intervenção com esse mineral em indivíduos com hipomagnesemia parece ser mais eficiente do que em indivíduos com normomagnesemia (Coudray *et al.*, 2005; Guerrero-Romero; Jaquez-Chairez; Rodríguez-Morán, 2016; Asbaghi *et al.*, 2021).

A suplementação com magnésio também tem sido conduzida para o controle do processo inflamatório na obesidade. O estudo de Simental-Mendía *et al.* (2017) verificou que a intervenção com esse mineral reduz as concentrações da proteína C reativa (PCR) em indivíduos com inflamação (concentrações de PCR > 3 mg/dL). Recentemente Talebi *et al.* (2022) verificaram que a suplementação com dose diária de magnésio superior a 300 mg/dia promoveu efeito benéfico significativo na redução do processo inflamatório, mais especificamente nos valores de PCR.

No entanto, os dados sobre os benefícios da suplementação com magnésio na melhora de marcadores inflamatórios ainda são controvertidos. Tal inconsistência se deve ao fato de que o magnésio sérico responde bem à suplementação a curto prazo, no entanto o magnésio intracelular, que representa a maior parte do conteúdo total desse mineral no organismo, só responde à suplementação com o mineral quando esta é conduzida a longo prazo. Assim, para obtenção de efeitos positivos de intervenções com magnésio no controle de desordens metabólicas associadas à obesidade, o tempo de estudo deveria ser mais longo (Marques *et al.*, 2020).

Ainda, a distribuição do magnésio no organismo deve ser considerada, uma vez que a redução das concentrações desse mineral no soro ou plasma pode ser decorrente de mecanismos compensatórios para suprir as demandas e as funções metabólicas no espaço intracelular em tecidos específicos (Gommers *et al.*, 2019; Melo *et al.*, 2022). O Quadro 3 mostra estudos que avaliaram o efeito dose-resposta da suplementação com magnésio sobre desordens metabólicas associadas à obesidade.

QUADRO 3 Evidências científicas da suplementação com magnésio sobre desordens metabólicas associadas à obesidade

Estudo	Protocolo	Sujeitos	Desfecho
Solati *et al.* (2019)	Sulfato de magnésio Dose: 300 mg/dia Duração: 6 meses	Indivíduos com sobrepeso	Reduziu as concentrações séricas de insulina em jejum, Homa-IR, triacilglicerol e LDL-c. Aumentou a concentração sérica de HDL-c e a razão HDL-c/TG.
Joris *et al.* (2017)	Dose: 350 mg/dia de magnésio Duração: 24 semanas	Indivíduos com sobrepeso	Não apresentou efeito positivo em marcadores de inflamação crônica de baixo grau, sensibilidade à insulina e lipídios séricos.
Guerrero--Romero *et al.* (2015)	Cloreto de magnésio (30 mL $MgCl^2$ 5%) Dose: 382 mg/dia Duração: 16 semanas	Indivíduos pré--diabéticos	Reduziu glicemia em jejum. Reduziu glicemia pós-prandial. Reduziu Homa-IR.
Chacko *et al.* (2011)	Citrato de magnésio Dose: 500 mg/dia Duração: 8 semanas	Indivíduos com sobrepeso	Redução não significativa nas concentrações de insulina em jejum.

$MgCl^2$: cloreto de magnésio; Homa-IR: Homeostasis *Model Assessment – Insulin Resistance*; LDL-c: lipoproteína de baixa densidade; HDL-c: lipoproteína de alta densidade; TG: triglicerídeos.
Fonte: elaboração das autoras.

CONSIDERAÇÕES FINAIS

As pesquisas sobre a atuação do magnésio na etiopatogenia da obesidade e das desordens metabólicas associadas mostram a complexidade dos mecanismos envolvidos, embora evidenciem sua importância. Por outro lado, observa-se que indivíduos com obesidade consomem dietas com teor reduzido de magnésio, justificando uma orientação nutricional voltada para a ingestão de quantidades adequadas desse nutriente.

REFERÊNCIAS

ALTURA, B. M. *et al.* Magnesium deficiency, sphingolipids, and telomerase: relevance to atherogenesis, cardiovascular diseases, and aging. *In: Handbook of famine, starvation, and nutrient deprivation.* 2018. p. 1-23.

ASBAGHI, O. *et al.* The effects of magnesium supplementation on lipid profile among type 2 diabetes patients: a systematic review and meta-analysis of randomized controlled trials. *Biological Trace Element Research*, v. 199, n. 3, p. 861-873, 2021.

BAAIJ, J. H. F. The art of magnesium transport. *Magnesium Research*, v. 28, n. 3, p. 85-91, 2015.

BAAIJ, J. H. F.; HOENDEROP, J. G. J.; BINDELS, R. J. M. Regulation of magnesium balance: lessons learned from human genetic disease. *Clinical Kidney Journal*, v. 5, Suppl. 1, p. i15-i24, 2012.

BAAIJ, J. H. F.; HOENDEROP, J. G. J.; BINDELS, R. J. M. Magnesium in man: implications for health and disease. *Physiological Reviews*, v. 95, n. 1, p. 1-46, 2015.

BARBAGALLO, M.; DOMINGUEZ, L. Magnesium and aging. *Current Pharmaceutical Design*, v. 16, n. 7, p. 832-839, 2010.

BARBAGALLO, M.; VERONESE, N.; DOMINGUEZ, L. J. Magnesium in aging, health and diseases. *Nutrients*, v. 13, n. 2, p. 463, 2021.

BELIN, R. J.; HE, K. Magnesium physiology and pathogenic mechanisms that contribute to the development of the metabolic syndrome. *Magnesium Research,* v. 20, p. 107-129, 2007.

BERTINATO, J. *et al.* Small increases in dietary calcium above normal requirements exacerbate magnesium deficiency in rats fed a low magnesium diet. *Magnesium Research*, v. 27, n. 1, p. 35-47, 2014.

BERTINATO, J. *et al.* Lower serum magnesium concentration is associated with diabetes, insulin resistance, and obesity in South Asian and white Canadian women but not men. *Food & Nutrition Research*, v. 59, n. 103402, p. 1-9, 2015.

CAMBRAY, S. *et al.* Magnesium levels modify the effect of lipid parameters on carotid intima media thickness. *Nutrients*, v. 12, n. 9, p. 2631, 2020.

CARVALHO, L. M. F. *et al.* Association between magnesium, selenium and zinc consumption and lipid profile of Brazilian adolescents. *Revista Chilena de Nutrición*, v. 47, n. 5, p. 757-764, 2020.

CHACKO, S. A. *et al.* Magnesium supplementation, metabolic and inflammatory markers, and global genomic and proteomic profiling: a randomized, double-blind, controlled, crossover trial in overweight individuals. *Am J Clin Nutr*, v. 93, n. 2, p. 463-73, 2011.

COUDRAY, C. *et al.* Study of magnesium bioavailability from ten organic and inorganic Mg salts in Mg-depleted rats using a stable isotope approach. *Magnesium Research*, v. 18, n. 4, p. 215-223, 2005.

CURRY, J. N.; YU, A. S. L. Magnesium handling in the kidney. *Advances in Chronic Kidney Disease*, v. 25, n. 3, p. 236-243, 2018.

DASTGERDI, A. H.; RAD, M. G.; SOLTANI, N. Therapeutic effects of magnesium in insulin secretion and insulin resistance. *Adv Biomed Res*, v. 11, p. 54, 2022.

DEEPTI, R.; NALINI, G. Anbazhagan Relationship between hypomagnesemia and dyslipidemia in type 2 diabetes mellitus. *Asian J Pharm Res Health Care*, v. 6, p. 32-36, 2014.

DIMKE, H.; HOENDEROP, J. G.; BINDELS, R. J. Molecular basis of epithelial Ca^{2+} and Mg^{2+} transport: insights from the TRP channel family. *The Journal of Physiology*, v. 589, n. 7, p. 1535-1542, 2011.

ELLISON, D. H.; MAEOKA, Y.; MCCORMICK, J. A. Molecular mechanisms of renal magnesium reabsorption. *Journal of the American Society of Nephrology*, v. 32, n. 9, p. 2125-2136, 2021.

FIORENTINI, D. *et al.* Magnesium: biochemistry, nutrition, detection, and social impact of diseases linked to its deficiency. *Nutrients*, v. 13, n. 4, p. 1136, 2021.

GATÉ, K. M. *et al.* Accurate measurement of reduced glutathione in gamma-glutamyl transferase-rich brain microvessel fractions. *Brain Research*, v. 1369, p. 95-102, 2011.

GOMMERS, L. M. *et al.* Hypomagnesemia in type 2 diabetes: a vicious circle? *Diabetes*, v. 65, p. 3-13, 2016.

GOMMERS, L. M. M. *et al.* Low extracellular magnesium does not impair glucose-stimulated insulin secretion. *PLoS One*, v. 14, p. 1-7, 2019.

GUERRERO-ROMERO, F. *et al.* Oral magnesium supplementation improves glycaemic status in subjects with prediabetes and hypomagnesaemia: a double-blind placebo-controlled randomized trial. *Diabetes Metabolism*, v. 41, p. 202-207, 2015.

GUERRERO-ROMERO, F.; JAQUEZ-CHAIREZ, F.O.; RODRÍGUEZ-MORÁN, M. Magnesium in metabolic syndrome: a review based on randomized, double-blind clinical trials. *Magnesium Research*, v. 29, n. 4, p. 146-153, 2016.

GUERRERO-ROMERO, F. *et al.* Obesity and hypomagnesemia. *European Journal of Internal Medicine*, v. 34, n. 1, p. 29-33, 2016.

HAMILTON, K. P. *et al.* Insulin resistance and serum magnesium concentrations among women with polycystic ovary syndrome. *Curr Dev Nutr*, v. 3, p. 1-12, 2019.

HOORN, E. J.; ZIETSE, R. Disorders of calcium and magnesium balance: a physiology-based approach. *Pediatric Nephrology*, v. 28, n. 8, p. 1195-1206, 2013.

HOSSEINI, B.; SAEDISOMEOLIA, A.; ALLMAN-FARINELLI, M. Association between antioxidant intake/status and obesity: a systematic review of observational studies. *Biological Trace Element Research*, v. 175, n. 2, p. 287-297, 2017.

INSTITUTE OF MEDICINE. Food and Nutrition Board. *Dietary* reference intakes for calcium, phosphorus, magnesium, vitamin D and fluoride. Washington, DC: National Academy Press, 1997.

IUPAC (2015). *Periodic table:* archives (1999-2018). Disponível em: iupac.org/wp-content/uploads/2015/09/IUPAC_Periodic_Table-1May13.pdf. Acesso em: 6 fev. 2023.

JAHNEN-DECHENT, W.; KETTELER, M. Magnesium basics. *Clinical Kidney Journal*, v. 5, Suppl. 1, p. i3-i14, 2012.

JORIS, P. J. *et al.* Effects of long-term magnesium supplementation on endothelial function and cardiometabolic risk markers: a randomized controlled trial in overweight/obese adults. *Scientific Reports*, v. 7, n. 1, p. 106, 2017.

KASS, L. S.; POEIRA, F. The effect of acute vs chronic magnesium supplementation on exercise and recovery on resistance exercise, blood pressure and total peripheral resistance on normotensive adults. *Journal of the International Society of Sports Nutrition*, v. 12, n. 1, p. 19, 2015.

KOSTOV, K. Effects of magnesium deficiency on mechanisms of insulin resistance in type 2 diabetes: focusing on the processes of insulin secretion and signaling. *International Journal of Molecular Sciences*, v. 20, n. 6, p. 1351, 2019.

KOSTOV, K.; HALACHEVA, L. Role of magnesium deficiency in promoting atherosclerosis, endothelial dysfunction, and arterial stiffening as risk factors for hypertension. *International Journal of Molecular Sciences*, v. 19, n. 6, p. 1724, 2018.

LECUBE, A. *et al.* Diabetes is the main factor accounting for hypomagnesemia in obese subjects. *PLoS One*, v. 7, n. 1, p. 30599, 2012.

MANIALAWY, Y. *et al.* The magnesium transporter Nipal1 is a pancreatic islet-expressed protein that conditionally impacts insulin secretion. *Journal of Biological Chemistry*, v. 295, n. 29, p. 9879-9882, 2020.

MARKOWIAK, P.; ŚLIŻEWSKA, K. Effects of probiotics, prebiotics, and synbiotics on human health. *Nutrients*, v. 9, n. 9, p. 1021, 2017.

MARQUES, B. C. A. A. *et al.* Effects of oral magnesium supplementation on vascular function: a systematic review and meta-analysis of randomized controlled trials. *High Blood Pressure & Cardiovascular Prevention*, v. 27, p. 19-28, 2020.

MATULEWICZ, N.; KARCZEWSKA-KUPCZEWSKA, M. Insulin resistance and chronic inflammation. *Postepy Hig Med Dosw*, v. 20, p. 1245-1258, 2016.

MCNAIR, P. *et al.* Renal hypomagnesaemia in human diabetes mellitus: its relation to glucose homeostasis. *European Journal of Clinical Investigation*, v. 12, n. 1, p. 81-5, 1982.

MELO, S. R. S. *et al.* Participation of magnesium in the secretion and signaling pathways of insulin: an updated review. *Biological Trace Element Research*, v. 200, n. 8, p. 3545-3553, 2022.

MEO, S. D.; IOSSA, S.; VENDITTI, P. Skeletal muscle insulin resistance: role of mitochondria and ROS sources. *J Endocrinol*, v. 233, p. 15-42, 2017.

MORAIS, J. B. S. *et al.* Magnesium status and its association with oxidative stress in obese women. *Biological Trace Elem Research*, v. 175, n. 1, p. 306-311, 2017.

NIELSEN, F. H. Magnesium deficiency and increased inflammation: current perspectives. *Journal of Inflammation Research*, v. 11, p. 25-34, 2018.

OLIVEIRA, A. R. S. *et al.* Hypomagnesemia and its relation with chronic low-grade inflammation in obesity. *Revista da Associação Médica Brasileira*, v. 63, n. 2, p. 156-163, 2017.

ONOR, I. O. *et al.* Evaluation of serum magnesium differences in hypertensive crises and control patients: a randomly matched case-control study. *Journal Clinical Hypertensive* (Greenwich), v. 23, p. 6, n. 1229-1238, 2021.

PELCZYŃSKA, M.; MOSZAK, M.; BOGDAŃSKI, P. The role of magnesium in the pathogenesis of metabolic disorders. *Nutrients*, v. 14, n. 9, p. 1714, 2022.

PIURI, G.; ZOCCHI, M.; PORTA, M. D. Magnesium in obesity, metabolic syndrome, and type 2 diabetes. *Nutrients*, v. 13, p. 1-16, 2021.

REDDY, S. T.; SOMAN, S. S.; YEE, J. Magnesium balance and measurement. *Advances Chronic Kidney Disease*, v. 25, n. 3, p. 224-229, 2018.

ROCHA, V. S. *et al.* Association between magnesium status, oxidative stress and inflammation in preeclampsia: a case-control study. *Clinical Nutrition*, p. 1166-1171, 2014.

ROCHA, V. S. *et al.* Association between magnesium status, oxidative stress and inflammation in preeclampsia: a case control study. *Clinical Nutrition*, v. 34, n. 6, p. 1166-1171, 2015.

ROSANOFF, A.; SEELIG, M. S. Comparison of mechanism and functional effects of magnesium and statin pharmaceuticals. *Journal of the American College of Nutrition*, v. 23, n. 5, p. 501-505, 2004.

SAMPAIO, F. A. *et al.* Influence of magnesium on biochemical parameters of iron and oxidative stress in patients with type 2 diabetes. *Nutrición Hospitalaria*, v. 30, n. 3, p. 570-576, 2014.

SANTOS, L. R. *et al.* Magnesium parameters and their association with lipid metabolism markers in obese women. *Revista Chilena de Nutrición*, v. 48, n. 1, p. 80-88, 2021.

SCHUCHARDT, J. P.; HAHN, A. Intestinal absorption and factors influencing bioavailability of magnesium-an update. *Current Nutrition & Food Science*, v. 13, p. 260-278, 2017.

ŚCIBIOR, A. *et al.* Response of cytoprotective and detoxifying proteins to vanadate and/or magnesium in the rat liver: the Nrf2-Keap1 system. *Oxidative Medicine and Cellular Longevity*, v. 13, n. 2021, p. 8447456, 2021.

SEVERO, J. S. *et al.* Aspectos metabólicos e nutricionais do magnésio. *Nutrición Clínica y Dietética Hospitalaria*, v. 35, n. 2, p. 67-74, 2015.

SIMENTAL-MENDÍA, L. E. *et al.* Effect of magnesium supplementation on lipid profile: a systematic review and meta-analysis of randomized controlled trials. *European Journal of Clinical Pharmacology*, v. 73, n. 5, p. 525-536, 2017.

SOLATI, M. *et al.* Oral herbal supplement containing magnesium sulfate improve metabolic control and insulin resistance in non-diabetic overweight patients: a randomized double blind clinical trial. *Medical Journal of The Islamic Republic of Iran*, v. 33, p. 2, 2019.

SONG, Y. *et al.* Magnesium intake and plasma concentrations of markers of systemic inflammation and endothelial dysfunction in women. *The American Journal of Clinical Nutrition*, v. 85, n. 4, p. 1068-1074, 2007.

TAKAYANAGI, K. *et al.* Downregulation of transient receptor potential M6 channels as a cause of hypermagnesiuric hypomagnesemia in obese type 2 diabetic rats. *American Journal of Physiology Renal Physiology*, v. 308, n. 12, p. 1386-1397, 2015.

TALEBI, S. *et al.* The effect of oral magnesium supplementation on inflammatory biomarkers in adults: a comprehensive systematic review and dose-response meta-analysis of randomized clinical trials. *Biological Trace Element Research*, v. 200, n. 4, p. 1538-1550, 2022.

TOHIDI, M. *et al.* Intra-erythrocyte magnesium is associated with gamma-glutamyl transferase in obese children and adolescents. *Biological Trace Element Research*, v. 143, n. 2, p. 835-843, 2011.

VERONESE, N. *et al.* Effect of magnesium supplementation on glucose metabolism in people with or at risk of diabetes: a systematic review and meta-analysis of double-blind randomized controlled trials. *European Journal Clinical Nutritrion*, v. 70, p. 1354-1359, 2016.

VERONESE, N. *et al.* Oral magnesium supplementation for treating glucose metabolism parameters in people with or at risk of diabetes: a systematic review and meta-analysis of double-blind randomized controlled trials. *Nutrients*, v. 13, n. 11, p. 4074, 2021.

VOETS, T. *et al.* TRPM6 forms the Mg^{2+} influx channel involved in intestinal and renal Mg^{2+} absorption. *The Journal of Biological Chemistry*, v. 279, n. 1, p. 19-25. 2004.

WEI, C. C. *et al.* Magnesium reduces hepatic lipid accumulation in yellow catfish (Pelteobagrus fulvidraco) and modulates lipogenesis and lipolysis via PPARA, JAK-STAT, and AMPK pathways in hepatocytes. *The Journal of Nutrition*, v. 147, n. 6, p. 1070-1078, 2017.

XIE, C. *et al.* Magnesium isoglycyrrhizinate suppresses LPS-induced inflammation and oxidative stress through inhibiting NF-κB and MAPK pathways in RAW264.7 cells. *Bioorganic & Medicinal Chemistry*, v. 27, n. 3, p. 516-524, 2018.

XU, L. H.; MAALOUF, N. M. Effect of acute hyperinsulinemia on magnesium homeostasis in humans. *Diabetes/Metabolism Research and Reviews*, v. 33, n. 2, 2017.

YARIBEYGI, H. *et al.* Insulin resistance: review of the underlying molecular mechanisms. *Journal Cell Physiologic*, v. 234, n. 6, p. 8152-8161, 2019.

ZOU, Z. *et al.* Magnesium in aging and aging-related disease. *STEMedicine*, v. 3, n. 2, p. e119, 2022.

15

Selênio

Larissa Cristina Fontenelle
Tamires da Cunha Soares

INTRODUÇÃO

O selênio é um semimetal pertencente à família dos calcogênios, que também inclui os elementos oxigênio, enxofre, telúrio e polônio (Kieliszek, 2019). A principal propriedade química do selênio em sistemas biológicos trata de sua capacidade de ser tanto oxidado quanto reduzido, o que confere efetividade à sua participação em reações de oxirredução, especialmente naquelas que envolvem espécies reativas de oxigênio (Reich; Hondal, 2016).

Nos organismos vivos, o selênio pode ser encontrado na forma orgânica, como parte da estrutura de açúcares e de compostos metilados ou nitrogenados, bem como na forma inorgânica, sendo constituinte dos ânions selenito (SeO_3^{2-}), selenato (SeO_4^{2-}) e hidrosseleneto (HSe^-). É oportuno mencionar que o hidrosseleneto endógeno está em equilíbrio com a molécula gasosa seleneto de hidrogênio (H_2Se) e é o composto biologicamente mais relevante, representando um ponto central entre todas as vias metabólicas desse nutriente (Roman; Jitaru; Barbante, 2014; Kuganesan *et al.*, 2019).

O selênio foi descoberto pelo químico Jöns Jacob Berzelius em 1817, sendo inicialmente reconhecido por seu potencial tóxico e posteriormente por seu efeito benéfico na proteção contra o desenvolvimento de necrose hepática por meio de experimento realizado em modelo animal. A partir da identificação da importância desse nutriente, estudos foram conduzidos na perspectiva de elucidar suas diversas funções metabólicas e fisiológicas com impacto na saúde humana (Mehdi *et al.*, 2013; Schwarz, Foltz, 1957).

Atualmente, o selênio é considerado um nutriente essencial, pois é incorporado ao aminoácido selenocisteína, que auxilia na síntese de proteínas que desempenham funções fisiológicas importantes, denominadas selenoproteínas. Existem 25 selenoproteínas que são codificadas a partir do genoma humano, envolvidas em diversos processos metabólicos, como ação antioxidante, metabolismo de hormônios tireoidianos, imunomodulação, sinalização redox intracelular e síntese de DNA (Kaushal *et al.*, 2012; Mehdi *et al.*, 2013).

O corpo humano possui entre 10 e 20 mg de selênio, armazenado na forma de selenometionina entre órgãos e tecidos, sendo em torno de 30% nos músculos, 30% no fígado, 15% nos rins, 10% no sangue e 15% entre outros órgãos. Destaca-se que a utilização das reservas de selênio presentes principalmente no fígado e nos rins ocorre apenas em condições em que os valores de ingestão se encontram insuficientes para suprir a demanda de produção de novas selenoproteínas (Mehdi *et al.*, 2013; Mistry *et al.*, 2012).

FONTES E RECOMENDAÇÃO DE INGESTÃO DE SELÊNIO

Esse mineral está presente nas carnes (bovina, suína, frango, peixes), vísceras (fígado e rim), ovos, frutos do mar, leite e derivados, trigo e derivados, brócolis, couve-flor, couve-de-bruxelas, couve, mostarda, repolho, alho, cebola, cebolinha e oleaginosas. A castanha do Brasil é considerada sua principal fonte (Mehdi *et al.*, 2013; Roman; Jitaru; Barbante, 2014). As quantidades de selênio presentes no solo diferem de acordo com o local, o que torna seu conteúdo variável nos alimentos a depender da região de origem (Cardoso *et al.*, 2017).

Um aspecto importante diz respeito ao fato de existirem diferentes formas químicas do selênio nos alimentos que podem influenciar sua biodisponibilidade, sendo o selênio orgânico mais bem absorvido quando comparado à forma inorgânica. Os vegetais contêm esse oligoelemento na forma inorgânica selenato e nas formas orgânicas selenometionina, Se-metilselenocisteína e gama-glutamil-Se metilselenocisteína. Já os alimentos de origem animal contêm selênio em sua forma orgânica, principalmente nas formas selenometionina e selenocisteína (Mangiapane; Pessione; Pessione, 2014; Rayman; Infante; Sargent, 2008).

A ingestão dietética recomendada (RDA) de selênio é de 55 mcg/dia para adultos de ambos os sexos, sendo esta necessária para alcançar a atividade máxima da enzima glutationa peroxidase 3 (GPx3) no plasma. O valor médio estimado de ingestão (EAR) preconizado é de 45 mcg/dia para homens e mulheres (Tabela 1) (Institute of Medicine, 2006). Mais recentemente, o estudo de Kipp *et al.* (2015) trouxe uma nova recomendação de ingestão dietética de selênio. Nesse caso, levando em consideração as particularidades do peso corporal, os autores recomendam 1 mcg/kg/dia de selênio para atender às demandas metabólicas de cada indivíduo.

TABELA 1 Valores de referência de ingestão de selênio

Estágios da vida	Recomendações nutricionais (mcg/dia)			
	EAR	RDA	AI	UL
Crianças e adolescentes				
0-6 meses			15	45
7-12 meses			20	60
1-3 anos	17	20		90
4-8 anos	23	30		150
9-13 anos	35	40		280
14-18 anos	45	55		400
Adultos e idosos				
19-70 anos	45	55		400
≥ 70 anos	45	55		400
Grávidas				
≤ 18 anos	49	60		400
19-50 anos	49	60		400
Lactantes				
≤ 18 anos	59	70		400
19-50 anos	59	70		400

AI: ingestão adequada; EAR: necessidade média estimada; RDA: ingestão dietética recomendada; UL: limite superior tolerável de ingestão.
Fonte: Institute of Medicine (2006).

A ingestão de selênio inferior a 11 mcg/dia favorece a manifestação da anemia, redução do tônus muscular e opacificação das unhas. Situações de deficiência desse mineral contribuem para o desenvolvimento de cretinismo mixdematoso, doença de Keshan (cardiomiopatia necrosante), doença de Kashin-Beck (osteocondropatia) e miopatia periférica. Por outro lado, a ingestão de selênio superior a 400 mcg/dia, limite superior tolerável de ingestão, pode levar à selenose, caracterizada pela presença de paralisia cerebral, queda de cabelo, descamação da pele, fragilidade e quebra de unhas (Institute of Medicine, 2006; Martens; Martens; Cozzolino, 2012; Rayman; Infante; Sargent, 2008).

ASPECTOS METABÓLICOS DO SELÊNIO

Quanto ao metabolismo do selênio, destaca-se que as diferentes formas desse mineral são absorvidas em cerca de 70 a 80% pelo trato gastrointestinal, principalmente no duodeno, ceco e cólon. O selenito, por exemplo, é absorvido conjugado à glutationa (GSH) por meio de difusão simples; essa proteína promove redução do mineral para otimizar o processo de absorção. A absorção do selenato, por sua vez, ocorre por difusão passiva ou por trocadores de íons da família SLC26. As formas orgânicas do selênio são absorvidas pelas vias de transporte de aminoácidos (Mangiapane; Pessione; Pessione, 2014; Roman; Jitaru; Barbante, 2014).

Vale ressaltar que a absorção do selênio pode ser influenciada de forma positiva por sua forma química e pela presença de nutrientes facilitadores, a exemplo de proteínas e vitaminas (A e E), e pode ser comprometida quando a ingestão do mineral ocorre concomitantemente com alguns elementos, tais como enxofre, chumbo, arsênio, cálcio e sulfato de ferro (Mehdi *et al.*, 2013; Roman; Jitaru; Barbante, 2014).

Após a absorção, os compostos de selênio são transportados para o fígado, principal órgão envolvido na metabolização desse nutriente, onde a GSH contribui na formação do seleneto (HSe^-), forma biodisponível do selênio para a síntese de selenoproteínas, a exemplo da selenoproteína P (SelP) hepática e da GPx. Posteriormente, o selênio é transportado do fígado para os demais tecidos e órgãos por meio da SelP, representando por volta de 60 a 70% do conteúdo plasmático do mineral; o restante (20 a 30%) é conduzido pela glutationa peroxidase 3 (GPx3) (Fairweather-Tait *et al.*, 2011).

A excreção de selênio é influenciada pelo tipo de composto do mineral ingerido, pela composição nutricional da dieta, pelas concentrações desse nutriente no organismo e pela taxa de filtração glomerular, sendo a via urinária a principal forma de eliminação, seguida da via intestinal. O seleneto constitui o principal composto que dá origem aos metabólitos de selênio que são excretados. Nesse sentido, é importante ressaltar que, em situações de baixa ingestão de selênio, a excreção do mineral ocorre na forma de selenoaçúcar (1-beta-metilseleno-N-acetil-D-galactosomina). Por outro lado, em condições de consumo elevado, ocorre a metilação do seleneto, dando origem aos compostos demetilseleneto $[(CH_3)_2Se]$ e trimetilselênio $[(CH_3)_3Se^+]$, que são eliminados respectivamente pelas fezes, respiração e urina (Fairweather-Tait *et al.*, 2011; Mehdi *et al.*, 2013; Rayman; Infante; Sargent, 2008). A Figura 1 mostra os aspectos envolvidos no metabolismo do selênio.

AVALIAÇÃO DO ESTADO NUTRICIONAL DOS INDIVÍDUOS RELATIVO AO SELÊNIO

A literatura evidencia alguns biomarcadores, como análise da ingestão desse nutriente na dieta, concentrações sanguíneas e teciduais, bem como a excreção desse mineral. A análise da concentração e/ou atividade das selenoproteínas também constitui parâmetro para mensurar a ação do selênio no organismo.

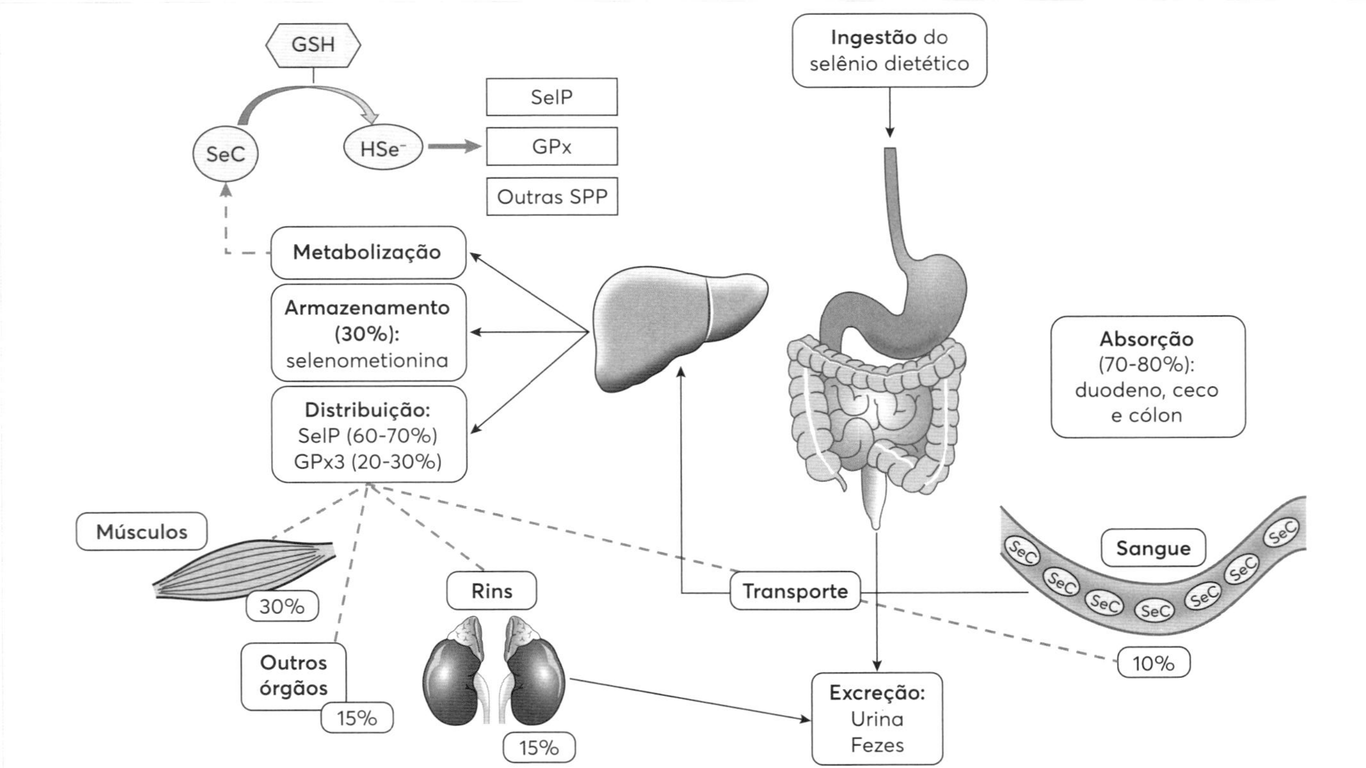

FIGURA 1 Metabolismo do selênio.

GPx: glutationa peroxidase; GSH: glutationa; HSe⁻: seleneto; SeC: compostos de selênio; SelP: selenoproteína P; SPP: selenoproteínas.

Fonte: elaboração das autoras.

Destaca-se que, na avaliação do selênio em grupos populacionais, deve-se considerar as quantidades desse mineral presentes no solo e em alimentos da região. De forma mais específica, em uma avaliação individual, o selênio pode ser analisado na urina, fezes, células da mucosa bucal, sangue total, plasma/soro, linfócitos, eritrócitos, cabelo e unhas (Fairweather-Tait *et al.*, 2011; Combs, 2015).

Sobre a análise da ingestão dietética de selênio, destaca-se que é considerada um marcador de baixa sensibilidade pela variabilidade elevada das quantidades desse nutriente no solo e, consequentemente, nos alimentos, o que implica diferenças nos teores de selênio quando se considera essa avaliação por meio de tabelas de composição de alimentos. Assim, esse parâmetro apresenta limitações, sendo necessária associação com outros marcadores para uma avaliação mais acurada (Combs, 2015; Donadio *et al.*, 2021).

Quanto aos biomarcadores bioquímicos do selênio, a análise das concentrações de selênio no plasma constitui um marcador de curto prazo, pois reflete parcialmente a absorção desse nutriente após a ingestão dietética, entretanto é o mais comumente utilizado na avaliação do estado nutricional dos indivíduos em relação a esse mineral. No entanto, esse parâmetro apresenta sensibilidade elevada, refletindo a quantidade do mineral incorporado em proteínas de forma específica e não específica (Combs, 2015; Donadio *et al.*, 2021).

O selênio eritrocitário é um biomarcador de longo prazo que sofre menos influência da quantidade de ingestão dietética. Em caso de inflamação sistêmica, a avaliação das concentrações eritrocitárias de selênio é mais eficiente em comparação ao selênio plasmático (Combs, 2015; Donadio *et al.*, 2021). O Quadro 1 apresenta os valores de referência propostos para as concentrações plasmáticas e eritrocitárias de selênio.

A concentração plasmática de SelP é considerada o melhor parâmetro para avaliar a quantidade de selênio ligada às selenoproteínas, sendo a principal proteína envolvida no transporte desse mineral no plasma. A concentração de SelP no plasma reflete suas reservas hepáticas e o transporte de selênio para outros tecidos (Burk; Hill, 2015). A avaliação da atividade das enzimas GPx1 nos eritrócitos e da GPx3 no plasma indica a resposta do selênio que foi consumido na dieta (Donadio *et al.*, 2021; Labunskyy; Hatfield; Gladyshev, 2014).

A excreção de selênio é avaliada por meio da determinação das quantidades desse mineral presentes na urina, cabelos e unhas, sendo o selênio urinário um biomarcador de curto prazo que reflete a quantidade desse nutriente que não foi armazenada pelo organismo. Por outro lado, o teor de selênio nos cabelos e unhas constitui um biomarcador de longo prazo, sendo que concentrações elevadas de selênio nesses tecidos podem indicar toxicidade (Combs, 2015; Donadio *et al.*, 2021).

QUADRO 1 Valores de referência para parâmetros bioquímicos do estado nutricional dos indivíduos relativo ao selênio

Parâmetro	Valor de referência	Critério	Referência
Selênio plasmático ou sérico	80-95 mcg/L	Maximização da atividade da GPx plasmática.	Thomson (2004)
	100-120 mcg/L	Maximização das concentrações da SelP plasmática.	Xia *et al.* (2010)
Selênio eritrocitário	0,16-0,55 mcg/gHb	Atividade da GPx eritrocitária.	Vitoux; Arnaud; Chappuis (1999)

GPx: glutationa peroxidase; SelP: selenoproteína P.
Fonte: elaboração das autoras.

FUNÇÕES METABÓLICAS DO SELÊNIO

Função antioxidante

A ação antioxidante é uma das principais funções desempenhadas pelo selênio no organismo, sendo exercida por meio da incorporação desse mineral em selenoproteínas. Nesse papel antioxidante, o selênio atua no combate ao estresse oxidativo, na modulação de vias de sinalização intracelular e no controle de qualidade da tradução de proteínas, o que implica sua participação em diversos processos fisiológicos (Steinbrenner; Speckmann; Klotz, 2016; Brigelius-Flohé; Flohé, 2017). Dentre as selenoproteínas antioxidantes, a GPx, a tioredoxina redutase (TrxR) e a SelP são aquelas que têm suas ações biológicas relativamente bem compreendidas (Labunskyy; Hatfield; Gladyshev, 2014).

A GPx corresponde a um grupo de enzimas capazes de catalisar a redução de hidroperóxidos inorgânicos ou orgânicos a água ou álcoois correspondentes, tendo como cofator principal a molécula glutationa (Zhang *et al.*, 2020). A família da GPx é composta por 8 isoformas dessa proteína, das quais 5 possuem o resíduo de selenocisteína em seu centro ativo: GPx1, GPx2, GPx3, GPx4 e GPx6. As GPx apresentam diferenças entre si quanto à estrutura, local de expressão e de atuação, bem como à afinidade por substratos e prioridade de quantidade de selênio para sua síntese (Roman; Jitaru; Barbante, 2014; Labunskyy; Hatfield; Gladyshev, 2014). As características das selenoproteínas do tipo GPx estão apresentadas no Quadro 2.

O papel antioxidante do selênio na reação catalisada pelas enzimas GPx inicia-se a partir da oxidação do selenol (GPx-SeH), presente no resíduo de selenocisteína, por um hidroperóxido (ROOH + H^+) com a formação de ácido selênico (GPx-SeOH). Em seguida, o ácido selênico liga-se ao grupo tiol da molécula de glutationa, gerando um composto intermediário (GPx-Se-SG),

QUADRO 2 Características das selenoproteínas pertencentes à família GPx

Tipos de GPx	Local de síntese	Função	Prioridade quanto ao selênio
GPx1	Todas as células.[1]	Proteção antioxidante.[1]	Baixa[2]
GPx2	Células do epitélio intestinal, principalmente na região das criptas.[2,3]	• Proteção do epitélio contra o dano de substâncias pró-oxidantes oriundas da alimentação ou da microbiota intestinal.[2,3] • Manutenção da homeostase da mucosa.[2,3]	Elevada[2]
GPx3	Células epiteliais do túbulo proximal e da cápsula de Bowman.[1,2,4]	• Representa 15-20% do selênio no plasma.[1,2,4] • Proteção antioxidante.[1,2,4]	Baixa[2]
GPx4	Principalmente em órgãos endócrinos.[2,4]	• Redução de hidroperóxidos lipídicos.[2,4] • Espermatogênese.[2,4] • Desenvolvimento embrionário.[2,4]	Intermediária a elevada[2]
GPx6	• Epitélio olfativo.[2] • Corpo estriado e córtex cerebral frontal.[3] • Durante o desenvolvimento embrionário.[2]	Desconhecida.[2,3]	Desconhecida[2]

GPx: glutationa peroxidase.
Fonte: Labunskyy; Hatfield; Gladyshev (2014)[1], Roman; Jitaru; Barbante (2014)[2], Zhang *et al.* (2020)[3]; Kurokawa, Berry (2013)[4].

que, ao reagir com uma segunda molécula de glutationa, restaura o selenol no centro ativo da GPx (Zhang *et al.*, 2020; Labunskyy, Hatfield e Gladyshev, 2014). A Figura 2 esquematiza a sequência de reações químicas que ocorrem durante a ação catalítica da GPx.

$$\text{(1)}\quad \text{GPx-SeH} + \text{ROOH} + H^+ \longrightarrow \text{GPx-SeOH} + \text{ROH}$$

$$\text{(2)}\quad \text{GPx-SeOH} + \text{GSH} \longrightarrow \text{GPx-Se-SG} + H_2O$$

$$\text{(3)}\quad \text{GPx-Se-SG} + \text{GSH} \longrightarrow \text{GPx-SeH} + \text{GSSG}$$

FIGURA 2 Sequência de reações químicas do processo catalítico da GPx.
GPx: glutationa peroxidase; GSH: glutationa; GSSG: glutationa oxidada; H^+: íon hidrogênio; H_2O: água; ROH: álcool; ROOH: hidroperóxido; SeH: selenol; SeOH: ácido selênico; Se-SG: selenol glutationilado.
Fonte: adaptação de Kurokawa; Berry (2013).

Por meio desse processo de neutralização de hidroperóxidos, a GPx desempenha papel importante na manutenção da homeostase redox celular, na modulação das vias de sinalização intracelular que utilizam o peróxido de hidrogênio, bem como na proteção das moléculas lipídicas contra o dano oxidativo (Labunskyy; Hatfield; Gladyshev, 2014).

Sobre a selenoproteína TrxR, esta é uma proteína homodimérica, cuja estrutura possui dois compostos essenciais para sua ação enzimática, a saber: o resíduo de selenocisteína, localizado próximo ao terminal carboxílico, e o grupo prostético dinucleotídeo de flavina e adenina (FAD), localizado na região N-terminal (Zhang *et al.*, 2020). A família da TrxR apresenta três isoformas, quais sejam: a TrxR1, presente no citosol e núcleo, a TrxR2, encontrada na mitocôndria, e a TrxR3, que contém um domínio adicional de glutarredoxina (Labunskyy; Hatfield; Gladyshev, 2014).

Destaca-se que as isoformas da TrxR catalisam reações de oxirredução de pontes dissulfeto de peptídeos e proteínas usando a molécula de NADPH como doadora de elétrons; o principal substrato utilizado nessa reação é a tioredoxina oxidada. No entanto, outras substâncias endógenas também podem ser alvo dessa enzima, a exemplo da glutationa oxidada, hidroperóxidos lipídicos, ácido desidroascórbico e proteína supressora de tumor p53 (Zhang *et al.*, 2020; Roman; Jitaru; Barbante, 2014). Dessa forma, a família TrxR desempenha papel importante na defesa antioxidante, ativação de fatores de transcrição e de crescimento celular, regulação da apoptose e maturação dos espermatozoides (Roman; Jitaru; Barbante, 2014; Labunskyy; Hatfield; Gladyshev, 2014).

A SelP destaca-se como a única selenoproteína que contém múltiplos resíduos de selenocisteína em sua composição. Um resíduo localizado na porção N-terminal é responsável por sua propriedade enzimática, que se assemelha à ação antioxidante da GPx contra hidroperóxidos lipídicos (Saito, 2020; Tsutsumi; Saito, 2020). Outro aspecto importante sobre a atuação da SelP diz respeito ao fato de essa proteína contribuir na detoxificação de metais pesados por meio de sua porção medial rica em resíduos de histidina, que apresentam elevada afinidade de ligação a metais como cádmio, cobre e mercúrio (Saito, 2020).

Função anti-inflamatória

A ação anti-inflamatória do selênio está intimamente ligada às propriedades antioxidantes desse mineral, pois as selenoproteínas regulam o estado de oxirredução de moléculas de vias de sinalização intracelular e de fatores de transcrição envolvidos na síntese de citocinas e eicosanoides (Koeberle; Kipp, 2018).

Nesse contexto, estudos *in vitro* e em modelo animal têm demonstrado que o selênio é capaz de inibir a ativação da proteína quinase ativada por mitógeno p38 (MAPKp38), da proteína ativadora 1 (AP-1) e do fator nuclear kappa-beta (NF-kappa-beta). A inibição desses fatores de transcrição resulta na redução da expressão gênica de moléculas pró-inflamatórias e pró-oxidantes, tais como o fator de necrose tumoral alfa (TNF-alfa), a interleucina (IL-) 1-beta e as enzimas cicloxigenase-2 (COX-2) e óxido nítrico sintase induzível (iNOS) (József; Filep, 2003; Kim *et al.*, 2004; Nelson; Lei; Prabhu, 2011; Youn *et al.*, 2008; Yun *et al.*, 2007).

Outra via molecular pela qual o selênio pode exercer ação anti-inflamatória consiste no receptor ativado por proliferadores de peroxissoma gama (PPAR-gama). O selênio favorece a ação do transdutor de sinal e ativador de transcrição 6 (STAT-6) e estimula a síntese da prostaglandina 15d-PGJ-2, contribuindo para a ativação do fator de transcrição PPAR-gama, o que induz o fenótipo anti-inflamatório M2 em macrófagos e reduz a expressão de moléculas pró-inflamatórias (TNF-alfa, IL-1-beta, IL-12 e iNOS) em macrófagos com fenótipo M1, atenuando dessa forma o processo inflamatório (Nelson; Lei; Prabhu, 2011).

Função tireoidiana

O selênio é um micronutriente essencial para a função adequada da glândula tireoide e metabolismo dos hormônios tireoidianos. A importância desse mineral foi reconhecida a partir do conhecimento de que a tireoide é um dos órgãos que contém maior concentração de selênio, recebendo quantidade prioritária do mineral em relação a outros tecidos corporais. Sobre a concentração de selênio na tireoide, destaca-se que as selenoproteínas que possuem propriedades antioxidantes são aquelas que mais contribuem para a concentração elevada de selênio nessa glândula, com destaque para a enzima GPx3 (Drutel; Archambeaud; Caron, 2013; Köhrle; Gärtner, 2009).

A presença das selenoproteínas é fundamental para proteger as células da tireoide contra o dano oxidativo, visto que a síntese dos hormônios tireoidianos envolve a produção de quantidade elevada de espécies reativas de oxigênio, em particular H_2O_2. É oportuno mencionar que a GPx3, ao controlar as concentrações de H_2O_2 no lúmen coloidal, atua indiretamente na regulação da eficiência da síntese hormonal (Drutel.; Archambeaud; Caron, 2013; Köhrle; Gärtner, 2009).

O selênio também está envolvido na otimização da captação de iodeto pelos tireócitos por induzir a expressão e a atividade do simportador sódio/iodeto, sendo essa ação exercida pela selenoproteína TrxR1, que propicia redução do fator de transcrição Pax8, favorecendo a ligação deste na região promotora do gene do simportador sódio/iodeto. Ressalta-se que o fator de transcrição Pax8 também está envolvido na regulação de vários genes na tireoide, o que demonstra a importância do selênio para a função adequada dessa glândula (Leoni *et al.*, 2015).

Associado a isso, o selênio participa do metabolismo dos hormônios tireoidianos por meio das selenoproteínas deiodinases, enzimas responsáveis pela ativação e inativação dos hormônios tireoidianos. Na ativação, as deiodinases catalisam a conversão do pró-hormônio tiroxina (T4) em tri-iodotironina (T3), forma biologicamente mais ativa. Já na inativação, as deiodinases catalisam a remoção de moléculas de iodo dos hormônios T4 e T3, formando tri-iodotironina reversa e di-iodotironina, respectivamente. Dessa forma, o selênio possibilita a síntese dos hormônios tireoidianos, regulando a biodisponibilidade destes para atuação metabólica nos órgãos centrais e periféricos, bem como favorece a reciclagem do iodo no organismo (St Germain; Galton; Hernandez, 2009).

Adipogênese

O selênio atua na modulação das etapas da adipogênese por meio do controle da homeostase redox celular exercido pelas selenoproteínas antioxidantes, uma vez que a adipogênese é um processo complexo que demanda a coordenação de múltiplas vias de sinalização, reguladas principalmente pelas concentrações intracelulares de peróxido de hidrogênio (Steinbrenner; Speckmann; Klotz, 2016).

Nesse sentido, destaca-se que durante a adipogênese ocorre aumento na expressão das selenoproteínas antioxidantes GPx, SelP e TrxR, o que contribui para impedir a formação excessiva de espécies reativas de oxigênio nos pré-adipócitos e, consequentemente, evitar o comprometimento da maturação das células adiposas (Rajalin *et al.*, 2014; Wang *et al.*, 2016a). Essas selenoproteínas também promovem a sinalização intracelular adequada da insulina durante o processo de adipogênese, favorecendo a conversão dos pré-adipócitos em adipócitos maduros por meio do estímulo à captação da glicose e lipogênese no tecido adiposo (Steinbrenner; Speckmann; Klotz, 2016).

Experimento realizado *in vitro* demonstrou expressão reduzida dos genes do fator de transcrição PPAR-gama e das enzimas lipase lipoproteica e ácido graxo sintase em pré-adipócitos 3T3-L1 com *knockdown* para SelP. Esses resultados sugerem a participação dessa selenoproteína antioxidante na modulação da adipogênese e lipogênese no tecido adiposo (Zhang; Chen, 2011).

De forma semelhante, o estudo de Hassan *et al.* (2014) demonstrou que o selenito promove a diferenciação de fibroblastos embrionários de frangos em adipócitos e estimula o acúmulo de lipídios no meio intracelular. Os autores verificaram que a exposição dos fibroblastos ao selênio ativa o PPAR-gama, marcador da adipogênese, e aumenta a expressão de genes envolvidos na captação de ácidos graxos e na síntese de triacilgliceróis (Hassan *et al.*, 2014).

Além disso, dados de estudo *in vitro* mostraram que o selênio estimula a proliferação de pré-adipócitos 3T3-L1 por induzir a expressão de proteínas envolvidas na progressão do ciclo celular e a ativação da via de sinalização da PI3K/AKT. Associado a isso, o estudo também revelou que esse mineral promove a migração dos pré-adipócitos por meio do aumento da expressão de metaloproteinases, processo relevante para a regeneração tecidual (Park *et al.*, 2014).

Wang *et al.* (2016a), em experimento conduzido com células-tronco estromais da medula óssea, verificaram que o selênio atua de diferentes formas durante o processo de adipogênese, sendo que na fase inicial o selenito promove acúmulo de gordura, proliferação e diferenciação adipogênica. No entanto, na fase tardia de diferenciação, o selenito inibe a síntese lipídica e estimula a lipólise.

Por outro lado, a literatura tem demonstrado que quantidades elevadas de selênio inibem a diferenciação de adipócitos, reduzindo a expressão gênica das proteínas PPAR-gama e C/EBP-alfa ainda nos estágios iniciais da adipogênese. Tal fato ocorre em função do aumento do estímulo da síntese da selenoproteína S (SelS), localizada no retículo endoplasmático, que atua na proteção contra o estresse oxidativo e a inflamação (Kim; Kim, 2018).

No entanto, em situação fisiológica, o estresse do retículo endoplasmático é importante para a fase inicial da adipogênese e está diretamente associado à degradação da SelS (Kim; Kim, 2013; Lee *et al.*, 2019). Assim, verifica-se que a exposição precoce de pré-adipócitos a quantidades excessivas de selênio aumenta a síntese da SelS, o que resulta na neutralização do estresse do retículo endoplasmático e, consequentemente, no bloqueio do processo de diferenciação das células adiposas (Kim; Kim, 2018).

O selênio, em quantidades elevadas na forma de selenato, também inibe o processo de adipogênese por ativar a via de sinalização do fator 1 de transformação do crescimento beta (TGF-beta-1), a qual limita o acúmulo de lipídios nos pré-adipócitos e modifica os componentes da matriz extracelular. Entretanto, nesse mesmo estudo, o selênio na forma de selenito não estimulou o processo de adipogênese (Kim *et al.*, 2012a).

Sobre a atuação do selênio na modulação da adipogênese, é oportuno destacar que esse mineral exerce funções dependentes do tipo de forma química, dosagem utilizada e período de exposição, sendo necessária a realização de mais pesquisas para ampliar o entendimento acerca da atuação desse nutriente e de seus compostos sobre o processo de diferenciação das células adiposas em organismos vivos.

SELÊNIO E OBESIDADE

Estado nutricional dos indivíduos relativo ao selênio na obesidade

Diversos estudos têm sido conduzidos na perspectiva de avaliar o estado nutricional dos indivíduos com obesidade em relação ao selênio, todavia os resultados evidenciados se apresentam de maneira controvertida e não conclusiva. Os resultados dessas pesquisas mostram correlações inversas entre o teor de selênio na dieta, concentrações do mineral no plasma e indicadores de adiposidade, a exemplo do índice de massa corporal (IMC), do percentual de gordura corporal e da circunferência da cintura (Wang *et al.*, 2016b; Zhong; Lin; Nong, 2018).

Nessa perspectiva, a literatura destaca que indivíduos com obesidade apresentam excesso de consumo de selênio ou ingestão insuficiente (Tureck *et al.*, 2017). Outro aspecto interessante é que os dados obtidos desses estudos não demonstram diferença no consumo de selênio entre indivíduos com obesidade e eutróficos (Accattato *et al.*, 2017; Larvie *et al.*, 2019).

A avaliação de selênio no plasma e no soro de indivíduos com obesidade mostra que as concentrações desse nutriente se encontram reduzidas ou aumentadas, no entanto alguns estudos não verificaram impacto da obesidade sobre tais parâmetros (Błażewicz *et al.*, 2015; Tinkov *et al.*, 2020). Por outro lado, a concentração de selênio nos eritrócitos de indivíduos com obesidade apresenta valores reduzidos (Fontenelle *et al.*, 2021; Oliveira *et al.*, 2021).

Alguns estudos que avaliaram a excreção de selênio mostram concentração elevada do mineral na urina de indivíduos com obesidade, o que parece refletir sua menor retenção no organismo (Fontenelle *et al.*, 2022b; Oliveira *et al.*, 2021). No entanto, a pesquisa realizada por Błażewicz *et al.* (2015) identificou concentrações reduzidas de selênio na urina de crianças e adolescentes com obesidade. A excreção de selênio em indivíduos com obesidade também tem sido avaliada no cabelo, e os resultados mostram valores superiores quando comparados a indivíduos eutróficos (Fatani *et al.*, 2016; Tinkov *et al.*, 2020).

A atividade da enzima glutationa peroxidase constitui outro parâmetro importante para avaliar o estado nutricional relativo ao selênio em indivíduos com obesidade. Algumas pesquisas têm demonstrado tanto aumento quanto redução na atividade dessa enzima (Čolak *et al.*, 2020; Woo *et al.*, 2012). As concentrações plasmáticas da SelP encontram-se elevadas em indivíduos com sobrepeso e obesidade quando comparados àqueles eutróficos (Chen *et al.*, 2017).

Ainda nessa temática, destacam-se os dados obtidos de uma revisão sistemática com metanálise desenvolvida para avaliar o estado nutricional de indivíduos com sobrepeso e obesidade em relação ao selênio. A análise reuniu 73 estudos conduzidos em populações de diferentes países, sexos e faixas etárias, considerando grande variedade de biomarcadores na avaliação do selênio e considerando como grupo de comparação indivíduos eutróficos. Os resultados demonstraram não haver diferença significativa entre os grupos avaliados no que concerne à ingestão dietética, selênio plasmático, sérico e concentrações de SelP. Por outro lado, as análises evidenciaram redução da atividade plasmática e eritrocitária da enzima glutationa peroxidase em indivíduos com sobrepeso e obesidade. Os marcadores de excreção do selênio se mostraram reduzidos na urina e nas unhas em situação de excesso de adiposidade (Fontenelle *et al.*, 2022a).

Participação do selênio em desordens metabólicas na obesidade

O selênio, por exercer diversas funções fisiológicas, metabólicas e moleculares, torna-se um elemento com capacidade de participar em mecanismos envolvidos na fisiopatologia da obesidade, atuando na proteção contra danos oriundos do estresse oxidativo, contribuindo para a resolução do processo inflamatório, além de melhorar a ação da insulina, a homeostase glicêmica, a função tireoidiana e a adipogênese no tecido adiposo. Por outro lado, destaca-se que, em situações de excesso de selênio, esse mineral contribui para potencializar as alterações metabólicas presentes na obesidade.

Assim, é necessário cautela no uso da suplementação com selênio como intervenção nutricional na obesidade, devendo esta ser recomendada especialmente para aqueles indivíduos com diagnóstico de deficiência desse elemento. A relação complexa entre o selênio e o risco de desenvolvimento de distúrbios metabólicos na obesidade é demonstrada na Figura 3.

Estresse oxidativo

O selênio é um micronutriente essencial para a função adequada do sistema de defesa antioxidante, atuando por meio das selenoproteínas na prevenção da formação de radicais livres e na restauração de substâncias antioxidantes endógenas (Zoidis *et al.*, 2018). Diante disso, considera-se que o selênio desempenha papel importante na proteção contra os danos causados pelas espécies reativas de oxigênio e nitrogênio produzidas em quantidades excessivas no organismo com obesidade.

A atuação do selênio contra o estresse oxidativo da obesidade parece ocorrer em diferentes etapas (Figura 4). Na fase inicial da manifestação da obesidade, o selênio presente nos tecidos de reserva pode ser direcionado para o plasma a fim de se tornar biodisponível para a síntese de selenoproteínas an-

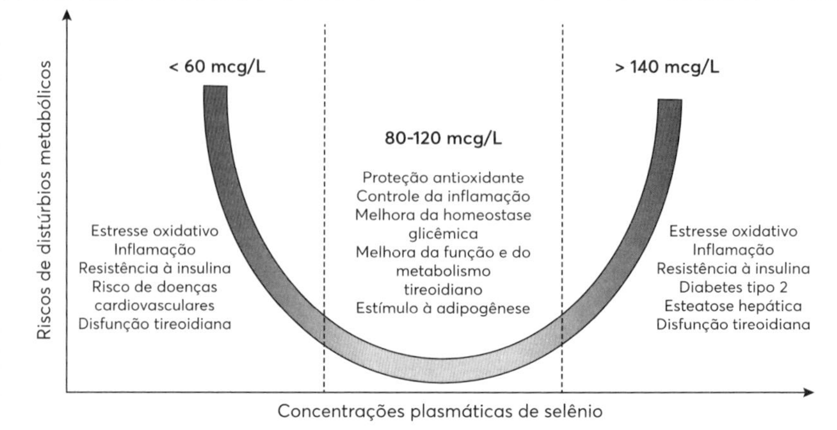

FIGURA 3 Relação entre as concentrações plasmáticas de selênio e o risco de desenvolvimento de distúrbios metabólicos na obesidade.

Os valores das concentrações plasmáticas de selênio apresentados na figura foram propostos por Duntas e Benvenga (2015) com base em estudos que investigaram a relação entre o selênio e desfechos em saúde. Os distúrbios metabólicos citados na figura foram incluídos pelas autoras deste capítulo considerando as evidências existentes acerca da relação entre o selênio e a obesidade.

Fonte: elaboração das autoras.

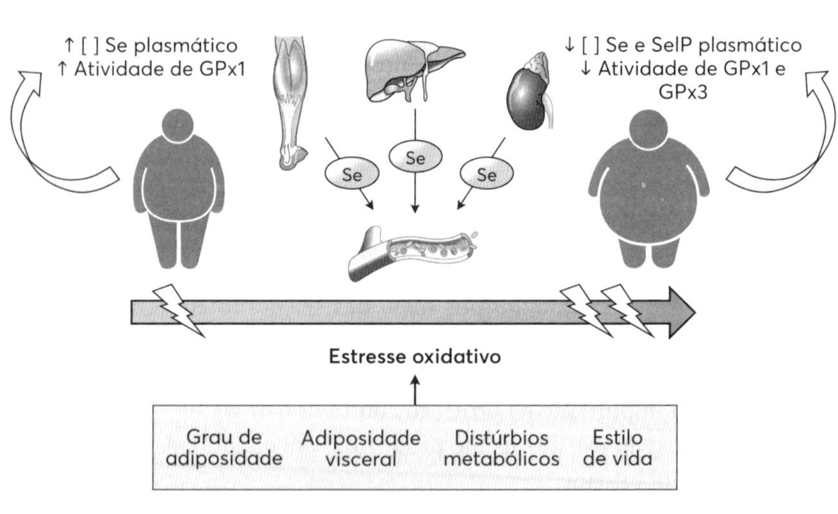

FIGURA 4 Relação entre o selênio e o estresse oxidativo na obesidade.

GPx: glutationa peroxidase; Se: selênio; SelP: selenoproteína P.

Fonte: elaboração das autoras.

tioxidantes nos órgãos com maior exposição às espécies reativas. Assim, nessa fase, é possível observar aumento das concentrações plasmáticas de selênio e da atividade de selenoenzimas sensíveis ao estresse oxidativo, a exemplo da GPx1. No entanto, com o avanço da disfunção do tecido adiposo, ocorre redução gradativa tanto da atividade de enzimas antioxidantes dependentes de selênio quanto das concentrações sanguíneas do mineral (Cayir *et al.*, 2014a; Olusi, 2002).

A Figura 4 ilustra fatores contribuintes para a manifestação do estresse oxidativo em indivíduos com obesidade, a exemplo do grau de adiposidade, adiposidade visceral, distúrbios metabólicos e estilo de vida. Tais fatores, pelo fato de potencializar o estresse oxidativo, aumentam a demanda de selênio para a ação antioxidante das selenoproteínas, o que, por sua vez, impacta nas concentrações desse nutriente no organismo.

Nesse sentido, estudo conduzido em modelo animal observou diminuição da expressão da GPx3 no tecido adiposo, bem como redução de suas concentrações e atividade no plasma. Associado a isso, a pesquisa também mostrou que a redução da síntese dessa enzima no tecido adiposo parece ser fator importante para comprometer a defesa antioxidante, inclusive de forma sistêmica, pois o tecido adiposo constitui um dos principais órgãos responsáveis pela secreção da GPx3 na corrente sanguínea (Lee *et al.*, 2008).

Nessa perspectiva, as pesquisas realizadas em seres humanos revelaram que o tecido adiposo subcutâneo de indivíduos com obesidade possui atividade e expressão proteica da GPx elevada, em particular quando associada a desordens metabólicas. Por outro lado, a análise do estado redox no tecido adiposo visceral não identificou alteração na atividade e expressão proteica da GPx, enquanto as concentrações da enzima NADPH oxidase e do composto 4-hidroxinonenal estavam elevadas. Assim, o tecido adiposo visceral parece mais suscetível aos danos decorrentes do estresse oxidativo, o que pode favorecer o desenvolvimento de comorbidades metabólicas importantes (Jankovic *et al.*, 2014).

Os resultados de metanálise recente que investigou o estado nutricional relativo ao selênio em indivíduos com sobrepeso e obesidade evidenciaram atividade significativamente reduzida da GPx eritrocitária e plasmática nos indivíduos com excesso de adiposidade, especialmente em adultos e naqueles que viviam em regiões com baixo ou moderado teor de selênio no solo. Tais dados corroboram a influência do grau de adiposidade sobre a atividade da GPx, bem como ressaltam a importância da ingestão de selênio para a defesa antioxidante na obesidade (Fontenelle *et al.*, 2022a).

Nessa perspectiva, um estudo foi conduzido para avaliar o efeito da suplementação com selênio (290 mcg/dia), utilizando castanha do Brasil, sobre marcadores da defesa antioxidante, e verificou aumento significativo da atividade da GPx eritrocitária em mulheres com obesidade. No entanto, a avaliação no dano ao DNA, um marcador do estresse oxidativo, mostrou redução significativa apenas no grupo de mulheres com fenótipo selvagem do polimorfismo Pro198Leu da GPx, sugerindo que a ação antioxidante dessa enzima na obesidade é influenciada pela existência de variações genéticas (Cominetti *et al.*, 2011, 2012).

A regulação da síntese da SelP em organismos obesos parece ser tecido-específica, de forma que suas concentrações no plasma não necessariamente refletem as quantidades em outros tecidos, a exemplo do tecido adiposo (Chen *et al.*, 2017). Sobre esse aspecto, ressalta-se que vários fatores podem influenciar as concentrações sanguíneas da SelP, tais como ingestão de selênio, resistência à insulina, inflamação e problemas hepáticos (Renko, 2018; Mao; Teng, 2013). No tecido adiposo, a presença do estresse oxidativo, em particular da espécie reativa peróxido de hidrogênio, constitui um dos principais fatores que inibem a transcrição gênica da SelP nos adipócitos (Zhang; Chen, 2011).

A expressão gênica da enzima TrxR está fortemente correlacionada com a porcentagem de gordura corporal no tecido adiposo subcutâneo de indivíduos não diabéticos. Tais modificações parecem ser decorrentes de uma resposta adaptativa ao excesso de ácidos graxos livres, os quais ativam vias relacionadas ao estresse oxidativo e a inflamação crônica. Além disso, o aumento da expressão gênica da TrxR1 ocorre paralelamente à redução na transcrição de genes pró-angiogênicos, todavia ainda não está esclarecida a implicação biológica dessa relação no contexto da fisiopatologia da obesidade (Das *et al.*, 2011).

Inflamação crônica de baixo grau

A inflamação crônica de baixo grau é considerada um dos principais fatores contribuintes para a disfunção do tecido adiposo, e está intimamente relacionada ao desenvolvimento de comorbidades associadas à obesidade. Nesse sentido, diversos estudos têm sido conduzidos para elucidar a contribuição de alguns nutrientes, como o selênio, no controle da síntese e atuação de citocinas pró-inflamatórias. A Figura 5 mostra a atuação anti-inflamatória do selênio em vias moleculares que possuem relevância no contexto da obesidade.

Pesquisas conduzidas em seres humanos sugerem que concentrações sanguíneas adequadas de selênio constituem fator protetor contra a inflamação crônica de baixo grau e que a deficiência nesse nutriente contribui para a progressão do processo inflamatório em indivíduos com obesidade. O estudo realizado recentemente por Fontenelle *et al.* (2022b) verificou que o selênio eritrocitário parece atuar reduzindo as concentrações séricas de IL-8 em mulheres

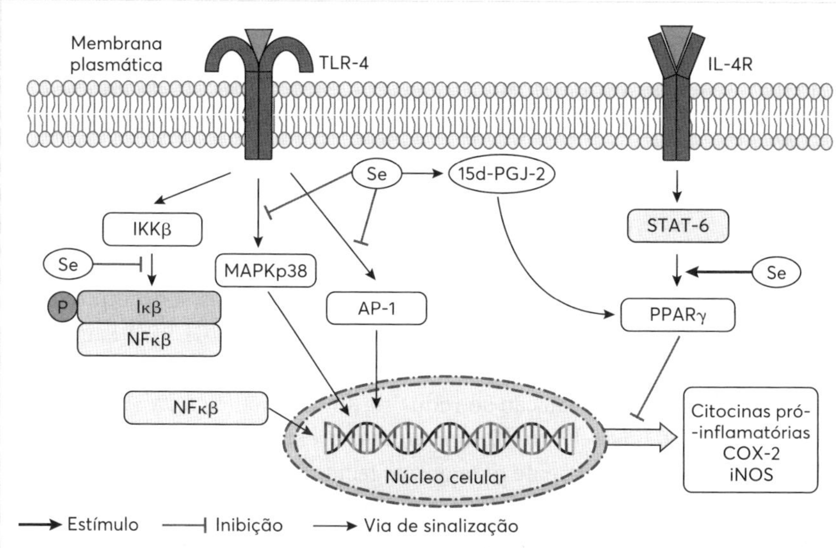

FIGURA 5 Mecanismos moleculares da ação anti-inflamatória do selênio.

15d-PGJ-2: 15-deoxi-delta-12,14-prostaglandina J-2; AP-1: proteína ativadora 1; COX-2: cicloxigenase-2; Iκβ: proteína inibitória de NF-kappa-beta; IKKβ: subunidade beta da quinase de I-kappa-beta; IL-4R: receptor da interleucina-4; iNOS: óxido nítrico sintase induzível; MAPKp38: proteína quinase ativada por mitógeno p38; NFκβ: fator nuclear kappa-B; P: fosforilação; PPARγ: receptor ativado por proliferadores de peroxissoma gama; Se: selênio; STAT-6: transdutor de sinal e ativador de transcrição 6; TRL-4: receptor *Toll-like-4*.

Fonte: elaboração das autoras.

obesas. De forma semelhante, Duarte *et al.* (2019) observaram correlação negativa entre as concentrações plasmáticas de SelP e as citocinas pró-inflamatórias IL-2, IL-6 e TNF-alfa.

A avaliação do efeito da suplementação com castanha do Brasil (1.261 mcg de selênio/dia) sobre parâmetros inflamatórios em mulheres com obesidade evidenciou correlação negativa entre o selênio plasmático e as citocinas IL-6 e interferon gama (IFN-gama). Todavia, a pesquisa mostrou correlação positiva entre o RNAm de marcadores inflamatórios e o estado nutricional dessas mulheres em relação ao selênio, considerando as diferenças das concentrações desses parâmetros entre os períodos anterior e posterior à suplementação. Tais resultados chamam a atenção para a possibilidade de o selênio induzir resposta pró-inflamatória quando ingerido em quantidades excessivas em longo prazo (Duarte *et al.*, 2019).

Um ponto importante nessa temática diz respeito ao fato de a inflamação crônica comprometer o metabolismo do selênio, sendo apontada como uma das possíveis causas para as concentrações sanguíneas reduzidas desse mineral em indivíduos com obesidade (Oliveira *et al.*, 2021; Feitosa *et al.*, 2017). O processo inflamatório é capaz de inibir a síntese de componentes importantes do sistema biológico de produção das selenoproteínas, tais como selenofosfato sintetase, fosfoseril-RNAt[Ser-Sec] quinase, selenocisteína sintase e fator de elongação de tradução da selenocisteína (eEFSec) (Renko *et al.*, 2009). Sobre esse aspecto, experimentos *in vitro* e em modelo animal demonstraram redução da expressão gênica da SelP, em particular no fígado, após exposição a compostos pró-inflamatórios, a exemplo da IL-6, TNF-alfa e lipopolissacarídeo (LPS) (Martitz *et al.*, 2015; Zhang; Chen, 2011; Renko *et al.*, 2009).

Destaca-se que a inflamação ao reduzir a síntese hepática da SelP compromete a quantidade de selênio disponível na corrente sanguínea e limita a distribuição desse micronutriente para outros tecidos corporais (Hill *et al.*, 2012). Sobre esse aspecto, a adiposidade visceral associada a distúrbios metabólicos parece ser um elo importante para alterar as concentrações plasmáticas/séricas de selênio decorrentes do processo inflamatório (Di Giuseppe *et al.*, 2017; Mutakin *et al.*, 2013).

É oportuno ressaltar que, quando ocorre inibição da síntese da SelP no fígado, o seleneto de hidrogênio é direcionado para a formação de compostos que são excretados pela via urinária, já sendo verificadas concentrações elevadas de selênio na urina ou maior *clearance* do elemento em indivíduos com obesidade quando comparados a eutróficos (Oliveira *et al.*, 2021; Fontenelle *et al.*, 2021; Hill *et al.*, 2012; Wastney *et al.*, 2011). A Figura 6 apresenta o impacto da inflamação sobre o metabolismo do selênio na obesidade.

Disfunção tireoidiana

A disfunção da glândula tireoide é uma desordem hormonal associada à obesidade que contribui para o desenvolvimento de diversas alterações metabólicas, a exemplo da dislipidemia e da hipertensão arterial sistêmica (Xu *et al.*, 2019). O selênio, por atuar no metabolismo da glândula tireoide, pode constituir ferramenta importante no controle da disfunção dessa glândula, em particular na obesidade (Figura 7) (Cayir *et al.*, 2014b; Fontenelle *et al.*, 2021; Mahmoodianfard *et al.*, 2015).

Sobre esse aspecto, Cayir *et al.* (2014b) investigaram a relação entre as concentrações séricas dos hormônios tireoidianos e de selênio em crianças e adolescentes com sobrepeso e obesidade submetidos a um tratamento para perda de peso com base na alimentação e exercício físico. Antes da intervenção, o selênio sérico correlacionou-se positivamente com as concentrações de T4 livre,

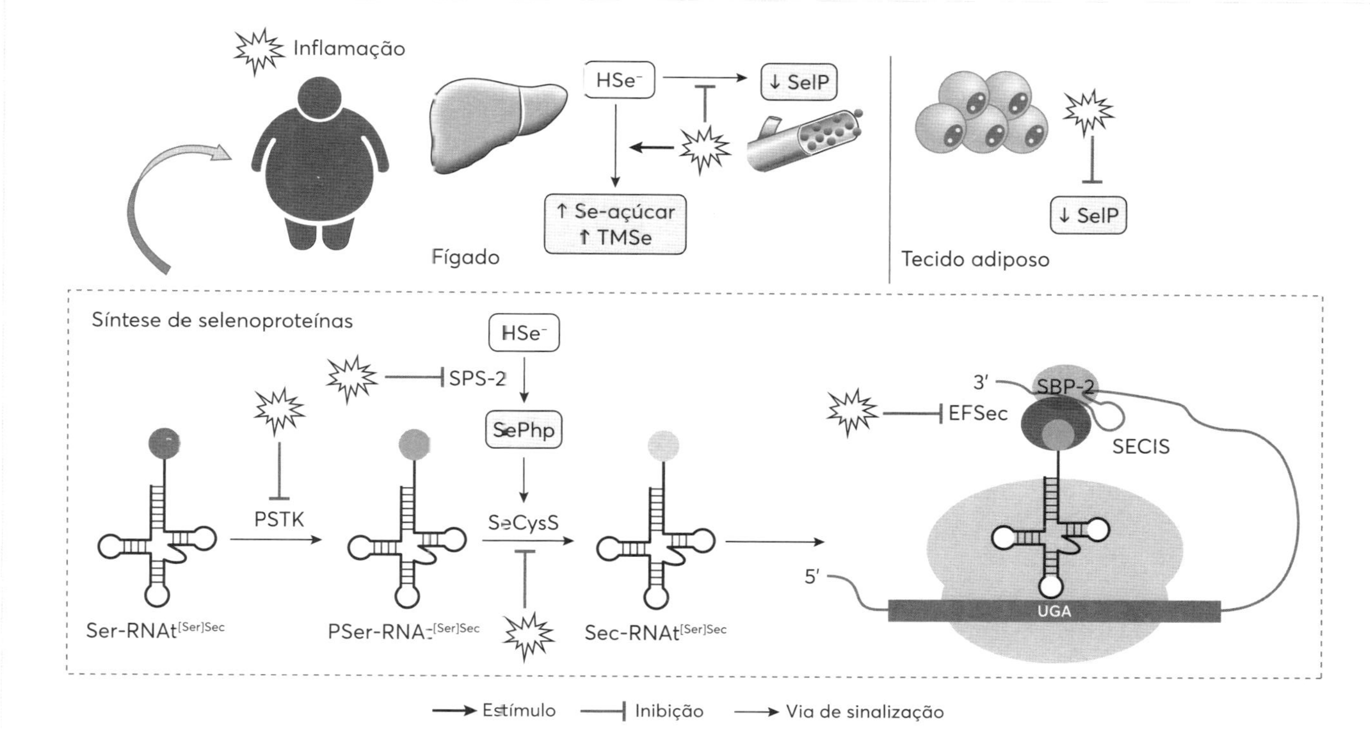

FIGURA 6 Impacto da inflamação sobre o metabolismo do selênio na obesidade.

EFSec: fator de elongação de tradução da selenocisteína; HSe^-: seleneto de hidrogênio; PSer-RNAt$^{[Ser]Sec}$: fosfoserina-RNAt; PSTK: fosfoseril-RNAt[Ser-Sec] quinase; RNAt: ácido ribonucleico transportador; SBP-2: proteína ligadora do elemento SECIS; Se-açúcar: selenoaçúcar; Sec: selenocisteína; SECIS: sequência de inserção da selenocisteína; Sec-RNAt$^{[Ser]Sec}$: selenocisteína-RNAt; SeCysS: selenocisteína sintase; SelP: selenoproteína P; SePhP: selenofosfato; SPS-2: selenofosfato sintetase-2; Ser: serina; Ser-RNAt$^{[Ser]Sec}$: serina-RNAt.

TMSe: trimetilselênio; UGA: códon uracila-guanina-adenina.

Fonte: elaboração das autoras.

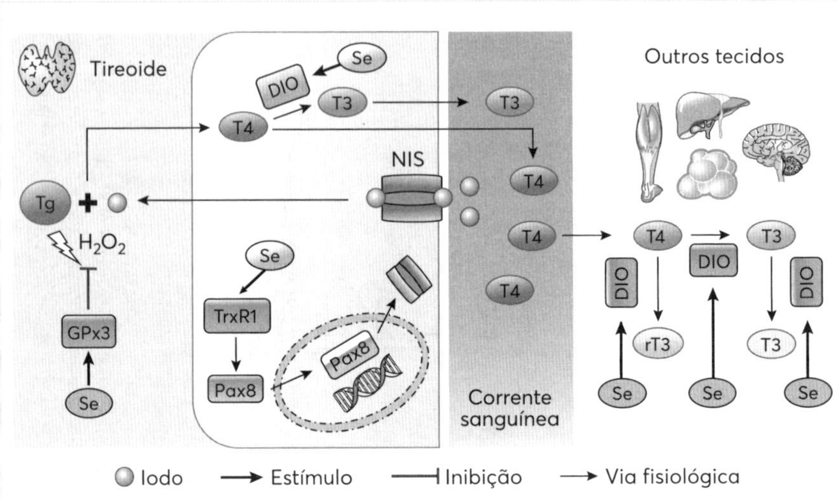

FIGURA 7 Participação do selênio no metabolismo dos hormônios tireoidianos.
DIO: deiodinase; GPx: glutationa peroxidase; H_2O_2: peróxido de hidrogênio; NIS: simportador sódio/iodeto; Pax8: proteína box pareada PAX8; rT3: tri-iodotironina reversa; Se: selênio; T2: di-iodotironina; T3: tri-iodotironina; T4: tiroxina; Tg: tireoglobulina; TrxR1: tioredoxina redutase-1.
Fonte: elaboração das autoras.

e após 6 meses de intervenção verificou-se correlação positiva entre as variações (diferença entre antes e depois) das concentrações de selênio sérico e de T3 livre.

Por outro lado, em mulheres com obesidade, observou-se correlação negativa entre o selênio plasmático e o T4 livre (Fontenelle *et al.*, 2021). Ressalta-se que, em ambos os estudos, os participantes não tinham nenhuma doença tireoidiana. Além disso, as crianças e adolescentes avaliados no primeiro estudo apresentaram concentrações sanguíneas de selênio superiores àquelas das mulheres avaliadas no segundo estudo. Tais diferenças devem ser consideradas para compreender a relação entre o selênio e os hormônios tireoidianos em indivíduos obesos.

Outro estudo conduzido sobre essa temática avaliou os efeitos da suplementação com selênio (200 mcg/dia) durante 12 semanas em mulheres com hipotireoidismo e sobrepeso/obesidade. Após a suplementação, verificou-se redução nas concentrações séricas de T3 e T4 totais, porém não houve mudanças nas quantidades do hormônio estimulador da tireoide (TSH) e da fração livre de T3 e T4. Assim, a suplementação com selênio não pareceu ter impacto fisiologicamente relevante na função tireoidiana das mulheres avaliadas. Vale mencionar que as participantes possuíam concentrações adequadas de selênio no sangue antes da intervenção (Mahmoodianfard *et al.*, 2015).

É importante destacar que a tireoide e as enzimas deiodinases contam com quantidade prioritária de selênio, de modo que suas funções são alteradas apenas em situações de deficiência grave do mineral, isto é, quando suas concentrações plasmáticas são inferiores a 65 mcg/L (Thomson, 2004; Köhrle, 2015). No entanto, considerando a regulação tecido-específica da expressão das deiodinases, é possível que ocorram situações de hipo ou hipertireoidismo intracelular mesmo em casos de deficiência mais leve de selênio (Schomburg, 2012). Tal situação necessita ser investigada por futuras pesquisas e pode ter relevância clínica no tratamento de indivíduos obesos, em particular daqueles que residem em regiões com baixo teor de selênio no solo e, portanto, são mais suscetíveis a desenvolverem deficiência desse micronutriente.

Adiposidade

Em situações de balanço energético positivo, o excesso de energia é armazenado por meio da expansão do tecido adiposo branco, processo que envolve tanto o aumento do estoque de lipídios nos adipócitos existentes quanto o recrutamento e a diferenciação de novos pré-adipócitos. Assim, na obesidade, a quantidade de energia a ser armazenada excede a capacidade do organismo, resultando em disfunção do tecido adiposo e desenvolvimento de doenças metabólicas (Hammarstedt *et al.*, 2018). O selênio tem sido investigado como um nutriente capaz de atuar como alvo terapêutico no controle da adiposidade por participar da modulação da adipogênese e do metabolismo lipídico, conforme ilustra a Figura 8.

Nesse sentido, Kim *et al.* (2012b) verificaram redução da gordura abdominal e do tamanho dos adipócitos, além de melhora nos parâmetros metabólicos, com a administração de selenito pela via intraperitoneal em ratos com obesidade e diabetes *mellitus*. Tais efeitos foram relacionados ao aumento da expressão de genes da beta-oxidação no tecido adiposo e fígado, induzido pelo selênio. Kim *et al.* (2015) também observaram redução da gordura corporal, porém sem alteração no tamanho dos adipócitos, e melhora da homeostase glicêmica após a suplementação com selenato em camundongos com obesidade induzida por dieta hiperlipídica. Nesse experimento, o selênio atuou inibindo vias moleculares associadas à hiperplasia adipocitária e lipogênese, além de ter reduzido a absorção intestinal de energia oriunda da dieta (Kim *et al.*, 2015).

De forma semelhante, estudo conduzido por Wang *et al.* (2016a) com camundongos obesos demonstrou que a suplementação com selenito favorece a redução do peso por meio do estímulo à lipólise associada à inibição da adipogênese. Todavia, os autores chamam a atenção para o risco de efeitos metabólicos indesejáveis, visto que os animais suplementados desenvolveram deposição ectópica de lipídios no fígado, além de apresentarem aumento

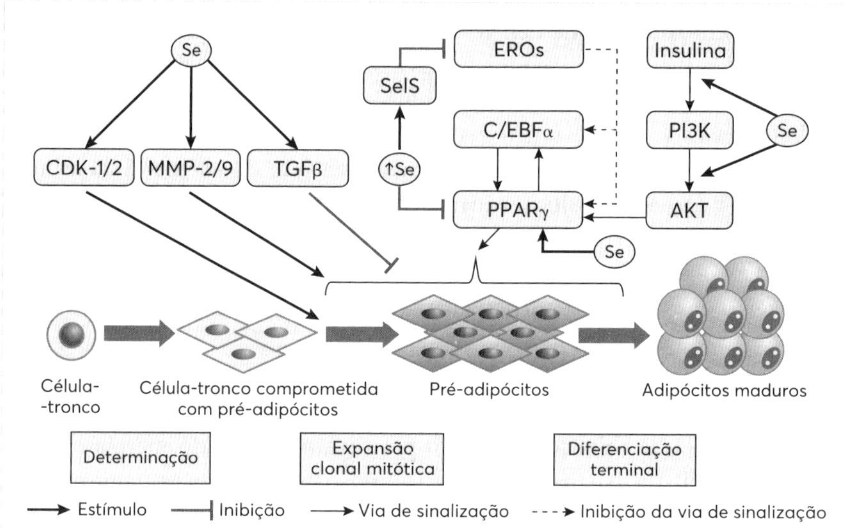

FIGURA 8 Mecanismos de ação do selênio sobre o processo de adipogênese.
AKT: proteína quinase B; CDK: quinase dependente de ciclina; C/EBFα: proteína alfa de ligação ao facilitador CCAAT; EROs: espécies reativas de oxigênio; MMP: metaloproteinase; PPARγ: receptor ativado por proliferadores de peroxissoma gama; PI3K: proteína fosfatidil inositol 3-quinase; Se: selênio; SelS: selenoproteína S; TGFβ: fator de transformação do crescimento beta.
Fonte: elaboração das autoras.

nos valores de marcadores do estresse oxidativo, disfunção mitocondrial e resistência à insulina.

Ainda sobre esse estudo, é oportuno mencionar que, quando a administração do selênio ocorreu antes do desenvolvimento da obesidade, esse nutriente promoveu a diferenciação de adipócitos, levando ao aumento da quantidade de tecido adiposo nos animais, ao mesmo tempo que protegeu contra o desenvolvimento de distúrbios metabólicos. Ressalta-se que, em ambas as situações, as selenoproteínas GPx1 e SelP foram identificadas como mediadoras dos efeitos do selênio (Wang *et al.*, 2016a).

Outra propriedade promissora do selênio foi evidenciada em pesquisa realizada com células mesenquimais oriundas de amostras de tecido adiposo humano, na qual o tratamento com selenocisteína melhorou a viabilidade e a capacidade proliferativa das células senescentes, provavelmente em razão da ação antioxidante e anti-inflamatória de selenoproteínas (Suh; Lee, 2017). Tais efeitos são relevantes, pois a senescência em células progenitoras tem sido apontada como uma das causas do comprometimento da adipogênese e da expansão hipertrófica no tecido adiposo subcutâneo de indivíduos obesos (Gustafson; Nerstedt; Smith, 2019).

Resistência à insulina

Alguns estudos têm demonstrado a importância do selênio no metabolismo da insulina, pois esse mineral tem função insulino-mimética, estimula a produção de insulina pelas células beta pancreáticas e participa de mecanismos envolvidos na transdução da cascata de sinalização desse hormônio por induzir a fosforilação de proteínas como o receptor de insulina, IRS-1 e AKT (Figura 9) (Campbell *et al.*, 2008; Ezaki, 1990; Stapleton *et al.*, 1997).

Nas últimas décadas, tem sido bastante investigado o metabolismo do selênio em indivíduos com obesidade, bem como sua possível participação na proteção contra a resistência à insulina. A partir dos dados desses estudos, verifica-se que os efeitos benéficos do selênio sobre a prevenção da resistência à insulina estão associados a seu comportamento insulino-mimético, ação antioxidante, regulação do estado redox celular e, ainda, sua importância para a síntese e atividade de selenoproteínas que influenciam na ativação de enzimas da cascata de sinalização da ação da insulina (Fontenelle *et al.*, 2018).

Em análise realizada em modelo animal de indução de diabetes, foi evidenciado que o selênio participa da ativação das proteínas IRS-1, PI3K e GLUT-4 no

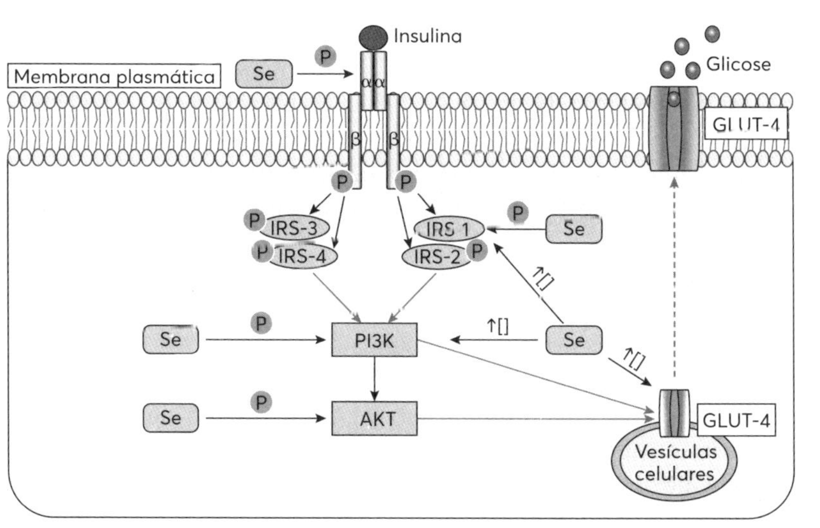

FIGURA 9 Funções fisiológicas do selênio sobre a via IRS/PI3K/AKT.

α: subunidade alfa do receptor da insulina; β: subunidade beta do receptor da insulina; AKT: proteína quinase B; GLUT-4: transportador de glicose 4; IRS-1 a 4: substratos do receptor de insulina; P: fosfato; PI3K: proteína fosfatidil inositol 3-quinase; Se: selênio.

Fonte: elaboração das autoras.

tecido muscular (Xu *et al.*, 2013). Nessa mesma temática, foi identificado que o selênio impulsionou a atividade da proteína PI3K em células insulino-sensíveis, independentemente da fosforilação do receptor da insulina (Heart; Sung, 2003).

Ainda em ensaios pré-clínicos, o selênio demonstra apresentar participação em outros aspectos relacionados à homeostase glicêmica, uma vez que está associado à otimização da expressão gênica do receptor do peptídeo semelhante ao glucagon-1 (GLP-1R), IRS-1 e pré-proinsulina, resultando na redução da hiperglicemia. Esses dados reforçam a influência desse mineral na expressão de proteínas envolvidas na cascata de sinalização da insulina (Barakat *et al.*, 2016; Barakat; Moustafa; Bikhazi, 2012).

É importante destacar a importância da atividade antioxidante exercida pelas selenoproteínas GPx e SelP sobre a redução da resistência à insulina (Alasfar *et al.*, 2011; Fejes *et al.*, 2017). Nesse sentido, considerando a importância do selênio na síntese de selenoproteínas, quando há deficiência desse mineral em pacientes com obesidade ocorre menor produção e atividade dessas enzimas, o que contribui para a gênese e a progressão da resistência à insulina (Cominetti *et al.*, 2012; Mehdi *et al.*, 2013). Em animais saudáveis, verificou-se que a deficiência em selênio está relacionada à expressão gênica e proteica de receptor de insulina, IRS-1, IRS-2, PI3K, AKT e transportadores de glicose em cardiomiócitos (Figura 10) (Yang *et al.*, 2017).

Vale ressaltar que, por meio da sinalização redox intracelular, as selenoproteínas atuam diminuindo a ativação de fatores transcricionais nucleares responsáveis pela indução da síntese de moléculas inflamatórias. A enzima GPx, em particular, inibe a translocação do fator nuclear kappa-B (NF-kappa-B), via inflamatória associada às muitas desordens metabólicas presentes na obesidade, entre as quais está a resistência à ação da insulina (Mattmiller; Carlson; Sordillo, 2013).

Por outro lado, deve-se chamar a atenção para o fato de que o consumo elevado de selênio em longo prazo pode propiciar reações moleculares associadas à manifestação da resistência à insulina (Stahel *et al.*, 2017; Stranges *et al.*, 2007). Sobre esse aspecto, o estudo conduzido por Stranges *et al.* (2007) evidenciou que a suplementação com 200 mcg/dia de selênio em longo prazo foi relacionada ao aumento do risco de desenvolvimento do diabetes *mellitus* em humanos. Outros estudos verificam associação positiva entre as concentrações séricas de selênio e a glicemia de jejum (Li *et al.*, 2018; Lu *et al.*, 2019).

Outros resultados importantes apontam que a suplementação com quantidades elevadas de selênio propiciou a oxidação hepática, redução da expressão dos IRS-1, IRS-2 e subunidades catalíticas de PI3K, bem como aumento da resistência à insulina, por inibir a via IRS/PI3K/AKT (Stahel *et al.*, 2017). O estudo de Jablonska *et al.* (2016), desenvolvido em humanos saudáveis, eviden-

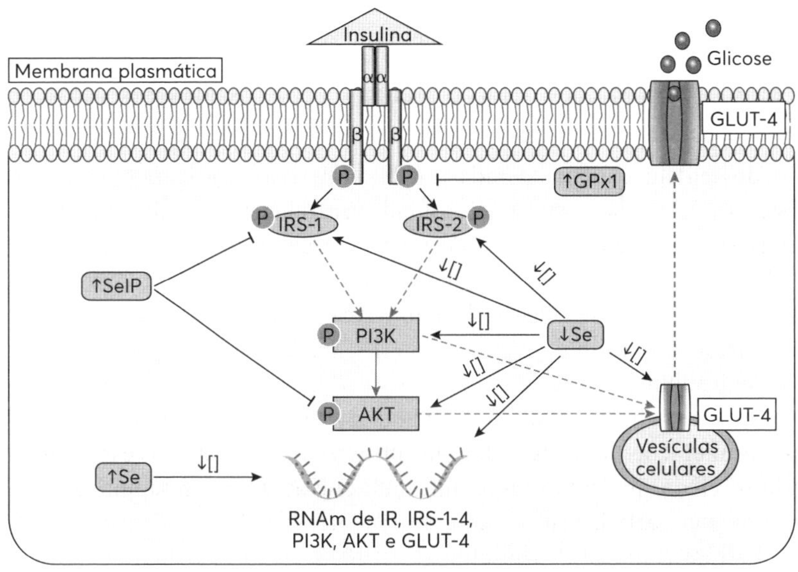

FIGURA 10 Ações adversas do selênio sobre a via IRS/PI3K/AKT.

α: subunidade alfa do receptor da insulina; β: subunidade beta do receptor da insulina; AKT: proteína quinase B; GLUT-4: transportador de glicose 4; ↑GPx1: superexpressão de glutationa peroxidase 1; IR: receptor de insulina; IRS-1 a 4: substratos do receptor de insulina; PI3K: proteína fosfatidil inositol 3-quinase; P: fosfato; RNAm: RNA mensageiro; ↓Se: deficiência de selênio; ↑Se: excesso de selênio; ↑SelP: superexpressão de selenoproteína P.

Fonte: elaboração das autoras.

ciou que a suplementação com 200 mcg/dia de selênio com levedura resultou em redução significativa da expressão do receptor de insulina.

Ainda sobre os efeitos adversos do excesso de selênio, destaca-se que o aumento demasiado da atividade ou expressão de algumas selenoproteínas pode resultar em efeitos negativos na ação dessas enzimas, contribuindo para o desequilíbrio no estado redox celular. A superexpressão da GPx1, decorrente da suplementação com selênio, está relacionada à redução da fosforilação do IRS-1 e IRS-2. A expressão elevada da SelP, por sua vez, reduz a fosforilação da proteína AKT no fígado e inibe a ativação de resíduos de tirosina presentes nos receptores de insulina, reduzindo a fosforilação do resíduo de serina do IRS-1 e prejudicando a sinalização desse hormônio (Stahel *et al.*, 2017; Wang *et al.*, 2014).

Mas é oportuno mencionar que indivíduos ou populações que apresentem estado nutricional adequado em relação ao selênio são beneficiados por esse nutriente. Por outro lado, a suplementação em populações que não apresentem deficiência pode trazer repercussões metabólicas importantes que favorecem impacto negativo na homeostase glicêmica (Wang *et al.*, 2014).

Dislipidemias

A dislipidemia é considerada um fator de risco fortemente associado à obesidade, particularmente à adiposidade central elevada, que aumenta a predisposição ao desenvolvimento de doenças cardiovasculares. Esse distúrbio metabólico é caracterizado por alterações do perfil de frações lipídicas, com altas concentrações de colesterol total, triacilgliceróis, LDL-c e ácidos graxos não esterificados, além da redução do HDL-c (Tangvarasittichai, 2015; Vekic; Ruotolo; Robbins, 2018).

Sobre esse aspecto, destaca-se o papel do estresse oxidativo para manifestação de alterações no padrão de concentração de lipoproteínas e fosfolipídios, sendo o selênio um importante nutriente que atua na defesa antioxidante, a partir de sua participação como componente estrutural das enzimas GPx e SelP (Kattoor *et al.*, 2017; Tousoulis *et al.*, 2015).

Em modelo animal, foi demonstrado que a suplementação com selênio pode contribuir para o controle do perfil lipídico, uma vez que concentrações reduzidas desse mineral refletiram em maior oxidação da LDL-c no interior de células endoteliais, fator que contribui para o desenvolvimento de dislipidemias (Lubos *et al.*, 2010). Nesse mesmo sentido, o estudo de Traulsen *et al.* (2004) demonstrou que a inibição de espécies reativas de oxigênio decorrente da ação da SelP foi associada a menor oxidação de LDL-c em células *in vitro*.

Pesquisas desenvolvidas em humanos com obesidade também mostram relação inversa entre o selênio e parâmetros do perfil lipídico. O estudo desenvolvido por Cominetti *et al.* (2012) demonstrou que, após suplementação com selênio por meio do consumo de castanha do Brasil, mulheres obesas apresentaram aumento significativo do HDL-c, resultando na melhora dos índices de Castelli I e II.

Apesar de apresentar funções relevantes para o organismo, os mecanismos que explicam a relação entre o selênio e a regulação do perfil lipídico em indivíduos obesos não se encontram totalmente descritos na literatura (Hosseini; Saedisomeolia; Allman-Farinelli, 2017). Uma explicação para o papel benéfico exercido por esse mineral sobre as frações lipídicas é sua participação no metabolismo do colesterol, por meio da inibição da expressão da 3-hidroxo-3-metilglutaril coezima A redutase (HMG-CoA redutase), que favorece a diminuição das concentrações de colesterol total, LDL-c e apoliproteínas B (Figura 11) (Yang *et al.*, 2010; Su *et al.*, 2015).

Nessa perspectiva, estudos demonstram relação inversa entre concentrações de selênio e marcadores do perfil lipídico, nos quais indivíduos com con-

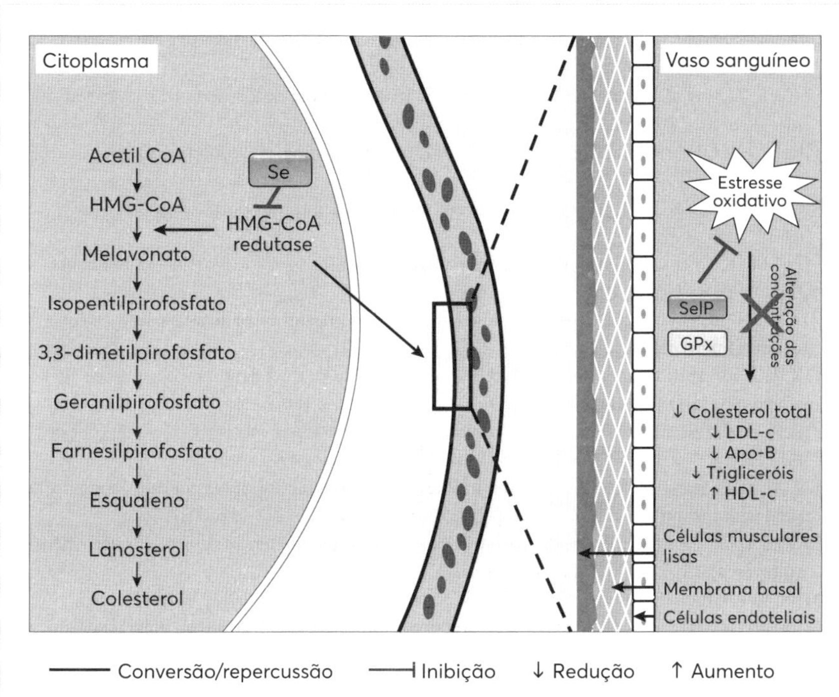

FIGURA 11 Relação entre o selênio e o metabolismo do colesterol e perfil lipídico.

Apo-B: apoliproteína B; Gpx: glutationa peroxidase; HDL-c: lipoproteína de alta densidade; HMG-CoA: 3-hidroxo-3-metilglutaril coezima A; HMG-CoA redutase: 3-hidroxo-3-metilglutaril coezima A redutase; LDL-c: lipoproteína de baixa densidade; Se: selênio; SelP: selenoproteína P.

Fonte: elaboração das autoras.

centrações séricas reduzidas de selênio apresentaram maior risco de desenvolvimento de dislipidemias (Ju *et al.*, 2017; Stranges *et al.*, 2010). Assim, o comprometimento do metabolismo do selênio em indivíduos com obesidade, que pode ser caracterizado por valores reduzidos desse mineral, pode comprometer a ação de selenoproteínas, resultando em maior suscetibilidade ao descontrole lipídico (Alasfar *et al.*, 2011; Fontenelle *et al.*, 2018).

REFERÊNCIAS

ACCATTATO, F. *et al.* Effects of acute physical exercise on oxidative stress and inflammatory status in young, sedentary obese subjects. *PLoS One*, v. 12, n. 6, p. e0178900, 2017.

ALASFAR, F. *et al.* Selenium is significantly depleted among morbidly obese female patients seeking bariatric surgery. *Obes Surg*, v. 21, n. 11, p. 1710-1713, 2011.

BARAKAT, G. M. *et al.* Effects of exendin-4 and selenium on the expression of GLP-1R, IRS-1, and preproinsulin in the pancreas of diabetic rats. *J Physiol Biochem*, v. 73, n. 3, p. 387-394, 2016.

BARAKAT, G. M.; MOUSTAFA, M. E.; BIKHAZI, A. B. Effects of selenium and exendin-4 on glucagon-like peptide-1 receptor, IRS-1, and Raf-1 in the liver of diabetic rats. *Biochem Genet*, v. 50, n. 11-12, p. 922-935, 2012.

BŁAŻEWICZ, A. *et al.* Serum and urinary selenium levels in obese children: A cross-sectional study. *J Trace Elem Med Biol*, v. 29, p. 116-122, 2015.

BRIGELIUS-FLOHÉ, R.; FLOHÉ, L. Selenium and redox signaling. *Arch Biochem Biophys*, v. 617, p. 48-59, 2017.

BURK, R. F.; HILL, K. E. Regulation of selenium metabolism and transport. *Annu Rev Nutr*, v. 35, p. 109-34, 2015.

CAMPBELL, S. C. *et al.* Selenium stimulates pancreatic beta-cell gene expression and enhances islet function. *FEBS Letters*, v. 582, n. 15, p. 2333-2337, 2008.

CARDOSO, B. R. et al. Brazil nuts: nutritional composition, health benefits and safety aspects. Food Research International, v. 100, p. 9-18, 2017.

CAYIR, Y. *et al.* Antioxidants status in blood of obese children: the relation between trace elements, paraoxonase, and arylesterase values. *Biol Trace Elem Res*, v. 160, n. 2, p. 155-60, 2014a.

CAYIR, A. *et al.* Thyroid functions and trace elements in pediatric patients with exogenous obesity. *Biol Trace Elem Res*, v. 157, n. 2, p. 95-100, 2014b.

CHEN, M. *et al.* Selenoprotein P is elevated in individuals with obesity, but is not independently associated with insulin resistance. *Obes Res Clin Pract*, v. 11, n. 2, p. 227-232, 2017.

ČOLAK, E. *et al.* The impact of obesity to antioxidant defense parameters in adolescents with increased cardiovascular risk. *J Med Biochem*, v. 39, n. 3, p. 346-354, 2020.

COMBS, G. F. J. Biomarkers of selenium status. *Nutrients*, v. 7, n. 4, p. 2209-2236, 2015.

COMINETTI, C. *et al.* Associations between glutathione peroxidase-1 Pro198Leu polymorphism, selenium status, and DNA damage levels in obese women after consumption of Brazil nuts. *Nutrition*, v. 27, n. 9, p. 891-896, 2011.

COMINETTI, C. *et al.* Brazilian nut consumption improves selenium status and glutathione peroxidase activity and reduces atherogenic risk in obese women. *Nutr Res*, v. 32, n. 6, p. 403-407, 2012.

DAS, S. K. *et al.* An integrative genomics approach identifies activation of thioredoxin/thioredoxin reductase-1-mediated oxidative stress defense pathway and inhibition of angiogenesis in obese nondiabetic human subjects. *J Clin Endocrinol Metab.*, v. 96, n. 8, p. E1308-E1313, 2011.

DI GIUSEPPE, R. *et al.* Circulating selenoprotein P levels in relation to MRI-derived body fat volumes, liver fat content, and metabolic disorders. *Obesity (Silver Spring)*, v. 25, n. 6, p. 1128-1135, 2017.

DONADIO, J. L. S. *et al.* The influence of nutrigenetics on biomarkers of selenium nutritional status. *Nutr Rev*, v. 79, n. 11, p. 1259-1273, 2021.

DRUTEL, A.; ARCHAMBEAUD, F.; CARON, P. Selenium and the thyroid gland: more good news for clinicians. *Clin Endocrinol (Oxf)*, v. 78, n. 2, p. 155-164, 2013.

DUARTE, G. *et al.* Consumption of Brazil nuts with high selenium levels increased inflammation biomarkers in obese women: a randomized controlled trial. *Nutrition*, v. 63-64, p. 162-168, 2019.

DUNTAS, L. H.; BENVENGA, S. Selenium: an element for life. *Endocrine*, v. 48, n. 3, p. 756-775, 2015.

EZAKI, O. The insulin-like effects of selenate in rat adipocytes. *J Biol Chem*, v. 265, n. 2, p. 1124-1128, 1990.

FAIRWEATHER-TAIT, S. J. *et al.* Selenium in human health and disease. *Antioxid Redox Signal*, v. 14, n. 7, p. 1337-1383, 2011.

FATANI, S. H. *et al.* Trace element alterations in the hair of diabetic and obese women. *Biol Trace Elem Res*, v. 174, n. 1, p. 32e9, 2016.

FEITOSA, M. M. *et al.* Selenium status and its relation to markers of oxidative stress in obese women. *Rev de Aliment Hum*, v. 23, n. 2-3, p. 1-11, 2017.

FEJES, Z. *et al.* Hyperglycaemia suppresses microRNA expression in platelets to increase P2RY12 and SELP levels in type 2 diabetes mellitus. *Thromb Haemost*, v. 117, n. 3, p. 529-542, 2017.

FONTENELLE, L. C. *et al.* The role of selenium in insulin resistance. *Braz J Pharm Sci*, v. 54, n. 1, p. 1-11, 2018.

FONTENELLE, L. C. *et al.* Selenium status and its relationship with thyroid hormones in obese women. *Clin Nutr ESPEN*, v. 41, p. 398-404, 2021.

FONTENELLE, L. C. *et al.* Nutritional status of selenium in overweight and obesity: A systematic review and meta-analysis. *Clin Nutr*, v. 41, n. 4, p. 862-884, 2022a.

FONTENELLE, L. C. *et al.* Relationship between selenium nutritional status and markers of low-grade chronic inflammation in obese women. *Biol Trace Elem Res*, 2022b.

GUSTAFSON, B.; NERSTEDT, A.; SMITH, U. Reduced subcutaneous adipogenesis in human hypertrophic obesity is linked to senescent precursor cells. *Nat Commun*, v. 10, p. 2757, 2019.

HAMMARSTEDT, A. *et al.* Impaired adipogenesis and dysfunctional adipose tissue in human hypertrophic obesity. *Physiol Rev*, v. 98, n. 4, p. 1911-1941, 2018.

HASSAN, A. *et al.* Selenium promotes adipogenic determination and differentiation of chicken embryonic fibroblasts with regulation of genes involved in fatty acid uptake, triacylglycerol synthesis and lipolysis. *J Nutr Biochem*, v. 25, n. 8, p. 858-867, 2014.

HEART, E.; SUNG, C. K. Insulin-like and non-insulin-like selenium actions in 3T3-L1 adipocytes. *J Cell Biochem*, v. 88, n. 4, p. 719-731, 2003.

HILL, K. E. *et al.* Production of selenoprotein P (Sepp1) by hepatocytes is central to selenium homeostasis. *J Biol Chem*, v. 287, n. 48, p. 40414-40424, 2012.

HOSSEINI, B.; SAEDISOMEOLIA, A.; ALLMAN-FARINELLI, M. Association between antioxidant intake/status and obesity: A systematic review of observational studies. *Biol Trace Elem Res*, v. 175, n. 2, p. 287-297, 2017.

INSTITUTE OF MEDICINE. *Dietary Reference Intakes:* the essential guide to nutrient requirements. Washington DC: National Academy Press, 2006.

JABLONSKA, E. *et al.* The effect of selenium supplementation on glucose homeostasis and the expression of genes related to glucose metabolism. *Nutrients*, v. 8, n. 12, p. 772, 2016.

JANKOVIC, A. *et al.* Differences in the redox status of human visceral and subcutaneous adipose tissues: relationships to obesity and metabolic risk. *Metabolism*, v. 63, n. 5, p. 661-671, 2014.

JÓZSEF, L.; FILEP, J. G. Selenium-containing compounds attenuate peroxynitrite-mediated NF-kappaB and AP-1 activation and interleukin-8 gene and protein expression in human leukocytes. *Free Radic Biol Med*, v. 35, n. 9, p. 1018-1027, 2003.

JU, W. *et al.* Relationship between higher serum selenium level and adverse blood lipid profile. *Clinical Nutrition*, v. 37, n. 5, p. 1-6, 2017.

KATTOOR, A. J. *et al.* Oxidative stress in atherosclerosis. *Curr Atheroscler Rep*, v. 19, n. 11, p. 42, 2017.

KAUSHAL, N. *et al.* Selenium and inflammation. *In*. HATFIELD, D. L.; BERRY, M. J.; GLADYSHEV, V. N. (ed.). *Selenium:* its molecular biology and role in human health. 3. ed. New York: Springer, 2012. p. 443-56.

KIELISZEK, M. Selenium: fascinating microelement, properties and sources in food. *Molecules*, v. 24, n. 7, p. 1298, 2019.

KIM, C. Y.; KIM, K. H. Dexamethasone-induced selenoprotein S degradation is required for adipogenesis. *J Lipid Res*, v. 54, n. 8, p. 2069-2082, 2013.

KIM, C. Y.; KIM, K. H. Selenate prevents adipogenesis through induction of selenoprotein S and attenuation of endoplasmic reticulum stress. *Molecules*, v. 23, n. 11, p. 2882, 2018.

KIM, C. Y. *et al.* Selenate inhibits adipogenesis through induction of transforming growth factor-β1 (TGF-β1) signaling. *Biochem Biophys Res Commun*, v. 426, n. 4, p. 551-557, 2012a.

KIM, C. Y. *et al.* Dietary selenate attenuates adiposity and improves insulin sensitivity in high-fat diet-induced obese mice. *J Funct Foods*, v. 17, p. 33-42, 2015.

KIM, J. E. *et al.* Selenium significantly inhibits adipocyte hypertrophy and abdominal fat accumulation in OLETF rats via induction of fatty acid β-oxidation. *Biol Trace Elem Res*, v. 150, n. 1-3, p. 360-370, 2012b.

KIM, S. H. *et al.* Selenium attenuates lipopolysaccharide-induced oxidative stress responses through modulation of p38 MAPK and NF-κB signaling pathways. *Exp Biol Med (Maywood)*, v. 229, n. 2, p. 203-213, 2004.

KIPP, A. P. *et al.* Revised reference values for selenium intake. *J Trace Elem Med Biol*, v. 32, p. 195-199, 2015.

KOEBERLE, S. C; KIPP, A. P. Selenium and inflammatory mediators. *In:* MICHALKE, B. (ed.). *Selenium:* molecular and integrative toxicology. Cham: Springer, 2018. p. 137-156.

KÖHRLE, J. Selenium and the thyroid. *Curr Opin Endocrinol Diabetes Obes*, v. 22, n. 5, p. 392-401, 2015.

KÖHRLE, J.; GÄRTNER, R. Selenium and thyroid. *Best Pract Res Clin Endocrinol Metab*, v. 23, n. 6, p. 815-827, 2009.

KUGANESAN, M. *et al.* Selenium and hydrogen selenide: essential micronutrient and the fourth gasotransmitter?. *Intensive Care Med Exp*, v. 7, n. 1, p. 71, 2019.

KUROKAWA, S.; BERRY, M. J. Selenium: role of the essential metalloid in health. *In:* SIGEL, A.; SIGEL, H.; SIGEL, R. K. O. (ed.). *Interrelations between essential metal ions and human diseases.* Houten: Springer Netherlands, 2013. p. 499-534.

LABUNSKYY, V. M.; HATFIELD, D. L.; GLADYSHEV, V. N. Selenoproteins: molecular pathways and physiological roles. *Physiol Rev*, v. 94, n. 3, p. 739-777, 2014.

LARVIE, D. Y. *et al.* Relationship between selenium and hematological markers in young adults with normal weight or overweight/obesity. *Antioxidants (Basel)*, v. 8, n. 10, p. 463, 2019.

LEE, J. H. *et al.* Degradation of selenoprotein S and selenoprotein K through PPARγ-mediated ubiquitination is required for adipocyte differentiation. *Cell Death Differ*, v. 26, n. 6, p. 1007-1023, 2019.

LEE, Y. S. *et al.* Dysregulation of adipose glutathione peroxidase 3 in obesity contributes to local and systemic oxidative stress. *Mol Endocrinol*, v. 22, n. 9, p. 2176-2189, 2008.

LEONI, S. G. *et al.* Selenium increases thyroid-stimulating hormone-induced sodium/iodide symporter expression through thioredoxin/apurinic/apyrimidinic endonuclease 1-dependent regulation of paired box 8 binding activity. *Antioxid Redox Signal*, v. 24, n. 15, p. 855-866, 2015.

LI, Z. *et al.* High sérum selenium levels are associated with impaired fasting glucose and elevated fasting sérum glucose in Linyi. China. *J Trace Elem Med Biol*, v. 45, p. 64-69, 2018.

LU, C. *et al.* Gender diferences with dose-response relationship between sérum selenium levels and metabolic syndrome a case-control study. *Nutrients*, v. 11, n. 2, p. 477, 2019.

LUBOS, E. *et al.* Serum selenium and prognosis in cardiovascular disease: results from the AtheroGene study. *Atherosclerosis*, v. 209, n. 1, p. 271-277, 2010.

MAHMOODIANFARD, S. *et al.* Effects of zinc and selenium supplementation on thyroid function in overweight and obese hypothyroid female patients: a randomized double-blind controlled trial. *J Am Coll Nutr*, v. 34, n. 5, p. 391-399, 2015.

MANGIAPANE, E.; PESSIONE, A.; PESSIONE, E. Selenium and selenoproteins: an overview on different biological systems. *Curr Protein Pept Sci*, v. 15, n. 6, p. 598-607, 2014.

MAO, J.; TENG, W. The relationship between selenoprotein P and glucose metabolism in experimental studies. *Nutrients*, v. 5, n. 6, p. 1937-1948, 2013.

MARTENS, I. B. G.; MARTENS, A.; COZZOLINO, S. M. F. Selênio. *In:* COZZOLINO, S. M. F. Biodisponibilidade de nutrientes. 4. ed. Barueri: Manole, 2012. p. 721-65.

MARTITZ, J. *et al.* Gene-specific regulation of hepatic selenoprotein expression by interleukin-6. *Metallomics*, v. 7, n. 11, p. 1515-1521, 2015.

MATTMILLER, S. A.; CARLSON, B. A.; SORDILLO, L. M. Regulation of inflammation by selenium and selenoproteins: impact on eicosanoid biosynthesis. *J Nutr Sci*, v. 2, p. e28, 2013.

MEHDI, Y. *et al.* Selenium in the environment, metabolism and involvement in body functions. *Molecules*, v. 18, n. 3, p. 3292-3311, 2013.

MISTRY, H. D. *et al.* Selenium in reproductive health. *Am J Obstet Gynecol*, v. 206, n. 1, p. 21-30, 2012.

MUTAKIN, A. M. *et al.* Association between selenium nutritional status and metabolic risk factors in men with visceral obesity. *J Trace Elem Med Biol*, v. 27, n. 2, p. 112-116, 2013.

NELSON, S. M.; LEI, X.; PRABHU, K. S. Selenium levels affect the IL-4-induced expression of alternative activation markers in murine macrophages. *J. Nutr*, v. 141, n. 9, p. 1754-1761, 2011.

OLIVEIRA, A. R. S. *et al.* Selenium status and oxidative stress in obese: influence of adiposity. *Eur J Clin Invest*, v. 51, n. 9, p. e13538, 2021.

OLUSI, S. O. Obesity is an independent risk factor for plasma lipid peroxidation and depletion of erythrocyte cytoprotectic enzymes in humans. *Int J Obes Relat Metab Disord*, v. 26, n. 9, p. 1159-1164, 2002.

PARK, S. H. *et al.* Selenium improves stem cell potency by stimulating the proliferation and active migration of 3T3-L1 preadipocytes. *Int J Oncol*, v. 44, n. 1, p. 336-342, 2014.

RAJALIN, A. M. *et al.* Upregulation of the thioredoxin-dependent redox system during differentiation of 3T3-L1 cells to adipocytes. *Biol Chem*, v. 395, n. 6, p. 667-677, 2014.

RAYMAN, M. P.; INFANTE, H. G.; SARGENT, M. Food-chain selenium and human health: spotlight on speciation. *Br J Nutr*, v. 100, n. 2, p. 238-253, 2008.

REICH, H. J.; HONDAL, R. J. Why nature chose selenium. *ACS Chem Biol*, v. 11, n. 4, p. 821-841, 2016.

RENKO, K. Biomarkers of Se status. *In:* MICHALKE, B. (ed.). *Selenium:* molecular and integrative toxicology. Cham: Springer, 2018. p. 451-465.

RENKO, K. *et al.* Down-regulation of the hepatic selenoprotein biosynthesis machinery impairs selenium metabolism during the acute phase response in mice. *Faseb J*, v. 23, n. 6, p. 1758-1765, 2009.

ROMAN, M.; JITARU, P.; BARBANTE, C. Selenium biochemistry and its role for human health. *Metallomics*, v. 6, n. 1, p. 25-54, 2014.

SAITO, Y. Selenoprotein P as an in vivo redox regulator: disorders related to its deficiency and excess. *J Clin Biochem Nutr*, v. 66, n. 1, p. 1-7, 2020.

SCHOMBURG, L. Selenium, selenoproteins and the thyroid gland: interactions in health and disease. *Nat Rev Endocrinol*, v. 8, n. 3, p. 160-171, 2012.

SCHWARZ, K.; FOLTZ, C. M. Selenium as an integral part of factor 3 against dietary necrotic liver degeneration. *J Am Chem Soc*, 79, n. 12, p. 3292-3293, 1957.

ST GERMAIN, D. L.; GALTON, V. A.; HERNANDEZ, A. Minireview: defining the roles of the iodothyronine deiodinases: current concepts and challenges. *Endocrinology*, v. 150, n. 3, p. 1097-1107, 2009.

STAHEL, P. *et al.* Supranutritional selenium intake from enriched milk casein impairs hepatic insulin sensitivity via attenuated IRS/PI3K/AKT signaling and decreased PGC-1α expression in male Sprague-Dawley rats. *J Nutr Biochem*, v. 41, n. 16, p. 142-150, 2017.

STAPLETON, S. *et al.* Selenium: potent stimulator of tyrosyl phosphorylation and activator of MAP kinase. *Biochim Biophys Acta*, v. 1355, n. 3, p. 259-269, 1997.

STEINBRENNER, H.; SPECKMANN, B.; KLOTZ, L. O. Selenoproteins: antioxidant selenoenzymes and beyond. *Arch Biochem Biophys*, v. 595, p. 113-119, 2016.

STRANGES, S. *et al.* Effects of long-term selenium supplementation on the incidence of type 2 diabetes: a randomized trial. *Ann Intern Med*, v. 147, n. 4, p. 217-223, 2007.

STRANGES, S. Higher selenium status is associated with adverse blood lipid profile in British adults. *J Nutr*, v. 140, n. 1, p. 81-87, 2010.

SU, L. *et al.* Selenium level and dyslipidemia in rural elderly Chinese. *PLoS One*, v. 10, n. 9, p. 1-11, 2015.

SUH, N.; LEE, E. B. Antioxidant effects of selenocysteine on replicative senescence in human adipose-derived mesenchymal stem cells. *BMB Rep*, v. 50, n. 11, p. 572-577, 2017.

TANGVARASITTICHAI, S. Oxidative stress, insulin resistance, dyslipidemia and type 2. *World J Diabetes*, v. 6, n. 3, p. 456-480, 2015.

THOMSON, C. D. Assessment of requirements for selenium and adequacy of selenium status: a review. *Eur J Clin Nutr*, v. 58, n. 3, p. 391-402, 2004.

TINKOV, A. A. *et al.* Selenium and selenoproteins in adipose tissue physiology and obesity. *Biomolecules*, v. 10, n. 4, p. 1-31, 2020.

TOUSOULIS, D. *et al.* Oxidative stress and early atherosclerosis: novel antioxidant treatment. *Cardiovasc Drugs Ther*, v. 29, n. 1, p. 75-88, 2015.

TRAULSEN, H. *et al.* Selenoprotein P protects low-density lipoprotein against oxidation. *Free Radic Res*, v. 38, n. 2, p. 123-128, 2004.

TSUTSUMI, R.; SAITO, Y. Selenoprotein P; P for plasma, prognosis, prophylaxis, and more. *Biol Pharm Bull*, v. 43, n. 3, p. 366-374, 2020.

TURECK, C. *et al.* Avaliação da ingestão de nutrientes antioxidantes pela população brasileira e sua relação com o estado nutricional. *Rev Bras Epidemiol*, v. 20, n. 1, p. 30-42, 2017.

VEKIC, J.; RUOTOLO, G.; ROBBINS, D. C. Obesity and dyslipidemia. *Metabolism*, v. 92, p. 71-81, 2018.

VITOUX, D.; ARNAUD, J.; CHAPPUIS, P. Are copper, zinc and selenium in erythrocytes valuable biological indexes of nutrition and pathology? *J Trace Elem Med Biol*, v. 13, n. 3, p. 113-128, 1999.

WANG, X. *et al.* High selenium impairs hepatic insulin sensitivity through opposite regulation of ROS. *Toxicol Lett*, v. 224, n. 1, p. 16-23, 2014.

WANG, X. *et al.* Differential effect of Se on insulin resistance: regulation of adipogenesis and lipolysis. *Mol Cell Biochem*, v. 415, n. 1-2, p. 89-102, 2016a.

WANG, Y. *et al.* Significant beneficial association of high dietary selenium intake with reduced body fat in the Coding study. *Nutrients*, v. 8, n. 1, p. 24, 2016b.

WASTNEY, M. E. *et al.* A human model of selenium that integrates metabolism from selenite and selenomethionine. *J Nutr*, v. 141, n. 4, p. 708-11, 2011.

WOO, J. *et al.* The effects of detraining on blood adipokines and antioxidant enzyme in Korean overweight children. *Eur J Pediatr*, v. 171, n. 2, p. 235-243, 2012.

XIA, Y. *et al.* Optimization of selenoprotein P and other plasma selenium biomarkers for the assessment of the selenium nutritional requirement: a placebo-controlled, double-blind study of selenomethionine supplementation in selenium-deficient Chinese subjects. *Am J Clin Nutr*, v. 92, n. 3, p. 525-531, 2010.

XU, T. *et al.* The combined effects of insulin and selenium in improving insulin signal transduction in skeletal muscles of diabetic rats. *Xi Bao Yu Fen Zi Mian Yi Xue Za Zhi*, v. 29, n. 12, p. 1245-1250, 2013.

XU, R. *et al.* Thyroid functiom, body mass indez, and metabolic risk markers in euthyroid adults: a cohort study. *BMC Endocr Disord*, v. 19, n. 1, p. 58, 2019.

YANG, J. *et al.* Selenium deficiency-induced thioredoxin suppression and thioredoxin knock down disbalanced insulin responsiveness in chicken cardiomyocytes through PI3K/Akt pathway inhibition. *Cell Signal*, v. 38, n. 1, p. 192-200, 2017.

YANG, K. C. *et al.* Serum selenium concentration is associated with metabolic factors in the elderly: a cross-sectional study. *Nutr Metab*, v. 7, p. 38, 2010.

YOUN, H. S. *et al.* Selenium suppresses the activation of transcription factor NF-kappa B and IRF3 induced by TLR3 or TLR4 agonists. *Int Immunopharmacol*, v. 8, n. 3, p. 495-501, 2008.

YUN, C. H. *et al.* NF-kappaB signaling pathway, not IFN-beta/STAT1, is responsible for the selenium suppression of LPS-induced nitric oxide production. *Int. Immunopharmaco*, v. 7, n. 9, p. 1192-1198, 2007.

ZHANG, Y.; CHEN, X. Reducing selenoprotein P expression suppresses adipocyte differentiation as a result of increased preadipocyte inflammation. *Am J Physiol Endocrinol Metab*, v. 300, n. 1, p. E77-E85, 2011.

ZHANG, Y. *et al.* Role of Selenoproteins in redox regulation of signaling and the antioxidant system: a review. *Antioxidants (Basel)*, v. 9, n. 5, p. 383, 2020.

ZHONG, Q.; LIN, R.; NONG, Q. Adiposity and serum selenium in US adults. *Nutrients*, v. 10, n. 6, p. 72, 2018.

ZOIDIS, E. *et al.* Selenium-dependent antioxidant enzymes: actions and properties of selenoproteins. *Antioxidants (Basel)*, v. 7, n. 5, p. 66, 2018.

16

Cobre

Mickael de Paiva Sousa
Thayanne Gabryelle Visgueira de Sousa
Dilina do Nascimento Marreiro

INTRODUÇÃO

O cobre é um metal da primeira série de transição, que também inclui os elementos titânio, vanádio, cromo, manganês, ferro, cobalto, níquel e o zinco, como pode ser verificado na tabela periódica ilustrada na Figura 1. Em sistemas biológicos, esse mineral tem dois estados de oxidação: cuproso (Cu^{1+}) e cúprico (Cu^{2+}), sendo encontrado principalmente na forma cúprica, uma vez que, na presença de oxigênio ou outros aceptores de elétrons, o Cu^{1+} é prontamente oxidado a Cu^{2+} (Arredondo; Nuñez, 2005).

Estima-se que o organismo de um indivíduo adulto saudável com 70 kg tenha aproximadamente 110 mg de cobre, sendo o fígado o principal órgão de armazenamento desse mineral, contudo também pode ser encontrado nos ossos, músculos, cérebro, rins e coração. Destaca-se que, no sangue, a concentração normal de cobre no plasma varia entre 70 e 155 mcg/dL, nos eritrócitos de 43 a 91 mcg/dL, enquanto na urina variam de 20 a 50 mcg/L (Barceloux, 1999; Wazir; Ghobrial, 2017).

FUNÇÕES METABÓLICAS DO COBRE

O cobre desempenha papel importante em diversos processos metabólicos, sendo essencial para respiração celular, oxidação e transporte de ferro, formação de pigmentos, biossíntese de neurotransmissores, defesa antioxidante e formação do tecido conjuntivo (Figura 2) (Myint *et al.*, 2018).

As funções exercidas pelo cobre são atribuídas ao fato de esse elemento atuar essencialmente como cofator catalítico para a atividade de suas enzimas dependentes do cobre, conhecidas como cuproenzimas (Quadro 1).

Chave: 1 — Número atômico; H — Símbolo químico; Hidrogênio — Nome; 1,008 — Peso atômico

	1	2	3	4	5	6	7	8	9	10	11	12	13	14	15	16	17	18
1	1 H Hidrogênio 1,008																	2 He Hélio 4,0026
2	3 Li Lítio 6,94	4 Be Berílio 9,0122											5 B Boro 10,81	6 C Carbono 12,0	7 N Nitrogênio 14,007	8 O Oxigênio 15,999	9 F Flúor 18,998	10 Ne Neônio 20,180
3	11 Na Sódio 22,990	12 Mg Magnésio 24,305											13 Al Alúminio 26,982	14 Si Silício 28,085	15 P Fósforo 30,974	16 S Enxofre 32,06	17 Cl Cloro 35,45	18 Ar Argônio 39,95
4	19 K Potássio 39,098	20 Ca Cálcio 40,078(4)	21 Sc Escândio 44,956	22 Ti Titânio 47,867	23 V Vanádio 50,942	24 Cr Crômio 51,996	25 Mn Manganês 54,938	26 Fe Ferro 55,845(2)	27 Co Cobalt 58,933	28 Ni Níquel 58,693	29 Cu Cobre 63,546(3)	30 Zn Zinco 65,38(2)	31 Ga Gálio 69,723	32 Ge Germânio 72,630(8)	33 As Arsênio 74,922	34 Se Selênio 78,971(8)	35 Br Bromo 79,904	36 Kr Criptônio 83,798(2)
5	37 Rb Rubídio 85,468	38 Sr Estrôncio 87,62	39 Y Ítrio 88,906	40 Zr Zircônio 91,224(2)	41 Nb Nióbio 92,906	42 Mo Molibdênio 95,95	43 Tc Tecnécio	44 Ru Rutênio 101,07(2)	45 Rh Ródio 102,91	46 Pd Paládio 106,42	47 Ag Prata 107,87	48 Cd Cádmio 112,41	49 In Índio 114,82	50 Sn Estanho 118,71	51 Sb Antimônio 121,76	52 Te Telúrio 127,60(3)	53 I Iodo 126,90	54 Xe Xenônio 131,29
6	55 Cs Césio 132,91	56 Ba Bário 137,33	57-71 Lanthanoids	72 Hf Háfnio 178,486(6)	73 Ta Tântalo 180,95	74 W Tungstênio 183,84	75 Re Rênio 186,21	76 Os Ósmio 190,23(3)	77 Ir Irídio 192,22	78 Pt Platina 195,08	79 Au Ouro 196,97	80 Hg Mercúrio 200,59	81 Tl Tálio 204,38	82 Pb Chumbo 207,2	83 Bi Bismuto 208,98	84 Po Polônio	85 At Astato	86 Rn Radônio
7	87 Fr Frâncio	88 Ra Rádio	89-103 Actinoids	104 Rf Rutherfórdio	105 Db Dúbnio	106 Sg Seabórgio	107 Bh Bóhrio	108 Hs Hássio	109 Mt Meitnério	110 Ds Darmstádtio	111 Rg Roentgênio	112 Cn Copernício	113 Nh Nihônio	114 Fl Fleróvio	115 Mc Moscóvio	116 Lv Livermório	117 Ts Tennesso	118 Og Oganessônio

57 La Lantânio 138,91	58 Ce Cério 140,12	59 Pr Praseodímio 140,91	60 Nd Neodímio 144,24	61 Pm Promécio	62 Sm Samário 150,36(2)	63 Eu Európio 151,96	64 Gd Gadolínio 157,25(3)	65 Tb Térbio 158,93	66 Dy Disprósio 162,50	67 Ho Hólmio 164,93	68 Er Érbio 167,26	69 Tm Túlio 168,93	70 Yb Itérbio 173,05	71 Lu Lutércio 174,97
89 Ac Actínio	90 Th Tório 232,04	91 Pa Protactínio 231,04	92 U Urânio 238,03	93 Np Neptúnio	94 Pu Plutônio	95 Am Americio	96 Cm Cúrio	97 Bk Berquélio	98 Cf Califórnio	99 Es Einstênio	100 Fm Férmio	101 Md Mendelévio	102 No Nobélio	103 Lr Laurêncio

FIGURA 1 Tabela periódica.

Fonte: adaptação de Iupac (2015).

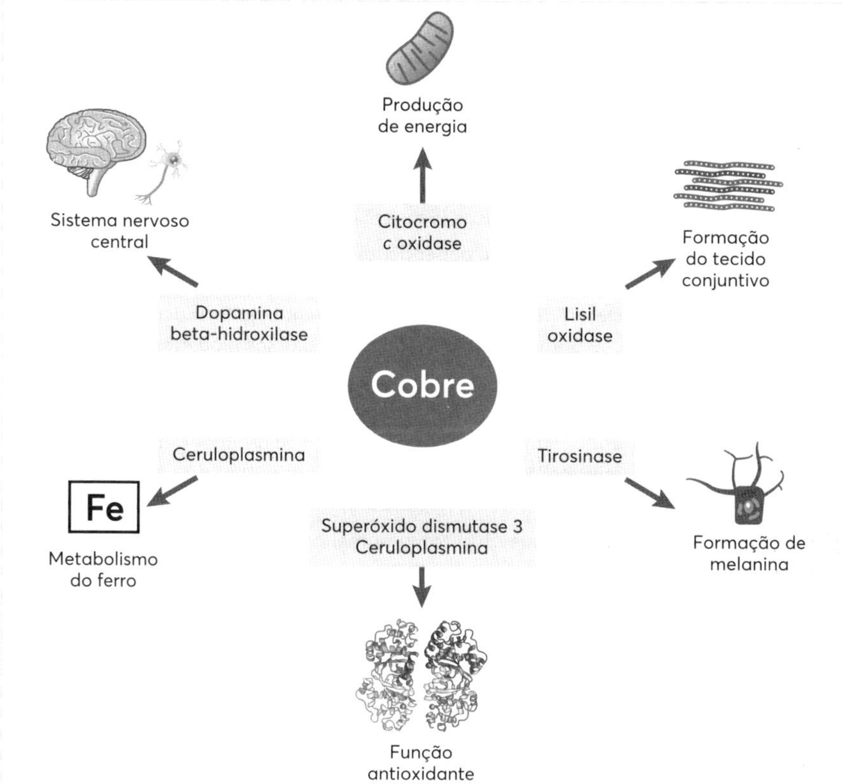

FIGURA 2 Principais funções do cobre no organismo.
Fonte: elaboração dos autores.

QUADRO 1 Atuação biológica de enzimas e proteínas dependentes de cobre

Cuproenzimas e proteínas	Funções
Albumina	Proteína que também atua no transporte do cobre no plasma e nos fluidos intersticiais.
Ceruloplasmina	Principal proteína transportadora de cobre no plasma, produzida principalmente pelo fígado. Apresenta múltiplas funções, como regulação da homeostase dos íons cobre e ferro, atividade da ferroxidase, oxidação de aminas orgânicas e prevenção da formação de radicais livres (Wang; Wang, 2019).
Citocromo *c* oxidase	Enzima responsável por catalisar a etapa final da respiração celular por meio da redução do oxigênio em água, o que ocasiona a síntese de ATP nas células (Brischigliaro; Zeviani, 2021).

(continua)

QUADRO 1 Atuação biológica de enzimas e proteínas dependentes de cobre (continuação)

Cuproenzimas e proteínas	Funções
Diamina oxidase	Principal enzima extracelular para a degradação intestinal da histamina e outras aminas biogênicas liberadas durante reações alérgicas (Schnedl *et al.*, 2019).
Lisil oxidase	Amina oxidase dependente de cobre que catalisa uma etapa enzimática chave na reticulação de colágeno e elastina. Desempenha um papel fundamental na formação do tecido conjuntivo dos vasos sanguíneos, ossos e pulmões (Johnston; Lopez, 2018).
Monoamina oxidase	Enzima que catalisa a desaminação oxidativa de monoaminas endógenas ou exógenas. Atua na degradação de serotonina a metabólitos excretáveis e no metabolismo de catecolaminas (Follmer; Bezerra Netto, 2013).
Superóxido dismutase-3 extracelular (SOD-3)	Enzima que atua como primeira linha de defesa para neutralização de espécies reativas, catalisando a dismutação do superóxido em peróxido de hidrogênio e moléculas de oxigênio (Nguyen; Tran; Nguyen, 2020).
Tirosinase	Cuproenzima que catalisa a biossíntese de melanina, bem como desempenha funções na cicatrização de feridas e respostas imunitárias primárias (Yuan *et al.*, 2020).
Transcrupreína	Proteína que transporta o cobre no plasma.

Fonte: elaboração dos autores.

Função antioxidante e pró-oxidante do cobre

O cobre é um mineral que possui capacidade antioxidante evidente, pois algumas enzimas dependentes desse micronutriente, como a citocromo *c* oxidase (COX) e a cobre, zinco superóxido dismutase (Cu, Zn-SOD), atuam eliminando ou neutralizando os radicais livres e, dessa forma, contribuindo para reduzir ou prevenir danos oxidativos (Lyons *et al.*, 2012; Zou *et al.*, 2016).

Sobre a superóxido dismutase (SOD), esta é uma enzima antioxidante endógena essencial, que, juntamente com as enzimas glutationa peroxidase e a catalase, compõe o sistema de defesa antioxidante enzimático. A SOD atua mais especificamente na dismutação do radical superóxido altamente reativo em peróxido de hidrogênio, e, dentre as quatro isoformas encontradas dessa enzima, a SOD-1 (ligada aos íons cobre e zinco) é a mais amplamente distribuída no organismo, representando cerca de 90% da SOD total e evidenciando o importante papel do cobre nesse sistema (Montllor-Albalate *et al.*, 2019).

Em relação à COX, trata-se de uma oxidase terminal de cobre-heme, contendo duas porções heme e dois sítios de cobre em sua estrutura. Essa enzima está incorporada à membrana mitocondrial interna, onde catalisa a transferência de elétrons do citocromo *c* ao oxigênio molecular em um processo acoplado à transferência de prótons através da membrana interna, os quais são utilizados pela ATP sintase para a síntese de ATP. Na ausência de cobre, as proteínas que medeiam a entrega desse mineral para a mitocôndria são degradadas e os sítios de cobre na COX não são ocupados, interrompendo, assim, a função catalítica dessa enzima (Horn; Barrientos, 2008).

Além disso, o cobre pode regular a produção de espécies reativas de oxigênio (ERO) por meio da interação com as metalotioneínas (MT). Essas proteínas contribuem para a redução do estresse oxidativo por meio da neutralização de radicais hidroxila ($OH^{\bullet}$), os quais constituem substratos altamente reativos (Ruttkay-Nedecky *et al.*, 2013). Assim, considerando tais funções importantes realizadas pelo cobre no sistema de defesa antioxidante, situações de deficiência desse mineral contribuem para o aumento da geração de ERO, tendo em vista que ocorre redução da atividade de enzimas antioxidantes dependentes da sua ação, a exemplo da Cu/Zn-SOD, COX e do complexo Zn/Cu-MT.

Por outro lado, o cobre também atua como pró-oxidante em sistemas biológicos, pois os íons de cobre cúprico e cuproso podem atuar em reações de oxidação e redução. Nesse sentido, destaca-se que o íon cúprico (Cu^{2+}) na presença de superóxido ($O_2^{\bullet -}$) ou de agentes redutores, como ácido ascórbico e glutationa reduzida, pode ser reduzido a íon cuproso (Cu^{1+}), que é capaz de catalisar a formação de radicais hidroxila reativos ($^{\bullet}OH$) a partir da decomposição do peróxido de hidrogênio (H_2O_2) via reação de Fenton/Haber-Weiss ($Cu^{1+} + H_2O_2 \rightarrow Cu^{2+} + OH^{\bullet} + OH^-$) (Valko; Morris, Cronin, 2005).

Participação do cobre no metabolismo do ferro

O cobre desempenha funções importantes no metabolismo do ferro e na eritropoiese por ser componente das enzimas ferroxidase, ceruloplasmina e hefestina, sendo esta última localizada na mucosa duodenal com ação na oxidação do ferro ferroso, liberado do enterócito pela ferroportina, para forma férrica, que, uma vez na circulação sanguínea, liga-se à transferrina e atua na síntese de hemoglobina. A ceruloplasmina, por sua vez, é essencial para o mecanismo de reciclagem do ferro, que ocorre por meio da liberação desse mineral do interior dos macrófagos para o plasma. Assim, a deficiência de cobre compromete a ação dessas enzimas, e consequentemente favorece o desenvolvimento de repercussões negativas no metabolismo do ferro, a exemplo da síntese de hemoglobina (Bleackley *et al.*, 2009; Myint *et al.*, 2018).

Papel do cobre na biossíntese de neurotransmissores

Os íons de cobre e algumas cuproenzimas também desempenham funções fisiológicas em áreas do cérebro, sendo que a dopamina-beta-hidroxilase (DBH), em particular, é uma enzima importante que participa do metabolismo das catecolaminas, por converter a dopamina em norepinefrina em uma reação que necessita o cobre como cofator (Nelson; Prohaska, 2009). Além disso, o cobre também é essencial para a maturação da enzima DBH, pois já foi evidenciado que em condições de deficiência desse mineral no citosol celular induzida pela inatividade dos transportadores ATP7A ocorre menor atividade dessa enzima e, consequentemente, aumento da razão dopamina/norepinefrina (Schmidt *et al.*, 2018).

O cobre também atua no sistema nervoso central por meio de sua participação como cofator da enzima peptidil-glicina alfa-amidante mono-oxigenase (PAM), que é essencial para a síntese dos neuropeptídios amidados, a exemplo do neuropeptídeo Y. Dessa forma, o cobre é um nutriente que contribui, de forma indireta, na regulação de processos biológicos importantes, incluindo termorregulação, sensibilidade a convulsões e controle do metabolismo da glicose (Bousquet-Moore *et al.*, 2010).

Outras funções importantes desempenhadas pelo cobre no sistema nervoso central têm sido atualmente alvo de diversas pesquisas, a exemplo do papel desse mineral na transmissão sináptica, direcionamento axonal, crescimento de neuritos, bem como na modulação de cascatas de sinalização induzidas por fatores neurotróficos (polipeptídeos que atuam na sobrevivência, manutenção e desenvolvimento de células do sistema nervoso). Nesse sentido, esse mineral pode não somente modular diretamente os receptores de neurotransmissores nas sinapses como interferir no tráfego de vesículas sinápticas e modular a interação entre proteínas envolvidas nas vias das vesículas secretoras (D'ambrosi; Rossi, 2015; Scheiber *et al.*, 2014).

REGULAÇÃO DA HOMEOSTASE DO COBRE

Diante das inúmeras atuações do cobre no organismo, evidencia-se um interesse crescente no entendimento dos mecanismos moleculares que regulam sua homeostase, considerando que tanto a deficiência quanto o excesso desse mineral têm implicações clínicas relevantes. Assim, destaca-se que o organismo possui mecanismos homeostáticos que mantêm as concentrações biológicas do cobre em valores suficientes para atender às necessidades do indivíduo, além de minimizar os efeitos colaterais da sobrecarga.

Um aspecto já fundamentado na literatura trata do fato de que a homeostase do cobre no organismo é alcançada por meio da regulação de genes que codificam proteínas envolvidas no seu influxo e desintoxicação. Nesse sentido, destaca-se que a expressão da proteína CTR-1, receptor responsável pela captação do cobre na membrana celular, é regulada negativamente pela concentração desse nutriente no interior da célula, ou seja, em situações de excesso desse micronutriente, ocorre redução da expressão do receptor de cobre CTR-1, bem como remoção deste da superfície da membrana celular para o interior do citoplasma por meio de internalização ou de degradação dependente de endocitose. Por outro lado, em condições de baixas concentrações de cobre no espaço extracelular, tal receptor no meio intracelular pode retornar à membrana plasmática para, dessa forma, viabilizar a captação do mineral. Esse processo de regulação na homeostase do cobre ocorre, por exemplo, nos enterócitos, onde as quantidades variáveis de cobre na dieta modulam a eficiência da incorporação do mineral nessas células (Fukai *et al.*, 2018; Pierson *et al.*, 2018).

É oportuno destacar que concentrações elevadas de íons de cobre no espaço intracelular contribuem para o aumento da transcrição dos genes de metalotioneína (*MT1* e *MT2*), proteína que atua contribuindo para a eliminação do excesso de cobre no organismo, evitando sua toxicidade. A ativação desses genes é mediada pelo fator de transcrição MTF-1, que é indiretamente regulado pelo cobre. Por outro lado, em situações de concentrações reduzidas de cobre no espaço intracelular, as apo-MT (metalotioneínas livres de metal) encontram-se altamente vulneráveis à proteólise, o que, consequentemente, promove redução da disponibilidade desse quelante de cobre no interior da célula, mantendo assim a concentração do mineral que permitam realizar suas funções no organismo (Ruttkay-Nedecky *et al.*, 2013).

Alguns estudos apontam mecanismos envolvidos na regulação da homeostase do cobre, a exemplo da pesquisa de Levenson (1998), que, após medir o *turnover* do cobre monitorando dois isótopos estáveis de ocorrência natural desse metal (^{63}Cu e ^{65}Cu), descobriram que a conservação do cobre nos órgãos poderia ser induzida em resposta à restrição dietética desse mineral. Esse mecanismo foi mais eficiente em órgãos como o cérebro e o coração, com reduzida perda do mineral (Levenson, 1998; Levenson; Janghorbani, 1994).

Considerando a inter-relação metabólica existente para manutenção da homeostase do cobre, verifica-se que os casos de deficiência ou toxicidade desse elemento, relacionados a dieta, são raros em humanos. No entanto, em situações de distúrbios genéticos, a exemplo da doença de Wilson e da doença de Menkes, pode haver o excesso ou a deficiência desse mineral, respectivamente (Wang; Garrick; Collins, 2019).

A doença de Wilson é causada por mutações no ATP7B, levando ao comprometimento da homeostase do cobre e a sua sobrecarga no fígado, cérebro e outros órgãos. O curso clínico dessa doença pode variar no tipo e gravidade dos sintomas, mas a doença hepática progressiva é uma característica comum. Os pacientes também podem apresentar distúrbios neurológicos e sintomas psiquiátricos (Członkowska *et al.*, 2018). Por outro lado, a doença de Menkes ocorre em razão de mutações no gene ATP7A, o que compromete a entrega de cobre às cuproenzimas, sua exportação para a corrente sanguínea e distribuição para os tecidos. Assim, a neurodegeneração progressiva e a disfunção acentuada do tecido conjuntivo caracterizam o quadro clínico da forma grave mais comum dessa doença, e a morte ocorre tipicamente antes do terceiro ano de vida (Tümer; Møller, 2010).

ASPECTOS FISIOLÓGICOS DO COBRE

A absorção do cobre ocorre, principalmente, nas partes proximais do duodeno, onde o mineral é integralizado pelo transportador de cobre 1 (CTR-1) presente nas microvilosidades da membrana apical dos eritrócitos. O CTR-1 funciona como um homotrímero, que permite formar um poro e atuar como um canal de íons para facilitar o transporte de cobre através da membrana plasmática (Dodani *et al.*, 2011).

Ao passar para o citoplasma, o cobre pode ser retido intracelularmente por ligação à proteína de baixo peso molecular metalotioneína, que é fundamental contra a toxicidade do metal e para a prevenção de danos oxidativos (Ruttkay-Nedecky *et al.*, 2013). Também dentro do enterócito, o cobre é transferido para as proteínas transportadoras denominadas chaperonas, que entregam o íon metálico a vários compartimentos subcelulares, onde exerce papel como cofator de cuproenzimas. Por exemplo, a chaperona de cobre do citocromo *c* oxidase (COX-17) fornece cobre às mitocôndrias para a biossíntese da citocromo *c* oxidase, que atua na cadeia de transporte de elétrons (Horn; Barrientos, 2008).

Outro substrato de ligação ao cobre nas células intestinais, a proteína antioxidante 1 (ATOX-1) transporta o mineral para os seus transportadores ATP7A (*ATPase copper transporting alpha*) e ATP7B (*ATPase copper transporting beta*), localizados na rede trans-Golgi. Essas ATPases regulam a distribuição do mineral para a membrana plasmática, onde promovem sua exportação da célula para o espaço extracelular (Baker *et al.*, 2017).

Após ser exportado do enterócito, por intermédio da ATP7A, o cobre se liga de forma reversível às proteínas albumina e transcupreína, e aos aminoácidos histidina, glutamina, treonina e cisteína, que transportam o mineral para os tecidos, mais especificamente para o fígado, por meio do sistema porta, como ilustrado na Figura 3 (Doguer; Ha; Collins, 2018).

No fígado, para ser absorvido pelos hepatócitos, o cobre na forma cúprica precisa ser reduzido para a forma cuprosa, função provavelmente exercida por

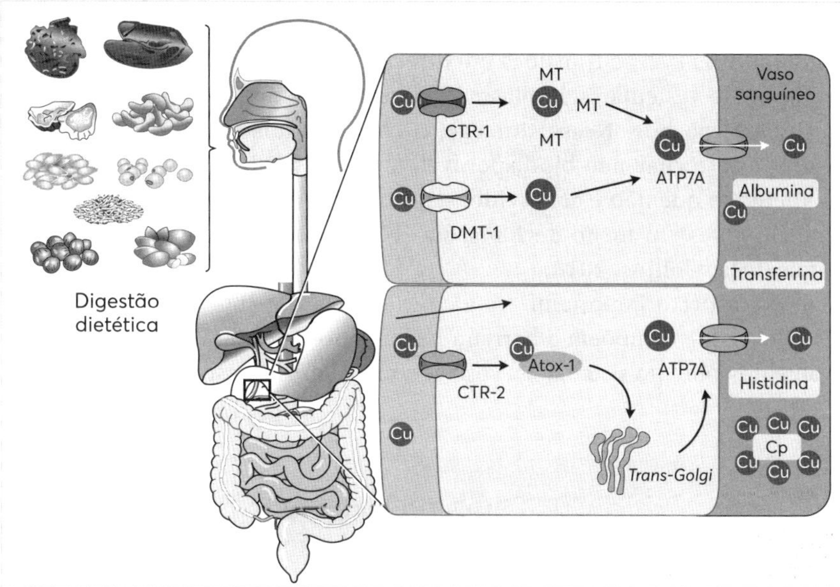

FIGURA 3 Metabolismo do cobre no enterócito.

Atox-1: *antioxidant-1 copper chaperone*; ATP7A: *ATPase copper transporting alpha*; CTR: transportador de cobre; Cu: cobre; DMT-1: transportador de metal divalente 1; MT: metalotioneína.

O cobre é importado na membrana plasmática pelo transportador CTR-1 e direcionado a chaperonas dependentes de cobre e à MT. A MT faz a mediação do transporte de cobre ao citoplasma, evitando a toxicidade do metal. A Atox-1 conduz cobre para a rede *trans*-Golgi e para o transportador ATP7A, que promove a exportação do mineral para o meio extracelular a fim de se ligar a albumina e histidina, que irão transportá-lo a diversos tecidos, principalmente para o fígado.

Fonte: elaboração dos autores.

redutases do ferro como a Dcytb (Citocromo B Duodenal) e a Steap2. O cobre é transportado para o interior do hepatócito por meio do transportador CTR-1; em seguida o mineral se liga a chaperonas, a exemplo da CCS (*CCS – copper-delivering chaperone riquired for SOD*) e ATOX-1. Esta última conduz o cobre para o ATP7B, transportador que se concentra principalmente na rede *trans*-Golgi, onde o mineral é incorporado à ceruloplasmina, que geralmente se liga a 6 íons de cobre. Posteriormente, a ceruloplasmina sai do hepatócito e é transportada para vários órgãos pela corrente sanguínea (Doguer; Ha; Collins, 2018; Linder, 2016).

Dessa forma, o mineral pode ter três diferentes destinos, dependendo das necessidades do organismo e da biodisponibilidade do mineral: (1) pode ser armazenado nos hepatócitos, (2) secretado para a corrente sanguínea na forma de ceruloplasmina ou (3) excretado na bile, principal mecanismo envolvido na regulação da homeostase do cobre no fígado, sendo que os rins desempenham papel secundário na excreção de cobre (Figura 2) (Abou Zeid; Kaler, 2019).

Ressalta-se que, quando as concentrações de cobre no hepatócito aumentam, o ATP7B se transloca em direção à membrana apical da célula no componente vesicular acitoplasmático para facilitar a excreção do excesso do mineral na bile. Nessa situação, o cobre pode se complexar com sais biliares e se tornar não biodisponível, fato que também ocorre com o cobre dietético que não é absorvido, sendo, portanto, excretado nas fezes em concentrações em torno de 1 mg/dia (Figura 4) (Abou Zeid; Kaler, 2019; Doguer; Ha; Collins, 2018).

Outro aspecto importante trata da existência dos transportadores CTR-1 nas células que compõem a barreira hematoencefálica, indicando o papel relevante do cobre no sistema nervoso central. Alguns transportadores também

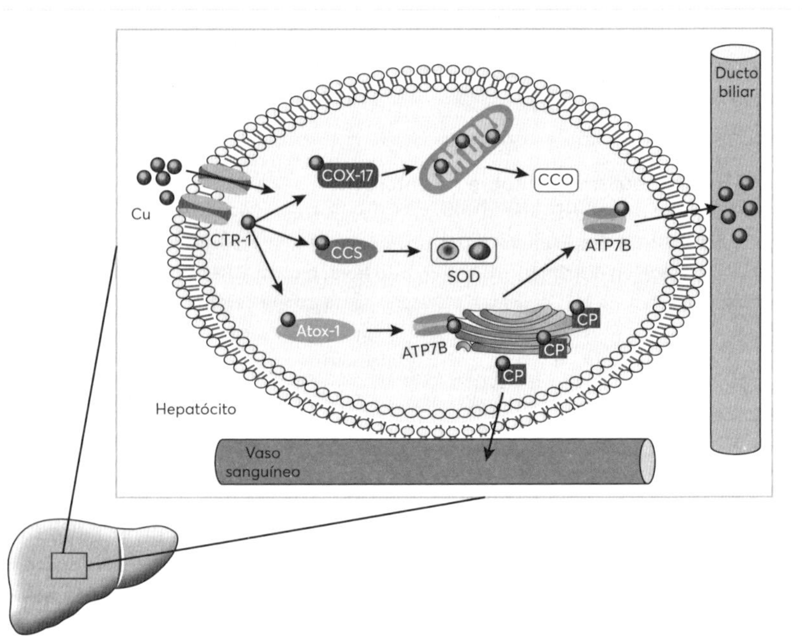

FIGURA 4 Metabolismo do cobre no hepatócito.

Atox-1: antioxidant 1 copper chaperone; ATP7B: *ATPase copper transporting beta*; CCO: citocromo c oxidase; CCS: *copper-delivering chaperone required for SOD*; COX-17: *cytochrome c oxidase copper chaperone*; CP: ceruloplasmina; CTR-1: transportador de cobre 1; Cu, cobre; SOD: superóxido dismutase.

O cobre é importado na membrana plasmática pelo transportador CTR-1 e direcionado a chaperonas dependentes de cobre. A Atox-1 conduz cobre para a rede *trans*-Golgi e para o transportador ATP7B. A COX-17 conduz o mineral à mitocôndria, para a síntese de citocromo c oxidase. A CCS conduz o cobre para a Cu/Zn SOD. O ATP7B promove a exportação do mineral ao ducto biliar, para em seguida ser excretado, como também é responsável pela incorporação do cobre à CP, que será secretada na circulação.

Fonte: elaboração dos autores.

podem contribuir para a captação desse nutriente, por exemplo, os transportadores de cobre adicionais (CTR-2) e o transportador de metal divalente 1 (DMT-1), embora não sejam eficazes para compensar a perda da função da CTR-1 (Baker *et al.*, 2017; Dodani *et al.*, 2011).

O cobre, embora em pequena quantidade, pode atravessar a membrana do hepatócito sem estar ligado à ceruloplasmina, permanecendo na circulação sanguínea como cobre sérico livre, mesmo estando fracamente ligado a outras proteínas, como a albumina. Assim, o cobre sérico livre em conjunto com a ceruloplasmina constituem o cobre sérico total (McMillin; Travis; Hunt, 2009).

BIODISPONIBILIDADE DO COBRE

A literatura demonstra a influência de diversos fatores no processo de absorção do cobre, por exemplo, a absorção desse mineral é superior entre as mulheres (71%) quando comparado com indivíduos do sexo masculino (64%). Além disso, verifica-se que o mineral é mais bem absorvido em meio ácido e, ainda, quando é consumido associado a dietas ricas em proteínas de fonte animal (Bost *et al.*, 2016).

No entanto, a quantidade relativa de cobre na dieta parece ser o principal modulador de sua absorção intestinal, pois já foi demonstrado que, na medida em que ocorre aumento do teor desse nutriente da dieta, há redução na quantidade absorvida. Tal fato foi ratificado em estudo com voluntários saudáveis que ingeriram três diferentes doses de cobre, no qual a absorção variou de 56 a 12%, na medida em que houve aumento do teor de cobre nas dietas ingeridas (Turnlund *et al.*, 2005).

Além disso, outros fatores dietéticos influenciam negativamente na biodisponibilidade do cobre, incluindo carboidratos, fruto-oligossacarídeos de cadeia curta, ácido ascórbico, alguns aminoácidos, zinco, ferro, cádmio e molibdênio, particularmente quando a ingestão desses constituintes dietéticos é elevada. Dentre estes, alguns micronutrientes, como a vitamina C, o ferro e o zinco, destacam-se por influenciar o processo de absorção e metabolismo do cobre. A intoxicação por chumbo e hemocromatose também produz efeitos adversos na homeostase desse mineral. A cirurgia bariátrica e o uso excessivo de cremes fixadores para próteses dentárias com teor de zinco elevado são as formas mais recentemente identificadas de indução da deficiência de cobre (Doguer; Ha; Collins, 2018).

Alguns estudos evidenciam que o teor elevado do zinco na dieta interfere na absorção do cobre por induzir a síntese de metalotioneína, proteína capaz de ligar-se a esse nutriente. Assim, ocorre um mecanismo de competição por substrato, pois a metalotioneína desloca o zinco de sua estrutura e liga-se ao cobre, por ter maior afinidade, tornando-o indisponível para absorção, reduzindo sua biodisponibilidade (He *et al.*, 2020).

Outro fator importante no comprometimento da biodisponibilidade do cobre diz respeito à ingestão elevada de ferro, pois esse elemento traço bloqueia o transporte do cobre por meio do mecanismo de competição pelos transportadores DMT-1 e/ou CTR-1, prejudicando sua absorção. Associado a isso, já foi demonstrado que o conteúdo total de ferro no organismo influencia as concentrações de cobre nos hepatócitos (Doguer; Ha; Collins, 2018).

Quanto aos parâmetros de avaliação do estado nutricional relativo ao cobre, destacam-se ceruloplasmina, cobre sérico livre e cobre sérico total como marcadores bioquímicos de maior relevância. É importante destacar que aproximadamente 95% do mineral no plasma está ligado à ceruloplasmina, proteína responsável por seu transporte no sangue e possui sua atividade enzimática reduzida na deficiência desse micronutriente. A razão entre a ceruloplasmina obtida por determinações enzimáticas e parâmetros imunológicos pode ser um índice útil para avaliar o estado nutricional dos indivíduos relativo ao cobre (Bharathi Devi; Dhivya; Sulochana, 2016).

Por outro lado, estima-se que menos de 5% da concentração total desse micronutriente circule independente de proteínas de ligação, como a ceruloplasmina, sendo que a concentração de cobre livre é muito baixa em relação à concentração total no soro. Portanto, uma alteração clinicamente significativa na concentração de cobre livre pode não ser identificada utilizando apenas a avaliação das concentrações totais de cobre. Tal fato constitui uma limitação no diagnóstico da condição nutricional desse nutriente, uma vez que esse mineral na forma livre, por exercer efeitos pró-oxidantes, pode contribuir para a depleção das reservas antioxidantes, e levar à lesão tecidual (Bharathi Devi; Dhivya; Sulochana, 2016).

Outra estratégia em potencial para determinar a situação nutricional do indivíduo relativa ao cobre é a avaliação da atividade da enzima SOD nos eritrócitos. A atividade dessa enzima é reduzida nessas células e no compartimento extracelular em casos de restrição grave de cobre, mas não difere muito em relação às alterações que ocorrem no plasma (Danzeisen *et al.*, 2007).

Um marcador bioquímico também promissor para tal avaliação diz respeito à determinação da chaperona CCS. Uma proporção significativa de cobre celular está ligada a essa proteína, que entrega o mineral para enzimas-alvo específicas ou transportadores, podendo, então, ser considerada um biomarcador importante na avaliação do estado nutricional do indivíduo relativo a esse micronutriente. Associada a isso, a razão CCS/SOD pode ter potencial para fornecer resultados mais fidedignos sobre a deficiência em cobre (Harvey; McCardle, 2008).

Em relação ao conteúdo de cobre no cabelo, não existem evidências significativas adicionais que reforcem sua utilidade como parâmetro do estado nutricional do indivíduo relativo ao mineral. Além disso, a excreção urinária de cobre aparentemente só é reduzida em situações de deficiência grave desse nutriente, o que indica a fragilidade desse biomarcador. Entretanto, é importante ressaltar que os indicadores supracitados apresentam limitações que dificultam a interpretação do estado nutricional dos indivíduos relativo a esse micronutriente. Tal fato pode ser atribuído a fatores fisiológicos que podem causar alterações nos estoques de cobre, como sexo, idade, crescimento, gestação e estresse oxidativo (Olivares *et al.*, 2008).

FONTES E RECOMENDAÇÕES DE COBRE

As fontes alimentares mais importantes do cobre são fígado, crustáceos, mariscos, frutas secas, castanhas, sementes e água. Além disso, grãos integrais e vegetais verdes folhosos também são considerados boas fontes do mineral. Contudo, é oportuno ressaltar que o conteúdo de cobre nos alimentos varia conforme algumas condições, como a qualidade dos solos, as estações do ano, o uso de fertilizantes e o tipo de água. A ingestão dietética recomendada (*Recommended Diatary Allowance* – RDA) de cobre é de 0,9 mg/dia para homens e mulheres com idade superior a 19 anos (Tabela 1) (Institute of Medicine, 2001; Araújo; Horst; Cominetti, 2019).

TABELA 1 Valores de referência de ingestão de cobre nas fases da vida

Idade	EAR (mcg)	AI/RDA (mcg)	UL (mcg)
0-6 meses	–	200	ND
7-12 meses	–	220	ND
1-3 anos	260	340	1.000
4-8 anos	340	440	3.000
9-13 anos	540	700	5.000
14-18 anos	685	890	8.000
19 a > 70 anos	700	900	10.000

AI: ingestão adequada; EAR: necessidade média estimada; ND: não determinado; RDA: ingestão dietética recomendada; UL: limite superior de ingestão tolerável.
Fonte: Institute of Medicine (2001).

COBRE E OBESIDADE

Estado nutricional do indivíduo relativo ao cobre na obesidade

O excesso de tecido adiposo na obesidade contribui para a manifestação de distúrbios metabólicos, bioquímicos e hormonais importantes, os quais induzem alterações na homeostase de alguns nutrientes, a exemplo do cobre. Nesse sentido, pesquisas mostram que indivíduos adultos com sobrepeso e obesos possuem concentrações plasmáticas de cobre elevadas quando comparados aos eutróficos. De forma semelhante, resultados de diversos estudos revelam que crianças e adolescentes obesos também apresentam valores desse mineral elevados quando comparados aos grupos controle (Quadro 2). Associado a isso, as concentrações de cobre aumentam de acordo com o índice de massa corporal (IMC) (Gu *et al.*, 2020).

QUADRO 2 Estudos sobre estado nutricional do cobre em indivíduos com obesidade

Autor/ano	Tipo de estudo	Sexo	Grupos	Resultado
Ngu *et al.*, 2022	Transversal	M/F	Adultos com idade entre 20-64 anos (n = 150)	O cobre foi positivamente correlacionado com a massa de gordura corporal e inversamente correlacionado com a massa muscular esquelética.
Thillan *et al.*, 2021	Caso-controle	M/F	Grupo com gordura corporal elevada (n = 160) e grupo controle (n = 164)	O grupo caso de ambos os sexos apresentou concentrações séricas mais altas de cobre em comparação aos controles.
Gu *et al.*, 2020	Metanálise	M/F	Crianças, adolescentes e adultos	A concentração sérica de cobre foi significativamente maior em crianças obesas e em adultos obesos do que nos controles.
Ge; Liu; Liu, 2020	Transversal	M/F	Crianças e adolescentes (n = 2.000)	As concentrações séricas de cobre foram positivamente associadas ao IMC e à circunferência da cintura.
Tinkov *et al.*, 2021	Transversal	F	Grupo obeso (n = 40) e grupo de peso normal (n = 40)	O grupo obeso apresentou concentrações séricas de cobre significativamente maiores, e estas foram correlacionadas positivamente com o IMC.
Yang *et al.*, 2019	Transversal	M/F	Grupo controle (n = 65) e grupo obeso (n = 55)	As concentrações de cobre séricas foram significativamente maiores em pacientes obesos.

(continua)

QUADRO 2 Estudos sobre estado nutricional do cobre em indivíduos com obesidade *(continuação)*

Autor/ano	Tipo de estudo	Sexo	Grupos	Resultado
Azab *et al.*, 2014	Caso-controle	M/F	Grupo obeso (n = 80) e grupo controle (n = 80)	A concentração sérica de cobre foi significativamente maior nas crianças obesas.
Habib *et al.*, 2015	Transversal	M/F	Grupo obeso (n = 72) e grupo controle (n = 40)	Concentrações aumentadas de cobre sérico foram encontradas nos indivíduos obesos em comparação ao grupo controle.

IMC: índice de massa corporal; M: masculino; F: feminino; n: número amostral.
Fonte: elaboração dos autores.

Nessa temática, nos últimos anos têm sido bastante investigados os possíveis fatores que influenciam as concentrações de cobre em indivíduos que apresentam obesidade, a exemplo da participação da leptina, visto que a hiperleptinemia, condição resultante do acúmulo excessivo de tecido adiposo, parece favorecer o aumento da concentração sérica desse mineral (Yang *et al.*, 2019).

A deficiência em zinco aumenta a expressão de citocinas pró-inflamatórias, como fator de necrose tumoral alfa (TNF-alfa), interleucina-6 (IL-6), interleucina-8 (IL-8) e interleucina-1-beta (IL-1β), as quais induzem a expressão de proteínas dependentes de cobre, a exemplo da ceruloplasmina, que consequentemente aumenta as concentrações desse nutriente no sangue (Figura 5) (Gu *et al.*, 2020).

Associado a isso, destaca-se a participação da inflamação crônica, presente na obesidade, na regulação das concentrações plasmáticas de cobre, que ocorre por meio da atuação de citocinas pró-inflamatórias na superexpressão da ceruloplasmina no fígado, aumentando as concentrações séricas desse mineral (Yang *et al.*, 2019). Alguns estudos observaram correlação positiva entre o cobre plasmático e a proteína C reativa em crianças com índices de adiposidade elevados (Jaksic *et al.*, 2019; Liang *et al.*, 2020).

O tecido adiposo, por ser o principal órgão secretor da amina oxidase sensível à semicarbazida (SSAO), enzima que possui em sua estrutura química moléculas de cobre, quando em excesso, contribui, por meio da inflamação crônica de baixo grau, para elevar as concentrações séricas desse mineral, visto que citocinas pró-inflamatórias estimulam a secreção dessa enzima (Yang *et al.*, 2019). Portanto, o aumento da infiltração de macrófagos nos adipócitos, principalmente no tecido adiposo visceral, favorece a produção de citocinas inflamatórias, potencializando mecanismos que elevam as concentrações plasmáticas de cobre (Figura 5) (Pereira; Campos; Bogo, 2016).

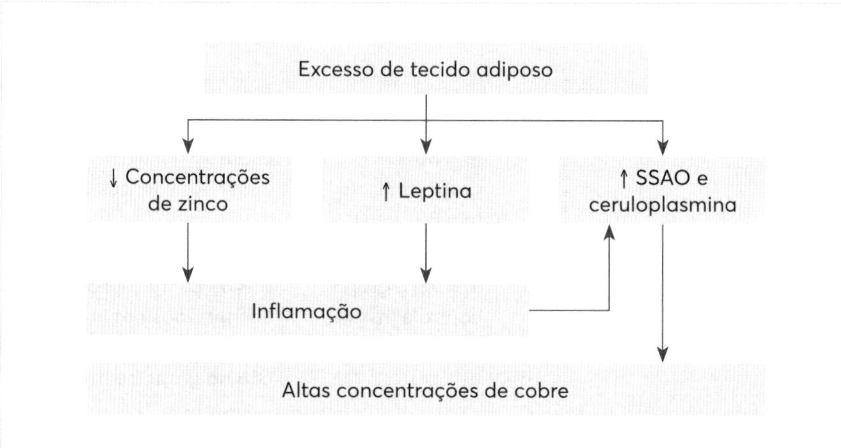

FIGURA 5 Fatores contribuintes para o aumento das concentrações de cobre na obesidade.

O excesso de tecido adiposo disfuncional na obesidade induz alterações metabólicas, como redução nas concentrações séricas e plasmáticas de zinco e aumento nas concentrações séricas de leptina. Tais alterações contribuem na maior produção de citocinas pró-inflamatórias, caracterizando o quadro de inflamação crônica, que, por sua vez, promove o aumento das concentrações séricas das enzimas dependentes de cobre amina oxidase sensível à semincarbazina (SSAO) e ceruloplasmina. Dessa forma, todas essas alterações resultam em maiores concentrações de cobre em indivíduos com obesidade.
Fonte: elaboração dos autores.

Participação do cobre em distúrbios metabólicos na obesidade

Estresse oxidativo

O cobre é um mineral traço com atuação importante na geração de compostos pró-oxidantes, contribuindo com a formação de ERO. Destaca-se que o íon cuproso (Cu^+) participa das reações de Fenton e Haber-Weiss, na qual ocorre a formação do radical hidroxila (OH^+) a partir do peróxido de hidrogênio (H_2O_2) (Jomova; Valko 2011).

Outro aspecto importante é o fato de que alterações na distribuição de cobre em organismos obesos contribuem para o desequilíbrio redox por meio da depleção das concentrações intracelulares de glutationa, pois esse composto serve como agente redutor na reação de oxidação do mineral. A glutationa é um substrato essencial para as enzimas antioxidantes superóxido dismutase, glutationa peroxidase e catalase. Sua baixa disponibilidade na célula contribui para a ineficiência do sistema de defesa antioxidante endógeno, aumentando o efeito citotóxico das ERO (Jomova; Valko, 2011; Kanafchian *et al.*, 2019).

Associado a isso, o aumento nas concentrações de ceruloplasmina e SSAO em indivíduos com obesidade pode contribuir para a formação excessiva de ERO. A ceruloplasmina exerce atividade pró-oxidante, por aumentar a liberação de óxido nítrico (NO), que, por sua vez, induz a formação de espécies reativas de nitrogênio (ERN). Já a enzima SSAO, ao converter aminas primárias em seus aldeídos correspondentes, promove a liberação de amônia e de peróxido de hidrogênio, favorecendo a manifestação do estresse oxidativo na obesidade (Yang *et al.*, 2019).

A ceruloplasmina também atua como fonte de cobre livre, pois contém 6 moléculas desse mineral em sua estrutura, e, em condições de estresse oxidativo, como na obesidade, algumas moléculas, como óxido nítrico e ânion superóxido, podem romper essa proteína e liberar os íons de cobre, configurando um ciclo pró-oxidante (Volp; Silva; Bressan, 2015).

Em paralelo, a ceruloplasmina parece estar envolvida no processo de peroxidação lipídica associado à disfunção do tecido adiposo, pois essa cuproenzima catalisa a reação de oxidação da partícula de *low-density lipoprotein cholesterol* (LDL-c), transformando-a em forma mais aterogênica. Essa reação ocorre porque o cobre pode interagir com os resíduos de histidina (lipopoproteína B-100 da molécula de LDL) para então ser reduzido à forma de íon cuproso (Figura 6). Assim, a determinação das concentrações da ceruloplasmina em indivíduos com obesidade central pode constituir um parâmetro para identificar o risco de infarto agudo do miocárdio (Burkitt; Milne; Raafat, 2001).

Diante disso, por meio da sua ação pró-oxidante, o cobre também pode contribuir de forma indireta para a manifestação da inflamação crônica de baixo grau associada a obesidade, pois esse nutriente eleva a produção de radicais livres e ativa diversos fatores de transcrição, como a proteína ativadora 1, fator 1-alfa induzível por hipóxia e fator nuclear kappa-beta (NF-kappa-beta), o que consequentemente aumenta a síntese e a liberação de citocinas pró-inflamatórias, a exemplo das IL-6 e IL-1-beta, e quimiocinas, caracterizando um quadro de inflamação crônica de baixo grau na obesidade (Figura 7) (Gu *et al.*, 2020).

Outros distúrbios metabólicos associados ao excesso de cobre na obesidade

As concentrações elevadas de cobre em indivíduos com obesidade também contribuem para o desenvolvimento de desordens metabólicas importantes, a exemplo da resistência à insulina e das doenças hepáticas. Nesse sentido, já foi evidenciado que concentrações séricas de cobre estão positivamente associadas ao colesterol total, triglicerídeos e LDL-c, e negativamente associadas à lipoproteína de alta densidade (HDL-c) (Leone *et al.*,

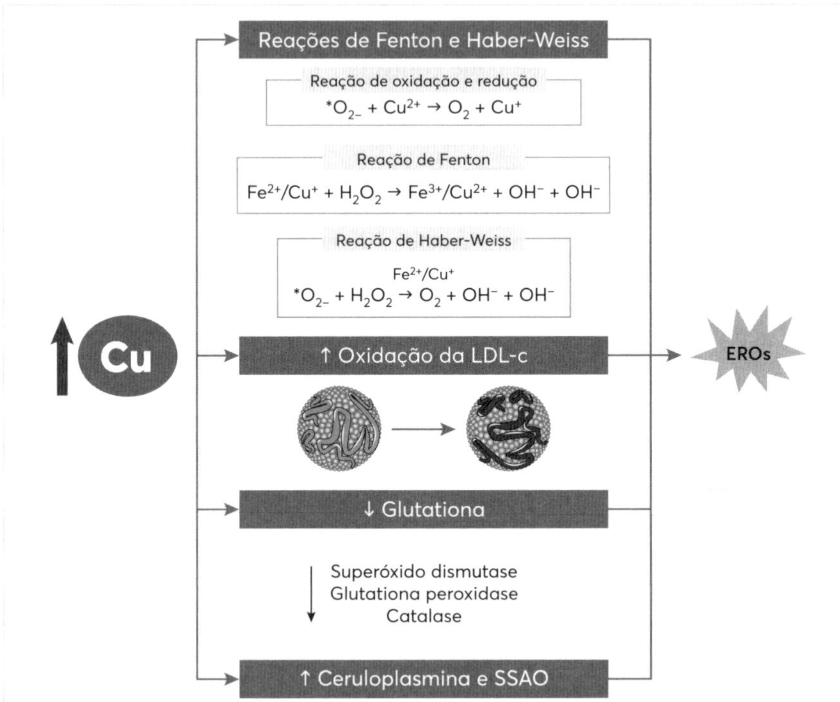

FIGURA 6 Relação entre o excesso de cobre e a produção de radicais livres.

Cu: cobre; Cu^{2+}: íon cúprico; EROs: espécies reativas de oxigênio; Fe^{2+}: ferro ferroso; Fe^{3+}: ferro férrico; H_2O_2: peróxido de hidrogênio; LDL-c: lipoproteína de baixa densidade; O_2: oxigênio; OH: radical hidroxila; SSAO: amina oxidase sensível a semicarbazina.

O aumento das concentrações séricas de cobre pode induzir maior produção de ERO por meio da participação desse mineral como catalizador das reações de Fenton e Waber Heiss; como catalisador da reação de oxidação da partícula de LDL-c, por meio da sua interação com a proteína glutationa, tornando-a indisponível para servir como substrato na síntese das enzimas antioxidantes; e por meio da participação do cobre como componente estrutural das cuproenzimas ceruloplasmina e SSAO, as quais promovem a síntese de radicais livres a partir de sua atividade.

Fonte: elaboração dos autores.

2006). Por outro lado, deve-se chamar a atenção para o fato de que resultados de alguns estudos demonstraram associação positiva entre o cobre sérico e HDL-c (Fan; Zhang; Bu, 2017).

Alguns mecanismos têm sido sugeridos para fundamentar a influência do excesso de cobre na manifestação da dislipidemia em indivíduos com obesidade, a exemplo de sua contribuição no desenvolvimento de hipercolesterolemia e aterosclerose, pois esse nutriente induz a expressão e atividade de proteínas envolvidas na biossíntese do colesterol e ainda na captação e oxidação de LDL--c (Svensson *et al.*, 2003).

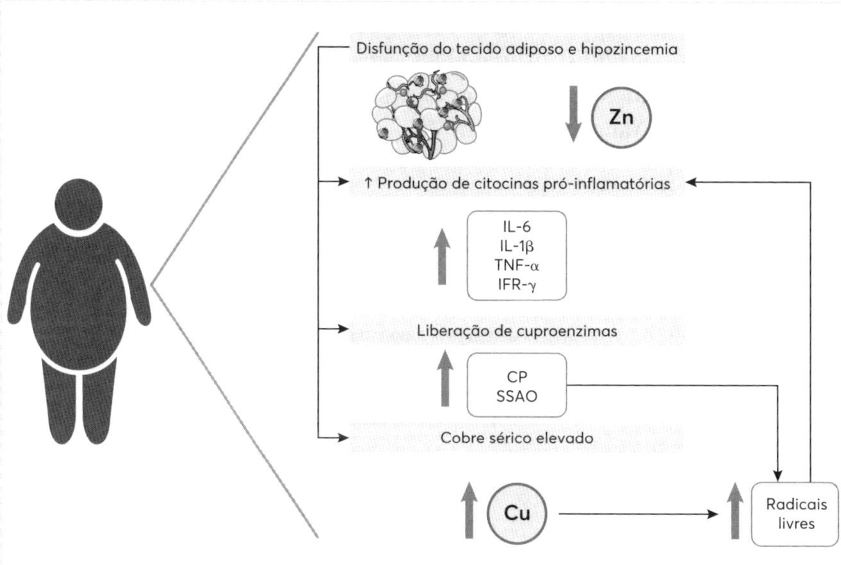

FIGURA 7 Relação entre inflamação e *status* de cobre na obesidade.
CP: ceruloplasmina; Cu: cobre; IFR-γ: interferon gama; IL: interleucina; SSAO: amina oxidase sensível à semicarbazida; TNF-α: fator de necrose tumoral alfa; Zn: zinco.
Fonte: elaboração dos autores.

O excesso de cobre participa da patogênese da hipertensão arterial sistêmica, pois esse mineral induz a produção excessiva de EROs, as quais por sua vez favorecem a disfunção do endotélio vascular, o que, consequentemente, aumenta a pressão nos vasos sanguíneos. Além disso, concentrações elevadas de cobre podem contribuir para a redução da atividade da miosina-ATPase, resultando em sobrecarga de cálcio na camada muscular lisa dos vasos e aumentando a tensão da parede arterial (Filetti *et al.*, 2018).

A sobrecarga de cobre contribui para o desenvolvimento da resistência à insulina, por aumentar a produção de ERO, o que resulta no aparecimento e progressão do diabetes *mellitus* tipo 2. Tal fato foi demonstrado na pesquisa de Kim e Song (2014), que verificou associação positiva entre concentração desse micronutriente e marcadores de resistência à insulina em adultos com obesidade visceral, e ainda no estudo de Viktorínová *et al.* (2009), que observou associação positiva entre os parâmetros de cobre plasmático e a hemoglobina glicada em pacientes com diabetes *mellitus*.

Portanto, a manutenção das concentrações adequadas do cobre, em particular na presença do excesso de tecido adiposo, é de fundamental importância para o controle da função mitocondrial, resposta imunológica e metabolismo lipídico. Alterações na distribuição desse elemento podem contribuir para a manifestação de doenças crônicas e comorbidades importantes, a exemplo da DHGNA, diabetes *mellitus*, dislipidemias, estresse oxidativo, inflamação crônica de baixo grau e doenças cardiovasculares comumente associadas à obesidade (Gu *et al.*, 2020; Yang *et al.*, 2019).

REFERÊNCIAS

ABOU ZEID, C.; KALER, S. G. Normal human copper metabolism. *In:* WEISS, K. H.; SCHILSKY, M. *Wilson disease.* Academic Press, 2019. p. 17-22.

ARAÚJO, C. C.; HORST, M. A.; COMINETTI, C. Cobre. *In:* ROSSI, L.; POLTRONIERI, F. (org.). *Tratado de Nutrição e Dietoterapia.* Rio de Janeiro: Guanabara Koogan, 2019. p. 137-142.

ARREDONDO, M.; NÚÑEZ, M. T. Iron and copper metabolism. *Molecular Aspects of Medicine,* v. 26, n. 4-5, p. 313-327, 2005.

AZAB, S. F. *et al.* Serum trace elements in obese Egyptian children: a case-control study. *Italian Journal of Pediatrics,* v. 40, n. 20, 2014.

BAKER, Z. N. *et al.* The mitochondrion: a central architect of copper homeostasis. *Metallomics,* v. 9, n. 11, p. 1501-1512, 2017.

BARCELOUX, D.G. Copper. *J Toxicol Clin Toxicol,* v. 37, n. 2, p. 217-30, 1999.

BHARATHI DEVI, S. R.; DHIVYA, M. A.; SULOCHANA, K. N. Copper transporters and chaperones: their function on angiogenesis and cellular signalling. *Journal of Biosciences,* v. 41, n. 3, p. 487-496, 2016.

BLEACKLEY, M.R.; WONG, A.Y.; HUDSON, D.M.; WU, C.H.; MACGILLIVRAY, R.T. Blood iron homeostasis: newly discovered proteins and iron imbalance. *Transfus Med Rev,* v. 23, n. 2, p. 103-23, 2009.

BOST, M. *et al.* Dietary copper and human health: current evidence and unresolved issues. *Journal of Trace Elements in Medicine and Biology,* v. 35, p. 107-115, 2016.

BOUSQUET-MOORE D. *et al.* Peptidylgycine α-amidating monooxygenase and copper: a gene-nutrient interaction critical to nervous system function. *J Neurosci Res,* v. 88, n. 12, p. 2535-2345, Sep. 2010.

BRISCHIGLIARO, M.; ZEVIANI, M. Cytochrome c oxidase deficiency. *Biochimica et Biophysica Acta – Bioenergetics,* v. 1862, n. 1, p. 148335, 2021.

BURKITT, M. J.; MILNE, L.; RAAFAT, A. A simple, highly sensitive and improved method for the measurement of bleomycin-detectable iron: the "catalytic iron index" and its value in the assessment of iron status in haemochromatosis. *Clinical Science,* v. 100, p. 239-247, 2001.

CZŁONKOWSKA, A. *et al.* Wilson disease. *Nat Rev Dis Primers,* v. 4, n. 1, p. 21, 2018.

D'AMBROSI, N.; ROSSI, L. Copper at synapse: release, binding and modulation of neurotransmission. *Neurochem Int,* v. 90, p. 36-45, Nov. 2015.

DANZEISEN, R. *et al.* How reliable and robust are current biomarkers for copper status? *Br J Nutr,* v. 98, n. 4, p. 676-83, 2007.

DODANI, S. C. *et al.* A targetable fluorescent sensor reveals that copper-deficient SCO1 and SCO2 patient cells prioritize mitochondrial copper homeostasis. *Journal of the American Chemical Society,* v. 133, p. 8606-8616, 2011.

DOGUER, C.; HA, J.-H.; COLLINS, J. F. Intersection of iron and copper metabolism in the mammalian intestine and liver. *Comprehensive Physiology,* v. 8, n. 4, p. 1433-1461, 2018.

FAN, Y.; ZHANG, C.; BU, J. Relationship between Selected Serum Metallic Elements and Obesity in Children and Adolescent in the U.S. *Nutrients,* v. 9, n. 2, p. 104, 2017.

FILETTI, F. M. *et al.* Reactive oxygen species impair the excitation-contraction coupling of papillary muscles after acute exposure to a high copper concentration. *Toxicol In Vitro,* v. 51, p. 106-113, 2018.

FOLLMER, C.; BEZERRA NETO, H. J. C. Fármacos multifuncionais: monoamina oxidase e a-sinucleína como alvos terapêuticos na doença de Parkinson. *Química Nova,* v. 36, n. 2, p. 306-313, 2013.

FUKAI, T. *et al.* Copper transporters and copper chaperones: roles in cardiovascular physiology and disease. *American Journal of Physiology-Cell Physiology,* v. 315, n. 2, p. 186-201, 2018.

GE, W.; LIU, W.; LIU, G. The relationships between serum copper levels and overweight/total obesity and central obesity in children and adolescents aged 6-18 years. J *Trace Elem Med Biol,* v. 20, n. 61, p. 126557, May 2020.

GU, K. *et al.* The relationship between serum copper and overweight/obesity: a meta-analysis. *Biological Trace Elements Research,* v. 194, n. 2, p. 336-347, 2020.

HABIB, S. et al. Pro-inflammatory adipocytokines, oxidative stress, insulin, Zn and Cu: interrelations with obesity in Egyptian non-diabetic obese children and adolescents. Adv Med Sci, v. 60, n. 2, p. 179-85, 2015.

HARVEY, L.; McARDLE, H. Biomarkers of copper status: a brief update. *British Journal of Nutrition,* v. 99, n. 3, p. 10-13, 2008.

HE, H.; WANG, Y.; YANG, Z.; DING, X.; YANG, T.; LEI, G.; LI, H.; XIE, D. Association between serum zinc and copper concentrations and copper/zinc ratio with the prevalence of knee chondrocalcinosis: a cross-sectional study. *BMC Musculoskelet Disord,* v. 21, n. 1, p. 97, 2020.

HORN, D.; BARRIENTOS, A. Mitochondrial copper metabolism and delivery to cytochrome C oxidase. *IUBMB Life,* v. 60, p. 421-429, 2008.

INSTITUTE OF MEDICINE. Dietary reference intakes for vitamin A, vitamin K, arsenic, boron, chromium, copper, iodine, iron, manganese, molybdenum, nickel, silicon, vanadium, and zinc. Washington (DC): National Academies Press (US); 2001.

IUPAC (2015). *Periodic table:* archives (1999-2018). Disponível em: iupac.org/wp-content/uploads/2015/09/IUPAC_Periodic_Table-1May13.pdf. Acesso em: 7 fev. 2023.

JAKSIC, M. *et al.* Association between inflammation, oxidative stress, vitamin D, copper and zinc with pre-obesity and obesity in school children from the city of Podgorica, Montenegro. *Journal of Pediatric Endocrinology and Metabolism,* v. 32, n. 9, p. 951-957, 2019.

JOHNSTON, K. A.; LOPEZ, K. M. Lysyl oxidase in cancer inhibition and metastasis. *Cancer Lett,* v. 28, n. 417, p. 174-181, 2018.

JOMOVA, K.; VALKO, M. Advances in metal-induced oxidative stress and human disease. *Toxicology,* v. 283, n. 2-3, p. 65-87, 2011.

KANAFCHIAN, M.; ESMAEILZADEH, S.; MAHJOUB, S.; RAHSEPAR, M.; GHASEMI, M. Status of serum copper, magnesium, and total antioxidant capacity in patients with polycystic ovary syndrome. *Biol Trace Elem Res,* v. 193, n. 1, p. 111-117, 2019.

KIM, H. N.; SONG, S. W. Concentrations of chromium, selenium, and copper in the hair of viscerally obese adults are associated with insulin resistance. *Biol Trace Elem Res,* v. 158, p. 152-157, 2014.

LEONE, N. *et al.* Zinc, copper, and magnesium and risks for all-cause, cancer, and cardiovascular mortality. *Epidemiology,* v. 17, n. 3, p. 308-314, May 2006.

LEVENSON, C. W. Mechanisms of copper conservation in organs. *American Journal of Clinical Nutrition,* v. 67, n. 5, p. 978-981, 1998.

LEVENSON, C. W.; JANGHORBANI, M. Long-term measurement of organ copper turnover in rats by continuous feeding of a stable isotope. *Analytical Biochemistry,* v. 221, n. 2, p. 243-249, 1994.

LIANG, J. *et al.* Relationship between plasma copper concentration and body fat distribution in children in China: a cross-sectional study. *Biological Trace Elements Research,* v. 198, 2020.

LINDER, M. C. Ceruloplasmin and other copper binding components of blood plasma and their functions: an update. *Metallomics,* v. 8, n. 9, p. 887-905, 2016.

LYONS J. A. *et al.* Structural insights into electron transfer in caa3-type cytochrome oxidase. *Nature,* v. 487, n. 7408, p. 514-518, 2012.

McMILLIN, G. A.; TRAVIS, J. J.; HUNT, J. W. Direct measurement of free copper in serum or plasma ultrafiltrate. *Am J Clin Pathol,* v. 131, n. 2, p. 160-165, 2009.

MONTLLOR-ALBALATE C. *et al.* Extra-mitochondrial Cu/Zn superoxide dismutase (Sod1) is dispensable for protection against oxidative stress but mediates peroxide signaling in Saccharomyces cerevisiae. *Redox Biol*, v. 21, p. 101064, 2019.

MYINT, Z. W. *et al.* Copper deficiency anemia: review article. *Annals of Hematology*, v. 97, n. 9, p. 1527-1534, 2018.

NELSON K. T.; PROHASKA J. R. Copper deficiency in rodents alters dopamine beta-mono-oxygenase activity, mRNA and protein level. *Br J Nutr*, v. 102, n. 1, p. 18-28, Jul. 2009.

NGU, Y. J. *et al.* Association between essential and non-essential metals, body composition, and metabolic syndrome in adults. *Biol Trace Elem Res*, 7 Jan. 2022.

NGUYEN, N. H. *et al.* Anti-oxidative effects of superoxide dismutase 3 on inflammatory diseases. *Journal of Molecular Medicine (Berlin Germany)*, v. 98, n. 1, p. 59-69, 2020.

OLIVARES, M. *et al.* Present situation of biomarkers for copper status. *Am J Clin Nutr*, v. 88, n. 3, p. 859-862, 2008.

PEREIRA, T. C.; CAMPOS, M. M.; BOGO, M. R. Copper toxicology, oxidative stress and inflammation using zebrafish as experimental model. *J Appl Toxicol*, v. 36, p. 876-885, 2016.

PIERSON, H. *et al.* The function of ATPase copper transporter ATP7B in intestine. *Gastroenterology*, v. 154, n. 1, p. 168-180, 2018.

RUTTKAY-NEDECKY B. *et al.* The role of metallothionein in oxidative stress. *Int J Mol Sci*, v. 14, n. 3, p. 6044-6066, Mar. 2013.

SCHEIBER I. F. *et al.* Metabolism and functions of copper in brain. *Prog Neurobiol*, v. 116, p. 33-57, May 2014.

SCHMIDT, K. *et al.* TP7A and ATP7B copper transporters have distinct functions in the regulation of neuronal dopamine-β-hydroxylase. *J Biol Chem*, v. 293, n. 52, p. 20085-20098, 28 Dec. 2018.

SCHNEDL, W. J. *et al.* Diamine oxidase supplementation improves symptoms in patients with histamine intolerance. *Food Science and Biotechnology*, v. 28, n. 6, p. 1779-1784, 2019.

SVENSSON, P. A. *et al.* Copper induces the expression of cholesterogenic genes in human macrophages. *Atherosclerosis*, v. 169, n. 1, p. 71-76, 2003.

THILLAN, K. *et al.* Micronutrient status and associated factors of adiposity in primary school children with normal and high body fat in Colombo municipal area, Sri Lanka. *BMC Pediatr*, v. 21, n. 1, p. 14, 2021.

TINKOV, A. et al. Trace element and mineral levels in serum, hair, and urine of obese women in relation to body composition, blood pressure, lipid profile, and insulin resistance. Biomolecules, v. 11, n. 5, p. 689, 2021.

TÜMER, Z.; MØLLER, L. B. Menkes disease. *Eur J Hum Genet*, v. 18, n. 5, p. 511-518, 2010.

TURNLUND, J. R. *et al.* Long-term high copper intake: effects on copper absorption, retention, and homeostasis in men. *The American Journal of Clinical Nutrition*, v. 81, n. 4, p. 822-828, 2005.

VALKO, M.; MORRIS, H.; CRONIN, M. T. D. Metals, toxicity and oxidative stress. *Current Medicinal Chemistry*, v. 12, n. 10, p. 1161-1208, 2005.

VIKTORÍNOVÁ, A. *et al.* Altered metabolism of copper, zinc, and magnesium is associated with increased levels of glycated hemoglobin in patients with diabetes mellitus. *Metabolism*, v. 58, p. 1477-1482, 2009.

VOLP, A. C. P.; SILVA, F. C. S.; BRESSAN, J. Hepatic inflammatory biomarkers and its link with obesity and chronic diseases. *Nutr Hosp*, v. 31, n. 5, p. 1947-1956, 2015.

WANG, B.; WANG, X. P. Does ceruloplasmin defend against neurodegenerative diseases? *Current Neuropharmacology*, v. 17, n. 6, p. 539-549, 2019.

WANG, X.; GARRICK, M. D.; COLLINS, J. F. Animal models of normal and disturbed iron and copper metabolism. *Journal of Nutrition*, v. 149, n. 12, p. 2085-2100, 2019.

WAZIR, S. M.; GHOBRIAL, I. Copper deficiency, a new triad: anemia, leucopenia, and myeloneuropathy. *J Community Hosp Intern Med Perspect*, v. 7, n. 4, p. 265-268, 2017.

YANG, H. *et al.* Obesity is associated with copper elevation in serum and tissues. *Metallomics*, v. 11, n. 8, p. 1363-1371, 2019.

YUAN, Y. *et al.* Tyrosinase inhibitors as potential antibacterial agents. *European Journal of Medicinal Chemistry*, v. 1, n. 187, p. 111892, 2020.

ZOU, Y. *et al.* Critical nucleus structure and aggregation mechanism of the C-terminal fragment of copper-zinc superoxide dismutase protein. *ACS Chem Neurosci*, v. 7, p. 286-296, 2016.

17

Cálcio

Jennifer Beatriz Silva Morais
Tamires da Cunha Soares

INTRODUÇÃO

O cálcio é o vigésimo elemento da tabela periódica, sendo o mineral mais abundante no corpo humano e o quinto mais encontrado na crosta terrestre e na água do mar. Esse nutriente é considerado essencial para a realização de diversas funções fisiológicas, sendo obtido por meio da dieta e de suplementos alimentares (Drake; Gupta, 2022; Schöfl, 2019; Song, 2017).

O corpo humano adulto contém de 1.000 a 1.200 g de cálcio, e mais de 99% do total está presente no esqueleto na forma de complexos de cálcio-fosfato, principalmente como hidroxiapatita, que é responsável, em parte, por propriedades materiais do osso, como força e dureza. A maior parte do cálcio é incorporada de forma estável ao osso, embora uma pequena fração seja prontamente trocada com a fração solúvel de cálcio do organismo (Blaine; Chonchol; Levi, 2015; Peacock, 2010; Yu; Sharma, 2022).

O cálcio não ósseo representa menos de 1% do cálcio corporal total, sendo em torno de 10 g em um adulto. No entanto, está em constante e rápida troca dentro dos vários reservatórios de cálcio e é responsável por funções essenciais do organismo, incluindo sinalização extra e intracelular, transmissão de impulsos nervosos e contração muscular. O cálcio sérico varia de 8,8 a 10,4 mg/dL (2,2 a 2,6 mM) em indivíduos saudáveis e compreende íons livres (51%), complexos ligados a proteínas (40%) e complexos iônicos (9%), conforme mostra a Figura 1 (Peacock, 2010; Yu; Sharma, 2022).

Como já descrito, o cálcio exerce papel central no metabolismo ósseo, formação de dentes, função cardíaca, contração muscular, transmissão de impulsos nervosos e ativação enzimática (Drake; Gupta, 2022; Schöfl, 2019; Song,

2017). Assim, a deficiência desse mineral tem sido relacionada à manifestação de doenças ósseas, risco de câncer epitelial e desordens metabólicas (Barboza; Guizzardi; Talamoni, 2015; Wawrzyniak; Suliburska, 2021).

FUNÇÕES METABÓLICAS DO CÁLCIO

O cálcio, além de ser um componente estrutural essencial do esqueleto, também desempenha papel fundamental na ativação de diversas enzimas celulares importantes, por exemplo, a lipase pancreática, a colinesterase e a ATPase. Nesse aspecto, o cálcio estimula a contração muscular, além de regular a transmissão de impulsos nervosos entre as células por sua participação no controle da produção de acetilcolina, conforme demonstra o Quadro 1 (Lombardi *et al.*, 2020; Tarasov; Griffiths; Rutter, 2012).

QUADRO 1 Atuação do cálcio na ativação de alvos metabólicos

Metabólitos ativados pelo cálcio	Funções
Lipase pancreática	Atua na hidrólise de lipídios no duodeno, possibilitando sua absorção.
Colinesterase	Responsável pela hidrólise de acetilcolina, que atua na transmissão de impulsos nervosos.
ATPase	Atua na hidrólise do grupamento fosfato terminal do ATP, transformando-o em ADP.
Paratormônio	A síntese e a liberação desse hormônio ocorrem em função das concentrações séricas de cálcio. Sua função é regular os processos de absorção intestinal e reabsorção renal de cálcio.
Troponina	O cálcio ativa a troponina, que força a saída da tropomiosina do sítio de ligação que permite a interação entre actina e miosina, permitindo a contração muscular.
Tromboplastina	Enzima presente nas plaquetas, que medeia a conversão de protrombina em trombina, em razão da atuação do cálcio, etapa fundamental para que ocorra a coagulação.

ADP: adenosina difosfato; ATP: adenosina trifosfato.
Fonte: Drake; Gupta (2022); Lombardi *et al.* (2020); Tarasov; Griffiths; Rutter (2012).

O cálcio participa da estabilidade do potencial de membrana de células musculares cardíacas, é essencial para o processo de coagulação sanguínea por estimular a liberação de tromboplastina das plaquetas, atua regulando a permeabilidade da membrana de células do intestino delgado e, consequentemente, contribui para acentuar a absorção de outros nutrientes. Além disso, tem sido evidenciado o papel do cálcio em âmbito molecular como um importante mensageiro em mecanismos químicos, participando de relevantes processos envolvidos no estresse, sobrevivência e morte celular (Bhatiya *et al.*, 2020; Diamond; Wong; Golombick, 2013; Sakamoto; Ogawa, 2018; Drake; Gupta, 2022; Masilamani; Voort, 2012).

REGULAÇÃO DA HOMEOSTASE DO CÁLCIO

O equilíbrio das concentrações do cálcio no organismo é atribuído às condições das reservas corporais que ocorrem em longo prazo. Tal equilíbrio depende de vários fatores ao longo da vida que podem contribuir para o balanço positivo ou negativo desse mineral. A condição de deficiência leva a manifestação de doenças importantes como o raquitismo e a osteomalácia (Peacock, 2010).

A manutenção das concentrações fisiológicas do cálcio ionizado depende essencialmente da atuação do paratormônio e da 1,25-di-hidroxivitamina D3. Reduções significativas no cálcio sérico aumentam a produção e a liberação do paratormônio, que atua acentuando a reabsorção de cálcio nos rins e ossos. Além disso, a ação do paratormônio no tecido renal estimula a produção de 1,25-di-hidroxivitamina D3, o qual, por sua vez, ativa a absorção intestinal de cálcio (Wei; Christakos, 2015; Peacock., 2010).

ASPECTOS FISIOLÓGICOS DO CÁLCIO

Absorção intestinal do cálcio

O cálcio é absorvido no intestino delgado por meio de transporte ativo, que ocorre predominantemente no duodeno e jejuno proximal, sendo tal transporte saturável, estimulado pela 1,25-di-hidroxivitamina D3 e regulado pela ingestão dietética e pelas necessidades do organismo (Drake; Gupta, 2022; Schöfl, 2019).

A 1,25-di-hidroxivitamina D3 tem atuação importante nesse processo, uma vez que essa vitamina aumenta a permeabilidade da membrana celular, regulando a migração de cálcio através das células intestinais e aumentando a concentração de calbindina (proteína transportadora de cálcio – CaBP). Ainda sobre a participação da 1,25-di-hidroxivitamina D3 na absorção do cálcio, essa vitamina acentua o transporte ativo em situações de ingestão reduzida desse mineral, sendo, portanto, o transporte ativo considerado o principal mecanismo de absorção de cálcio quando em situações de ingestão reduzida (Motlaghzadeh; Bilezikian; Sellmeyer, 2021; Drake; Gupta, 2022).

O cálcio também é absorvido por meio de difusão passiva, principalmente no jejuno distal e no íleo, sendo tal mecanismo regulado pelo aumento da ingestão desse mineral, o que pode tornar esse processo o mecanismo predominante de absorção de grandes doses de cálcio. Assim, as proteínas do leite e a lactose, que aumentam a solubilidade e a osmolaridade do cálcio no íleo, tendem a estimular tal mecanismo de absorção. Por outro lado, outros fatores (fosfatos, oxalatos e fitatos) tornam o cálcio insolúvel em pH neutro, dificultando a absorção passiva no íleo (Drake; Gupta, 2022; Schöfl, 2019).

Em relação à distribuição do cálcio no organismo, após sua absorção no intestino delgado, em torno de 1% desse mineral é transportado na corrente sanguínea e aproximadamente 99% é armazenado nos ossos, conforme mostra a Figura 1 (Blaine; Chonchol; Levi, 2015; Peacock, 2010; Yu; Sharma, 2022).

Excreção e reabsorção de cálcio

A excreção do cálcio ocorre por meio das fezes, suor e urina, sendo esta última via regulada por suas concentrações séricas. Em humanos que apresentam a taxa de filtração glomerular (TFG) de 170 litros a cada 24 horas, cerca de 100 a 200 mg de cálcio são eliminados por meio da urina (Blaine; Chonchol; Levi, 2015; Yu; Sharma, 2022; Shertukde *et al.*, 2022).

Sobre o processo de reabsorção, do total de cálcio filtrado, entre 60 e 70% é reabsorvido no túbulo contorcido proximal, 20% na alça de Henle, 10% no

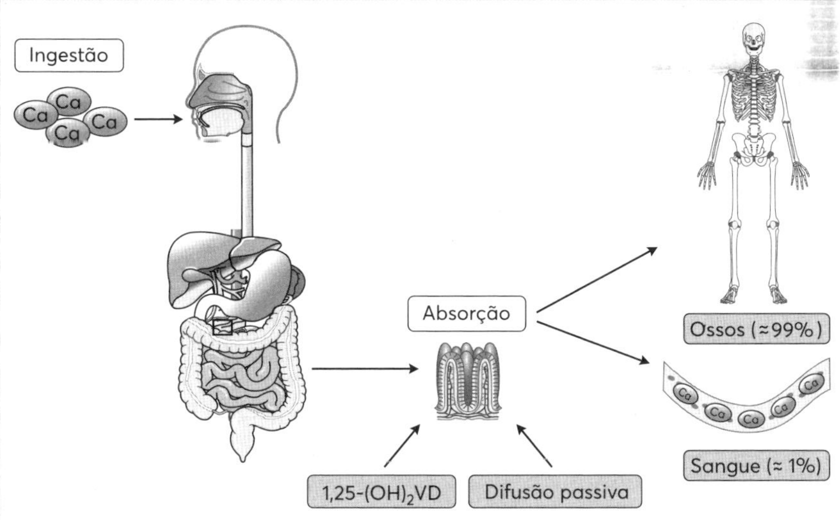

FIGURA 1 Metabolismo do cálcio.

$1{,}25\text{-}(OH)_2VD$: 1,25-di-hidroxivitamina D; Ca: cálcio; ≈: aproximadamente.

Fonte: adaptação de Blaine; Chonchol; Levi (2015).

túbulo contorcido distal, 5% no ducto coletor e cerca de 5 a 10% no néfron terminal, principal local de regulação de excreção (Blaine; Chonchol; Levi, 2015). O principal fator contribuinte para a regulação dos processos de reabsorção de cálcio são as concentrações séricas desse mineral (Blaine; Chonchol; Levi, 2015; Yu; Sharma, 2022).

Em situações de hipocalemia, o paratormônio atua sobre os rins aumentando a reabsorção de cálcio na alça ascendente de Henle, túbulo contorcido distal e túbulo coletor. Em resposta ao paratormônio, os rins também aumentam a ativação da vitamina D3, que estimula a captação de cálcio pelo intestino. Além disso, esse hormônio ativa os osteoclastos, células que reabsorvem cálcio do osso e promovem sua liberação para a corrente sanguínea, aumentando as concentrações desse mineral no soro (Blaine; Chonchol; Levi, 2015; Yu; Sharma, 2022).

O aumento das concentrações sanguíneas de cálcio, hipercalcemia, por sua vez, estimula a liberação do hormônio calcitonina, que acentua a deposição desse mineral nos ossos. Além disso, a calcitonina também atua inibindo a reabsorção de cálcio pelos rins, o que resulta em maior eliminação do nutriente pela urina e, consequentemente, reduz suas concentrações na corrente sanguínea (Blaine; Chonchol; Levi, 2015; Yu; Sharma, 2022).

Remodelação óssea de cálcio

O processo de remodelação óssea ocorre continuamente por meio de mecanismos celulares coordenados para adaptar-se às necessidades de crescimento e de exercício físico. Nesse processo, o osso danificado é removido por reabsorção e novos tecidos ósseos são posteriormente depositados para formação da massa óssea nova (Siddiqui; Partridge, 2016; Wein; Kronenberg, 2018).

Assim, a remodelação óssea fisiológica ocorre por meio de interação entre diferentes tipos de células, como as de linhagem osteoblástica (osteoblastos, osteócitos e células de revestimento ósseo), responsáveis pelo preenchimento e revestimento dos ossos, bem como as células de reabsorção (osteoclastos), que, juntamente com suas células precursoras, formam unidades especializadas chamadas de unidades multicelulares ósseas (Siddiqui; Partridge, 2016).

Cada célula óssea desempenha papel específico no processo de remodelação, dentre as quais se destacam os osteoblastos, responsáveis pela formação da matriz óssea e sua mineralização, que se originam de células-tronco mesenquimais presentes no estroma da medula óssea. Os osteoclastos, por sua vez, são grandes células multinucleadas que se formam a partir da fusão de progenitores mononucleados do monócito e macrófago, em um processo denominado osteoclastogênese (Siddiqui; Partridge, 2016).

BIODISPONIBILIDADE DO CÁLCIO

A homeostase do cálcio tem sido amplamente estudada, já sendo demonstrada a influência de fatores como idade, sexo, comorbidades, estilo de vida, bem como alguns componentes na dieta ou mesmo suplementos alimentares que interferem na biodisponibilidade desse mineral no organismo. Resultados de estudos mostram que a absorção de cálcio é reduzida devido à presença de agentes de ligação ao cálcio, como celulose, fosfato e oxalato. O excesso de ferro também reduz a absorção do cálcio por um mecanismo de competição por substrato durante o processo de absorção. O ácido oxálico e o ácido fítico favorecem a formação de compostos insolúveis de cálcio no intestino delgado, comprometendo a absorção do mineral (Bandali *et al.*, 2018; Pereira *et al.*, 2009).

Além disso, a redução na quantidade de lipídios na dieta tem sido associada com baixa absorção de cálcio, sendo tal fato em decorrência do aumento do pH intestinal e da produção elevada de fosfatos (Bandali *et al.*, 2018). Estudos mostram que doenças do intestino delgado, por exemplo, a síndrome do intestino curto, também contribuem para reduzir a absorção de cálcio (Amalraj; Pius, 2017; Fukao *et al.*, 2018).

Com relação aos fatores facilitadores da biodisponibilidade do cálcio, a literatura evidencia que magnésio, caseína, fibras, inulina, fruto-oligossacarídeos, lactose e dietas ricas em lipídios aumentam a absorção desse mineral. O hidróxido de alumínio, que se liga ao fosfato dietético, também acentua a absorção de cálcio (Drake; Gupta, 2022; Hodges *et al.*, 2019; Sun *et al.*, 2018; Uwitonze; Razzaque, 2018; Fang *et al.*, 2016; Schöfl, 2019).

FONTES E RECOMENDAÇÕES DE CÁLCIO

As principais fontes alimentares de cálcio incluem leite de vaca e produtos derivados, como queijos e iogurte. Outras fontes desse mineral incluem peixes e frutos do mar, como lambari, sardinha e caranguejo e alguns alimentos de origem vegetal, como gergelim, alfavaca, linhaça, manjericão, salsa e couve-flor (Taco, 2011; Shkembi; Huppertz, 2021). A Tabela 1 mostra exemplos de alimentos fontes de cálcio e o teor do mineral.

A ingestão adequada de cálcio é imprescindível para garantir a realização de suas funções fisiológicas e, consequentemente, prevenir a manifestação de desordens metabólicas decorrentes da deficiência desse nutriente (Tabela 2). Assim, a recomendação para a ingestão de cálcio é baseada na quantidade necessária para repor a fração excretada diariamente (Cormick; Belizán, 2019; Institute of Medicine, 2010; Yu; Sharma, 2022).

TABELA 1 Alimentos fontes de cálcio e quantidade do nutriente (mg) em cada 100 g

Alimentos	Quantidade de Ca (mg) em 100 g	Alimentos	Quantidade de Ca (mg) em 100 g
Leite de vaca desnatado (pó)	1.363	Castanha do Brasil	146
Queijo parmesão	992	Iogurte natural	143
Queijo prato	940	Agrião cru	133
Leite de vaca integral (pó)	890	Couve-manteiga crua	131
Queijo muçarela	875	Açúcar mascavo	121
Gergelim	825	Feijão-carioca cru	123
Queijo Minas meia cura	696	Rúcula crua	117
Lambari cru	590	Ovo de galinha cozido	114
Caranguejo cozido	357	Quiabo cru	112
Alfavaca crua	258	Noz crua	105
Linhaça	211	Brócolis cru	86
Manjericão cru	211	Cebolinha crua	80
Salsa crua	179	Macaúba crua	67
Couve-flor crua	177	Aipo cru	65
Sardinha crua	167	Aveia em flocos	48

Fonte: Tabela Brasileira de Composição de Alimentos (2011).

A ingestão de cálcio em quantidade 2 ou 3 vezes superior à RDA aumenta o risco de efeitos adversos, como hipercalcemia, hipercalciúria, formação de cálculos renais, calcificação vascular e de tecidos moles, interações com a absorção de zinco e ferro e constipação (Cormick; Belizán, 2019; Institute of Medicine, 2010; Yu; Sharma, 2022).

TABELA 2 Recomendações de ingestão diária de cálcio (mg/dia)

Estágio de vida (anos)	Cálcio – EAR (mg/dia)	Cálcio – RDA (mg/dia)	Cálcio – UL* (mg/d)
Bebês			
0-6 meses	–	–	1.000
6-12 meses	–	–	1.500
Crianças			
1-3	500	700	2.500
4-8	800	1.000	2.500
9-13	1.100	1.300	3.000

(continua)

TABELA 2 Recomendações de ingestão diária de cálcio (mg/dia) (*continuação*)

Estágio de vida (anos)	Cálcio – EAR (mg/dia)	Cálcio – RDA (mg/dia)	Cálcio – UL* (mg/d)
Homens			
14-18	1.100	1.300	3.000
19-50	800	1.000	2.500
51-70	800	1.000	2.000
> 70	1.000	1.200	2.000
Mulheres			
14-18	1.100	1.300	3.000
19-50	800	1.000	2.500
51-70	1.000	1.200	2.000
> 70	1.000	1.200	2.000
Gestantes			
14-18	1.100	1.300	3.000
19-50	800	1.000	2.500
Lactantes			
14-18	1.100	1.300	3.000
19-50	800	1.000	2.500

EAR: necessidade média estimada; RDA: ingestão diária recomendada; UL: limite superior tolerável de ingestão.
Fonte: Institute of Medicine (2010).

PARÂMETROS DE AVALIAÇÃO DO ESTADO NUTRICIONAL DOS INDIVÍDUOS RELATIVO AO CÁLCIO

A avaliação do estado nutricional dos indivíduos relativo ao cálcio é complexa, uma vez que não existe um método considerado ideal, e a escolha do biomarcador para realizar tal avaliação depende do objetivo, tempo e de recursos disponíveis. No entanto, a combinação de dados bioquímicos, urinários e dietéticos constitui a melhor estratégia para essa avaliação (Drake; Gupta, 2022; Pereira *et al.*, 2009).

Os parâmetros bioquímicos incluem as concentrações séricas totais do cálcio, que refletem o cálcio ligado e livre, bem como o cálcio sérico ionizado, que avalia a forma livre do mineral na corrente sanguínea. Os valores obtidos do cálcio sérico total devem ser corrigidos pela albumina, proteína carreadora que pode influenciar os resultados obtidos. O fato de o equilíbrio homeostático do cálcio impedir a manifestação de alterações relevantes nas concentrações séricas desse mineral, promovidas, por exemplo, pela quantidade de cálcio da dieta, torna esse método pouco sensível (Drake; Gupta, 2022; Yu; Sharma, 2022).

O cálcio urinário pode ser avaliado por meio do exame de urina de 24 horas, coleta programada ou amostra de urina aleatória, podendo ser utilizados para diagnosticar anormalidades metabólicas e a disposição do paciente para formar cálculos. O cálcio na urina pode ser medido de três maneiras: concentração de cálcio na urina, relação cálcio/creatinina na urina e excreção fracionada do mineral, conforme mostra a Tabela 3 (Drake; Gupta, 2022; Yu; Sharma, 2022; Pereira *et al.*, 2009).

TABELA 3 Valores de referência para cálcio sérico total, ionizado e urinário

Parâmetro bioquímico	Valor de referência
Cálcio sérico total	8,5-10,5 mg/dL[a]
Cálcio sérico ionizado	4,7-5,2 mg/dL[b]
Cálcio urinário total	Até 1,5 mmol/L[c]
Relação cálcio/creatina	• Homens: 12-244 mg/g de creatinina. • Mulheres: 9-328 mg/g de creatinina.

Fonte: [a] Goldstein (1990); [b] Drake; Gupta (2022); [c] Aguiar; Dias (2010).

A excreção do cálcio por meio da urina reflete a capacidade de absorção aguda do nutriente pelo organismo. Alguns fatores dietéticos influenciam a excreção de cálcio na urina, por exemplo, a quantidade de sódio na dieta, pois o teor elevado de sódio na dieta aumenta a excreção de cálcio; de forma semelhante, dietas com baixo teor de sódio favorecem a redução da excreção de cálcio (Drake; Gupta, 2022; Yu; Sharma, 2022; Pereira *et al.*, 2009).

ATUAÇÃO DO CÁLCIO NA OBESIDADE

Diversos estudos têm sido realizados para avaliar a influência da composição da dieta no controle da obesidade com ênfase na atuação de alguns minerais, por exemplo, o cálcio. A literatura fundamenta alguns mecanismos envolvidos na participação desse nutriente na redução do peso corporal, já tendo sido inclusive evidenciada relação negativa entre o consumo de cálcio e parâmetros de adiposidade (Gomes; Costa; Alfenas, 2015; Trautvetter *et al.*, 2012).

Controle do apetite

Nas últimas décadas tem sido amplamente estudado o papel do cálcio na dieta no controle do apetite, já tendo sido demonstrada a contribuição desse nutriente na redução da ingestão de alimentos (Ping-Delfos; Soares, 2011;

Gonzalez; Stevenson, 2014). Resultados de estudos mostram que a adição de cálcio a uma refeição reduz a sensação de apetite pós-prandial, pois favorece o aumento da secreção de peptídeos gastrointestinais insulinotrópicos dependentes de glicose (GIP) e peptídeo semelhante ao glucagon (GLP-1), os quais atuam na redução do esvaziamento gástrico e na indução da saciedade (Gonzalez; Rumbold; Stevenson, 2012; Gonzalez; Stevenson, 2014; Gonzalez *et al.*, 2015).

No estudo conduzido por Igarashi *et al.* (2021) em modelo animal para avaliar o efeito da suplementação com cloreto de cálcio no controle do apetite, foi verificada redução na ingestão de alimentos, e tais resultados podem ser atribuídos ao aumento da secreção do neuropeptídeo YY (PYY). Os dados desse estudo demonstram existir uma interação fisiológica entre o cálcio dietético e os sistemas enteroendócrinos que regulam a indução da saciedade.

No estudo de Jones *et al.* (2013) realizado em adultos com sobrepeso e obesidade com síndrome metabólica, foi avaliado o efeito de uma dieta rica em produtos lácteos e cálcio durante um período de 12 semanas e verificado aumento da concentração pós-prandial do neuropeptídeo YY (PYY) e modesta redução do apetite.

O aumento da secreção desses peptídeos gastrointestinais ocorre a partir do estímulo do receptor sensível ao cálcio (CaSR) em decorrência da concentração elevada de cálcio no espaço extracelular e pela presença de aminoácidos. Os mecanismos envolvidos na atuação desse mineral na secreção de hormônios gastrointestinais ainda não foram totalmente esclarecidos, no entanto já foi demonstrado seu papel como sensor para aminoácidos específicos e peptídeos dietéticos nas células enteroendócrinas responsivas ao cálcio (Pais; Griggle; Reimann, 2016; Muramatsu *et al.*, 2014; Conigrave; Quinn; Brown, 2000; Mace; Schindler; Patel, 2012).

O estudo de Gonzalez *et al.* (2015) conduzido em adultos saudáveis demonstrou que a ingestão de cálcio reduz o apetite. Além disso, pesquisas revelam associação entre o consumo de alimentos ricos em cálcio, como leite e iogurte, e aumento das concentrações de peptídeos anorexígenos, como o glucagon-1 e o PYY, o que demonstra a contribuição desse mineral na regulação do balanço energético (Tremblay; Doyon; Sanchez, 2015).

Efeitos do cálcio no metabolismo de lipídios

Estudos científicos destacam a existência de um paradoxo referente à participação do cálcio no processo de redução do peso corporal em indivíduos com obesidade, uma vez que a redução no consumo desse nutriente favorece o aumento de suas concentrações no interior do citoplasma das células, o que por sua vez estimula a expressão e a atividade da enzima ácido graxo sintase, substrato importante para o processo de lipogênese (Sandeep; Dipayan, 2017; Torcello-Gómez; Boudard; Mackie, 2018).

O cálcio intracelular é regulado pela 1,25-di-hidroxivitamina D3 e o paratormônio, os quais aumentam o fluxo desse mineral para o interior do citoplasma dos adipócitos. As concentrações desses hormônios são aumentadas na medida em que ocorre redução da ingestão de cálcio. Por outro lado, o aumento do consumo desse nutriente favorece a supressão do paratormônio e da 1,25-di-hidroxivitamina D3, o que leva à redução do transporte de cálcio para o espaço intracelular, consequentemente reduzindo a atividade da enzima ácido graxo sintase, que, por sua vez, reduz a lipogênese (Figura 2) (Srivastava; Veech, 2019).

No estudo de Sun *et al.* (2012) foi demonstrado que concentrações elevadas de cálcio intracelular levam à redução do conteúdo lipídico intracelular e à diminuição da expressão de genes de lipogênese, como ácido graxo sintase e lipase de lipoproteína, e aumento da expressão do gene de lipólise lipase hormônio sensível. O suplemento dietético com cálcio teve um efeito protetor contra a obesidade induzida por dieta rica em lipídios em camundongos, aumentando a expressão de lipase hormônio sensível.

Receptor de vitamina D

A dieta rica em cálcio reduz significativamente a atividade da enzima ácido graxo sintase, as concentrações de triacilgliceróis, bem como aumenta a atividade lipolítica e o conteúdo de glicerol no tecido adiposo de ratos Wistar ma-

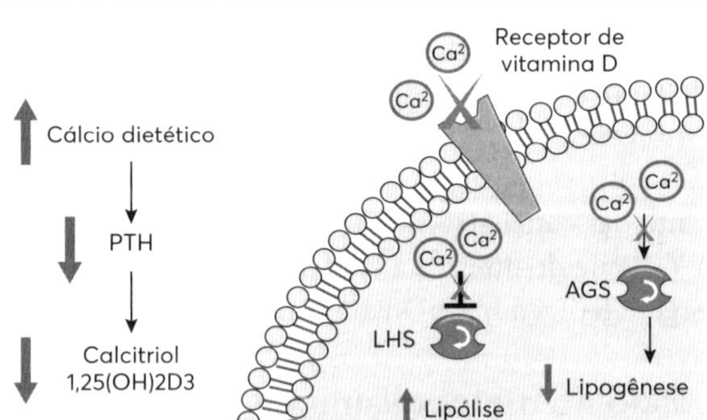

FIGURA 2 Ingestão de cálcio dietético e aumento da lipólise.

1,25(OH)2D3: 1,25-dihidroxicolecalciferol; AGS: ácido graxo sintase; Ca: cálcio; LHS: lipase hormônio sensível; PTH: paratormônio.

Fonte: Sun *et al.* (2012).

chos, contribuindo para a redução do índice de adiposidade (Sandeep; Dipayan, 2017). No estudo de Pesarini *et al.* (2018), foi demonstrado que a suplementação dietética de cálcio durante a gravidez e a lactação materna reduziu a expressão de RNA mensageiro (RNAm) de AGS e SREBP-1c no tecido adiposo da prole feminina adulta, o que, consequentemente, reduziu a adiposidade desses animais.

Os estudos que foram realizados para avaliar o efeito da suplementação com cálcio na redução do peso corporal em humanos demonstraram associação da ingestão de cálcio com a redução da gordura corporal total, gordura visceral, circunferência da cintura e do peso (Major *et al.*, 2009; Yanovski *et al.*, 2009). No Quadro 2 estão descritos alguns estudos realizados na perspectiva de avaliar o impacto da suplementação com cálcio sobre o controle de peso corporal.

QUADRO 2 Suplementação com cálcio no controle do peso corporal

Autor (ano)	Protocolo de suplementação	Principais resultados
Major *et al.* (2009)	• 15 semanas. • Grupo controle: placebo. • Grupo de intervenção: 1.200 mg de cálcio elementar + 10 mcg de calcitriol.	Redução de peso significativa apenas entre participantes que reportaram ingestão de cálcio inferior a 800 mg/dia.
Yanovski *et al.* (2009)	• 2 anos. • Grupo controle: placebo. • Grupo de intervenção: 1.500 mg/dia de cálcio elementar.	Não houve diferença estatística significativa entre os grupos em relação à perda de peso e de gordura corporal.
Zhu *et al.* (2013)	• 12 semanas. • Grupo controle: restrição calórica. • Grupo de intervenção: restrição calórica + 600 mg/dia de cálcio elementar + 125 UI de calcitriol.	• Redução da gordura corporal total e visceral no grupo suplementado. • Redução da circunferência da cintura no grupo suplementado.

Fonte: elaboração das autoras.

Impacto da ingestão de cálcio e/ou laticínios na redução da absorção de gordura e aumento da excreção de gordura fecal

O cálcio da dieta atua na formação de sais insolúveis com ácidos graxos no intestino delgado, em particular os ácidos graxos de cadeia longa, o que contribui para reduzir a absorção desses ácidos graxos presentes na matriz alimentar, os quais são excretados pelas fezes, consequentemente reduzindo a densidade calórica da dieta (Tremblay; Gilbert, 2011).

Estudo sobre suplementação oral com cálcio elementar, como carbonato de cálcio, demonstrou redução na absorção de cálcio e aumento da excreção de gordura fecal (Welberg *et al.*, 1994). No estudo de Jacobsen *et al.* (2005) foi verificado aumento de 8,2 g na perda de gordura fecal após aumento na ingestão de cálcio de 500 para 1.800 mg/dia, e o efeito do cálcio na redução da absorção de gordura parece ser aumentado quando esse mineral é consumido por meio de alimentos lácteos. Na metanálise conduzida por Christensen *et al.* (2009), os autores concluíram que o cálcio dietético tem potencial de aumentar a excreção de gordura fecal em uma extensão que pode ser relevante para a prevenção do ganho e reganho de peso, conforme mostra a Figura 3.

O estudo de Soerensen *et al.* (2014) evidenciou que a ingestão diária de leite e queijo, alimentos ricos em cálcio, contribui tanto para o aumento da excreção fecal de gordura quanto para a redução das concentrações plasmáticas de colesterol e de lipoproteína de baixa densidade (LDL-c). Tal achado é justificado pelo fato de o cálcio promover a adsorção com a gordura no trato gastrointestinal, aumentando a excreção de gordura pelas fezes, o que consequentemente contribui para a redução do peso corporal e para o controle das dislipidemias.

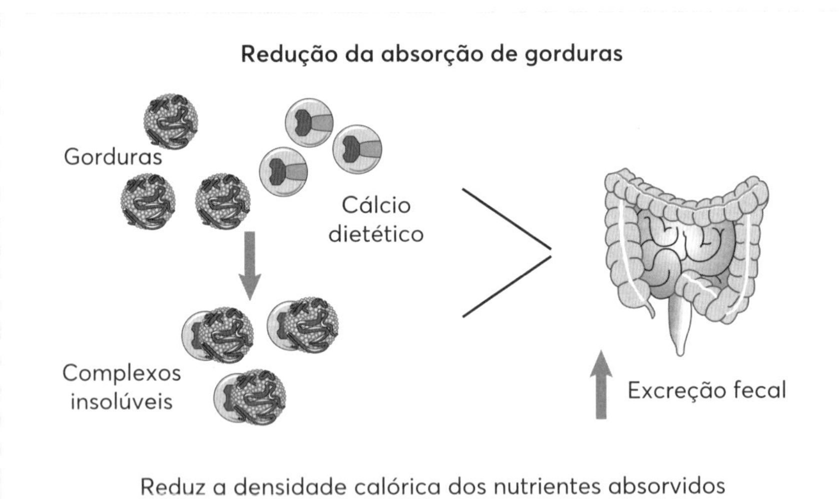

FIGURA 3 Papel do cálcio dietético na redução da absorção de gorduras e aumento da excreção fecal.
Fonte: Tremblay; Gilbert (2011).

Quanto ao papel do cálcio na redução da absorção e no aumento da excreção de gordura fecal, alguns pesquisadores têm atribuído a esse mineral um efeito antiobesidade com potencial relevante que deve ser considerado em estratégias realizadas para o controle do peso.

Efeitos do cálcio na termogênese

Nas últimas décadas, o aumento do interesse em pesquisas direcionadas sobre a influência dos minerais na obesidade tem levado muitos pesquisadores a fundamentar os mecanismos envolvidos na atuação do cálcio na redução da gordura corporal, com ênfase no aumento da termogênese e do gasto energético. Resultados de estudos mostram que os adipócitos marrons e os adipócitos bege/*brite* enriquecidos com a proteína desacopladora 1 (UCP-1) contribuem para acentuar a termogênese e, consequentemente, a perda da gordura corporal (Srivastava; Veech, 2019; Zhang *et al.*, 2019).

Zhang *et al.* (2019) avaliaram o efeito da suplementação com cálcio em camundongos alimentados com dietas ricas em gordura e verificaram aumento significativo da termogênese do tecido adiposo marrom e expressão elevada de genes relacionados à termogênese, como UCP-1, coativador de receptor ativado por proliferador de peroxissoma 1-alfa (PGC1-alfa) e PRDM-16 nesse tecido. De forma semelhante, Conceição *et al.* (2017) verificaram que a suplementação dietética com cálcio melhorou a capacidade de termogênese do tecido adiposo marrom em animais adultos suplementados desde o início da lactação.

As evidências atuais sugerem que o cálcio da dieta pode contribuir para o aumento da termogênese ao estimular a ativação do tecido adiposo marrom e o escurecimento do tecido adiposo branco. Sobre esse aspecto, o cálcio participa do escurecimento (*browning*) do tecido adiposo branco, quando se encontra no interior do citoplasma dos adipócitos (Bunk; Kazak, 2022; Ikeda *et al.*, 2017).

Ressalta-se que estudos atuais evidenciaram a participação de proteínas importantes na atuação do cálcio no escurecimento do tecido adiposo branco, como as proteínas bomba ATPase de transporte de cálcio do retículo sarcoendoplasmático (Serca) e a proteína 1 de interação com a foliculina (FNIP-1), as quais atuam aumentando a captação de cálcio do interior do citoplasma para o retículo endoplasmático, o que compromete a função desse mineral no escurecimento do tecido adiposo branco e, consequentemente, no aumento da termogênese (Yin *et al.*, 2022; Ikeda *et al.*, 2017). Portanto, o possível bloqueio da ação dessas proteínas pode constituir estratégia visando ao escurecimento do tecido adiposo branco, com elevação da termogênese e por sua vez atuando no controle do peso corporal (Bunk; Kazak, 2022).

Efeitos do cálcio na microbiota intestinal

Nos últimos anos tem-se demonstrado a importância da microbiota intestinal na fisiopatologia da obesidade. Alterações na composição da microbiota estão associadas ao aumento do peso corporal. Assim, tem aumentado o interesse na busca de intervenções dietéticas que possam contribuir para a modulação da microbiota intestinal, e consequentemente para a redução do risco e tratamento da obesidade e de desordens metabólicas associadas (Brahe; Astrup; Larsen, 2016; Bervoets *et al.*, 2013; Dao; Clément, 2018; Dror *et al.*, 2017; Federico *et al.*, 2017; Pedersen *et al.*, 2013).

Foi demonstrado o papel do cálcio na regulação da composição da microbiota intestinal, favorecendo o crescimento de microrganismos benéficos, como os lactobacilos (Chaplin *et al.*, 2016; Gomes; Costa; Alfenas, 2015). Na pesquisa de Chaplin *et al.* (2016) realizada em modelo animal foi demonstrado que a suplementação com cálcio contribui para a modulação da microbiota intestinal e consequentemente na melhora do perfil metabólico. O estudo demonstrou que a suplementação com esse mineral favoreceu aumento de *Bifidobacterium* spp. e *Bacteroides/Prevotella*, bem como redução de *Clostridium coccoides* e da *Clostridium leptum*. O estudo de Yoon e Michels (2021) que objetivou avaliar a atuação do cálcio como prebiótico demonstrou que a suplementação com cálcio quando associado a fibra inulina melhora a composição e a função de microrganismos da microbiota intestinal em humanos.

Entretanto, a ação do cálcio dietético sobre a microbiota intestinal ainda é limitada, embora resultados de estudos tenham demonstrado que a suplementação com esse mineral pode contribuir para a melhora do perfil metabólico de indivíduos com obesidade (Figura 4).

CONSIDERAÇÕES FINAIS

Diante da literatura existente sobre o tema, verifica-se a complexidade dos mecanismos envolvidos na participação do cálcio no controle do peso corporal, em particular a função termogênica desse mineral, a contribuição no aumento da excreção fecal de gordura, o controle do apetite e, ainda, seu papel na modulação do metabolismo de lipídios, o que justifica a continuidade dos estudos visando à melhor fundamentação sobre o efeito da suplementação com cálcio como perspectiva de uma estratégia para redução do peso corporal.

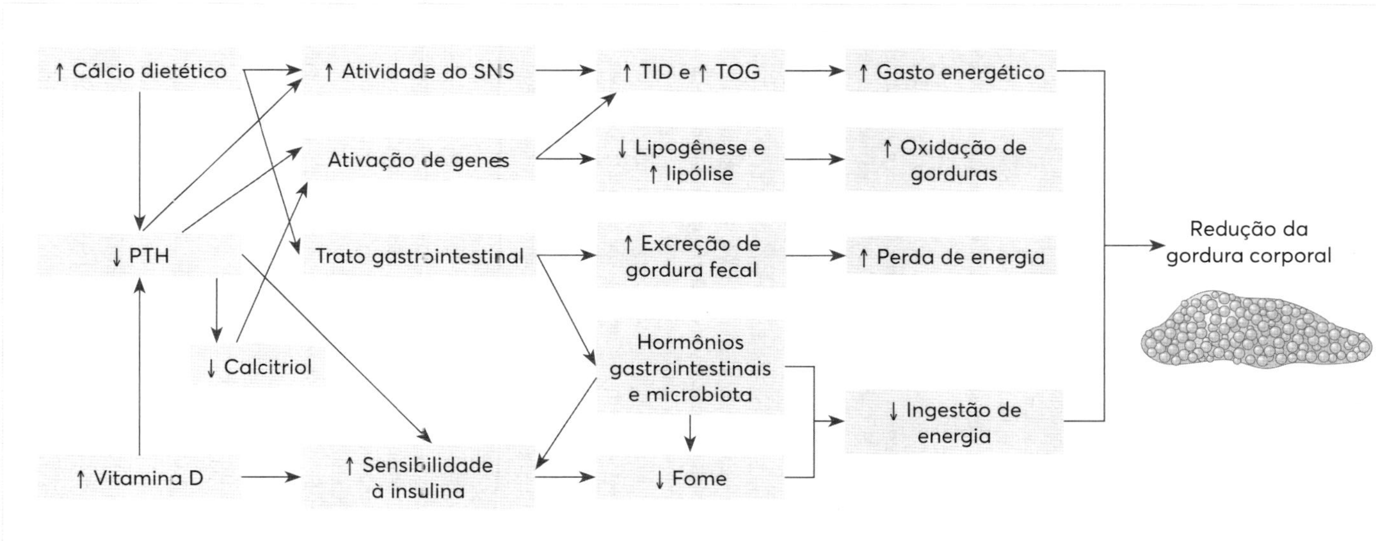

FIGURA 4 Mecanismos potenciais na modulação do balanço energético pela ingestão do cálcio dietético.

Calcitriol: 1,25(OH2)D; PTH: paratormônio; SNS: sistema nervoso simpático; ativação de genes: expressão diminuída de genes que controlam a lipogênese (geralmente proteína-1 de ligação ao elemento regulador de esteróis, receptor gama ativado por proliferador de peroxissoma, sintase de ácido graxo) ou aumento da expressão de genes para lipólise (lipoproteína lipase ou lipase sensível a hormônio) e aumento da termogênese (atividade de proteína desacopladora); TID: termogênese induzida por dieta; TOG: taxa de oxidação de gordura.

Fonte: Soares; Pathak; Calton (2014).

REFERÊNCIAS

AGUIAR, M. F. M.; DIAS, D. B. Análise da calciúria e metabolismo ósseo de pacientes com litíase renal. *Revista Paraense de Medicina*, v. 24, n. 3/4, p. 15-21, 2010.

AMALRAJ, A.; PIUS, A. Relative contribution of oxalic acid, phytate and tannic acid on the bioavailability of calcium from various calcium salts: an in vitro study. *International Food Research Journal*, v. 24, n. 3, p. 1278-1285, 2017.

BANDALI, E. *et al.* The influence of dietary fat and intestinal pH on calcium bioaccessibility: an in vitro study. *Food & Function*, v. 9, n. 3, p. 1809-1815, 2018.

BARBOZA, D. G.; GUIZZARDI, S.; TALAMONI, N. T. Molecular aspects of intestinal calcium absorption. *World Journal Gastroentrology*, v. 21, n. 23, p. 7142-7154, 2015.

BERVOETS, L. *et al.* Differences in gut microbiota composition between obese and lean children: a cross-sectional study. *Gut Pathogens*, v. 5, n. 1, p. 1-10, 2013.

BHATIYA, S. *et al.* Myometrial calcium and potassium channels play a pivotal role in chromium-induced relaxation in rat uterus: an in vitro study. *Biological Trace Element Research*, v. 198, n. 1, p. 198-205, 2020.

BLAINE, J.; CHONCHOL, M.; LEVI, M. Renal control of calcium, phosphate, and magnesium homeostasis. *Clinical Journal of the American Society of Nephrology*, v. 10, n. 7, p. 1257-1272, 2015.

BRAHE, L. K.; ASTRUP, A.; LARSEN, L. H. Can we prevent obesity-related metabolic diseases by dietary modulation of the gut microbiota?. *Advances in Nutrition*, v. 7, n. 1, p. 90-101, 2016.

BUNK, J.; KAZAK, L. Calcium burns beige. *Journal of Experimental Medicine*, v. 219, n. 5, p. e20220382, 2022.

CHAPLIN, A. *et al.* Calcium supplementation modulates gut microbiota in a prebiotic manner in dietary obese mice. *Molecular Nutrition & Food Research*, v. 60, n. 2, p. 468-480, 2016.

CHRISTENSEN, R. *et al.* Effect of calcium from dairy and dietary supplements on faecal fat excretion: a meta-analysis of randomized controlled trials. *Obesity Reviews*, v. 10, n. 4, p. 475-486, 2009.

CONCEIÇÃO, E. P. S. *et al.* Dietary calcium supplementation in adult rats reverts brown adipose tissue dysfunction programmed by postnatal early overfeeding. *The Journal of Nutritional Biochemistry*, v. 39, p. 117-125, 2017.

CONIGRAVE, A. D.; QUINN, S. J.; BROWN, E. M. Cooperative multi-modal sensing and therapeutic implications of the extracellular Ca2+ sensing receptor. *Trends in Pharmacological Sciences*, v. 21, n. 10, p. 401-407, 2000.

CORMICK, G.; BELIZÁN, J. M. Calcium intake and health. *Nutrients*, v. 11, n. 7, p. 1606, 2019.

DAO, M. C.; CLÉMENT, K. Gut microbiota and obesity: concepts relevant to clinical care. *European Journal of Internal Medicine*, v. 48, p. 18-24, 2018.

DIAMOND, T.; WONG, Y. K.; GOLOMBICK, T. Effect of oral cholecalciferol 2,000 versus 5,000 IU on serum vitamin D, PTH, bone and muscle strength in patients with vitamin D deficiency. *Osteoporosis International*, v. 24, n. 3, p. 1101-1105, 2013.

DRAKE, T. M.; GUPTA, V. Calcium. *In*: *StatPearls* [Internet]. Treasure Island: StatPearls Publishing, 2022.

DROR, T. *et al.* Microbiota manipulation for weight change. *Microbial Pathogenesis*, v. 106, p. 146-161, 2017.

FANG, A. P. *et al.* Habitual dietary calcium intakes and calcium metabolism in healthy adults Chinese: a systematic review and meta-analysis. *Asia Pacific Journal of Clinical Nutrition*, v. 25, n. 4, p. 776-784, 2016.

FEDERICO A. *et al.* Gut microbiota, obesity and metabolic disorders. *Minerva Gastroenterol Dietol*, v. 63, p. 337-344, 2017.

FUKAO, W. *et al.* Oral versus intravenous iron supplementation for the treatment of iron deficiency anemia in patients on maintenance hemodialysis-effect on fibroblast growth factor-23 metabolism. *Journal of Renal Nutrition*, v. 28, n. 4, p. 270-277, 2018.

GOLDSTEIN, D. A. Serum calcium. *In*: WALKER, H. K.; HALL, W. D.; HURST, J. W. *Clinical methods:* the history, physical, and laboratory examinations. 3. ed. Boston: Butterworths, 1990.

GOMES, J. M.; COSTA, J. A.; ALFENAS, R. C. Could the beneficial effects of dietary calcium on obesity and diabetes control be mediated by changes in intestinal microbiota and integrity? *British Journal of Nutrition*, v. 114, p. 1756-1765, 2015.

GONZALEZ, J. T.; RUMBOLD, P. L. S.; STEVENSON, E. J. Effect of calcium intake on fat oxidation in adults: a meta-analysis of randomized, controlled trials. *Obesity Reviews*, v. 13, n. 10, p. 848-857, 2012.

GONZALEZ, J. T.; STEVENSON, E. J. Calcium co-ingestion augments postprandial glucose-dependent insulinotropic peptide1-42, glucagon-like peptide-1 and insulin concentrations in humans. *European Journal of Nutrition*, v. 53, n. 2, p. 375-385, 2014.

GONZALEZ, J. T. *et al.* Calcium ingestion suppresses appetite and produces acute overcompensation of energy intake independent of protein in healthy adults. *The Journal of Nutrition*, v. 145, n. 3, p. 476-482, 2015.

HODGES, J. K. *et al.* Lactose intolerance and bone health: the challenge of ensuring adequate calcium intake. *Nutrients*, v. 11, n. 4, p. 718, 2019.

IGARASHI, A. *et al.* Acute oral calcium suppresses food intake through enhanced peptide-YY secretion mediated by the calcium-sensing receptor in rats. *The Journal of Nutrition*, v. 151, n. 5, p. 1320-1328, 2021.

IKEDA, K. *et al.* UCP1-independent signaling involving Serca2b-mediated calcium cycling regulates beige fat thermogenesis and systemic glucose homeostasis. *Nature Medicine*, v. 23, n. 12, p. 1454-1465, 2017.

INSTITUTE OF MEDICINE (IOM). *Dietary Reference Intakes for Calcium and Vitamin D*. Report Brief. November, 2010.

JACOBSEN, R. *et al.* Effect of short-term high dietary calcium intake on 24-h energy expenditure, fat oxidation, and fecal fat excretion. *International Journal of Obesity*, v. 29, n. 3, p. 292-301, 2005.

JONES, K. W. *et al.* Effect of a dairy-and calcium-rich diet on weight loss and appetite during energy restriction in overweight and obese adults: a randomized trial. *European Journal of Clinical Nutrition*, v. 67, n. 4, p. 371-376, 2013.

LOMBARDI, G. *et al.* Physical activity-dependent regulation of parathyroid hormone and calcium--phosphorous metabolism. *International Journal of Molecular Sciences*, v. 21, n. 15, p. 5388, 2020.

MACE, O. J.; SCHINDLER, M.; PATEL, S. The regulation of K-and L-cell activity by GLUT2 and the calcium-sensing receptor CasR in rat small intestine. *The Journal of Physiology*, v. 590, n. 12, p. 2917-2936, 2012.

MAJOR, G. C. *et al.* Calcium plus vitamin D supplementation and fat mass loss in female very low-calcium consumers: potential link with a calcium-specific appetite control. *British Journal of Nutrition*, v. 101, n. 5, p. 659-663, 2009.

MASILAMANI, K.; VOORT, J. The management of acute hyperkalaemia in neonates and children. *Archives of Disease in Childhood*, v. 97, n. 4, p. 376-380, 2012.

MOTLAGHZADEH, Y.; BILEZIKIAN, J. P., SELLMEYER, D. E. Rare causes of hypercalcemia: 2021 update. *The Journal of Clinical Endocrinology and Metabolism*, v. 106, n. 11, p. 3113-3128, 2021.

MURAMATSU, M. *et al.* Activation of the gut calcium-sensing receptor by peptide agonists reduces rapid elevation of plasma glucose in response to oral glucose load in rats. *American Journal of Physiology-Gastrointestinal and Liver Physiology*, v. 306, n. 12, p. G1099-G1107, 2014.

PAIS, R.; GRIBBLE, F. M.; REIMANN, F. Signalling pathways involved in the detection of peptones by murine small intestinal enteroendocrine L-ells. *Peptides*, v. 77, p. 9-15, 2016.

PEACOCK, M. Calcium metabolism in health and disease. *Clinical Journal of the American Society Nephrology*, v. 5, p. S23-S30, 2010.

PEDERSEN, R. *et al.* The effect of high-fat diet on the composition of the gut microbiota in cloned and non-cloned pigs of lean and obese phenotype. *Gut Microbes*, v. 4, n. 5, p. 371-381, 2013.

PEREIRA, G. A. P. *et al.* Cálcio dietético: estratégias para otimizar o consumo. *Revista Brasileira de Reumatologia*, v. 49, n. 2, p. 165-180, 2009.

PESARINI, J. R. *et al.* Calcitriol combined with calcium chloride causes apoptosis in undifferentiated adipose tissue-derived human mesenchymal stem cells, but this effect decreases during adipogenic differentiation. *Biomedicine & Pharmacotherapy*, v. 108, p. 914-924, 2018.

PING-DELFOS, W. C.; SOARES, M. Diet induced thermogenesis, fat oxidation and food intake following sequential meals: influence of calcium and vitamin D. *Clinical Nutrition*, v. 30, n. 3, p. 376-383, 2011.

SAKAMOTO, R.; OGAWA, Y. Body weight and bone/calcium metabolism: role of adipokine in bone metabolism. *Clinical Calcium*, v. 28, n. 7, p. 913-918, 2018.

SANDEEP, D.; DIPAYAN, C. Role of low calcium and high calcium diet on adipocyte metabolism with respect to serum parathyroid hormone (PTH) levels in male wistar rats. *Indian J Physiol Pharmacol*, v. 61, p. 430-439, 2017.

SCHÖFL, C. Update – Kalziumstoffwechsel [Update – calcium metabolism]. *Deutsche Medizinische Wochenschrift*, v. 144, n. 16, p. 1125-1132, 2019.

SHERTUKDE, S. P. *et al.* Calcium intake and metabolism in infants and young children: a systematic review of balance studies for supporting the development of calcium requirements. *Advances in Nutrition*, v. 13, n. 5, p. 1529-1553, 2022.

SHKEMBI, B.; HUPPERTZ, T. Calcium absorption from food products: food matrix effects. *Nutrients*, v. 14, n. 1, p. 180, 2021.

SIDDIQUI, J. A.; PARTRIDGE, N. C. Physiological bone remodeling: systemic regulation and growth factor involvement. *Physiology (Bethesda)*, v. 31, n. 3, p. 233-245, 2016.

SOARES, M. J.; PATHAK, K.; CALTON, E. K. Calcium and vitamin D in the regulation of energy balance: where do we stand?. *International Journal of Molecular Sciences*, v. 15, n. 3, p. 4938-4945, 2014.

SOERENSEN, K. V. *et al.* Effect of dairy calcium from cheese and milk on fecal fat excretion, blood lipids, and appetite in young men. *The American Journal of Clinical Nutrition*, v. 99, n. 5, p. 984-991, 2014.

SONG, L. Calcium and bone metabolism indices. *Advances in Clinical Chemistry*, v. 82, p. 1-46, 2017.

SRIVASTAVA, S.; VEECH, R. L. Brown and brite: the fat soldiers in the anti-obesity fight. *Frontiers in Physiology*, v. 10, p. 38, 2019.

SUN, C. *et al.* Calcium ameliorates obesity induced by high-fat diet and its potential correlation with p38 MAPK pathway. *Molecular Biology Reports*, v. 39, n. 2, p. 1755-1763, 2012.

SUN, S. *et al.* Effects of casein phosphopeptides on calcium absorption and metabolism bioactivity in vitro and in vivo. *Food & Function*, v. 9, n. 10, p. 5220-5229, 2018.

TABELA BRASILEIRA DE COMPOSIÇÃO DE ALIMENTOS (TACO). 4. ed. Campinas: Nepa-Unicamp, 2011. Disponível em: https://www.nepa.unicamp.br/taco/tabela.php?ativo=tabela. Acesso em: 26 dez. 2022.

TARASOV, A. I.; GRIFFITHS, E. J.; RUTTER, G. A. Regulation of ATP production by mitochondrial Ca2+. *Cell Calcium*, v. 52, n. 1, p. 28-35, 2012.

TRAUTVETTER, U. *et al.* A combination of calcium phosphate and probiotics beneficially influences intestinal lactobacilli and cholesterol metabolism in humans. *Clinical Nutrition*, v. 31, n. 2, p. 230-237, 2012.

TREMBLAY, A.; DOYON, C.; SANCHEZ, M. Impact of yogurt on appetite control, energy balance, and body composition. *Nutrition Reviews*, v. 73, n. 1, p. 23-27, 2015.

TREMBLAY, A.; GILBERT, J. Human obesity: is insufficient calcium/dairy intake part of the problem?. *Journal of the American College of Nutrition*, v. 30, Suppl., p. 449S-453S, 2011.

TORCELLO-GÓMEZ, A.; BOUDARD, C.; MACKIE, A. R. Calcium alters the interfacial organization of hydrolyzed lipids during intestinal digestion. *Langmuir*, v. 34, n. 25, p. 7536-7544, 2018.

UWITONZE, A. M.; RAZZAQUE, M. S. Role of magnesium in vitamin D activation and function. *The Journal of the American Osteopathic Association*, v. 118, n. 3, p. 181-189, 2018.

WAWRZYNIAK, N.; SULIBURSKA, J. Nutritional and health factors affecting the bioavailability of calcium: a narrative review. *Nutrition Reviews*, v. 79, n. 12, p. 1307-1320, 2021.

WEI, R.; CHRISTAKOS, S. Mechanisms underlying the regulation of innate and adaptive immunity by vitamin D. *Nutrients*, v. 7, n. 10, p. 8251-8260, 2015.

WEIN, M. N.; KRONENBERG, H. M. Regulation of bone remodeling by parathyroid hormone. *Cold Spring Harbor Perspectives in Medicine*, v. 8, n. 8, p. a031237, 2018.

WELBERG, J. W. M. *et al.* Effects of supplemental dietary calcium on quantitative and qualitative fecal fat excretion in man. *Annals of Nutrition and Metabolism*, v. 38, n. 4, p. 185-191, 1994.

YANOVSKI, J. A. *et al.* Effects of calcium supplementation on body weight and adiposity in overweight and obese adults: a randomized trial. *Annals of Internal Medicine*, v. 150, n. 12, p. 821-829, 2009.

YIN, Y. *et al.* FNIP1 regulates adipocyte browning and systemic glucose homeostasis in mice by shaping intracellular calcium dynamics. *Journal of Experimental Medicine*, v. 219, n. 5, p. e20212491, 2022.

YOON, L. S.; MICHELS, K. B. Characterizing the effects of calcium and prebiotic fiber on human gut microbiota composition and function using a randomized crossover design: a feasibility study. *Nutrients*, v. 13, n. 6, p. 1937, 2021.

YU, E.; SHARMA, S. Physiology, calcium. *In*: *StatPearls* [Internet]. Treasure Island: StatPearls Publishing, 2022.

ZHANG, F. *et al.* Anti-obesity effects of dietary calcium: the evidence and possible mechanisms. *International Journal of Molecular Sciences*, v. 20, n. 12, p. 3072, 2019.

ZHU, W. *et al.* Calcium plus vitamin D3 supplementation facilitated fat loss in overweight and obese college students with very-low calcium consumption: a randomized controlled trial. *Nutrition Journal*, v. 12, n. 8, p. 12-18, 2013.

18

Ferro

Diana Stefany Cardoso de Araújo
Thayanne Gabryelle Visgueira de Sousa
Lyandra Dias da Silva
Nilmara Cunha da Silva

INTRODUÇÃO

O ferro é um mineral abundante na natureza, sendo encontrado em oito estados de oxidação diferentes (Fe^{2-} a Fe^{6+}). Contudo, em microrganismos, plantas e animais, predominam os estados de valência Fe^{3+} (férrico) e Fe^{2+} (ferroso). Uma das características desse elemento traço diz respeito à sua insolubilidade em meio aquoso, fato que limita sua disponibilidade em sistemas biológicos. Outro aspecto interessante consiste na interconversão entre os estados férrico e ferroso, bem como na facilidade desse metal de ligar-se reversivelmente ao oxigênio, ao enxofre e ao nitrogênio, o que possibilita sua atuação essencial em diversos processos metabólicos importantes, como na respiração celular, na produção de energia, na síntese e no reparo do DNA (Malesza *et al.*, 2022; Gulec; Anderson; Collins, 2014).

Por outro lado, destaca-se que o excesso de ferro no organismo pode ser tóxico, pois esse mineral tem capacidade oxidativa, atuando na formação de radicais livres altamente reativos, a exemplo da hidroxila. Com isso, a manutenção do equilíbrio na homeostase desse elemento é de grande importância nos sistemas biológicos (Chifman; Laubenbacher; Torti, 2014).

A literatura evidencia que a quantidade total de ferro no organismo de um indivíduo adulto é relativamente constante, sendo superior nos indivíduos do sexo masculino (3,8 a 4 g) quando comparada àquela existente no sexo feminino (2,2 a 2,6 g). O Quadro 1 e a Figura 1 mostram a distribuição compartimental do ferro no organismo.

QUADRO 1 Distribuição compartimental do ferro no organismo

Compartimento	Distribuição
Hemoglobina, eritrócitos e seus precursores	60-70%
Ferritina, hemossiderina, macrófagos (baço e medula óssea)	15-35%
Mioglobina (músculo esquelético e cardíaco)	3-10%
Enzimas (catalase, aconitase, citocromos mitocondriais)	1-3%

Fonte: Galaris; Barbouti; Pantopoulos (2019).

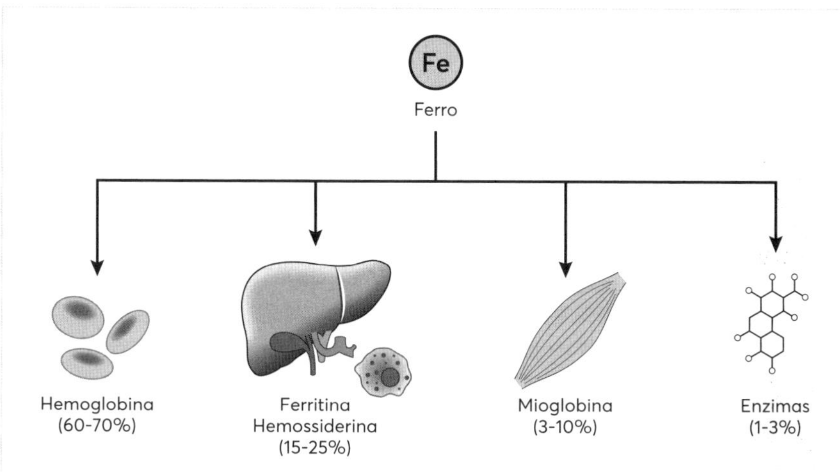

FIGURA 1 Distribuição compartimental do ferro no organismo.
Fonte: elaboração das autoras.

FUNÇÕES METABÓLICAS DO FERRO

Estudos conduzidos na perspectiva de contribuir para o entendimento da atuação metabólica do ferro têm fundamentado a importância desse mineral para o transporte de oxigênio, síntese de DNA, metabolismo energético e respiração celular, por participar como componente estrutural ou cofator de enzimas com atuação relevante nesses processos. Além disso, esse mineral participa da eritropoiese, sendo essencial para a homeostase celular (Gerner; Nuccio; Raffatellu, 2020).

Papel do ferro no transporte e armazenamento de oxigênio

O transporte de oxigênio no sangue, do pulmão aos tecidos periféricos, é uma das principais funções do ferro no organismo. Esse micronutriente integra as proteínas hemoglobina, presente no sangue, e mioglobina, presente nos músculos, como ferro heme, onde é capaz de ligar-se rápida e reversivelmente ao oxigênio, possibilitando seu transporte e armazenamento (Huang; Groves, 2018).

Eritropoiese

A eritropoiese é o processo de formação de glóbulos vermelhos normal que resulta na geração de quantidade suficiente dessas células totalmente funcionais para que possam substituir os senescentes. Destaca-se que a eritropoietina (EPO), principal hormônio responsável por realizar esse processo, necessita do ferro, que regula a produção de globina nos níveis transcricional e translacional. A síntese de hemoglobina na medula óssea é o processo fisiológico que mais demanda ferro no organismo (Singh; Williams, 2018).

Alguns mecanismos têm sido fundamentados para explicar a influência do ferro na eritropoiese. Um deles trata da regulação da produção de EPO, que ocorre nos rins, por meio da função do ferro sobre as proteínas reguladoras de ferro (IRP) e do fator 2-alfa induzível por hipóxia (HIF-2-alfa) (Kim; Nemeth, 2015).

Cofator de enzimas

Outra função importante realizada pelo ferro no organismo diz respeito à formação de heme e do complexo ferro-enxofre no interior das mitocôndrias, substratos que atuam como cofatores de enzimas envolvidas em vias de produção de energia, a exemplo da aconitase e da succinato desidrogenase, essenciais para a função do ciclo de Krebs, e está presente nos complexos I e II do sistema de fosforilação oxidativa. O ferro também participa como cofator ou componente estrutural de enzimas responsáveis pela síntese e reparo do DNA, como as ribonucleotídeo redutases, responsáveis pela conversão de ribonucleotídeos em desoxirribonucleotídeos, e DNA polimerases e DNA primases, envolvidas na replicação do DNA. Além disso, a literatura deixa clara a participação do ferro como cofator enzimático da tirosina hidroxilase e triptofano hidroxilase, mediadoras da síntese dos neurotransmissores dopamina e serotonina, respectivamente (Belaidi; Bush, 2015; German; Juul, 2021; Ward; Cloonan, 2018).

Ação antioxidante e pró-oxidante do ferro

O ferro está envolvido na manutenção do equilíbrio redox e da resposta imune adequada, pela manutenção da atividade de enzimas pró-oxidantes (mieloperoxidase, fosfato de dinucleotídeo de adenina e nicotinamida oxidase – NADPH – e óxido nítrico sintase, e antioxidantes – catalase) (Blesia *et al.*, 2021).

O ferro é considerado mediador de reações bioquímicas importantes, pois fornece e aceita elétrons facilmente, em particular quando se apresenta nas formas Fe^{2+} e Fe^{3+} no organismo. No entanto, essa propriedade química também torna tal elemento o principal catalisador para a geração de radicais livres reativos em organismos aeróbicos (Gerner; Nuccio; Raffatellu, 2020).

Sobre a função pró-oxidante do ferro, ressalta-se que esse mineral é essencial para a função de enzimas produtoras de espécies reativas de oxigênio, a exemplo da nicotinamida adenina dinucleotídeo fosfato hidreto (NADPH), oxidases (NOX), xantina oxidase, lipoxigenases (LOX), enzimas do citocromo P450 e subunidades da cadeia de transporte de elétrons mitocondrial (Dixon; Stockwell, 2014).

O ferro lábil ou íons de ferro na forma livre atuam como catalisadores da reação de Fenton ($Fe^{2+} + H_2O_2 \rightarrow$ intermediários $\rightarrow Fe^{3+} + \cdot HO + OH-$), onde o mineral interage com o peróxido de hidrogênio (H_20_2), produzindo ânion superóxido (·HO), espécie altamente reativa. Nesse sentido, destaca-se que tanto as enzimas produtoras de radicais livres dependentes de ferro quanto o ferro lábil contribuem para o dano e a morte celular decorrentes da ação de espécies reativas de oxigênio (Dixon; Stockwell, 2014). O Quadro 2 descreve a participação do ferro como cofator de enzimas envolvidas em reações bioquímicas essenciais para as funções desse nutriente.

QUADRO 2 Atuação biológica de enzimas dependentes de ferro

Enzimas	Funções
Aconitase	Catalisa a conversão de citrato em isocitrato no ciclo de Krebs, produzindo NADH e FADH-2 e conduzindo a síntese de ATP (Chen *et al.*, 2020).
Succinato desidrogenase	Oxida o succinato em fumarato, que é intermediário do ciclo de Krebs, além de oxidar a ubiquinona em ubiquinol na cadeia transportadora de elétrons, participando da produção de ATP (Huang; Millar, 2013).
Ribonucleotídeo redutase	Envolvida na conversão de ribonucleotídeos em desoxirribonucleotídeos, que são utilizados para síntese e reparo do DNA (Knighton; Delgado; Truman, 2019).
DNA polimerase	Envolvida na síntese e reparo do DNA, geralmente realiza a adição de novos desorribonucleotídeos de um DNA iniciador ou fita de RNA (Ghosh; Raghavan, 2021).
DNA primase	Participa da replicação de DNA a partir da síntese de uma sequência de nucleotídeos, complementar a uma fita de DNA (Soffer *et al.*, 2021).

(continua)

QUADRO 2 Atuação biológica de enzimas dependentes de ferro (*continuação*)

Enzimas	Funções
Tirosina hidroxilase	Catalisa a hidroxilação da tirosina para formar 3,4-di-idroxifenilalanina na etapa-chave de regulação da síntese de dopamina (Fitzpatrick, 2015).
Triptofano hidroxilase	Catalisa a hidroxilação do triptofano para formar 5-hidroxitriptofano na biossíntese de serotonina (Fitzpatrick, 2015).
Mieloperoxidase	Liberada após a ativação de células de defesa e catalisa a formação de intermediários reativos de oxigênio, sendo considerada componente importante do sistema imune inato e na defesa do hospedeiro contra microrganismos invasores (Aratani, 2018).
NADPH oxidase	Enzima envolvida na produção de espécies reativas de oxigênio, como superóxido, peróxido de hidrogênio e radical hidroxila (Joshi; Khan, 2019).
Óxido nítrico sintase	Envolvida na síntese de óxido nítrico, transmissor intracelular responsável por modular o fluxo sanguíneo e a atividade nervosa, porém o excesso pode ser tóxico (Król; Kepinska, 2021).
Catalase	Enzima antioxidante responsável pela decomposição do peróxido de hidrogênio, formando moléculas de oxigênio e água (Glorieux; Calderón, 2017).

ATP: adenosina trifosfato; DNA: ácido desoxirribonucleico; FADH-2: flavina adenina nucleotídeo reduzido; NADPH: nicotinamida oxidase; RNA: ácido ribonucleico.
Fonte: elaboração das autoras.

ASPECTOS FISIOLÓGICOS DO FERRO

A literatura demonstra o processo de absorção do ferro no trato gastrointestinal de forma já bem estabelecida, sendo necessário ressaltar que o ferro heme se encontra no anel de protoporfirina na hemoglobina e mioglobina em alimentos de origem animal. Por sua vez, o ferro não heme pode se apresentar na forma férrica (Fe^{3+}) ou ferrosa (Fe^{2+}) em alimentos de origem vegetal ou animal (Anderson; Frazer, 2017).

A absorção do ferro pelo organismo tem início no estômago, onde o ácido gástrico promove a dissociação do mineral presente no alimento ingerido, fornecendo ferro heme e não heme para o intestino. No duodeno e na porção inicial do jejuno ocorre a absorção do ferro pelos enterócitos, a qual envolve mecanismos distintos a depender da forma como o mineral se apresenta no lúmen intestinal (Figura 2) (Gerner; Nuccio; Raffatellu, 2020).

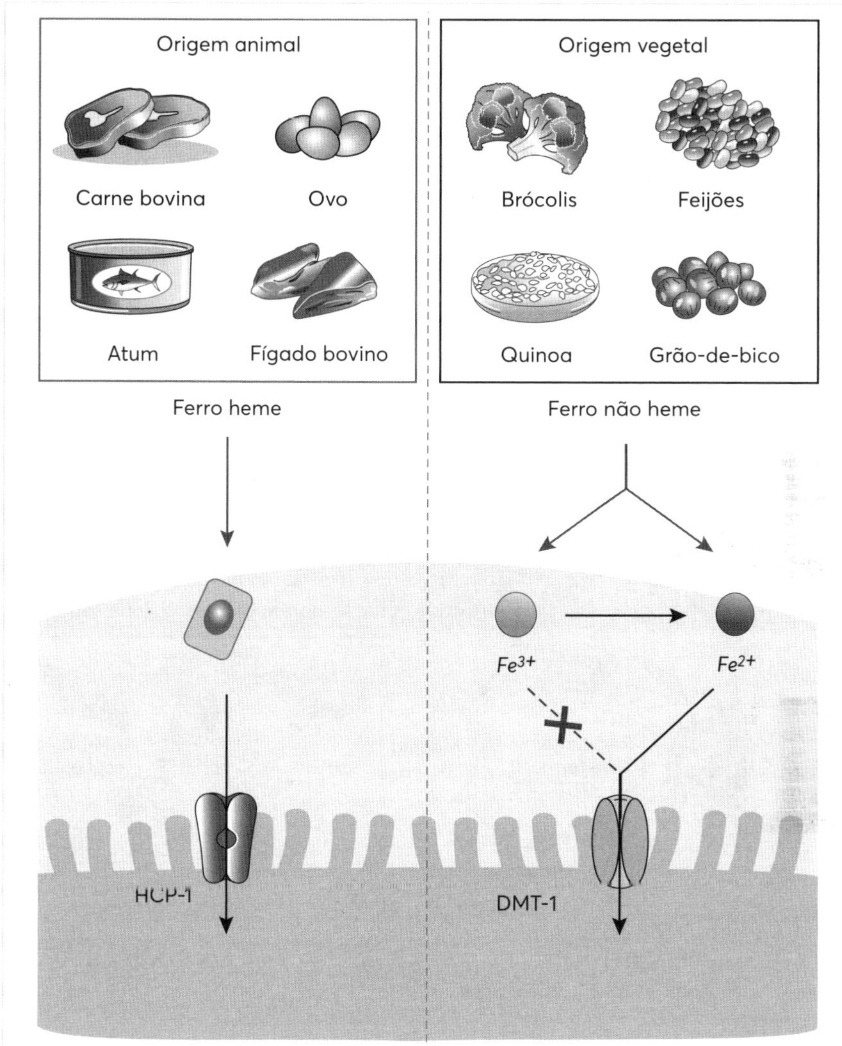

FIGURA 2 Fontes alimentares e absorção do ferro heme e ferro não heme.

DMT-1: transportador de metal divalente; Fe^{2+}: ferro ferroso; Fe^{3+}: ferro férrico; HCP-1: proteína carreadora de heme 1.

Fonte: elaboração das autoras.

No lúmen intestinal, o ferro heme é captado pelos enterócitos pela proteína carreadora de heme 1 (HCP-1) e transportado para o interior da célula, onde sofre ação das enzimas heme-oxigenases 1 e 2, responsáveis por liberar o ferro ferroso do anel de protoporfirina para o citoplasma dos enterócitos, como ilustrado na Figura 3 (Morales; Xue, 2021).

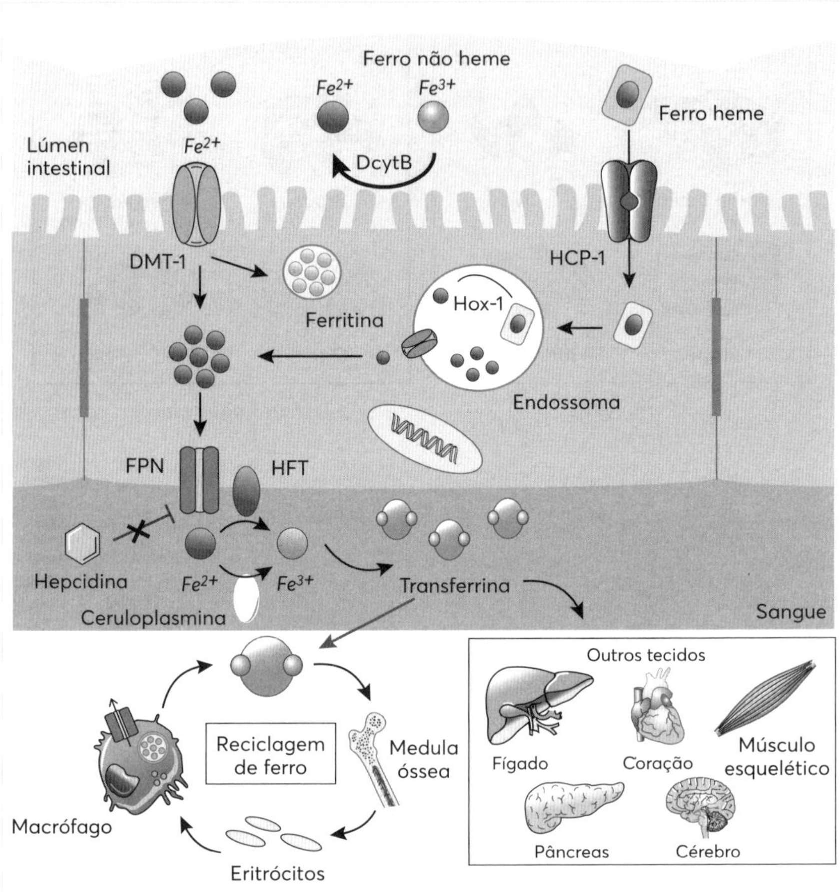

FIGURA 3 Absorção do ferro.

DcytB: citocromo B duodenal; DMT-1: transportador de metal divalente 1; Fe^{2+}: ferro ferroso; Fe^{3+}: ferro férrico; FPN: ferroportina; HCP-1: proteína carreadora de heme 1; Hox-1: heme oxigenase 1; HFT: hefaestina. Fonte: elaboração das autoras.

Por outro lado, o ferro não heme é captado pelo transportador de metal divalente 1 (DMT-1), proteína transmembrana que possui afinidade pela forma ferrosa (Fe^{2+}). No entanto, destaca-se que o ferro férrico (Fe^{3+}), para ser absorvido, precisa inicialmente ser reduzido à forma ferrosa (Fe^{2+}) pela ferrorredutase citocromo B duodenal (DcytB), presente na membrana apical dos enterócitos. Posteriormente, é absorvido pelo DMT-1. Nesse sentido, outro aspecto interessante é o fato de que a ferritina é endocitada pelas células intestinais e hidrolisada no meio intracelular, liberando ferro no citoplasma dos enterócitos (Chifman; Laubenbacher; Torti, 2014; Morales; Xue, 2021).

Após a captação pelos enterócitos, ainda nessas células, o ferro pode ser utilizado em processos locais, armazenado na ferritina ou exportado para o plasma pela ferroportina (FPN), presente na membrana basolateral da célula. O ferro ferroso inicialmente precisa ser oxidado à forma férrica, processo mediado no intestino pelas ferroxidases hefaestina e ceruloplasmina (Dietz; Fox; Khalimonchuk, 2021; Wang; Babitt, 2019).

Após a absorção, o ferro no plasma é transportado para os tecidos, ligado à transferrina, glicoproteína sintetizada e secretada pelo fígado com afinidade elevada por esse metal quando em sua forma férrica (Fe^{3+}). A ligação do ferro com a transferrina é essencial para sua distribuição no organismo, pois, pelo fato de ligar-se aos receptores de transferrina-1 (TFR-1) e receptores de transferrina-2 (TFR-2), essa proteína fornece ferro aos diferentes compartimentos corporais. Destaca-se que o TFR-1 é um receptor altamente expresso em células eritroides, linfócitos B e T, cérebro, células musculares esqueléticas, células intestinais e cardiomiócitos, enquanto o receptor TFR-2 é expresso no cérebro, rim, fígado, cólon e testículos (Dietz; Fox; Khalimonchuk, 2021; Hsu *et al.*, 2020).

No meio intracelular, quantidade expressiva do ferro é transferida para o interior da mitocôndria, onde esse elemento atua na produção de heme, que será utilizado na síntese de hemoglobina, citocromos e na atividade enzimática. O ferro não utilizado para a síntese de tais proteínas pode ser armazenado na forma de ferritina ou hemossiderina (Camaschella; Nai; Silvestri, 2020).

Um aspecto interessante nessa temática diz respeito ao fato de que, quando ocorre saturação da capacidade de ligação da transferrina com o ferro, esse mineral pode circular livremente pelo soro, na forma não ligada, sendo facilmente internalizado pelas células e contribuindo, assim, para o dano celular e o estresse oxidativo nos casos de sobrecarga do mineral (Zhang; Ghosh; Rouault, 2014; Vogt *et al.*, 2021).

O organismo não possui mecanismos ativos para excreção de ferro, contudo esse mineral pode ser eliminado em consequência de perdas fisiológicas por meio da descamação de células epiteliais, fezes, urina, suor e pelo sangue da menstruação. Portanto, a manutenção da homeostase do ferro depende essencialmente de sua absorção intestinal (Belaidi; Bush, 2015; Kautz *et al.*, 2014).

REGULAÇÃO DA HOMEOSTASE DO FERRO

A homeostase do ferro no organismo é regulada por meio de mecanismos intracelulares (elementos de resposta ao ferro – IRE – e de proteínas reguladores do ferro – IRP) e sistêmicos (hepcidina e reciclagem do ferro), os quais modulam os processos de absorção, transporte, utilização e armazenamento desse mineral (Figura 4) (Galaris; Barbouti; Pantopoulos, 2019; Nemeth; Ganz, 2021).

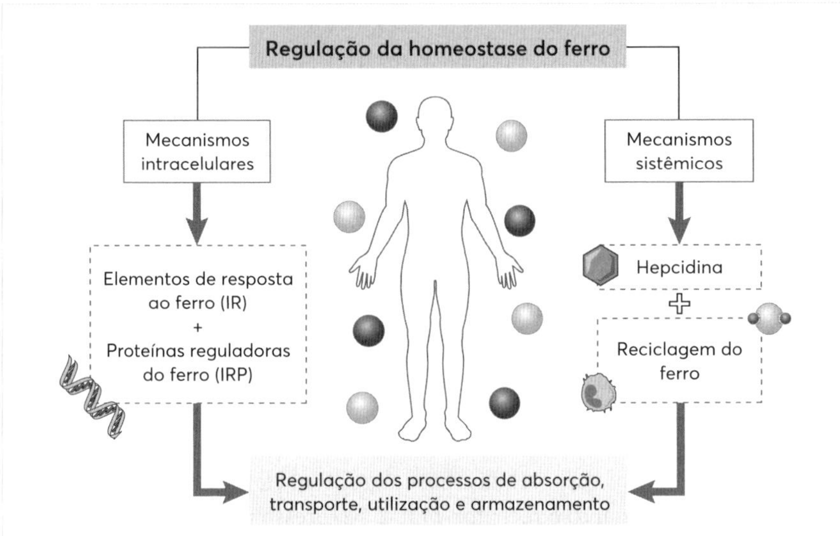

FIGURA 4 Regulação da homeostase do ferro.
Fonte: elaboração das autoras.

No que diz respeito à regulação intracelular, destaca-se que os IRE são sequências de nucleotídeos específicos, presentes nas regiões não traduzidas (UTR) 5' ou 3' de mRNA envolvidos na síntese de proteínas que participam da captação, armazenamento, utilização ou transporte celular de ferro. As IRP reconhecem e se ligam às IRE, regulando de forma positiva ou negativa a tradução desses mRNA (Zhou; Tan, 2017).

Em situação de deficiência de ferro a interação IRE/IRP promove redução da síntese de proteínas de armazenamento (ferritina) e efluxo de ferro (FPN), ao mesmo tempo que favorece a estabilidade dos mRNA, os quais codificam seus canais de influxo celular (TFR-1 e DMT-1). Por outro lado, condições adequadas de ferro dentro da célula tecidual comprometem a ligação IRE/IRP e favorecem a produção de ferritina e FPN, bem como reduzem a expressão de TFR-1 e DMT-1 (Katsarou; Pantopoulos, 2020).

Quanto à regulação sistêmica do ferro, conta com a participação da hepcidina, hormônio liberado pelo fígado, que atua controlando a absorção desse mineral de forma negativa, pois se liga à FPN, induzindo sua degradação lisossomal, o que, consequentemente, compromete o processo de exportação de ferro dos enterócitos, macrófagos e/ou hepatócitos para o plasma (Camaschella; Nai; Silvestri, 2020).

Nesse sentido, ressalta-se que a síntese de hepcidina é regulada em nível transcricional, pela via de sinalização BMP-SMAD, em resposta ao *pool* de ferro intracelular e extracelular, a partir da produção da *bone morphogenetic proteins* 6 (BMP-6) pelo fígado. Os receptores de BMP-6 (rBMP) presentes na membrana plasmática dos hepatócitos formam complexo com o correceptor hemojuvelina (HJV), promovendo a fosforilação e a ativação de proteínas intracelulares SMAD, que são translocadas do núcleo e se ligam a componentes de resposta da região promotora do gene HAMP, favorecendo a produção de hepcidina (Silvestri *et al.*, 2019; Agarwal; Yee, 2019).

No fígado, a regulação do ferro também responde às concentrações elevadas na corrente sanguínea, o que ocorre pela sinalização do receptor da transferrina TFR-2, que, ao se ligar a essa proteína, forma um complexo com a proteína reguladora da homeostase do ferro (HFE), ativando a via de fosforilação do SMAD no citoplasma da célula, o que consequentemente estimula a síntese de hepcidina (Sangkhae; Nemeth, 2017; Xiao *et al.*, 2020).

A literatura mostra que, em estados de deficiência de ferro, ocorre regulação hepática para manter a homeostase desse mineral, realizada por meio de um importante regulador negativo da via BMP-SMAD, protease transmembrana em serina 6 (*TMPRSS6*). A atividade proteolítica desse regulador sobre a HJV bloqueia os efeitos estimulatórios do ferro intracelular e extracelular, inibindo a síntese de hepcidina (Camaschella; Nai; Silvestri, 2020; Krijt *et al.*, 2021).

Alguns fatores podem contribuir para a regulação da expressão de genes que codificam a hepcidina tanto na forma positiva quanto na negativa (Figura 5). Os fatores que regulam de forma positiva a expressão desse hormônio são: aumento das concentrações séricas de ferro e da síntese de citocinas pró-inflamatórias, por exemplo, a interleucina-6 (IL-6) e a interleucina-1-beta (IL-1-beta) (Wunderer *et al.*, 2020; Rochette *et al.*, 2015).

No que diz respeito a fatores que afetam negativamente sua síntese, cita-se aumento da atividade eritropoética, como ocorre na infância e na gestação, quando a produção elevada de eritrócitos é capaz de aumentar a absorção de ferro, com acúmulo secundário desse mineral no fígado, no coração e em outros tecidos. Destaca-se também a ação inibitória dos fatores de crescimento, como fator de crescimento de hepatócitos (HGF) e fator de crescimento epidérmico (EGF), e dos hormônios sexuais, como estrogênio e a testosterona na síntese de hepcidina (Bachman *et al.*, 2014; Yang *et al.*, 2012).

Além da atuação da hepcidina sobre a homeostase do ferro, destaca-se a importância do mecanismo de reciclagem desse nutriente nos eritrócitos senescentes ou catabolizados, que é realizada pelos macrófagos no sistema reticuloendotelial do organismo. Nesse processo, após uma meia-vida aproximada de 120 dias, os eritrócitos são eliminados por fagocitose pelos macrófagos reticuloendoteliais, e o ferro ferroso é liberado por meio da atividade da enzima heme oxigenasse 1 (Hox-1). Depois disso, o ferro é exportado desses macrófagos para o meio extracelular por meio da FPN, o mineral sofre oxidação pela

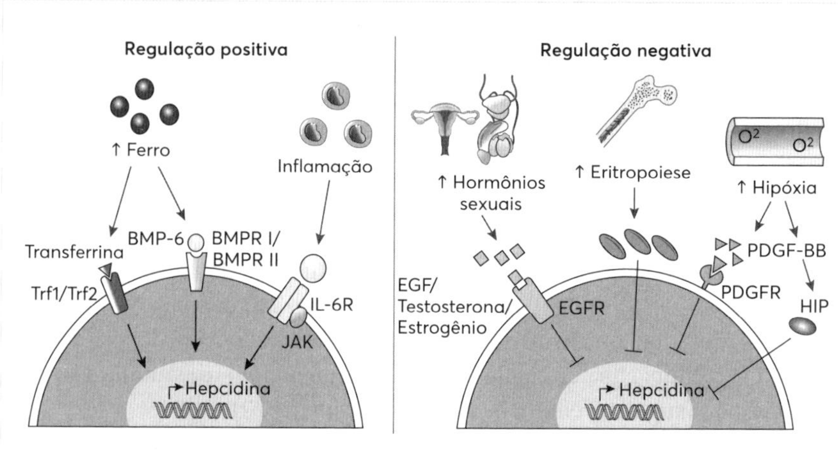

FIGURA 5 Fatores que regulam positiva e negativamente a expressão de hepcidina.
BMP-6: proteína morfogenética óssea 6; BMPR I: receptor-I de proteína morfogenética óssea; BMPR II: receptor de proteína morfogenética óssea II; EGF: fator de crescimento epidérmico; EGFR: receptor do fator de crescimento epidérmico; HIP: fator induzível por hipóxia; IL-6R: receptor de interleucina-6; JAK: janus quinase; PDGF-BB: fator de crescimento derivado de plaquetas-BB; PDGFR: receptor do fator de crescimento derivado de plaquetas; TFR-1/2: receptor de transferrina-1/2.
Fonte: adaptação de Rishi; Wallace; Subramaniam (2015).

ceruloplasmina, voltando à sua forma férrica, e subsequentemente se liga à transferrina para ser transportado até a medula óssea e ser utilizado novamente na eritropoiese (Fairweather-Tait; Sharp, 2021).

BIODISPONIBILIDADE DO FERRO

A absorção do ferro heme nos enterócitos ocorre de forma relativamente independente da composição da dieta, não sendo significativamente influenciada por fatores facilitadores/inibidores da alimentação, o que permite sua absorção em torno de 15 a 20% em dietas mistas. No que diz respeito ao ferro não heme, diversos fatores relacionados ao indivíduo e à dieta precisam ser considerados, por exemplo, a secreção gástrica de ácido clorídrico, que é necessária para a solubilização dos sais de ferro e para a manutenção do ferro na forma ferrosa (Fe^{2+}) (Milman, 2020).

Alguns mecanismos têm sido propostos para fundamentar a regulação da homeostase do ferro. Tanto em situação de deficiência de ferro quanto na necessidade de realização de eritropoiese ocorre estímulo para absorção intestinal desse mineral. Além disso, também tem sido verificado aumento da absorção desse elemento traço em condições que necessitam da expansão de tecidos específicos, em particular durante as etapas da infância e adolescência, gestação e em situação de grandes perdas de sangue. Por outro lado, verifica-se redução da absorção intestinal de ferro quando ocorre aumento das reservas corporais desse nutriente, redistribuição tecidual, estados inflamatórios, exposição intestinal à suplementação ou dieta rica em ferro (Doguer; Ha; Collins, 2019).

É importante ressaltar que a biodisponibilidade do ferro no organismo também sofre influência da condição nutricional relativa a esse mineral. Em torno de 5 a 10% do ferro alimentar é absorvido por indivíduos que possuem estado nutricional adequado relativo a esse nutriente, e o percentual de absorção pode atingir cerca de 30% do elemento consumido por aqueles indivíduos que apresentam deficiência (Reddy; Hurrell; Cook, 2000; Gulec; Anderson; Collins, 2014).

Outro aspecto relevante diz respeito às interações nutriente-nutriente, que podem potencializar ou inibir a absorção de ferro. O ácido ascórbico, por exemplo, constitui um nutriente com atuação importante na absorção do ferro não heme, pois favorece a redução do ferro férrico a ferro ferroso, e este forma um complexo solúvel de ferro-ácido ascórbico no estômago, promovendo a absorção do mineral (Delimont; Haub; Lindshield, 2017; Lynch *et al.*, 2018).

Por outro lado, o ácido fítico, presente em vegetais e grãos, pode formar complexos insolúveis com o ferro e, dessa forma, reduzir a disponibilidade do nutriente para absorção no trato gastrointestinal. De forma semelhante, os polifenóis comprometem a absorção do ferro, pois esse elemento se liga ao ácido tânico no lúmen intestinal e forma um complexo insolúvel. Associado a isso, alguns estudos demonstram a atuação negativa do cálcio sobre a absorção de ambas as formas do ferro, sendo o principal mecanismo elucidado a competição pelo DMT-1 na membrana apical dos enterócitos, favorecendo a captação do cálcio e limitando a de ferro (Abioye *et al.*, 2021; Milman, 2020).

FONTES E RECOMENDAÇÕES DE FERRO

O ferro pode estar disponível nos alimentos em sua forma heme ou não heme. O ferro heme refere-se ao ferro covalentemente ligado ao anel de protoporfirina e constitui a forma mais biodisponível desse mineral, encontrado exclusivamente em tecidos animais, como carnes vermelhas, frango, peixe e frutos do mar. O ferro não heme, por sua vez, está presente em diversos produtos de origem animal, mas principalmente naqueles de origem vegetal, bem como em compostos utilizados na fortificação de alimentos, nos quais pode ser encontrado na forma de complexos de alto peso molecular, como na ferritina e na lactoferrina, ou na forma de sais e quelatos (Berger *et al.*, 2022; Muckenthaler *et al.*, 2017).

A recomendação para a ingestão dietética de ferro, segundo o Institute of Medicine (2001), é apresentada na Tabela 1.

TABELA 1 Ingestão Diária de Referência (DRI) para o ferro (mg/dia)

Estágio de vida	EAR		RDA		AI	UL
	Masculino	Feminino	Masculino	Feminino		
0-6 meses	–	–	–	–	0,27	40
7-12 meses	6,9	6,9	11	11	–	40
1-3 anos	3	3	7	7	–	40
4-8 anos	4,1	4,1	10	10	–	40
9-13 anos	5,7	5,7	8	8	–	40
14-18 anos	7,7	7,9	11	15	–	40
19-50 anos	6	8,1	8	18	–	45
< 51 anos	6	5	8	8	–	45

AI: ingestão adequada; EAR: necessidade média estimada; RDA: ingestão dietética recomendada; UL: limite superior de ingestão tolerável.
Fonte: Institute of Medicine (2001).

OBESIDADE E FERRO

Estado nutricional relativo ao ferro na obesidade

Alguns estudos têm demonstrado alterações na homeostase do ferro em indivíduos que apresentam sobrepeso e obesidade, sendo tais alterações caracterizadas por concentrações séricas reduzidas de ferro, baixa saturação de transferrina, hiperferritinemia e concentrações elevadas de hepcidina (Zhao *et al.*, 2015; Haidari *et al.*, 2020; Stoffel *et al.*, 2020; Heslin *et al.*, 2021). Nesse sentido, destaca-se o impacto da inflamação crônica de baixo grau no aumento da expressão de hepcidina, como fator contribuinte importante para manifestação de alterações na distribuição compartimental desse mineral, conforme o Quadro 3 (Menzie *et al.*, 2008; Coimbra; Catarino; Santos-Silva, 2013). Ratificando tais informações, dados obtidos de metanálise realizada recentemente evidenciaram que a perda de peso induzida pela dieta traz benefícios para a homeostase do ferro em indivíduos com obesidade (Teng *et al.*, 2020).

É importante chamar a atenção para o fato de que, além da inflamação crônica de baixo grau, existem outros fatores que contribuem para alterar a distribuição de ferro no organismo de indivíduos com obesidade, como ingestão inadequada desse mineral, redução da disponibilidade de mioglobina no músculo em consequência da ausência da prática de atividade física, bem como aumento da necessidade desse elemento traço em decorrência do fluxo sanguíneo elevado (Elstrott *et al.*, 2020; Hegarty *et al.*, 2021).

QUADRO 3 Alterações em biomarcadores do ferro na obesidade

Biomarcador	Alteração
Ferro sérico	↓↓
Saturação de transferrina	↓↓
Ferritina sérica	↑↑
Hepcidina	↑↑

Fonte: Carocci *et al.* (2018); Imam *et al.* (2017).

Influência da inflamação crônica de baixo grau na homeostase do ferro

Nas últimas décadas, a literatura tem demonstrado a influência da inflamação crônica de baixo grau nas alterações na homeostase do ferro em indivíduos com obesidade. Alguns mecanismos envolvidos já foram elucidados, como: produção excessiva de citocinas pró-inflamatórias, interleucinas-1-beta e 6 (IL-1-beta e IL-6) e fator de necrose tumoral alfa (TNF-alfa), este último decorrente da disfunção do tecido adiposo, que mais recentemente tem recebido destaque (Figura 6) (Ferrucci *et al.*, 2005; González-Domínguez *et al.*, 2020; Roy; Andrews, 2005; Schmidt *et al.*, 2015).

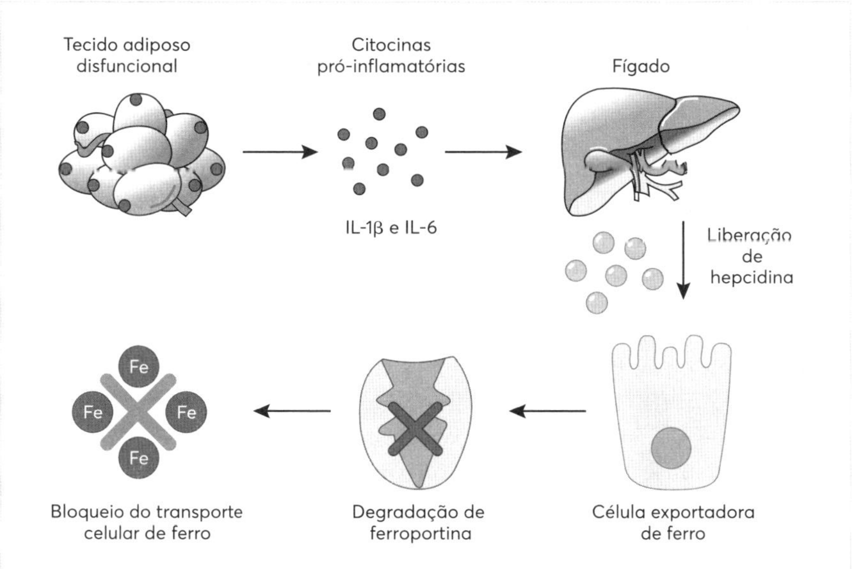

FIGURA 6 Mecanismos envolvidos na síntese de hepcidina pela inflamação.

Fe: ferro;IL-1β: interleucina; 1-beta; IL-6: interleucina-6.

Fonte: adaptação de Alshwaiyat *et al.* (2021).

A IL-6, por exemplo, induz a superprodução de hepcidina, por meio da ativação do transdutor de sinal janus quinase (JAK) e do ativador transcricional 3, o que favorece a redução da biodisponibilidade de ferro. A IL-1-beta também participa da regulação da hepcidina por estimular a expressão da proteína de ligação ao intensificador CCAAT (C/EBP)-delta, e essa citocina também estimula a síntese de IL-6 nos hepatócitos (Kanamori *et al.*, 2019; Shanmugan; Chen; Cherayil, 2015).

Alguns estudos têm apontado que na obesidade ocorre aumento das concentrações séricas de citocinas inflamatórias, principal fator contribuinte para a síntese da hepcidina (Figura 7). Além disso, resultados de algumas pesquisas mostram associação positiva entre as concentrações séricas de PCR, IL-6 e valores de hepcidina em mulheres com obesidade. Os autores também verifica-

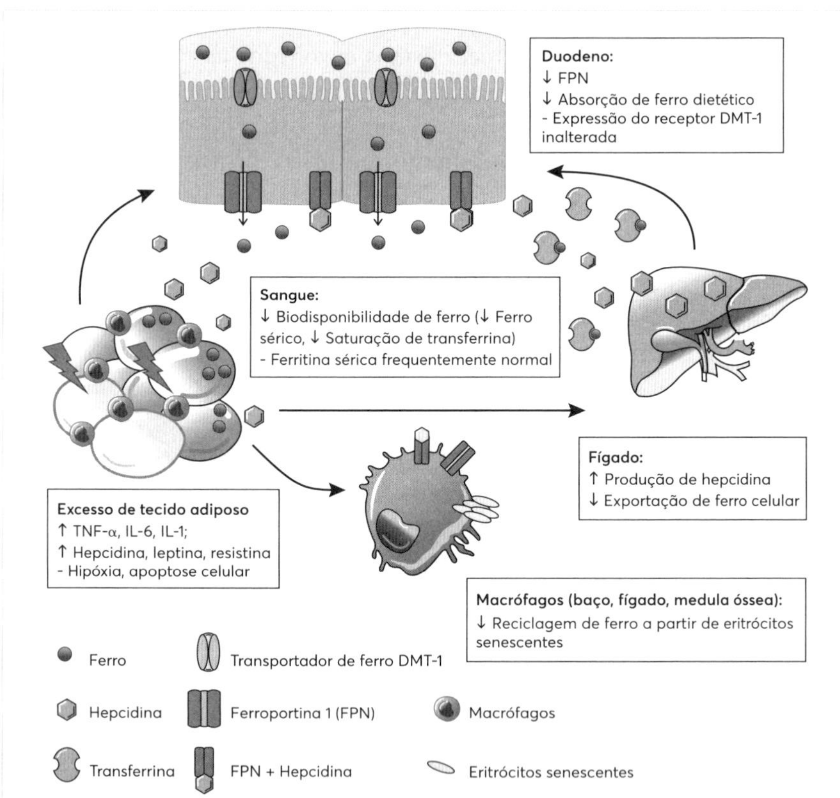

FIGURA 7 Mecanismos envolvidos na desregulação da homeostase de ferro na obesidade.

DMT-1: transportador de metal divalente; FPN: ferroportina; IL-1: interleucina-1; IL-6: interleucina-6; TNF-α: fator de necrose tumoral alfa.

Fonte: adaptação de Aigner; Feldman; Datz (2014).

ram nesse estudo redução nas concentrações séricas de ferro (Aguree; Reddy, 2021). Nesse mesmo sentido, a pesquisa realizada por Stankowiak-Kulpa *et al.* (2017) evidenciou correlação negativa entre as concentrações de proteína C reativa (PCR) e o ferro sérico em mulheres com obesidade.

É importante chamar a atenção para o fato de que, na obesidade, o aumento das concentrações de hepcidina no plasma reduz a exportação de ferro mediada pela FPN dos macrófagos e enterócitos duodenais, e consequentemente inibe a absorção intestinal desse nutriente e sua liberação dos estoques corporais. Tal fato favorece a redução das concentrações de ferro na corrente sanguínea e promove acúmulo desse mineral livre no espaço intracelular (Cepeda-Lopez *et al.*, 2015; Herter-Aeberli *et al.*, 2015; Haidari *et al.*, 2020; Sangkhae; Nemeth, 2017).

Influência da hiperleptinemia na homeostase do ferro

A inflamação crônica de baixo grau estimula a liberação de leptina, o que consequentemente favorece o estabelecimento de um quadro de hiperleptinemia. Esse hormônio pode contribuir para a deficiência de ferro em indivíduos com obesidade por meio da ativação da via de sinalização Jak-2/STAT-3, o que resulta no aumento da expressão de hepcidina favorecendo a degradação da ferroportina e o bloqueio do efluxo de ferro das células exportadoras desse mineral para circulação, a exemplo dos enterócitos, macrófagos recicladores de ferro e hepatócitos. Tal cenário resulta na redução das concentrações séricas de ferro e no acúmulo desse mineral nessas células, tanto na forma de ferritina como na forma livre no citoplasma (Citelli *et al.*, 2015; Yamamoto *et al.* 2018).

IMPACTO DO FERRO EM ALTERAÇÕES METABÓLICAS NA OBESIDADE

Ferro, estresse oxidativo e inflamação crônica de baixo grau

Reforça-se que o ferro é um mineral essencial para a sobrevivência celular que está envolvido em diversos processos biológicos. No entanto, quando em condição de excesso desse elemento no organismo, pode ocorrer a geração excessiva de espécies reativas de oxigênio direta e indiretamente. Sobre os radicais livres que possuem sua síntese estimulada pela quantidade elevada de ferro, destacam-se os radicais superóxido (O^{2-}), radicais hidroxil (HO•) e o radical peróxido de hidrogênio (H_2O_2), como sendo aqueles que desempenham papéis importantes na citotoxicidade (Nakamura; Naguro; Ichijo, 2019).

Menos de 5% do conteúdo de ferro celular é caracterizado como ferro lábil, ou seja, o ferro em sua forma livre, que pode participar na geração de radicais livres de forma direta por meio da reação de Fenton e Haber-Weiss. Essas reações catalíticas do ferro podem produzir quantidades elevadas de radicais hidroxila, moléculas altamente reativas e capazes de danificar o DNA, proteínas e lipídios por meio da oxidação do DNA, oxidação de aminoácidos e peroxidação lipídica (D'autréaux; Toledano, 2007; Fortes *et al.*, 2012; Lunova *et al.*, 2014; Dixon; Stockwell, 2014).

Outro ponto diz respeito à participação do ferro como um oligoelemento importante na atividade de enzimas capazes de gerar quantidades significativas de radicais livres por meio de processos biológicos, dentre essas as NADPH oxidases (NOX), enzimas do citocromo P450, óxido nítrico sintases (NOS), lipoxigenases (LOX), xantina oxidases e as subunidades da cadeia de transporte de elétrons mitocondrial, que são importantes para a geração de ROS, como radicais superóxidos (O2 • -) e peróxidos (H_2O_2 e LOOH). Assim, o ferro também contribui para o estresse oxidativo de forma indireta, pois é importante na atividade dessas enzimas (Poprac *et al.*, 2017, Dixon; Stockwell, 2014).

Entretanto, a deficiência em ferro também contribui de forma indireta para a manifestação do estresse oxidativo, pois as condições que induzem tal deficiência, como infecção ou inflamação, aumentam a geração de espécies reativas de oxigênio (Allen, 2000). Além disso, a hipóxia induzida pela anemia acentua o estresse oxidativo, uma vez que favorece alterações metabólicas associadas ao aumento na produção de radicais livres, incluindo alterações no metabolismo celular, aumento no metabolismo de catecolaminas e ativação de leucócitos (Cassat; Skaar, 2013; Imam *et al.*, 2017).

Nesse sentido, estudos demonstraram que a sobrecarga de ferro está associada ao aumento da apoptose, necrose e autofagia, por induzir o estresse oxidativo, que favorece a oxidação da cardiolipina, fosfolipídio da mitocôndria capaz de catalisar a atividade da enzima peroxidase do complexo cardiolipina-citocromo c. A cardiolopina, quando oxidada, permite que o citocromo c se dissocie da membrana mitocondrial interna, ativando assim a enzima caspase, que amplifica a produção mitocondrial de ERO, o que consequentemente aumenta a sinalização apoptótica e favorece a ruptura de organelas (Sousa *et al.*, 2019).

Nas últimas décadas, tem sido amplamente estudado como o excesso de ferro retido em tecidos específicos de indivíduos com obesidade influencia a manifestação da inflamação crônica de baixo grau. Assim, destaca-se que o acúmulo de ferro em tais tecidos favorece a toxicidade, uma vez que esse metal na forma livre intracelular em quantidades elevadas induz a ativação do fator de transcrição NF-kappa-B, promotor da produção de citocinas pró-inflamatórias, acentuando a inflamação crônica de baixo grau (Bjørklund *et al.*, 2021; Nikonorov *et al.*, 2015; Heslin *et al.*, 2021).

Nesse cenário, estudos têm demonstrado a existência de associação positiva entre o acúmulo de ferro no organismo, que é caracterizado por concentrações séricas elevadas de ferritina, e a PCR, marcador inflamatório, em indivíduos com obesidade (Alam; Memon; Fatima, 2015; Stoffel *et al.*, 2020).

Anemia absoluta e funcional na obesidade

Na perspectiva de melhor compreensão acerca da condição nutricional relativa ao ferro em indivíduos com obesidade, cada vez mais se tem buscado esclarecer a diferença entre a deficiência absoluta e a funcional de ferro nesse grupo populacional. Assim, a literatura define a deficiência absoluta desse micronutriente como a redução das reservas corporais de ferro, caracterizada por baixos valores de ferritina sérica em decorrência de uma ingestão alimentar inadequada do mineral. Tal deficiência também é conhecida como anemia ferropriva clássica (Camaschella; Nai; Silvestri, 2020; Gvili-Gafter; Schechter; Rozen-Zvi, 2019).

Sobre a deficiência funcional de ferro em indivíduos com obesidade, refere-se à situação em que o organismo apresenta baixas concentrações do mineral no soro, sendo estas identificadas pelos valores reduzidos de ferro sérico, no entanto tem concentrações normais ou elevadas de ferritina. Tal fato ocorre pelo comprometimento da mobilização do ferro a partir dos locais de seus estoques corporais em decorrência da síntese elevada de hepcidina induzida pela inflamação crônica de baixo grau. Ressalta-se que a deficiência funcional de ferro contribui para a limitação do processo de eritropoiese e consequentemente para a anemia da inflamação (Cappellini; Musallam; Taher, 2020).

Destaca-se o fato de que a utilização da ferritina como marcador do estado nutricional relativo ao ferro em indivíduos com sobrepeso ou obesidade pode não refletir a deficiência desse mineral, pois algumas citocinas inflamatórias, como o TNF-alfa, induzem a ativação de genes que codificam a transcrição da ferritina, aumentando a concentração desse marcador do ferro, embora o indivíduo apresente deficiência do mineral (Zhao *et al.*, 2015). O Quadro 4 mostra parâmetros de avaliação do estado nutricional dos indivíduos relativo ao ferro para caracterizar os tipos de anemia na obesidade.

Dados obtidos de pesquisas realizadas em indivíduos com obesidade, que utilizaram protocolos de intervenção para emagrecimento, demonstraram que a perda de peso contribuiu para reduzir a inflamação crônica, as concentrações de hepcidina, bem como para melhorar o processo de absorção desse nutriente (Tussing-Humphreys *et al.*, 2010; Cepeda-Lopez *et al.*, 2016).

QUADRO 4 Alterações comumente encontradas nos biomarcadores do ferro na anemia ferropriva e anemia da inflamação

Biomarcador	Anemia ferropriva	Anemia da inflamação
Ferro sérico	↓	↓
Transferrina sérica	↑	↑
% saturação da transferrina	↓	↓
CTLF	↑	↑
Ferritina sérica	↓	↑
Receptor de transferrina	↑	↑

CTLF: capacidade total de ligação do ferro.
Fonte: Camaschella; Nai, Silvestri (2020); Metzgeroth; Hastka (2015).

REFERÊNCIAS

ABIOYE, A. I. *et al.* Calcium intake and iron status in human studies: a systematic review and dose-response meta-analysis of randomized trials and crossover studies. *The Journal of Nutrition*, v. 151, n. 5, p. 1084-1101, 2021.

AGARWAL, A.; YEE, J. Hepcidin. *Advances in Chronic Kidney Disease*, v. 26, n. 4, p. 298-305, 2019.

AGUREE, S.; REDDY, M. B. Inflammatory markers and hepcidin are elevated but serum iron is lower in obese women of reproductive age. *Nutrients*, v. 13, n. 1, p. 1-12, 2021.

AIGNER, E.; FELDMAN, A.; DATZ, C. Obesity as an emerging risk factor for iron deficiency. *Nutrients*, v. 6, n. 9, p. 3587-3600, 2014.

ALAM, F.; MEMON, A. S.; FATIMA, S. S. Increased body mass index may lead to hyperferritinemia irrespective of body iron stores. *Pakistan Journal of Medical Sciences*, v. 31, n. 6, p. 1521-1526, 2015.

ALLEN, L. Anemia and iron deficiency: effects on pregnancy outcome. *The American Journal of Clinical Nutrition*, v. 71, n. 5, p. 1280S-1284S, 2000.

ALSHWAIYAT, N. *et al.* Association between obesity and iron deficiency (review). *Experimental and Therapeutic Medicine*, v. 22, n. 5, p. 1-7, 2021.

ANDERSON, G. J.; FRAZER, D. M. Current understanding of iron homeostasis. *The American Journal of Clinical Nutrition*, v. 106, Suppl. 6, p. 1559-1566, 2017.

ARATANI, Y. Myeloperoxidase: its role for host defense, inflammation, and neutrophil function. *Archives of Biochemistry and Biophysics*, v. 640, n. 1, p. 47-52, 2018.

BACHMAN, E. *et al.* Testosterone induces erythrocytosis via increased erythropoietin and suppressed hepcidin: evidence for a new erythropoietin/hemoglobin set point. *Journals of Gerontology – Series A Biological Sciences and Medical Sciences*, v. 69, n. 6, p. 725-735, 2014.

BELAIDI, A. A.; BUSH, A. I. Iron neurochemistry in Alzheimer's disease and Parkinson's disease: targets for therapeutics. *Journal of Neurochemistry*, v. 139, n. 1, p. 179-197, 2015.

BERGER, M. M. *et al.* Espen micronutrient guideline. *Clinical Nutrition*, v. 41, n. 6, p. 1357-1424, 2022.

BJØRKLUND, G. *et al.* Iron deficiency in obesity and after bariatric surgery. *Biomolecules*, v. 11, n. 5, p. 1-15, 2021.

BLESIA, V. *et al.* Excessive iron induces oxidative stress promoting cellular perturbations and insulin secretory dysfunction in MIN6 beta cells. *Cells*, v. 10, n. 5, p. 1-20, 2021.

CAMASCHELLA, C.; NAI, A.; SILVESTRI, L. Iron metabolism and iron disorders revisited in the hepcidin era. *Haematologica*, v. 105, n. 2, p. 260-272, 2020.

CAPPELLINI, M. D.; MUSALLAM, K. M.; TAHER, A. T. Iron deficiency anaemia revisited. *Journal of Internal Medicine*, v. 287, n. 2, p. 153-170, 2020.

CASSAT, J.; SKAAR, E. Iron in Infection and Immunity. *Cell Host & Microbe*, v. 13, n. 5, p. 509-519, 2013.

CAROCCI, A.; CATALANO, A.; SINICROPI, M.S.; GENCHI, G. Oxidative stress and neurodegeneration: the involvement of iron. *Biometals*, v. 31, n. 5, p. 715-735, 2018.

CEPEDA-LOPEZ, A. C. *et al.* In overweight and obese women, dietary iron absorption is reduced and the enhancement of iron absorption by ascorbic acid is one-half that in normal-weight women. *The American Journal of Clinical Nutrition*, v. 102, n. 6, p. 1389-1397, 2015.

CEPEDA-LOPEZ, A. C. *et al.* The effects of fat loss after bariatric surgery on inflammation, serum hepcidin, and iron absorption: a prospective 6-mo iron stable isotope study. *The American Journal of Clinical Nutrition*, v. 104, n. 4, p. 1030-1038, 2016.

CHEN, Y. *et al.* Mitochondrial aconitase control adipogenesis through mediation of cellular ATP production. *The Faseb Journal*, v. 34, n. 5, p. 6688-6702, 2020.

CHIFMAN, J.; LAUBENBACHER, R.; TORTI, S. A systems biology approach to iron metabolism. *A Systems Biology Approach to Blood*, v. 844, p. 201-225, 2014.

CITELLI, M. *et al.* Obesity promotes alterations in iron recycling. *Nutrients*, v. 7, n. 1, p. 335-348, 2015.

COIMBRA, S.; CATARINO, C.; SANTOS-SILVA, A. The role of adipocytes in the modulation of iron metabolism in obesity. *Obesity Reviews*, v. 14, n. 10, p. 771-779, 2013.

D'AUTRÉAUX, B.; TOLEDANO, M. ROS as signalling molecules: mechanisms that generate specificity in ROS homeostasis. *Nature Reviews Molecular Cell Biology*, v. 8, n. 10, p. 813-824, 2007.

DELIMONT, N. M.; HAUB, M. D.; LINDSHIELD, B. L. The impact of tannin consumption on iron bioavailability and status: a narrative review. *Current Developments in Nutrition*, v. 1, n. 2, p. 1-12, 2017.

DIETZ, J. V.; FOX, J. L.; KHALIMONCHUK, O. Down the iron path: mitochondrial iron homeostasis and beyond. *Cells*, v. 10, n. 9, p. 1-26, 2021.

DIXON, S.; STOCKWELL, B. The role of iron and reactive oxygen species in cell death. *Nature Chemical Biology*, v. 10, n. 1, p. 9-17, 2014.

DOGUER, C.; HA, J.; COLLINS, J. F. Intersection of iron and copper metabolism in the mammalian intestine and liver. *Comprehensive Physiology*, v. 14, n. 8, p. 1433-1461, 2019.

ELSTROTT, B. *et al.* The role of iron repletion in adult iron deficiency anemia and other diseases. *European Journal of Haematology*, v. 104, n. 3, p. 153-161, 2020.

FAIRWEATHER-TAIT, S.; SHARP, P. Iron. *Advances in Food and Nutrition Research*, v. 96, p. 219-250, 2021.

FERRUCCI, L. *et al.* Proinflammatory state and circulating erythropoietin in persons with and without anemia. *The American Journal of Medicine*, v. 118, n. 11, p. 1288e, 2005.

FITZPATRICK, P. F. Structural insights into the regulation of aromatic amino acid hydroxylation. *Current Opinion in Plant Biology*, v. 35, n. 1, p. 1-6, 2015.

FORTES, G. *et al.* Heme induces programmed necrosis on macrophages through autocrine TNF and ROS production. *Blood*, v. 119, n. 10, p. 2368-2375, 2012.

GALARIS, D.; BARBOUTI, A.; PANTOPOULOS, K. Iron homeostasis and oxidative stress: An intimate relationship. *Biochimica et Biophysica Acta (BAA) – Molecular Cell Research*, v. 12, n. 1866, p. 1-15, 2019.

GERMAN, K. R.; JUUL, S. E. Iron and neurodevelopment in preterm infants: a narrative review. *Nutrients*, v. 13, n. 11, p. 1-11, 2021.

GERNER, R. R.; NUCCIO, S.; RAFFATELLU. Molecular aspects of medicine. *Molecular Aspects of Medicine*, v. 75, 100895, 2020.

GHOSH, D.; RAGHAVAN, S. C. 20 years of DNA Polymerase μ, the polymerase that still surprises. *The FEBS Journal*, v. 288, n. 24, p. 7230-7242, 2021.

GLORIEUX, C.; CALDERON, P. B. Catalase, a remarkable enzyme: targeting the oldest antioxidant enzyme to find a new cancer treatment approach. *Biological Chemistry*, v. 398, n. 10, p. 1095-1108, 2017.

GONZÁLEZ-DOMÍNGUEZ, Á. *et al.* Iron metabolism in obesity and metabolic syndrome. *International Journal of Molecular Sciences*, v. 21, n. 15, p. 5529, 2020.

GULEC; S.; ANDERSON, G. J.; COLLINS, J. F. Mechanistic and regulatory aspects of intestinal iron absorption. *American Journal of Physiology Gastrointestinal and Liver Physiology*, v. 207, n. 4, p. 397-409, 2014.

GVILI-GAFTER, A.; SCHECHTER, A.; ROZEN-ZVI, B. Iron deficiency anemia in chronic kidney disease. *Acta Haematology*, v. 142, n. 1, p. 44-50, 2019.

HAIDARI, F. *et al.* Association of Hematological Parameters with Obesity- Induced Inflammation Among Young Females in Ahvaz, South-West of Iran. *International Journal of Preventive Medicine*, v. 11, n. 55, p. 1-6, 2020.

HEGARTY, C. *et al.* Assessment of baseline rates of functional and absolute iron deficiency in bariatric surgery candidates: a retrospective study. *Surgery for Obesity and Related Diseases*, v. 17, n. 12, p. 2009-2014, 2021.

HERTER-AEBERLI, I. *et al.* Increased risk of iron deficiency and reduced iron absorption but no difference in zinc, vitamin A or B-vitamin status in obese women in India. *European Journal of Nutrition*, v. 55, n. 8, p. 2411-2421, 2015.

HESLIN, A. M. *et al.* Risk of iron overload in obesity and implications in metabolic health. *Nutrients*, v. 13, n. 5, p. 1539-1565, 2021.

HSU, M. Y. *et al.* Iron: an essential element of cancer metabolism. *Cells*, v. 9, n. 12, p. 1-28, 2020.

HUANG, S.; MILLAR, A. H. Succinate dehydrogenase: the complex roles a simple enzyme. *Current Opinion in Plant Biology*, v. 16, n. 3, p. 344-349, 2013.

HUANG, X.; GROVES, J. Oxygen activation and radical transformations in heme proteins and metalloporphyrins. *Chemical Reviews*, v. 118, n. 5, p. 2491-2553, 2018.

IMAM, M. U. *et al.* Antioxidants mediate both iron homeostasis and oxidative stress. *Nutrients*, v. 9, n. 7, p. 1-19, 2017.

INSTITUTE OF MEDICINE. Dietary reference intakes for vitamin A, vitamin K, arsenic, boron, chromium, cooper, iodine, iron, manganese, molybdenun, nickel, silicon, vanadium, and zinc. *National Academy*, Washington, DC, 2001.

JOSHI, S.; KHAN, S. R. NADPH oxidase: a therapeutic target for hyperoxaluria-induced oxidative stress: an update. *Future Medicinal Chemistry*, v. 11, n. 23, p. 2975-2978, 2019.

KANAMORI, Y. *et al.* Hepcidin and IL-1β. *In*: *Vitamins and hormones*. [*S. l.*]: Academic Press, 2019. v. 110: iron metabolism. p. 143-156.

KATSAROU, A.; PANTOPOULOS, K. Basics and principles of cellular and systemic iron homeostasis. *Molecular Aspects of Medicine*, v. 75, 2020.

KAUTZ, L. *et al.* Identification of erythroferrone as an erythroid regulator of iron metabolism. *Nature Genetics*, v. 46, n. 7, p. 678-684, 2014.

KIM, A.; NEMETH, E. New insights into iron regulation and erythropoiesis. *Current Opinion in Hematology*, v. 22, n. 3, p. 199-205, 2015.

KNIGHTON, L. E., DELGADO, L. E.; TRUMAN, A. W. Novel insights into molecular chaperone regulation of ribonucleotide reductase. *Current Genetics*, v. 65, n. 2, p. 477-482, 2019.

KRIJT, J. *et al.* Matriptase-2 and hemojuvelin in hepcidin regulation: in vivo immunoblot studies in mask mice. *International Journal of Molecular Sciences*, v. 22, n. 5, p. 1-16, 2021.

KRÓL, M.; KEPINSKA, M. Human nitric oxide synthase: its functions, polymorphisms, and inhibitors in the context of inflammation, diabetes and cardiovascular diseases. *International Journal of Molecular Sciences*, v. 22, n. 1, p. 1-18, 2021.

LUNOVA, M. *et al.* Hepcidin knockout mice fed with iron-rich diet develop chronic liver injury and liver fibrosis due to lysosomal iron overload. *Journal of Hepatology*, v. 61, n. 3, p. 633-641, 2014.

LYNCH, S. *et al.* Biomarkers of nutrition for development (Bond)-iron review. *Journal of Nutrition*, v. 148, p. 1001S-1067S, 2018.

MALESZA, I. J. *et al.* The dark side of iron: the relationship between iron, inflammation and gut microbiota in selected diseases associated with iron deficiency anaemia: a narrative review. *Nutrients*, v. 14, n. 17, 3478, 2022.

MENZIE, C. *et al.* Obesity-related hypoferremia is not explained by differences in reported intake of heme and nonheme iron or intake of dietary factors that can affect iron absorption. *Journal of the American Dietetic Association*, v. 108, n. 1, p. 145-148, 2008.

METZGEROTH, G.; HASTKA, J. Iron deficiency anemia and anemia of chronic disorders. *Der Internist*, v. 56, n. 9, p. 978-988, 2015.

MILMAN, N. T. A review of nutrients and compounds, which promote or inhibit intestinal iron absorption: making a platform for dietary measures that can reduce iron uptake in patients with genetic haemochromatosis. *Journal of Nutrition and Metabolism*, 7373498, 2020.

MORALES, M.; XUE, X. Targeting iron metabolism in cancer therapy. *Theranostics*, n. 11, v. 17, p. 8412-8429, 2021.

MUCKENTHALER, M. U. *et al.* A red carpet for iron metabolism. *Cell*, v. 168, n. 3, p. 344-361, 2017.

NAKAMURA, T.; NAGURO, I.; ICHIJO, H. Iron homeostasis and iron-regulated ROS in cell death, senescence and human diseases. *Biochimica et Biophysica Acta – General Subjects*, v. 1863, n. 9, p. 1398-1409, 2019.

NEMETH, E.; GANZ, T. Hepcidin-ferroportin interaction controls systemic iron homeostasis. *International Journal of Molecular Sciences*, v. 22, n. 12, p. 1-13, 2021.

NIKONOROV, A. *et al.* Mutual interaction between iron homeostasis and obesity pathogenesis. *Journal of Trace Elements in Medicine and Biology*, v. 30, p. 207-214, 2015.

POPRAC, P. *et al.* Targeting free radicals in oxidative stress-related human diseases. *Trends in Pharmacological Sciences*, v. 38, n. 7, p. 592-607, 2017.

REDDY, M.; HURRELL, R.; COOK, J. Estimation of nonheme-iron bioavailability from meal composition. *The American Journal of Clinical Nutrition*, v. 71, n. 4, p. 937-943, 2000.

RISHI, G.; WALLACE, D. F.; SUBRAMANIAM, V. N. Hepcidin: regulation of the master iron regulator. *Bioscience Reports*, v. 35, n. 3, e00192, 2015.

ROCHETTE, L. *et al.* The iron-regulatory hormone hepcidin: a possible therapeutic target? *Pharmacology & Therapeutics*, v. 146, p. 35-52, 2015.

ROY, C. N.; ANDREWS, N. C. Anemia of inflammation: the hepcidin link. *Current Opinion in Hematology*, v. 12, n. 2, p. 107-111, 2005.

SANGKHAE, V.; NEMETH, E. Regulation of the iron homeostatic hormone hepcidin. *Advances In Nutrition: An International Review Journal*, v. 8, n. 1, p. 126-136, 2017.

SCHMIDT, F. *et al.* Inflammatory cytokines in general and central obesity and modulating effects of physical activity. *PloS One*, v. 10, n. 3, e0121971, 2015.

SHANMUGAM, N. K. N.; CHEN, K.; CHERAYIL, B. J. Commensal bacteria-induced interleukin 1β (IL-1β) secreted by macrophages up-regulates hepcidin expression in hepatocytes by activating the bone morphogenetic protein signaling pathway. *Journal of Biological Chemistry*, v. 290, n. 51, p. 30637-30647, 2015.

SILVESTRI, L. *et al.* Hepcidin and the BMP-SMAD pathway: an unexpected liaison. *In*: LITWACK, G. (org.). *Vitamins and hormones*: iron metabolism. [*S. l.*]: Academic Press, 2019. v. 110.

SINGH, A. K.; WILLIAMS, G. *Textbook of nephro-endocrinology*. 2. ed. [*S. l.*]: Academic Press, 2018.

SOFFER, A. *et al.* Inferring primase-DNA specific recognition using a data driven approach. *Nucleic Acids Research*, v. 49, n. 20, p. 11447-11458, 2021.

SOUSA, L. *et al.* Iron overload: effects on cellular biochemistry. *Clinica Chimica Acta*, v. 504, p. 180-189, 2019.

STANKOWLAK-KULPA, H. *et al.* Iron status in obese women. *Annals of Agricultural and Environmental Medicine*, v. 24, n. 4, p. 587-591, 2017.

STOFFEL, N. *et al.* The effect of central obesity on inflammation, hepcidin, and iron metabolism in young women. *International Journal of Obesity*, v. 44, n. 6, p. 1291-1300, 2020.

TENG, I. *et al.* Can diet-induced weight loss improve iron homoeostasis in patients with obesity: a systematic review and meta-analysis. *Obesity Reviews*, v. 21, n. 12, e13080, 2020.

TUSSING-HUMPHREYS, L. *et al.* Decreased serum hepcidin and improved functional iron status 6 months after restrictive bariatric surgery. *Obesity*, v. 18, n. 10, p. 2010-2016, 2010.

VOGT, A. S. *et al.* On iron metabolism and its regulation. *International Journal of Molecular Sciences*, v. 22, n. 9, p. 1-17, 2021.

WANG, C. Y.; BABITT, J. L. Liver iron sensing body iron homeostasis. *Blood*, v. 133, n. 1, p. 18-29, 2019.

WARD, D. M.; CLOONAN, S. M. Mitochondrial iron in human health and disease. *Annual Review of Physiology*, v. 10, n. 81, p. 453-482, 2018.

WUNDERER, F. *et al.* The role of hepcidin and iron homeostasis in atherosclerosis. *Pharmacological Research*, v. 153, 104664, 2020.

XIAO, X. *et al.* Bone morphogenic proteins in iron homeostasis. *Bone*, v. 138, 115495, 2020.

YAMAMOTO, K. *et al.* Interplay of adipocyte and hepatocyte: leptin upregulates hepcidin. *Biochemical and Biophysical Research Communications*, v. 495, n. 1, p. 1548-1554, 2018.

YANG, Q. *et al.* 17β-Estradiol inhibits iron hormone hepcidin through an estrogen responsive element half-site. *Endocrinology*, v. 153, p. 3170-3178, 2012.

ZHANG, D. L.; GHOSH, M. V.; ROUAULT, T. A. The physiological functions of iron regulatory proteins in iron homeostasis: an update. *Frontiers in Pharmacology*, v. 5, n. 1, p. 1-12, 2014.

ZHAO, L. *et al.* Obesity and iron deficiency: a quantitative meta-analysis. *Obesity Reviews*, v. 16, n. 12, p. 1081-1093, 2015.

ZHOU, Z. D.; TAN, E. K. Iron regulatory protein (IRP): iron responsive element (IRE) signaling pathway in human neurodegenerative diseases. *Molecular Neurodegeneration*, v. 12, n. 75, 2017.

19

Vitamina D

Nilmara Cunha da Silva
Lyandra Dias da Silva
Dilina do Nascimento Marreiro

INTRODUÇÃO

O termo vitamina D é aplicado a uma série de componentes lipossolúveis produzidos no organismo por fatores internos e externos que são essenciais para a realização de funções fisiológicas. Essa denominação abrange tanto o metabólito ativo 1,25 di-hidroxicolecalciferol ou calcitriol quanto seus precursores, dentre eles o colecalciferol (vitamina D3), o ergocalciferol (vitamina D2) e a 25-hidroxi-colecalciferol ou calcidiol, conforme mostra a Figura 1 (Castro, 2011; Peters; Martini, 2014; Vierucci *et al.*, 2013).

FUNÇÕES METABÓLICAS DA VITAMINA D

A vitamina D realiza funções metabólicas importantes no organismo, por exemplo, na regulação da homeostase óssea em razão da presença de receptores dessa vitamina em grande parte dos tecidos, funções extraesqueléticas com efeitos imunomoduladores em linfócitos B e T ativados e macrófagos, antimetastáticos em células cancerígenas, bem como tem efeitos protetores contra doenças cardiovasculares e desordens metabólicas (Bike, 2016; Dominguez *et al.*, 2021).

Nos últimos anos os conhecimentos sobre as funções biológicas da vitamina D têm avançado, com ênfase no papel de seu receptor, denominado receptor de vitamina D (VDR), que pode desempenhar ações genômicas e não genômicas. A atuação genômica dessa vitamina envolve seus receptores nucleares específicos, que modulam a expressão de genes codificantes para proteínas com funções fisiológicas importantes. Esses receptores são expressos em diversos

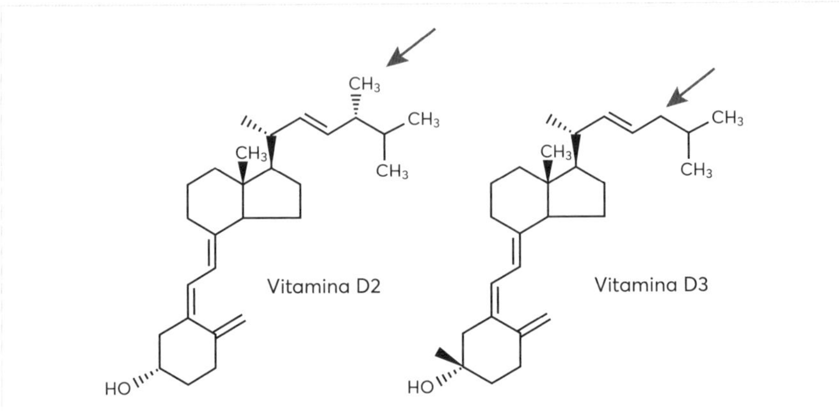

FIGURA 1 Estruturas moleculares do ergocalciferol (vitamina D2) e do colecalciferol (vitamina D3).
CH_3: metil; OH: hidroxila.
Fonte: adaptação de Peters; Martini (2014).

tipos de células, como as do epitélio do intestino delgado, dos osteoblastos, dos osteoclastos, das células hematopoiéticas, dos linfócitos, das células epidérmicas e pancreáticas, dos miócitos, adipócitos e neurônios (Jorge *et al.*, 2018; Qu; Wu; Jiang, 2021).

O VDR pertence à família de receptores nucleares reguladores da transcrição dos hormônios esteroides, ácido retinoico, hormônio tireoidiano e da vitamina D. Nesse sentido, após a ligação do calcitriol com o VDR, ocorre a interação com o receptor do ácido retinoico e forma-se um complexo heterodimérico capaz de se ligar a sequências específicas do DNA, denominadas elementos responsivos à vitamina D (VDRE), os quais regulam a expressão de genes dependentes de vitamina D em nível transcricional (Maeda *et al.*, 2014; Ross *et al.*, 2016).

A resposta não genômica da vitamina D é regulada por meio da ligação do calcitriol a seu receptor de membrana, denominado proteína de ligação a esteroides de resposta rápida 1,25D (1,25D-MARRS), o que resulta na ativação de diversas vias de sinalização celular, por exemplo, a fosfolipase C (PCL) e a fosfatidilinositol-3 quinase (PI3K), bem como ativa segundos mensageiros intracelulares, como o monofosfato de adenosina cíclica (cAMP), a calmodulina quinase II (CaMPKII), a proteína quinase C (PKC) e a proteína quinase A (PKA). Em seguida ocorre a transdução do sinal para fatores de transcrição, como RXR, SP1 e SP3 (fator de transcrição 1 e 3), que se ligam ao VDRE e expressam genes regulados pela vitamina D, conforme mostra a Figura 2 (Hii; Ferrante, 2016; Szymczak-Pajor *et al.*, 2022).

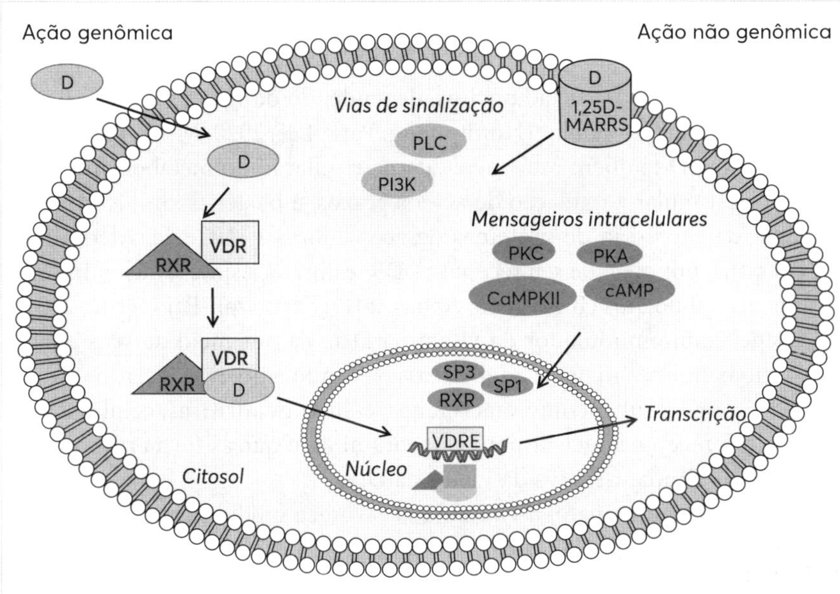

FIGURA 2 Ações genômicas e não genômicas da vitamina D.

1,25D-MARRS: proteína de ligação a esteroides de resposta rápida à membrana; cAMP: monofosfato de adenosina cíclica; CaMPKII: calmodulina quinase II; D: 1,25(OH)2D; PLC: fosfolipase C; PI3K: fosfatidilinositol-3 quinase; PKA: proteína quinase A; PKC: proteína quinase C; RXR: receptor de retinoide; SP1 e SP3: fator de transcrição 1 e 3; VDR: receptor de vitamina D; VDRE: elemento de resposta à vitamina D. Fonte: adaptação de Szymczak-Pajor *et al.* (2022).

O papel da vitamina D no tecido ósseo é fundamentado por sua ação na otimização da absorção intestinal de cálcio e fósforo, nutrientes que são necessários para a formação adequada do osso. Nesse sentido, destaca-se que proteínas com participação no transporte e na regulação do metabolismo do cálcio, como aquelas presentes na membrana de enterócitos, no citosol celular e nos rins, são dependentes de vitamina D (Khazai; Judd; Tangpricha, 2008).

A vitamina D, por meio de seu receptor, estimula a expressão de genes codificantes para proteínas transportadoras de cálcio, por exemplo, TRPV5, calbindina-D 9k e calbindina-D 28k, responsáveis por facilitar o influxo de cálcio nos enterócitos. O calcitriol também estimula a expressão de reguladores de reabsorção óssea na membrana plasmática de pré-osteoclastos, como o ligante do receptor do fator nuclear kappa B (RANKL), resultando na manutenção da homeostase óssea e na reabsorção de cálcio por esse tecido (Berridge, 2017; Starczak *et al.*, 2021).

Uma das principais atuações extraesqueléticas da vitamina D é no tecido adiposo, principal local de armazenamento dessa vitamina. Nesse tecido já foi demonstrada a presença do receptor de vitamina D e de enzimas envolvidas no metabolismo dessa vitamina, e ainda sua atuação, tanto estimulando quanto inibindo a diferenciação de adipócitos, dependendo do tipo de célula e do estágio de diferenciação celular (Nimitphong; Park; Lee, 2020; Miao *et al.*, 2020).

A vitamina D também está envolvida na regulação do metabolismo energético por estimular a oxidação de ácidos graxos, a biogênese mitocondrial e participar da expressão de proteínas desacopladoras 1 (UCP-1). Além disso, essa vitamina, por meio de seu receptor VDR, estimula a síntese da leptina e da resistina nos adipócitos (Bike, 2016; Abbas, 2017; Szymczak-Pajor *et al.*, 2022).

O papel imunomodulador da vitamina D se dá por meio de seus efeitos nos sistemas imunes inatos e adaptativos, já tendo sido evidenciado que células do sistema imune, como macrófagos, células dendríticas, células T e B, expressam o receptor nuclear para essa vitamina, o que as torna responsivas à forma biologicamente ativa da vitamina D.

No sistema imune inato, a vitamina D favorece mudanças na polarização dos macrófagos do tipo M1 pró-inflamatório para o fenótipo M2 anti-inflamatório, contribuindo para a modulação da resposta imune, além de favorecer a autofagia dos macrófagos, contribuindo para a reciclagem dessas células do sistema imune e a manutenção das atividades antibióticas (Aranow, 2011; Bui *et al.*, 2021).

A vitamina D atua no sistema imune adaptativo controlando a resposta imune mediada pelas células T *helper* 1 e 2 (Th1 e Th2). Essa vitamina inibe as células Th1, o que consequentemente atenua a síntese de citocinas pró-inflamatórias, como a interleucina IL-6 e IL-12, interferon gama (IFN-gama) e fator de necrose tumoral alfa (TNF-alfa). Por outro lado, a vitamina D regula positivamente as células Th2, estimulando a produção de citocinas anti-inflamatórias, tais como a interleucina IL-4, IL-5 e IL-10 (Gombart, Pierre; Maggini, 2020; Zmijewshi; Carlberg, 2020; Bui *et al.*, 2021).

A vitamina D também inibe a diferenciação e a maturação de células dendríticas por reduzir a expressão de moléculas do complexo principal de histocompatibilidade de classe II, moléculas coestimuladoras e IL-12, o que contribui para a prevenção de reações autoimunes. Ressalta-se ainda que a vitamina D pode inibir a proliferação e a diferenciação de linfócitos B, bem como a secreção de imunoglobulinas (Aranow, 2011; Colotta; Jansson; Bonelli, 2017).

Nesse sentido, estudos também mostram a atuação da vitamina D na síntese de peptídeos antimicrobianos, por meio de sua ligação aos receptores *Toll-like*, que estimulam a produção da catelicidina (CAMP) e defensinas beta-2 e beta-4, responsáveis pelo aumento da quimiotaxia, autofagia e fagocitose das células que participam do sistema imunológico (Sassi; Tamonee; D'Amelio, 2018; Gombart; Pierre; Maggini, 2020).

Nas últimas décadas também tem sido demonstrada a participação da vitamina D na redução do risco e progressão de alguns tipos de câncer, por meio de seu papel na manutenção adequada da atividade celular, controle da proliferação e crescimento de células tumorais, bloqueio de fatores de crescimento e da angiogênese no endotélio, inibição da metástase, regulação do processo inflamatório, estímulo à autofagia e modulação da apoptose (Young; Xiong, 2018; Henn; Martin-Gorgojo; Martin-Moreno, 2022).

A vitamina D pode atuar em sinergia com alguns medicamentos quimioterápicos, como os análogos de platina no tratamento antes ou durante a quimioterapia, auxiliando no controle do crescimento de células tumorais. Além disso, tem sido demonstrado que a suplementação com vitamina D após o tratamento do câncer pode contribuir para a redução da manifestação do estresse oxidativo e do processo inflamatório crônico, o que consequentemente pode minimizar o risco de recidiva da doença (Negri *et al.*, 2020; El-Sharkawy; Malki, 2020).

Ressalta-se, que a vitamina D favorece a síntese e a secreção de insulina pelas células beta pancreáticas, tanto por mecanismos diretos no estímulo à transcrição de genes responsáveis pela transcrição da insulina quanto indiretos, por favorecer o efluxo de cálcio intracelular ionizado, visto que a secreção desse hormônio é dependente de cálcio. Além disso, exerce papel protetor contra a apoptose de células da ilhota pancreática induzidas pela hiperglicemia a partir da supressão da hiperatividade do sistema renina-angiotensina-aldosterona (SRAA) (Melguizo-Rodríguez *et al.*, 2021; Wimalawansa, 2018).

A vitamina D também contribui para o aumento da sensibilidade à ação da insulina em tecidos periféricos, pois regula positivamente a expressão do substrato do receptor de insulina (IRS-1) e do transportador de glicose dependente de insulina 4 (GLUT-4), favorecendo a cascata de sinalização intracelular da insulina e a captação de glicose pelas células (Barchetta; Cimini; Cavallo, 2020; Zakharova *et al.*, 2019).

A presença do receptor de vitamina D nas células endoteliais, músculo liso e miócitos também contribui para sua atuação no controle da pressão arterial, tendo em vista que essa vitamina é capaz de atenuar a expressão do receptor de angiotensina 1 (Atir), o que resulta na redução da atividade do SRAA e contribui para a regulação dos níveis pressóricos, conforme a Figura 3 (Guía-Galipienso *et al.*, 2021; Jia *et al.*, 2022).

ASPECTOS FISIOLÓGICOS DA VITAMINA D

A vitamina D pode ser encontrada na forma de ergocalciferol (vitamina D2) ou colecalciferol (vitamina D3), obtida nas plantas e produzida pelos ani-

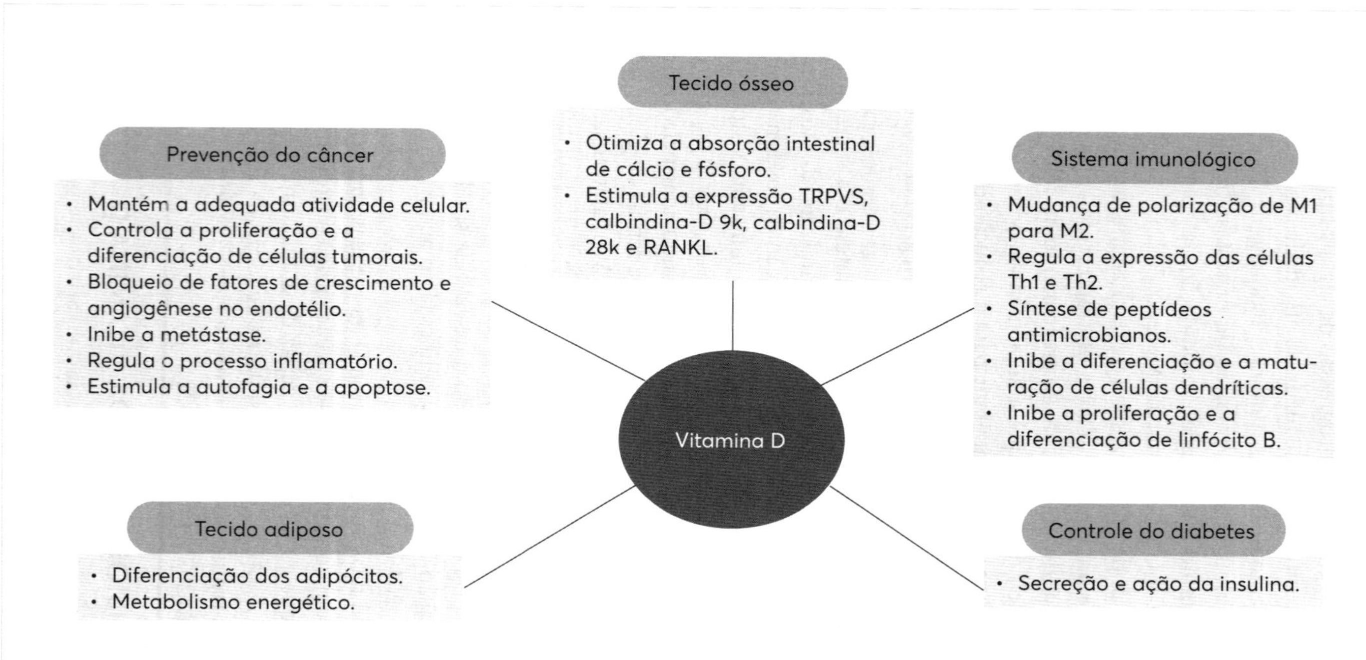

FIGURA 3 Principais funções da vitamina D no organismo.

Fonte: elaboração das autoras.

mais, respectivamente. Ambas precisam ser convertidas para a forma biologicamente ativa 1,25-di-hidroxivitamina D3 para desempenhar suas funções metabólicas. Além disso, a vitamina D pode ser obtida por meio da alimentação ou pela síntese cutânea a partir da exposição aos raios ultravioleta B (UVB) (Peters; Martini, 2014).

Sobre a vitamina D proveniente da alimentação, destaca-se que é incorporada nas micelas e sua captação pelos enterócitos ocorre por difusão simples. No espaço intracelular ocorre a metabolização da vitamina D2 ou D3 para serem incorporadas aos quilomícrons e transportadas pela circulação para a metabolização hepática ou armazenamento, em particular no tecido adiposo (Santos *et al.*, 2016; Chang; Lee, 2019).

A síntese cutânea de vitamina D ocorre principalmente nas camadas profundas da epiderme, no estrato espinhoso e basal, local de armazenamento da 7-deidrocolesterol, seu precursor. Esse composto é convertido em colecalciferol por meio da ação dos raios UVB nas duplas ligações do 7-deidrocolesterol, resultando na abertura do anel B e na formação da pré-vitamina D, que é rapidamente convertida em vitamina D3 em decorrência do estímulo pelo aumento da temperatura na pele (Castro, 2011; Bennour *et al.*, 2022).

Na corrente sanguínea, a vitamina D proveniente tanto da alimentação quanto da síntese cutânea é transportada principalmente pela proteína ligante de vitamina D (DBP) para ser metabolizada no fígado ou armazenada no tecido adiposo. No fígado, a enzima 25-hidroxilase promove a primeira hidroxilação do carbono 25, formando a 25-hidroxivitamina D (25(OH)D) ou calcidiol, principal forma circulante da vitamina D. Em seguida, a DBP transporta a 25(OH)D para os rins, local em que ocorre a segunda hidroxilação, realizada pela enzima 1-alfa-hidroxilase, ocorrendo a formação da 1,25 di-hidroxivitamina D ($1,25(OH)_2D$) ou calcitriol, forma biologicamente ativa da vitamina D (Moukayed; Grant, 2019; Macedo *et al.*, 2019).

A inativação da 25-hidroxivitamina D e $1,25(OH)_2D$ é catalisada pela enzima 24-hidroxilase, presente em tecidos-alvo, resultando em metabólicos eliminados principalmente pela bile, como a $24,25(OH)_2D$ e a $1,24,25(OH)_3D$. Ressalta-se que a excreção renal de vitamina D é reduzida, sendo inferior a 5%, uma vez que ocorre reabsorção dessa vitamina nos rins, conforme apresentado na Figura 4 (Gil; Plaza-Dias; Mesa, 2018).

O principal mecanismo descrito para explicar a homeostase da vitamina D no organismo está relacionado ao equilíbrio entre a atividade das enzimas 25-hidroxilase e 1-alfa-hidroxilase, responsáveis pelas reações que ocorrem durante o processo de síntese do metabólito ativo da vitamina D. Tais enzimas são reguladas pelas concentrações séricas de cálcio, calcitriol e fosfato (Gil; Plaza-Diaz; Mesa, 2018).

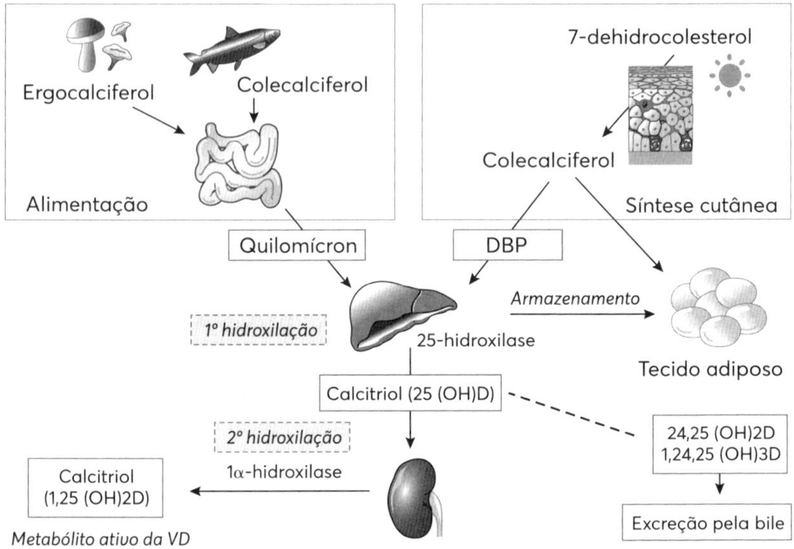

FIGURA 4 Metabolismo da vitamina D.
DBP: proteína ligante de vitamina D; VD: vitamina D.
Fonte: adaptação de Bennour *et al.* (2022).

A conversão da vitamina D para a forma biologicamente ativa ocorre por meio da ação de enzimas hidroxilases. A etapa de hidroxilação dessa vitamina nos rins é regulada pela enzima 1-alfa-hidroxilase, que é estimulada pelo aumento da concentração sérica do paratormônio e inibida pelo aumento nas concentrações circulantes de fósforo, fator de crescimento de fibroblasto 23 (FGF-23), e pela proteína Kloto (Inda Filho; Melamed, 2013; Martins; David; Quarles, 2012; Haussler *et al.*, 2013; Latic; Erben, 2022).

BIODISPONIBILIDADE DA VITAMINA D

A vitamina D de origem alimentar é biodisponível durante os diferentes estágios da vida, mas a sua absorção é reduzida na presença de alterações fisiopatológicas que resultam na má absorção intestinal de nutrientes, como insuficiência pancreática, doenças inflamatórias intestinais, doença celíaca e fibrose cística ou quando ocorre ingestão insuficiente de lipídios (Šimoliūnas *et al.*, 2019).

A absorção de vitamina D pelos enterócitos depende da quantidade da vitamina ingerida, do estado nutricional do indivíduo relativo à vitamina, da atividade de enzimas digestivas e de fatores genéticos. Além disso, o consumo dietético insuficiente de magnésio pode reduzir as concentrações plasmáticas da vitamina D3 ativa, tendo em vista que esse mineral atua como cofator em diversas etapas do metabolismo dessa vitamina, por exemplo, da síntese da 1-alfa-hidroxilase e 25-hidroxilase (Borel; Caillaud; Cano, 2015; Silva; Furlanetto, 2018).

Alguns fatores podem reduzir a eficácia da síntese cutânea da vitamina D, como o uso de protetor solar, alguns tipos de vestimentas e conteúdo de melanina na pele. Indivíduos de pele escura podem necessitar de maior tempo de exposição solar para garantir suas necessidades nutricionais (Tsiaras; Weinstock, 2011). Além disso, o uso de medicamentos, como anticonvulsivos, antirretrovirais antiepilépticos, antiestrogênios e glicocorticoides, pode estimular a expressão da 24-hidroxilase, levando ao aumento do catabolismo da vitamina D, que pode ocasionar o bloqueio de sua conversão para a forma ativa ou elevar a demanda corporal pelo nutriente (Chang; Lee, 2019; Ghosh *et al.*, 2021).

A avaliação do estado nutricional dos indivíduos relativo à vitamina D é realizada principalmente por meio da análise das concentrações plasmáticas de 25(OH)D, considerado o melhor indicador do conteúdo total de vitamina D disponível no organismo, pois tem meia-vida longa e reflete a combinação da ingestão alimentar e da síntese cutânea do nutriente (Jukic; Hoofnagle; Lutsey, 2017).

A Sociedade Brasileira de Endocrinologia e Metabologia (Sbem) (2020) estratificou os pontos de corte para a classificação do estado nutricional dos indivíduos relativo à vitamina D a partir da concentração plasmática de 25(OH) D de acordo com a idade e a condição clínica individual. Nesse sentido, foram elencados grupos vulneráveis à deficiência dessa vitamina, a saber: idosos, gestantes, indivíduos sob uso de medicamentos que alterem o metabolismo da vitamina D e pacientes com osteoporose, hiperparatireoidismo secundário, osteomalácia, diabetes *mellitus*, câncer, doença renal crônica e após cirurgia bariátrica. A Tabela 1 apresenta os valores de referência estabelecidos nas diferentes condições.

TABELA 1 Classificação do estado nutricional dos indivíduos relativo à vitamina D a partir da concentração plasmática de 25(OH)D, segundo a Sbem (2020)

Classificação	Concentração sérica de 25 (OH)D (ng/mL)
Deficiência	< 20
Adequada para a população geral saudável (< 65 anos)	20-60
Ideal para o grupo de risco	30-60
Risco de intoxicação	> 100

Sbem: Sociedade Brasileira de Endocrinologia e Metabologia.
Fonte: elaboração das autoras.

A deficiência de vitamina D promove declínio na absorção intestinal de cálcio e fósforo, o que leva à hipocalcemia e consequentemente ao hiperparatireoidismo secundário. Nessa condição, ocorre fosfatúria e rápida desmineralização óssea, podendo resultar em osteomalácia e osteoporose em adultos e idosos e em raquitismo em crianças. Além disso, existem evidências de que a deficiência de vitamina D também está associada ao aumento do risco de diversos tipos de câncer, diabetes *mellitus*, esclerose múltipla e hipertensão arterial sistêmica (Sahay; Sahay, 2012; Christakos *et al.*, 2016; Minisola *et al.*, 2021).

FONTES E RECOMENDAÇÕES DE VITAMINA D

As principais fontes alimentares de vitamina D são: peixes gordurosos, por exemplo, atum e salmão, óleo de fígado de bacalhau, gema de ovo, cogumelos silvestres e produtos fortificados (Maeda *et al.*, 2014). A recomendação dietética de vitamina D, segundo a *Recommended Dietary Allowances* (RDA), é de 600 UI/dia (15 mcg/dia) para homens e mulheres entre 9 e 70 anos de idade. A necessidade média estimada (EAR) para essa vitamina é de 400 UI/dia (10 mcg/dia) para ambos os sexos, com ingestão máxima recomendada (UL) de 4.000 UI/dia (100 mcg/dia), conforme mostra a Tabela 2 (Institute of Medicine, 2010).

O consumo de vitamina D acima da quantidade recomendada pode favorecer a manifestação de efeitos adversos à saúde do indivíduo, como perda de peso, vômitos, dor abdominal, constipação, arritmia cardíaca, poliúria e polidipsia, além de favorecer alterações no metabolismo do cálcio (Holick *et al.*, 2011; Sbem, 2020).

TABELA 2 Valores de referência da ingestão de vitamina D de acordo com o estágio da vida

Estágio da vida	EAR	RDA	UL
Crianças			
0-6 meses	400 UI (10 mcg)*	–	1.000 UI (25 mcg)
6-12 meses	400 UI (10 mcg)*	–	1.500 UI (38 mcg)
1-3 anos	400 UI (10 mcg)	600 UI (15 mcg)	2.500 UI (63 mcg)
4-8 anos	400 UI (10 mcg)	600 UI (15 mcg)	3.000 UI (75 mcg)
Homens			
9-70 anos	400 UI (10 mcg)	600 UI (15 mcg)	4.000 UI (100 mcg)
> 70 anos	400 UI (10 mcg)	800 UI (20 mcg)	4.000 UI (100 mcg)
Mulheres			
9-70 anos	400 UI (10 mcg)	600 UI (15 mcg)	4.000 UI (100 mcg)
> 70 anos	400 UI (10 mcg)	800 UI (20 mcg)	4.000 UI (100 mcg)

(continua)

TABELA 2 Valores de referência da ingestão de vitamina D de acordo com o estágio da vida (*continuação*)

Estágio da vida	EAR	RDA	UL
Gravidez 14-50 anos	400 UI (10 mcg)	600 UI (20 mcg)	4.000 UI (100 mcg)
Lactação 14-50 anos	400 UI (10 mcg)	600 UI (20 mcg)	4.000 UI (100 mcg)

* AI: ingestão adequada.
EAR: necessidade média estimada; RDA: ingestão dietética recomendada; UL: limite superior tolerável de ingestão.
Fonte: Institute of Medicine (2010).

ESTADO NUTRICIONAL DOS INDIVÍDUOS RELATIVO À VITAMINA D NA OBESIDADE

A disfunção do tecido adiposo contribui para o desenvolvimento de desordens metabólicas importantes, como inflamação crônica de baixo grau, estresse oxidativo, resistência à ação da insulina e dislipidemias, o que pode contribuir para a manifestação de alterações nas concentrações plasmáticas de vitamina D na obesidade (Ruiz-Ojeda *et al.*, 2018). Nesse sentido, resultados de estudos mostram concentrações dessa vitamina reduzidas no plasma de indivíduos com obesidade quando comparados com indivíduos eutróficos, com alguns mecanismos já bem fundamentados para explicar tal redução, a saber: distribuição volumétrica de vitamina D, alterações na expressão gênica de enzimas envolvidas no metabolismo dessa vitamina, comprometimento no metabolismo hepático, bem como redução no consumo de alimentos fontes de vitamina D e exposição solar insuficiente, conforme apresentado na Figura 5 (Vanlint, 2013; Fiamenghi; Mello, 2021; Pergola *et al.*, 2019; Tang *et al.*, 2020).

Foi destacada a importância da retenção da vitamina D nos adipócitos de indivíduos com obesidade por se tratar de uma vitamina lipossolúvel. Tal fato torna a vitamina D indisponível para as etapas de hidroxilação, com consequente prejuízo na manutenção das concentrações adequadas de sua forma biologicamente ativa na corrente sanguínea (Gangloff *et al.*, 2016; Vranić; Mikolašević; Milić, 2019; Wortsman *et al.* 2000).

Atualmente, o principal mecanismo que justifica a alteração do estado nutricional relativo à vitamina D em indivíduos com obesidade diz respeito à distribuição volumétrica, tendo em vista que, como já discutido, esse micronutriente é localizado principalmente no tecido adiposo, músculo e fígado, compartimentos corporais aumentados na presença da obesidade (Walsh; Bowles; Evans, 2017). No estudo de Drincic *et al.* (2013) foram observadas concentrações plasmáticas reduzidas de 25(OH)D em indivíduos com obesidade, sendo essa condição justificada pelo volume corporal aumentado dos indivíduos participantes da pesquisa.

Destacam-se ainda alterações no metabolismo da vitamina D no tecido adiposo disfuncional em decorrência da redução da expressão dos genes citocromos P450 2J2 e P450 27B1, codificantes para a expressão das enzimas 25-hidroxilase e 1-alfa-hidroxilase, respectivamente. Tais enzimas atuam nas etapas de hidroxilação ou na conversão da pré-vitamina D para sua forma biologicamente ativa, portanto a redução na expressão dessas enzimas compromete o metabolismo da vitamina D e contribui para sua deficiência no organismo. Além disso, a redução da síntese hepática de 25(OH)D resultante do hiperparatireoidismo secundário à obesidade constitui outro fator contribuinte para alterações nas concentrações de vitamina D no plasma de indivíduos com obesidade (Walsh; Bowles; Evans, 2017; Gangloff *et al.*, 2016; Wamberg *et al.*, 2012; Vranić; Mikolašević; Milić, 2019).

Outro ponto importante trata do consumo insuficiente de vitamina D na dieta desses indivíduos, embora a literatura evidencie que a ingestão dietética de fontes alimentares dessa vitamina não influencie de forma significativa seu estado nutricional. Além disso, propõe-se que a ingestão dietética de vitamina D por indivíduos com obesidade seja ajustada de acordo com o peso corporal, a fim de atingir a necessidade nutricional adequada. Enfatiza-se também a importância da ingestão de outros micronutrientes para o metabolismo da vitamina D, por exemplo, magnésio, cálcio e fósforo (Azevedo; Caramelli, 2013; Walsh; Bowles; Evans, 2017).

As concentrações de vitamina D reduzidas no plasma de indivíduos com obesidade também podem ser decorrentes da exposição solar insuficiente devido à menor mobilidade, participação de atividades ao ar livre, vestuário e uso de protetor solar. A Figura 5 apresenta os principais mecanismos associados à deficiência de vitamina D na obesidade (Bennour *et al.*, 2022; Vanlint, 2013).

PARTICIPAÇÃO DA VITAMINA D EM DESORDENS METABÓLICAS NA OBESIDADE

A expansão progressiva do tecido adiposo contribui para a infiltração de macrófagos nos adipócitos e induz a modificação do fenótipo de macrófagos do tipo M2 (anti-inflamatórios) para os macrófagos do tipo M1 (pró-inflamatórios), o que favorece a síntese e liberação de fatores pró-inflamatórios, como a IL-6, proteína quimioatraente de monócitos 1(MCP-1) e TNF-alfa, contribuindo para a inflamação crônica de baixo grau (Hamid Mehmood; Papandreou, 2016; Chang, 2022).

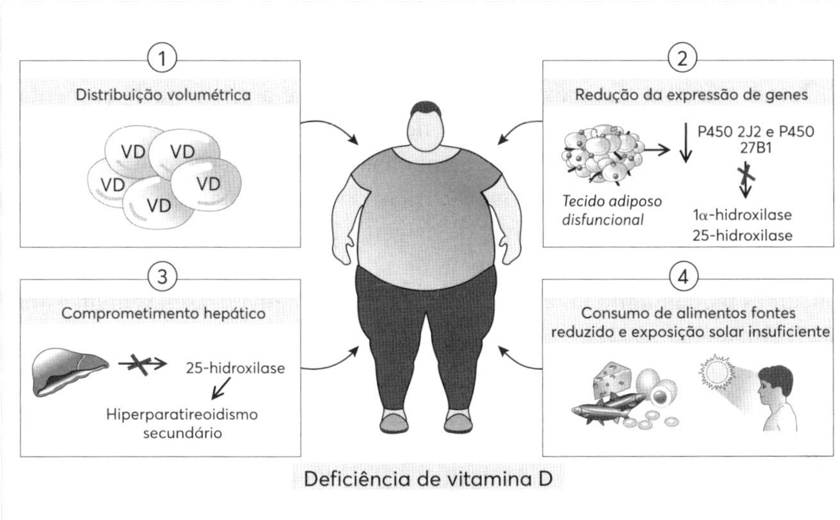

FIGURA 5 Deficiência de vitamina D na obesidade.
VD: vitamina D.
Fonte: elaboração das autoras.

Sobre esse aspecto, a literatura tem evidenciado correlação negativa entre a deficiência de vitamina D e concentrações séricas de citocinas pró-inflamatórias em indivíduos com obesidade. O estudo de Amer e Qayyum (2012) observou correlação inversa entre as concentrações plasmáticas dessa vitamina e a proteína C reativa nesse grupo populacional.

Alguns mecanismos têm sido propostos para fundamentar a participação da vitamina D na proteção da inflamação crônica de baixo grau, já tendo sido demonstrada a interação dessa vitamina com elementos de resposta na região promotora de genes que codificam citocinas pró-inflamatórias, regulando de forma negativa o fator nuclear kappa B (NF-kappa-B). Além disso, essa vitamina atua na mudança da resposta Th1/Th17, com caráter pró-inflamatório, para resposta Th2/Treg, que possui menor potencial inflamatório. Esse processo resulta na redução da secreção de mediadores pró-inflamatórios, como IL-1-beta, IL-6, IL-8, e TNF-alfa e no aumento de citocinas anti-inflamatórias, por exemplo, IL-4 e IL-10, reduzindo o processo inflamatório (Bellia *et al.*, 2013; Karkeni *et al.*, 2015; Cannell; Grant; Holick, 2015; Krajewska *et al.*, 2022).

A disfunção do tecido adiposo também favorece a manifestação do estresse oxidativo em indivíduos com obesidade, visto que o acúmulo de gordura corporal contribui para aumentar as concentrações séricas de ácidos graxos livres, o que favorece o desacoplamento mitocondrial, a atividade da cadeia transportadora de elétrons e o processo de beta-oxidação, o que, consequentemente, eleva a produção de espécies reativas de oxigênio (Masschelin *et al.*, 2020; Pérez-Torres *et al.*, 2021).

Nessa temática, estudos têm demonstrado que a vitamina D aumenta a expressão do fator nuclear derivado de eritroide 2 (Nrf2), responsável pela transcrição de genes que codificam enzimas antioxidantes, como a glutationa peroxidase e a superóxido dismutase. Além disso, essa vitamina estimula a via de eliminação de espécies reativas de oxigênio por elevar o *pool* intracelular da enzima glutationa reduzida por meio da regulação da expressão de genes codificantes para glutationa redutase e glutamato-cisteína ligase (Wimalawansa, 2019; Omar *et al.*, 2022).

Dessa forma, nos últimos anos tem sido verificado interesse crescente na avaliação do efeito da deficiência de vitamina D na manifestação do estresse oxidativo em indivíduos com obesidade. Assim, na pesquisa conduzida por Asghari, Hamedi-Shahraki e Amirkhizi (2021) foi evidenciado que indivíduos com obesidade e deficientes em vitamina D apresentam concentrações séricas de malondialdeído elevadas e capacidade antioxidante total reduzida.

Tais resultados reforçam a importante contribuição da vitamina D na redução do malondialdeído e, consequentemente, na proteção contra a peroxidação lipídica em indivíduos com obesidade (Codoner-Franch *et al.*, 2012; Asghari; Hamedi-Shahraki; Amirkhizi, 2021; Omar *et al.*, 2022). A pesquisa conduzida por Ionica *et al.* (2019) evidenciou correlação inversa entre as concentrações plasmáticas de 25(OH)D e a magnitude do estresse oxidativo no tecido adiposo.

Importante também considerar o impacto da deficiência de vitamina D na resistência à ação da insulina, uma vez que a redução das concentrações plasmáticas dessa vitamina reduz a expressão do IRS-1 e do GLUT-4, o que resulta em prejuízo na cascata de sinalização intracelular da insulina, e consequentemente na captação de glicose por tecidos periféricos (Cordeiro *et al.*, 2022; Khan *et al.*, 2013).

As pesquisas realizadas por Saleem, Rizvi e Elahi (2021) e Abdelkarem, El-Sherif e Gomaa (2016) verificaram associação inversa entre as concentrações de vitamina D no plasma e o índice Homa-IR *(Homeostases Model Assessment-Insulin Resistance)* em indivíduos com obesidade, sugerindo a atuação dessa vitamina como um importante preditor para a resistência à insulina nesses indivíduos. De modo semelhante, Çigri e Inan (2022), em estudo realizado com crianças e adolescentes com obesidade, observaram correlação inversa entre o índice de resistência à insulina e as concentrações plasmáticas de vitamina D.

Além disso, estudos demonstraram que a deficiência de vitamina D pode comprometer a síntese e a secreção de insulina pelo pâncreas, tendo em vista a participação dessa vitamina no estímulo à expressão do gene promotor da insulina nas células beta pancreáticas, bem como na regulação da concentração intracelular de cálcio e do influxo desse mineral pela membrana celular (Miao *et al.*, 2020; Wimalawansa, 2018).

A deficiência de vitamina D também tem sido associada com marcadores da dislipidemia presente em indivíduos com obesidade, já tendo sido demonstrado que concentrações reduzidas dessa vitamina no plasma constituem fator contribuinte importante para alterações do perfil lipídico (Almesri *et al.*, 2020; Errol *et al.*, 2017).

Pesquisas revelaram que a deficiência de vitamina D pode potencializar a via de biossíntese de triacilgliceróis a partir da enzima Elovl3, responsável pelo alongamento de ácidos graxos e pela formação de triacilgliceróis. A vitamina D também é capaz de regular essa enzima por meio da sua ligação a elementos de resposta negativa na região promotora do gene da Elovl3. Além disso, a redução nas concentrações plasmáticas de vitamina D pode contribuir para o aumento das concentrações séricas de colesterol na corrente sanguínea, pois tanto a vitamina D quanto o colesterol são sintetizados pela mesma via a partir do precursor comum 7-deidrocolesterol. Assim, na deficiência dessa vitamina a síntese de colesterol é potencializada (Hypponen; Boucher, 2018; Vekic *et al.*, 2019).

No estudo de Pires *et al.* (2021) foi verificada correlação inversa entre as concentrações plasmáticas de vitamina D e de triacilgliceróis em crianças com sobrepeso e obesidade. De modo semelhante, Lee *et al.* (2016) demonstraram correlação inversa entre as concentrações séricas de colesterol total, LDL oxidada e não HDL-c e os valores de vitamina D no plasma de crianças com obesidade. A Figura 6 apresenta os mecanismos pelos quais a vitamina D atua nas desordens metabólicas na obesidade.

Nessa perspectiva, pesquisas têm sido realizadas visando avaliar o impacto da suplementação com vitamina D no controle de desordens metabólicas associadas à obesidade, por exemplo, a inflamação crônica de baixo grau e o estresse oxidativo. Assim, os estudos de Krajewska *et al.* (2022) e Mousa *et al.* (2018) conduzidos recentemente demonstraram que a suplementação com vitamina D reduziu as concentrações séricas de proteína C reativa e TNF-alfa, bem como aumentou os valores de IL-10 no soro de indivíduos com obesidade.

Assim, torna-se evidente a necessidade de realizar mais pesquisas tanto para avançar em conhecimento sobre os mecanismos envolvidos na influência da disfunção do tecido adiposo sobre o estado nutricional dos indivíduos relativo à vitamina D quanto para definir a necessidade do uso de suplementação dessa vitamina, visando ao controle de desordens metabólicas associadas à obesidade.

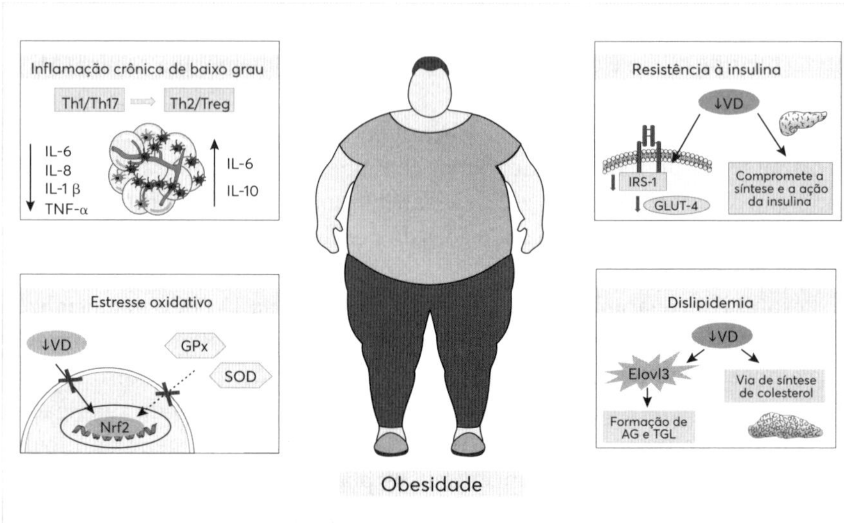

FIGURA 6 Vitamina D em desordens metabólicas na obesidade.

AG: ácido graxo; Elovl3: alongamento de ácidos graxos de cadeia muito longa tipo 3; GLUT-4: transportador de glicose 4; GPx: glutationa peroxidase; IL: interleucina; IRS-1: receptor de insulina 1; Nrf2: fator nuclear derivado de eritroide 2; SOD: superóxido dismutase; TGL: triacilgliceróis; Th1/Th17: T *helper* 1/T *helper* 17; Th2/Treg: T *helper* 2/células T regulatórias; TNF-α: fator de necrose tumoral alfa; VD: vitamina D.
Fonte: elaboração das autoras.

REFERÊNCIAS

ABBAS, M. A. Physiological functions of vitamin D in adipose tissue. *Journal of Steroid Biochemistry and Molecular Biology*, v. 165, p. 369-381, 2017.

ABDELKAREM, H. M.; EL-SHERIF, M. A.; GOMAA, S. B. Vitamin D status and insulin resistance among young obese Saudi females. *Saudi Medical Journal*, v. 37, n. 5, p. 561-566, 2016.

ALMESRI, N. *et al.* Gender-dependent association of vitamin D deficiency with obesity and hypercholesterolemia (LDLc) in adults. *Endocrine, Metabolic & Immune Disorders Drug Targets*, v. 20, n. 3, p. 425-436, 2020.

AMER, M.; QAYYUM, R. Relation between serum 25-hydroxyvitamin D and C-reactive protein in asymptomatic adults (from the Continuous National Health and Nutrition Examination Survey 2001 to 2006). *The American Journal of Cardiology*, v. 109, n. 2, p. 226-230, 2012.

ARANOW, C. Vitamin D and the immune system. *Journal of Investigative Medicine*, v. 59, n. 6, p. 881-886, 2011.

ASGHARI, S.; HAMEDI-SHAHRAKI, S.; AMIRKHIZI, F. Vitamin D status and systemic redox biomarkers in adults with obesity. *Clinical Nutrition Espen*, v. 45, p. 292-298, 2021.

AZEVEDO, F. R.; CARAMELLI, B. Hypovitaminosis D and obesity – coincidence or consequence?. *European Endocrinology*, v. 9, n. 2, p. 128-131, 2013.

BARCHETTA, I.; CIMINI, F. A.; CAVALLO, M. G. Vitamin D and metabolic dysfunction-associated fatty liver disease (MAFLD): an update. *Nutrients*, v. 12, n. 11, p. 3302, 2020.

BELLIA, A. *et al.* Serum 25-hydroxyvitamin D levels are inversely associated with systemic inflammation in severe obese subjects. *Internal and Emergency Medicine*, v. 8, n. 1, p. 33-40, 2013.

BENNOUR, I. *et al.* Vitamin D and obesity/adiposity: a brief overview of recent studies. *Nutrients*, v. 14, n. 10, p. 1-16, 2022.

BERRIDGE, M. J. Vitamin D and depression: cellular and regulatory mechanisms. *Pharmacological Reviews*, v. 69, n. 2, p. 80-92, 2017.

BIKE, D. D. Extraskeletal actions of vitamin D. *Annals of the New York Academy of Sciences*, v. 1376, n. 1, p. 29-52, 2016.

BOREL, P.; CAILLAUD, D.; CANO, N. J. Vitamin D bioavailability: state of the art. *Critical Reviews in Food Science and Nutrition*, v. 55, n. 9, p. 1193-1205, 2015.

BUI, L. *et al.* Vitamin D regulation of the immune system and its implications for covid-19: a mini review. *Sage Open Medicine*, v. 9, p. 1-8, 2021.

CANNELL, J. J.; GRANT, W. B.; HOLICK, M. F. Vitamin D and Inflammation. *Dermatoendocrinology*, v. 6, n. 1, 2015.

CASTRO, L. C. G. O sistema endocrinológico vitamina D. *Arquivo Brasileiro de Endocrinologia e Metabolismo*, v. 55, n. 8, p. 566-575, 2011.

CHANG, E. Effects of vitamin D supplementation on adipose tissue inflammation and NF-κB/AMPK activation in obese mice fed a high-fat diet. *International Journal of Molecular Sciences*, v. 23, n. 18, 2022.

CHANG, S.; LEE, H. Vitamin D and health: the missing vitamin in humans. *Pediatrics and Neonatology*, v. 60, n. 3, p. 237-244, 2019.

CHRISTAKOS, S. *et al.* Vitamin D: metabolism, molecular mechanism of action, and pleiotropic effects. *Physiological Reviews*, v. 96, n. 1, p. 365-408, 2016.

ÇIGRI, E.; INAN, F. Ç. The relationship between anthropometric measurements and vitamin D levels and insulin resistance in obese children and adolescents. *Children*, v. 9, n. 12, 1837, 2022.

CODONER-FRANCH, P. *et al.* Vitamin D status is linked to biomarkers of oxidative stress, inflammation, and endothelial activation in obese children. *The Journal of Pediatrics*, v. 161, n. 6, p. 848-854, 2012.

COLOTTA, F.; JANSSON, B.; BONELLI, F. Modulation of inflammatory and immune responses by vitamin D. *Journal of Autoimmunity*, v. 85, p. 78-97, 2017.

CORDEIRO, A. *et al.* Impairment of vitamin D nutritional status and metabolic profile are associated with worsening of obesity according to the Edmonton Obesity Staging System. *International Journal of Molecular Sciences*, v. 23, n. 23, p. 14705, 2022.

DOMINGUEZ, L. J. *et al.* Vitamin D sources, metabolism, and deficiency: available compounds and guidelines for its treatment. *Metabolites*, v. 11, n. 4, 2021.

DRINCIC, A. *et al.* 25-hydroxyvitamin D response to graded vitamin D3 supplementation among obese adults. *J Clin Endocrinol Metab*, v. 98, p. 4845-4851, 2013.

EL-SHARKAWY, A.; MALKI, A. Vitamin D signaling in inflammation and cancer: molecular mechanisms and therapeutic implications. *Molecules*, v. 25, n. 14, 2020.

ERROL, M. *et al.* Vitamin D deficiency and insulin resistance as risk factors for dyslipidemia in obese children. *Archivos Argentinos de Pediatría*, v. 115, n. 2, p. 133-139, 2017.

FIAMENGHI, V. I.; MELLO, E. D. Vitamin D deficiency in children and adolescents with obesity: a meta-analysis. *Journal de Pediatria*, v. 97, n. 3, p. 273-279, 2021.

GANGLOFF, A. *et al.* Changes in circulating vitamin D levels with loss of adipose tissue. *Curr Opin Clin Nutr Metab Care*, v. 19, p. 464-470, 2016.

GHOSH, J. *et al.* Period of sun exposure and vitamin D status among the rural elderly women of West Bengal, India. *Indian Journal of Community Medicine*, v. 46, n. 2, p. 285-287, 2021.

GIL, Á.; PLAZA-DIAS, J.; MESA, M. D. Vitamin D: classic and novel actions. *Annais of Nutrition & Metabolism*, v. 72, n. 1, p. 87-95, 2018.

GOMBART, A. F.; PIERRE, A.; MAGGINI, S. A review of micronutrients and the immune system-working in harmony to reduce the risk of infection. *Nutrients*, v. 12, n. 1, 2020.

GUÍA-GALIPIENSO, F. *et al.* Vitamin D and cardiovascular health. *Clinical Nutrition*, v. 40, p. 2946-2957, 2021.

HAMID MEHMOOD, Z. T. N.; PAPANDREOU, D. An updated mini review of vitamin D and obesity: adipogenesis and inflammation state. *Open Access Macedonian Journal of Medical Sciences*, v. 4, n. 3, p. 526-532, 2016.

HAUSSLER, M. R. *et al.* Molecular mechanisms of vitamin D action. *Calcif Tissue Int*, v. 92, n. 2, p. 77-97, 2013.

HENN, M.; MARTIN-GORGOJO, V.; MARTIN-MORENO, J. M. Vitamin D in cancer prevention: gaps in current knowledge and room for hope. *Nutrients*, v. 14, n. 21, 2022.

HII, C. S.; FERRANTE, A. The non-genomic actions of vitamin D. *Nutrients*, v. 8, n. 3, 2016.

HOLICK, M. F. *et al.* Evaluation, treatment, and prevention of vitamin D deficiency: an Endocrine Society clinical practice guideline. *J Clin Endocrinol Metab*, v. 96, n. 7, p. 1911-1930, 2011.

HYPPONEN, E.; BOUCHER, B. J. Adiposity, vitamin D requirements, and clinical implications for obesity-related metabolic abnormalities. *Nutrition Reviews*, v. 76, n. 9, p. 678-692, 2018.

INDA FILHO, A. J.; MELAMED, M. L. Vitamina D e doença renal: o que nós sabemos e o que nós não sabemos. *Jornal Brasileiro de Nefrologia*, v. 35, n. 4, 2013.

INSTITUTE OF MEDICINE. *Dietary Reference Intakes*: calcium and vitamin D. Washington, D. C.: National Academy Press, 2010.

IONICA, M. *et al.* Vitamin D alleviates oxidative stress in adipose tissue and mesenteric vessels from obese patients with subclinical inflammation. *Journal of Physiology and Pharmacology*, v. 98, n. 2, p. 85-91, 2019.

JIA, J. *et al.* Vitamin D receptor deficiency increases systolic blood pressure by upregulating the renin-angiotensin system and autophagy. *Experimental and Therapeutic Medicine*, v. 23, n. 314, p. 1-8, 2022.

JORGE, A. J. L. *et al.* Vitamin D deficiency and cardiovascular disease. *International Journal of Cardiovascular Sciences*, v. 31, p. 422-432, 2018.

JUKIC, A. M. Z.; HOOFNAGLE, A. N.; LUTSEY, P. L. Measurement of vitamin D for epidemiologic and clinical research: shining light on a complex decision. *American Journal of Epidemiology*, v. 187, n. 4, p. 1-12, 2017.

KARKENI, E. *et al.* Vitamin D limits chemokine expression in adipocytes and macrophage migration in vitro and in male mice. *Endocrinology (United States)*, v. 156, n. 5, p. 1782-1793, 2015.

KHAN, H. *et al.* Vitamin D, type 2 diabetes and other metabolic outcomes: a systematic review and meta-analysis of prospective studies. *Proceedings of the Nutrition Society*, v. 72, n. 1, p. 89-97, 2013.

KHAZAI, N.; JUDD, S. E.; TANGPRICHA, V. Calcium and vitamin D: skeletal and extraskeletal health. *Current Rheumatology Reports*, v. 10, n. 2, p. 110-117, 2008.

KRAJEWSKA, M. *et al.* Vitamin D effects on selected anti-inflammatory and pro-inflammatory markers of obesity-related chronic inflammation. *Frontiers in Endocrinology*, v. 13, p. 1-10, 2022.

LATIC, N.; ERBEN, R. G. Interaction of vitamin D with peptide hormones with emphasis on parathyroid hormone, FGF23, and the renin-angiotensin-aldosterone system. *Nutrients*, v. 14, n. 23, p. 5186, 2022.

LEE, M. *et al.* Inverse associations between cardiometabolic risk factors and 25-hydroxyvitamin D in obese American children and adolescents. *American Journal of Human Biology*, v. 28, n. 5, p. 736-742, 2016.

MACEDO, J. L. *et al.* Níveis séricos de vitamina D em indivíduos obesos. *Revista Brasileira de Obesidade, Nutrição e Emagrecimento*, v. 13, n. 77, p. 166-172, 2019.

MAEDA, S. S. *et al.* Recommendations of the Brazilian Society of Endocrinology and Metabology (Sbem) for the diagnosis and treatment of hypovitaminosis D. *Arquivo Brasileiro de Endocrinologia e Metabolismo*, v. 58, n. 5, p. 411-433, 2014.

MARTINS, A.; DAVID, V.; QUARLES, L. D. Regulation and function of the fgf23/klotho endocrine pathways. *Physiol Rev*, v. 92, n. 1, p. 131-155, 2012.

MASSCHELIN, P. M. *et al.* The impact of oxidative stress on adipose tissue energy balance. *Frontiers in Physiology*, v. 10, 2020.

MELGUIZO-RODRÍGUEZ, L. *et al.* Role of vitamin D in the metabolic syndrome. *Nutrients*, v. 13, n. 3, p. 1-17, 2021.

MIAO, Z. *et al.* A potential liking between vitamin D and adipose metabolic disorders. *Gastroenterology and Hepatology*, p. 1-9, 2020.

MINISOLA, S. *et al.* Osteomalacia and vitamin D status: a clinical update 2020. *JBMR Plus*, v. 5, n. 1, 2021.

MOUKAYED, M.; GRANT, W. B. Linking the metabolic syndrome and obesity with vitamin D status: risk and opportunities for improving cardiometabolic health and well-being. *Diabetes, Metabolic Syndrome and Obesity: Targets and Therapy*, v. 12, p. 1437-1447, 2019.

MOUSA, A. *et al.* Vitamin D supplementation for improvement of chronic low-grade inflammation in patients with type 2 diabetes: a systematic review and meta-analysis of randomized controlled trials. *Nutrition Reviews*, v. 76, n. 6, p. 380-394, 2018.

NEGRI, M. *et al.* Vitamin D-induced molecular mechanisms to potentiate cancer therapy and to reverse drug-resistance in cancer cells. *Nutrients*, v. 12, n. 6, 2020.

NIMITPHONG, H.; PARK, E.; LEE, M. J. Vitamin D regulation of adipogenesis and adipose tissue functions. *Nutrition Research and Practice*, v. 14, n. 6, p. 553-567, 2020.

OMAR, H. S. *et al.* The association between vitamin D levels and oxidative stress markers in Egyptian Behcet's disease patients. *Orphanet Journal of Rare Diseases*, v. 17, 2022.

PÉREZ-TORRES, I. *et al.* Oxidative stress, plant natural antioxidants, and obesity. *International Journal of Molecular Sciences*, v. 22, n. 4, 2021.

PERGOLA, G. *et al.* 25 Hydroxyvitamin D levels are negatively and independently associated with fat mass in a cohort of healthy overweight and obese. *Endocrine, Metabolic & Immune Disorders*, v. 19, p. 838-844, 2019.

PETERS, B. S. E.; MARTINI, L. A. *Funções plenamente reconhecidas de nutrientes*: vitamina D. 2. ed. São Paulo: ILSI Brasil –International Life Sciences Institute do Brasil, 2014 (Série de Publicações ILSI Brasil, v. 2).

PIRES, L. V. *et al.* The vitamin D decrease in children with obesity is associated with the development of insulin resistance during puberty: the Pubmed study. *Nutrients*, v. 13, n. 12, p. 4488, 2021.

QU, Y.; WU, Y.; JIANG, H. Research progress in the pharmacological actions of the multiple effects and selectivity of the vitamin D analogue paricalcitol: a narrative review. *Annals of Palliative Medicine*, v. 10, n. 10, p. 11177-11190, 2021.

ROSS, A. C. *et al. Nutrição moderna de Shils.* 11. ed. Barueri: Manole, 2016.

RUIZ-OJEDA, F. J. *et al.* Genetic factors and molecular mechanisms of vitamin D and obesity relationship. *Annals of Nutrition & Metabolism*, v. 73, n. 2, p. 89-99, 2018.

SAHAY, M.; SAHAY, R. Rickets: vitamin D deficiency and dependency. *Indian Journal of Endocrinology and Metabolism*, v. 16, n. 2, p. 164-176, 2012.

SALEEM, N.; RIZVI, N. B.; ELAHI, S. Prevalence of vitamin D deficiency and its association with insulin resistance on obese women with normal fasting glucose. *BioMed Research International*, v. 2021, n. 2259711, p. 1-5, 2021.

SANTOS, L. R. *et al.* Considerações sobre o papel da vitamina D no câncer de mama. *Nutrição em Pauta*, v. 24, p. 42-46, 2016.

SASSI, F.; TAMONEE, C.; D'AMELIO, P. D. Vitamin D: nutrient, hormone, and immunomodulator. *Nutrients*, v. 10, n. 11, 2018.

SBEM. Reference values of 25-hydroxyvitamin D revisited: a position statement from the Brazilian Society of Endocrinology and Metabolism (SBEM) and the Brazilian Society of Clinical Pathology/ Laboratory Medicine (SBPC). *Archives of Endocrinology and Metabolism*, v. 64, n. 4, p. 462-478, 2020.

SILVA, M. C.; FURLANETTO, T. W. Intestinal absorption of vitamin D: a systematic review. *Nutrition Reviews*, v. 76, n. 1, p. 60-76, 2018.

ŠIMOLIUNAS, E. *et al.* Bioavailability of different vitamin D oral supplements in laboratory animal model. *Medicina*, v. 55, n. 6, 2019.

STARCZAK, Y. *et al.* Vitamin D receptor expression in mature osteoclasts reduces bone loss due to low dietary calcium intake in male mice. *Journal of Steroid Biochemistry and Molecular Biology*, v. 210, p. 1-7, 2021.

SZYMCZAK-PAJOR, I. *et al.* The action of vitamin D in adipose tissue: is there the link between vitamin D deficiency and adipose tissue-related metabolic disorders? *International Journal of Molecular Sciences*, v. 23, n. 2, 2022.

TANG, Z. *et al.* Low vitamin D status is associated with obesity but no other cardiovascular risk factors in Chinese children and adolescents. *Nutrition, Metabolism & Cardiovascular Diseases*, v. 30, n. 9, p. 1573-1581, 2020.

TSIARAS, W. G.; WEINSTOCK, M. A. Factors influencing vitamin D status. *Acta Dermato-Venereologica*, v. 91, p. 115-124, 2011.

VANLINT, S. Vitamin D and obesity. *Nutrients*, v. 5, n. 3, p. 949-956, 2013.

VEKIC, J. *et al.* Obesity and dyslipidemia. *Metabolism*, v. 92, p. 71-81, 2019.

VIERUCCI, F. *et al.* Vitamin D status and predictors of hypovitaminosis D in Italian children and adolescents: a cross-sectional study. *European Journal of Pediatrics*, v. 172, n. 12, p. 1607-1617, 2013.

VRANIĆ, L.; MIKOLAŠEVIĆ, I.; MILIĆ, S. Vitamin D deficiency: consequence or cause of obesity? *Medicina*, v. 55, n. 9, 2019.

WALSH, J.; BOWLES, S.; EVANS, A. L. Vitamin D in obesity. *Current Opinion in Endocrinology, Diabetes, and Obesity*, v. 24, n. 6, p. 389-394, 2017.

WAMBERG, L. *et al.* Expression of vitamin D-metabolizing enzymes in human adipose tissue: the effect of obesity and diet-induced weight loss. *International Journal of Obesity*, v. 37, n. 5, p. 1-7, 2012.

WIMALAWANSA, S. J. Associations of vitamin D with insulin resistance, obesity, type 2 diabetes, and metabolic syndrome. *The Journal of Steroid Biochemistry and Molecular Biology*, v. 175, p. 177-189, 2018.

WIMALAWANSA, S. J. Vitamin D deficiency: effects on oxidative stress, epigenetics, gene regulation, and aging. *Biology (Basel)*, v. 8, n. 2, 2019.

WORTSMAN, J. *et al.* Decreased bioavailability of vitamin D in obesity. *Am J Clin Nutr*, v. 72, p. 690-993, 2000.

YOUNG, M. R. I.; XIONG, Y. Influence of vitamin D on cancer risk and treatment: why the variability? *Trends in Cancer Research*, v. 13, p. 43-53, 2018.

ZAKHAROVA, I. *et al.* Vitamin D insufficiency in overweight and obese children and adolescents. *Frontiers in Endocrinology*, v. 10, n. 103, p. 1-13, 2019.

ZMIJEWSKI, M. A.; CARLBERG, C. Vitamin D receptor(s): in the nucleus but also at membranes?. *Experimental Dermatology*, v. 29, n. 9, p. 876-884, 2020.

20

Vitamina C

Dilina do Nascimento Marreiro
Lyandra Dias da Silva
Nilmara Cunha da Silva

INTRODUÇÃO

A vitamina C é um micronutriente hidrossolúvel com importante atuação no sistema de defesa antioxidante, sendo encontrada predominantemente como ânion ascorbato ou ácido ascórbico, com atividade biológica diretamente relacionada à constituição química, formada por um ciclo de lactona, carregando uma função enediol e duas funções álcool.

O ácido ascórbico encontra-se disponível na natureza tanto na forma reduzida, o ascorbato, quanto na forma oxidada, o ácido deidroascórbico, ambas as formas igualmente ativas, conforme apresentado na Figura 1. Destaca-se que a transformação do ácido ascórbico em ácido deidroascórbico no organismo humano ocorre de forma natural e reversível (Maçan; Kraljević; Raić Malić, 2019).

A síntese do ascorbato ocorre em plantas e animais a partir da glicose ou galactose, via ácido glucurônico. No entanto, pelo fato de o ser humano não

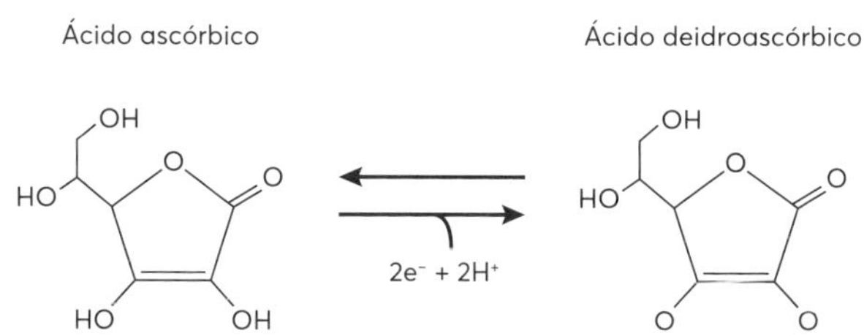

FIGURA 1 Estruturas moleculares do ácido ascórbico e ácido deidroascóbico.
Fonte: elaboração das autoras.

possuir a enzima L-gulonolactona, que é responsável pela etapa final da biossíntese da vitamina C, considera-se essa vitamina um nutriente essencial para o organismo. Tal vitamina é estável em pH ácido, porém sofre oxidação em pH básico ou neutro e na presença de oxigênio ou metais pesados, como ferro e cobre, gerando ânion ascorbato ou ânion deidroascórbico (Lykkesfeldt; Tveden-Nyborg, 2019).

FUNÇÕES METABÓLICAS DA VITAMINA C

A literatura fundamenta diversas funções metabólicas realizadas pela vitamina C, a exemplo de sua atuação como cofator enzimático para a biossíntese do colágeno e da carnitina. Atua também como cossubstrato enzimático para biossíntese de neurotransmissores, além de auxiliar na absorção intestinal do ferro, participar do sistema de defesa antioxidante e da atividade imunológica (Figura 2) (Figueroa-Méndez; Rivas-Arancibia; 2015; Villagrán *et al.*, 2019).

Função antioxidante

O ácido ascórbico é um dos principais antioxidantes do corpo humano por possuir grupos hidroxila presentes no anel da lactona, com capacidade de doar prótons e elétrons. Tal estrutura química do ácido ascórbico o torna capaz de reagir com compostos pró-oxidantes, como oxigênio *singlet*, peróxido de hidrogênio, radicais superóxido ou hidroxila, protegendo biomoléculas de danos oxidativos (Eid *et al.*, 2020; Kazmierczak-Baranska *et al.*, 2020). O ácido ascórbico também neutraliza espécies reativas de nitrogênio, por impedir a interação desses compostos com as lipoproteínas de baixa densidade, bem como por exercer papel importante como cofator em reações de redução de metaloenzimas (Santos-Sánchez *et al.*, 2019).

Além disso, a vitamina C pode atuar de forma indireta na defesa antioxidante a partir de sua participação na regeneração da vitamina E para sua forma ativa, sendo esta última considerada importante composto antioxidante na proteção das membranas celulares contra danos oxidativos. Sobre esse aspecto, ressalta-se a importância do ciclo redox, no qual ocorre a participação do ácido deidroascórbico, glutationa reduzida e vitamina E (Figura 3) (Pohanka *et al.*, 2012; El-Senousey *et al.*, 2018).

Por outro lado, a vitamina C também pode exercer atividade pró-oxidante a partir de sua interação com metais de transição, principalmente o ferro e o cobre. Para tanto, essa vitamina catalisa a redução de íons livres desses metais, levando à formação de espécies reativas de oxigênio como peróxido de hidrogênio e radicais hidroxila (Kazmierczak-Baranska *et al.*, 2020).

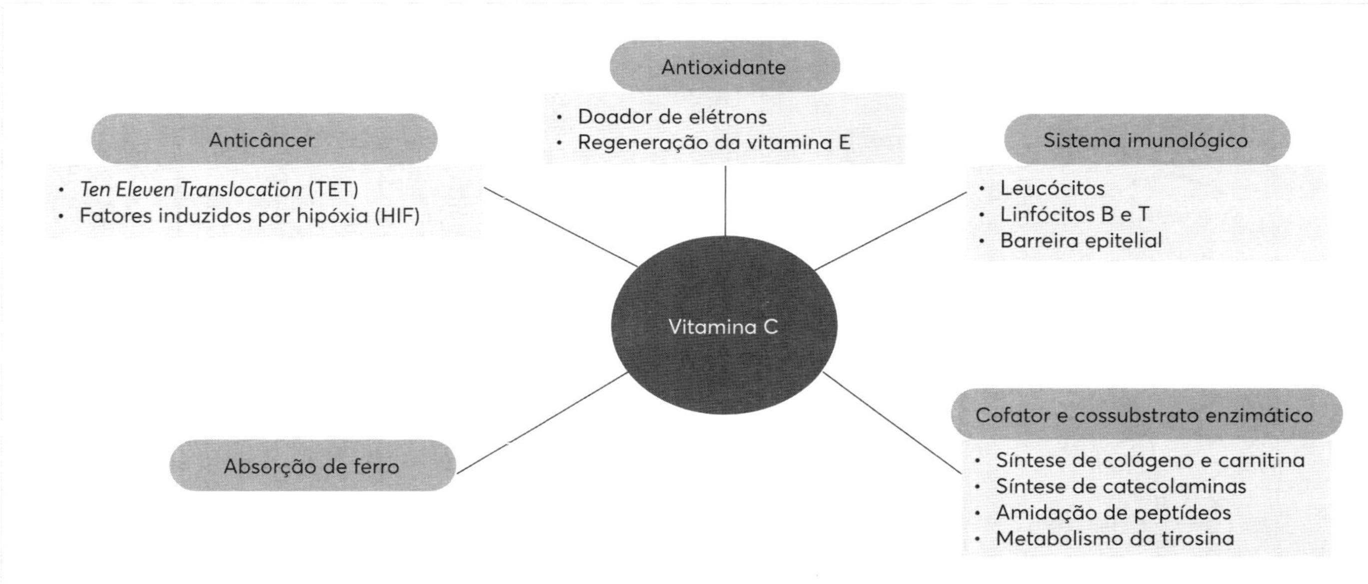

FIGURA 2 Principais funções da vitaminc C no organismo.

Fonte: elaboração das autoras.

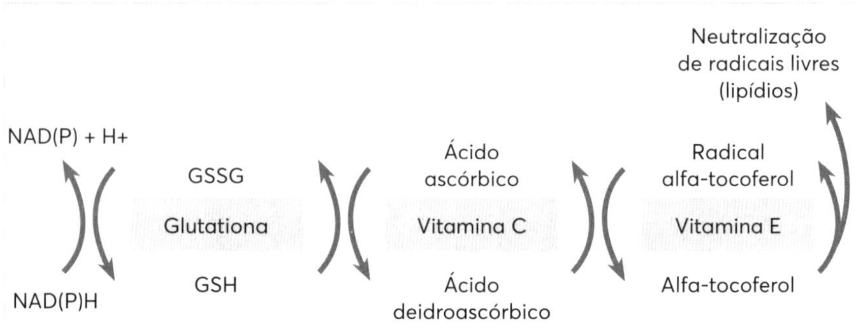

FIGURA 3 Vitamina C na regeneração para forma ativa da vitamina E.
GSH: glutationa reduzida; GSSG: gluationa oxidada; H: hidrogênio; NAD(P): nicotinamida adenina dinucleotídio fosfato; NAD(P)H: nicotinamida adenina dinucleotídeo fosfato reduzida.
Fonte: elaboração das autoras.

Função no sistema imunológico

Estudos demonstram a atuação da vitamina C na defesa imunológica com papel já bem fundamentado tanto no sistema imune inato quanto no adaptativo. Sobre o sistema imune inato, destaca-se que o conteúdo de vitamina C nos neutrófilos e macrófagos contribui para o controle da síntese de espécies reativas de oxigênio e protege os lipídios de membrana contra danos oxidativos, melhorando a fagocitose, a migração e a quimiotaxia dessas células de defesa. Nesse sentido, estudos mostram que neutrófilos que apresentam deficiência em ácido ascórbico podem ter apoptose retardada ou morte por necrose, fatores que geram dano tecidual e liberam substâncias tóxicas que ativam o sistema imune (Ang *et al.*, 2018; Elmadfa; Meyer, 2019; Feyaerts; Luyten, 2020).

Quanto à atuação da vitamina C no sistema imune adaptativo, destaca-se o fato de que o conteúdo intracelular dessa vitamina nos linfócitos pode contribuir para o desenvolvimento, proliferação e maturação de linfócitos T, importantes na imunidade adaptativa citotóxica mediada por células. Além disso, a vitamina C desempenha função na produção de anticorpos pelos linfócitos B envolvidos na imunidade adaptativa humoral (Gorkom *et al.*, 2018).

Nessa perspectiva, a vitamina C tem sido fundamentada como nutriente relevante para prevenção de infecções do trato respiratório e cicatrização de feridas, sobre essa última função a partir do estímulo à síntese de colágeno, redução na produção de mediadores pró-inflamatórios e aumento na expressão de fibroblastos dérmicos, fatores essenciais na remodelação de tecidos. A vitamina C protege a barreira epitelial contra danos oxidativos induzidos por poluentes ambientais e pelo aumento na produção de queratinócitos (Carr; Maggini, 2017). A Figura 4 mostra a participação da vitamina C no sistema imunológico.

Cofator e cossubstrato enzimático

Sobre as funções realizadas pela vitamina C no organismo, tem-se demonstrado sua atuação como cofator e cossubstrato enzimático em diversas reações metabólicas importantes. Assim, destacam-se as enzimas dioxigenases, envolvidas na síntese de colágeno e carnitina, transcrição gênica e regulação da tradução, bem como as monoxigenases, que participam da síntese de hormônios. O fato de a vitamina C estabilizar os íons ferro e cobre no sítio ativo de tais enzimas faz com que estas se tornem dependentes dessa vitamina (Dosedel *et al.*, 2021).

É importante ressaltar, de forma mais específica, a atuação da vitamina C como cofator de enzimas que participam da hidroxilação dos aminoácidos prolina e lisina, os quais estabilizam a estrutura e contribuem para a síntese da molécula de colágeno, bem como estimulam a produção de mRNA de colágeno pelos fibroblastos (Pullar; Carr; Vissers, 2017; Wahyudi *et al.*, 2016).

De forma similar, a vitamina C é cofator da enzima responsável pela hidroxilação da n-trimetillisina, substrato importante para biossíntese da carnitina, que por sua vez auxilia no transporte de ácidos graxos do citosol para a matriz mitocondrial, preserva a integridade da membrana, estabiliza a razão coenzima A/acetil-CoA na mitocôndria e reduz a produção de lactato (Gnoni, 2020; Longo; Frigeni; Pasquali., 2016).

O ácido ascórbico, além de ser um importante cofator enzimático, também pode atuar como cossubstrato em reações mediadas por enzimas, como a dopamina beta monoxigenase, que é essencial para a síntese de norepinefrina no sistema nervoso e nas glândulas adrenais. Atuando como substrato, a vitamina C também é necessária para a reação de amidação de peptídeos, como hormônios hipotalâmicos e gastrointestinais (Padayatty; Levine, 2016). O Quadro 1 mostra funções enzimáticas importantes realizadas pela vitamina C.

Papel da vitamina C na absorção do ferro

O ácido ascórbico contribui para a absorção do ferro não heme que se apresenta na forma férrica (Fe^{3+}) a partir do processo de redução para forma ferrosa (Fe^{2+}) no lúmen intestinal, possibilitando o transporte desse mineral por meio do transportador de metal divalente 1 (DMT-1) presente

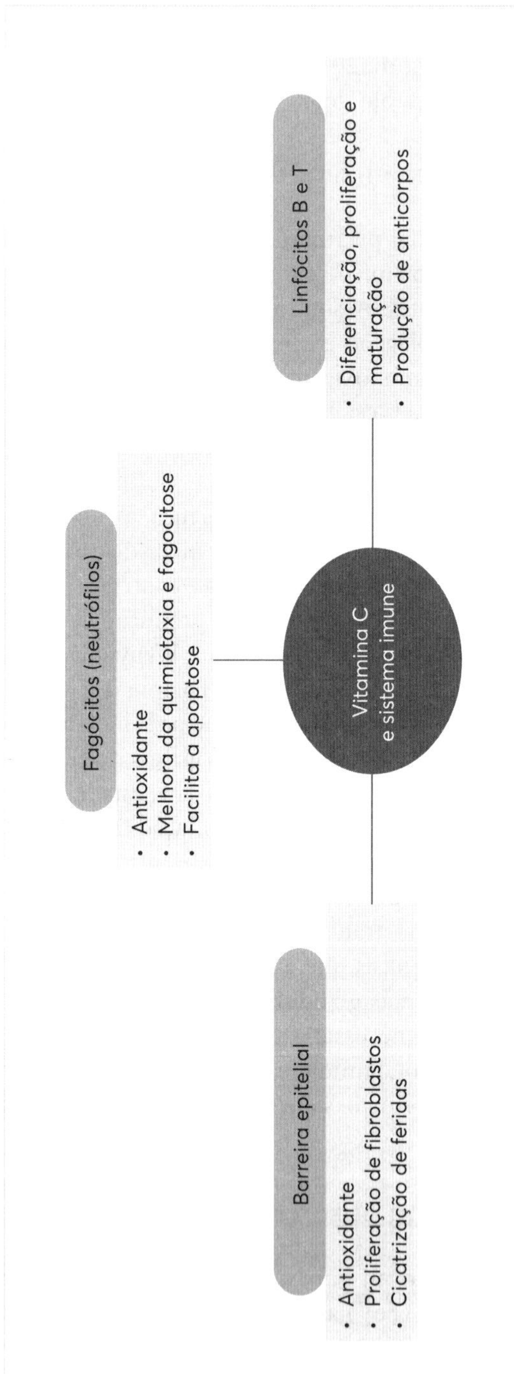

FIGURA 4 Principais funções da vitamina C no sistema imune.

Fonte: elaboração das autoras.

QUADRO 1 Funções enzimáticas da vitamina C

Enzima	Função
• Prolina hidroxilase. • Prolina pró-colágeno 2 oxoglutarato-3 dioxigenase. • Lisina hidroxilase.	Síntese do colágeno
γ-butirobetaína 2-oxoglutarato 4-dioxigenase Trimetil-lisina 2-oxoglutarato dioxigenase	Síntese de carnitina
Dopamina beta-monoxigenase	Síntese de catecolaminas
Peptidil glicina alfa-amida monoxigenase	Amidação de peptídeo
4-hidroxilafenilpiruvato dioxigenase	Metabolismo da tirosina

Fonte: Padayatty; Levine (2016).

na membrana apical dos enterócitos (Galaris; Barbouti; Pantopoulos, 2019; Grotto, 2010).

Ação da vitamina C na proteção do câncer

Alguns estudos têm demonstrado o papel do ácido ascórbico na prevenção do câncer, sendo já bem fundamentado, por exemplo, a atuação em mecanismos epigenéticos de desmetilação do DNA, a partir de sua participação como cofator do grupo de enzimas denominadas *Ten Eleven Translocation* (TET), as quais promovem desmetilação do DNA e aumento da hidroximetilação. A ativação dessas enzimas pode resultar na reexpressão de genes supressores de tumor em células cancerígenas e promoção da diferenciação de células-tronco (Elmadfa; Meyer, 2019; Shenoy *et al.*, 2018).

Ainda se destaca a importância dos fatores induzíveis por hipóxia (HIF) na etiopatogenia do câncer, pois contribuem para a ativação da glicólise, angiogênese e resistência à quimioterapia, favorecendo o crescimento tumoral e a metástase. Sobre esse aspecto, a vitamina C tem sido apontada como ferramenta útil para o controle da ativação intracelular de HIF a partir de enzimas hidroxilases que são dependentes da concentração celular dessa vitamina (Ang *et al.*, 2018; Campbell; Vissers; Dachs, 2016; Kuiper *et al.*, 2014).

ASPECTOS METABÓLICOS E FISIOLÓGICOS DA VITAMINA C

Considerando a importância da vitamina C no desempenho de diferentes funções metabólicas e fisiológicas do organismo, a manutenção de sua homeostase é essencial. A literatura fundamenta alguns mecanismos envolvidos na distribuição adequada da vitamina C nos diversos fluidos, tecidos e órgãos, já sendo esclarecido que a homeostase dessa vitamina é controlada por quatro sistemas, a saber: absorção intestinal; distribuição tecidual; utilização e reciclagem; e a excreção e reabsorção renal. Tais mecanismos envolvem os processos de difusão passiva, difusão facilitada, transporte ativo ou reciclagem (Lindbald; Tveden-Nyborg; Lykkezfeldt, 2013; Padayatty; Levine, 2016; Przybylo; Langner, 2020).

O processo de absorção da vitamina C no intestino delgado ocorre por meio de processo ativo dependente de sódio e por um mecanismo independente de sódio, na membrana basolateral. Sobre o transporte ativo dependente de sódio, ocorre por meio de duas proteínas presentes na membrana celular, denominadas transportadores específicos de vitamina C dependentes de sódio 1 e 2 (SVCT-1 e SVCT-2), sendo considerada a via de transporte mais reconhecida para essa vitamina (Lykkesfeldt *et al.*, 2014; Rivas *et al.*, 2008).

O transportador SVCT-1 é expresso principalmente em tecidos absortivos, incluindo epitélio intestinal, rins e fígado, possuindo maior capacidade de transporte em resposta a concentrações elevadas dessa vitamina. O SVCT-2, por sua vez, é expresso em diversos tecidos do organismo, apresentado maior sensibilidade e melhor resposta ao transporte de vitamina C, em particular quando em situação de concentrações reduzidas dessa vitamina (Padayatty, Levine, 2016; Rivas *et al.*, 2008; Tsukaguchi *et al.*, 1999; Yel *et al.*, 2021). Destaca-se que a eficiência da absorção entérica da vitamina C, quando a ingestão é reduzida, ocorre em torno de 80 a 90%, mas declina consideravelmente com o aumento da ingestão (Lykkesfeldt, 2020; Lykkesfeldt; Tveden-Nyborg, 2019). A Figura 5 apresenta os mecanismos de absorção da vitamina C no intestino delgado.

Após a absorção no intestino delgado, a vitamina C é transportada na corrente sanguínea para os tecidos específicos a fim de realizar suas funções fisiológicas, conforme mostra a Figura 6. Nesses tecidos, a absorção de vitamina C para o interior das células ocorre por difusão facilitada por meio de transportadores de glicose (GLUT), em particular os GLUT-1, 2, 3 e 4, a partir de um gradiente de concentração (Lindblad; Tveden-Nyborg; Lykkezfeldt, 2013; May *et al.*, 2007; Rumsey *et al.*, 2000; Yel *et al.*, 2021).

A quantidade de vitamina C no citoplasma celular depende de diversos fatores, como ingestão de alimentos, absorção pelo trato gastrointestinal, atividade dos transportadores, distribuição nos fluidos corporais, captação pelos tecidos, taxa de reciclagem e presença ou ausência de condições que aumentem sua demanda, a exemplo do estresse oxidativo (Padayatty; Levine, 2016).

Quanto à excreção da vitamina C, ocorre predominantemente pela urina como ácido ascórbico ou na forma de deidroascorbato e dioxogulonato, sendo apenas 1% eliminada pelas fezes. A vitamina C é filtrada pelos glomérulos e

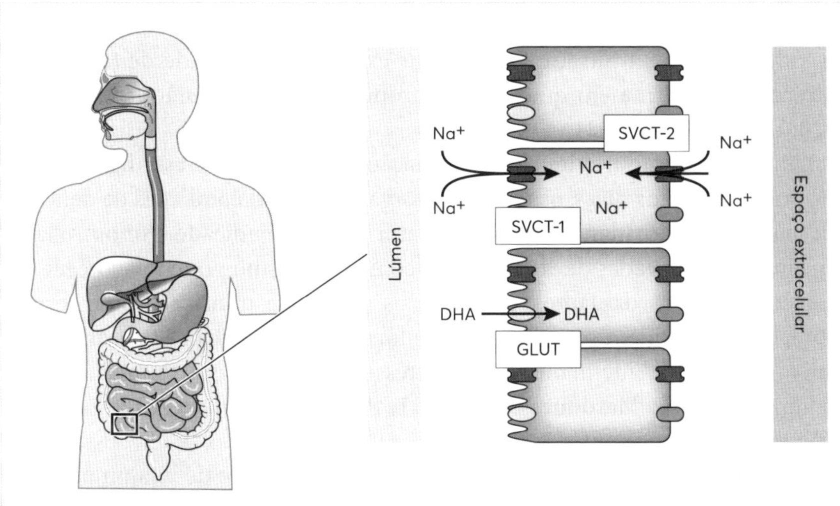

FIGURA 5 Mecanismos de absorção da vitamina C no intestino delgado.
DHA: ácido deidroascórbico; GLUT: proteína transportadora de glicose; Na^+: sódio; SVCT-1: transportador específico de vitamina C dependente de sódio 1; SVCT-2: transportador específico de vitamina C dependente de sódio 2.
Fonte: elaboração das autoras.

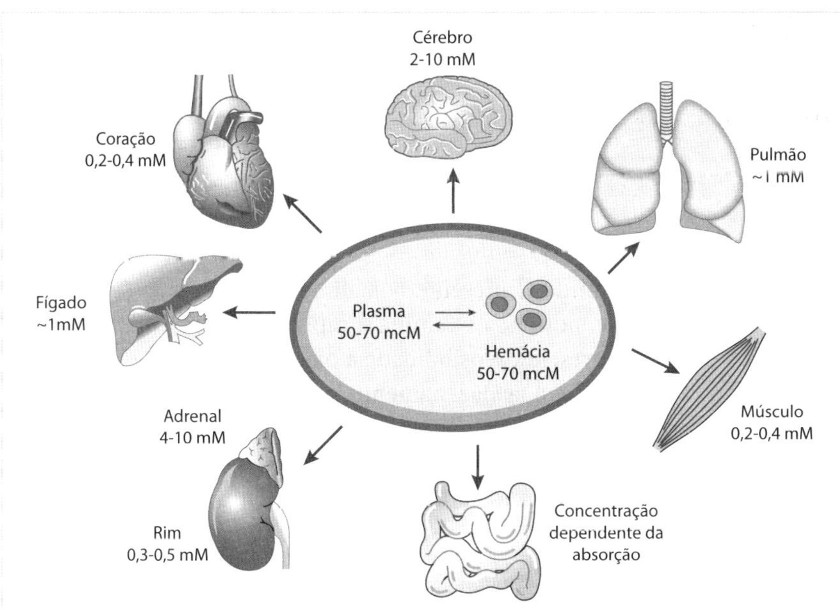

FIGURA 6 Distribuição da vitamina C em tecidos corporais.
Fonte: adaptação de Lykkesfeldt; Tveden-Nyborg (2019).

pode ser reabsorvida por mecanismo de difusão facilitada independentemente de sódio. Quando a filtração glomerular excede a capacidade de transporte, é excretada na urina em quantidades proporcionais à ingestão (Carr; Roew, 2020; Dosedel *et al.*, 2021).

Um aspecto importante sobre a atuação da vitamina C está ligado a sua disponibilidade nos diversos tecidos no organismo; sob condições de deficiência, seu papel antioxidante e anti-inflamatório fica prejudicado. Por outro lado, concentrações elevadas de ácido ascórbico no organismo podem favorecer sua atuação como pró-oxidante, reduzindo os metais de transição como ferro e cobre, os quais podem contribuir para a formação de radicais livres altamente reativos e consequentemente para o estresse oxidativo e morte celular (Lane; Richardson, 2016; Mardones *et al.*, 2011; Padayatty, Levine, 2016; Przybylo; Langner, 2020).

Alguns fatores podem interferir na biodisponibilidade de vitamina C para o organismo, conforme mostra o Quadro 2.

QUADRO 2 Fatores contribuintes para biodisponibilidade da vitamina C no organismo

Fatores negativos	Fatores positivos
Polifenóis	Ferro
Tipos de processamento: cocção, pasteurização, branqueamento	Vitamina E
Tabagismo	Flavonoides (quercetina)
Inatividade física	Ácido ferúlico e sódio metabissulfito
Excesso de peso	

Fonte: Subroto *et al.* (2021).

O conteúdo de vitamina C presente nos alimentos pode não ser aproveitado em sua totalidade, pois essa vitamina é rapidamente perdida durante o processo de cocção e apresenta sensibilidade à oxidação química e enzimática durante o processamento e o armazenamento, o que pode reduzir significativamente sua disponibilidade para o organismo (Moraes *et al.*, 2010; Mieszczakowska-Frac; Celejewska; Płocharski, 2021).

A avaliação do estado nutricional dos indivíduos relativo à vitamina C pode ser conduzida por meio da análise dessa vitamina na alimentação, da avaliação de suas quantidades em tecidos específicos e ainda por meio da excreção urinária. Os biomarcadores bioquímicos que têm sido mais utilizados para essa finalidade são a dosagem de vitamina C em leucócitos, no soro ou no plasma (Collie *et al.*, 2019).

FONTES E RECOMENDAÇÕES DE VITAMINA C

As principais fontes alimentares de vitamina C são as frutas cítricas, espinafre, tomate e pimentão vermelho, entretanto o teor de ácido ascórbico nos alimentos pode variar de acordo com as condições de crescimento, grau de maturação no momento da colheita, ano de cultivo e hábitat (Sabová; Kouřimská, 2020).

A recomendação dietética de vitamina C, segundo a *Recommended Dietary Allowances* (RDA), é de 90 mg/dia para homens e 75 mg/dia para mulheres, a partir dos 19 anos de idade. A necessidade média estimada (EAR) para essa vitamina é de 75 mg/dia para o sexo masculino e 60 mg/dia para o feminino, com ingestão máxima recomendada (UL) de 2.000 mg/dia para ambos os sexos (Tabela 1) (Institute of Medicine, 2006). O consumo de vitamina C superior a 3 g/dia pode favorecer a manifestação de efeitos adversos, como distúrbios gastrointestinais, efeitos pró-oxidantes, aumento da excreção urinária de ácido úrico, compostos oxálicos e treônicos, substâncias que contribuem para formação de cálculos renais (Quadros; Barros, 2016).

TABELA 1 Valores de referência da ingestão de vitamina C de acordo com o estágio de vida

Estágio da vida	EAR	RDA
Crianças e adolescentes		
1-3 anos	13 mg	15 mg
4-8 anos	22 mg	25 mg
9-13 anos	39 mg	45 mg
14-18 anos	63 mg	65 (M) 75 (H) mg
Homens		
19-30 anos	75 mg	90 mg
31-50 anos	75 mg	90 mg
51-70 anos	75 mg	90 mg
≥ 70 anos	75 mg	90 mg
Mulheres		
19-30 anos	60 mg	75 mg
31-50 anos	60 mg	75 mg
51-70 anos	60 mg	75 mg
≥ 70 anos	60 mg	75 mg
Gravidez		
14-18 anos	66 mg	80 mg
19-30 anos	70 mg	85 mg
31-50 anos	70 mg	85 mg

(continua)

TABELA 1 Valores de referência da ingestão de vitamina C de acordo com o estágio de vida (*continuação*)

Estágio da vida	EAR	RDA
Lactação		
14-18 anos	96 mg	115 mg
19-30 anos	100 mg	120 mg
31-50 anos	100 mg	120 mg

EAR: necessidade média estimada; H: homens; M: mulheres; RDA: ingestão dietética recomendada.
Fonte: Institute of Medicine (2006).

OBESIDADE E VITAMINA C

A disfunção do tecido adiposo contribui para o desenvolvimento de desordens metabólicas importantes, como o estresse oxidativo e a inflamação crônica de baixo grau, as quais favorecem alterações nas concentrações da vitamina C em indivíduos com obesidade (Saltiel; Olefsky, 2017; Kawai; Autieri; Scalia, 2021).

Estudos têm sido conduzidos na perspectiva de esclarecer a condição nutricional desses indivíduos em relação à vitamina C, e alguns resultados demonstram que as concentrações séricas dessa vitamina estão reduzidas (Galan *et al.*, 2005; Johnston *et al.*, 2007; Kimmons *et al.*, 2006; Schleicher *et al.*, 2009).

Tem-se também verificado uma correlação negativa entre marcadores de adiposidade, como a razão circunferência da cintura/quadril e concentrações séricas de vitamina C, independentemente do índice de massa corporal (IMC). Assim, os pesquisadores têm sugerido o possível efeito da adiposidade total e ainda da distribuição de gordura corporal sobre o estado nutricional desses indivíduos relativo à vitamina C (Dexter *et al.*, 2005).

Nos últimos anos tem sido bastante estudado o impacto da disfunção do tecido adiposo sobre a distribuição da vitamina C em indivíduos com obesidade. Desordens metabólicas como a resistência à insulina, o estresse oxidativo e a inflamação crônica de baixo grau têm sido apontadas como os principais fatores contribuintes (Ellulu, 2017; Pérez-Torres *et al.*, 2021).

Resistência à insulina e vitamina C

A resistência à insulina é um termo utilizado para definir a ineficiência da insulina na captação de glicose pelas células de tecidos periféricos, bem como a produção excessiva de glicose pelo fígado, que favorece a manifestação de um quadro de hiperglicemia e/ou hiperinsulinemia (Kojta; Chacinska; Blachnio-Zabielska, 2020; Yazici; Sezer, 2017; Wu; Ballantyne, 2020).

O impacto da resistência à insulina na redução das concentrações de vitamina C em tecidos específicos, por exemplo, fígado, pulmão e cérebro, tem sido estudado. Alguns estudos demonstram existir um mecanismo de competição por substrato durante a captação da glicose e da vitamina C para o citoplasma celular. Assim, considerando que a glicose é captada pelo GLUT-4, o qual também é transportador da vitamina C, quando em situação de hiperglicemia, a captação da glicose é priorizada, o que consequentemente induz a redução das concentrações de vitamina C no espaço intracelular, conforme mostra a Figura 7 (Lee; Muda, 2019; Mason; Keske; Wadley, 2021; Wilson *et al.*, 2017).

Estresse oxidativo, inflamação crônica de baixo grau e vitamina C

A produção excessiva de espécies reativas de oxigênio na obesidade favorece o desequilíbrio entre os fatores pró-oxidantes e o sistema de defesa antioxidante tanto enzimático quanto não enzimático, por exemplo, a vitamina C. Nesse aspecto, estudos conduzidos em indivíduos com obesidade já

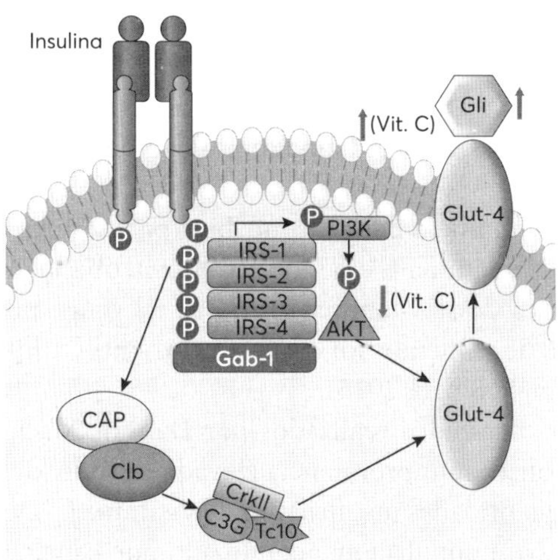

FIGURA 7 Influência da hiperglicemia na redução da Vitamina C no citoplasma celular.
AKT: proteína quinase B; C3G: proteína trocadora de nucleótidos guanina; CAP: proteína associada a Clb; Cbl: oncogene Clb; CrkII: ciclina relacionada a cinase II; Gab-1: proteína de ligação 1 associada à proteína 2 de ligação ao fator de crescimento; Gli: glicose; GLUT-4: transportador de glicose 4; IRS-1 a 4: substratos do receptor de insulina; P: fosfato; PI3K: proteína fosfatidil inositol 3-quinase; Tc10: proteína GTPase; Vit. C: vitamina C.
Fonte: elaboração das autoras.

verificaram aumento da demanda de vitamina C para realizar suas funções fisiológicas, em particular na proteção contra a produção excessiva de radicais livres (Barazzoni *et al.*, 2018; Jakubiak *et al.*, 2021; Mancini *et al.*, 2016; Morais *et al.*, 2017).

Ressalta-se que, em indivíduos com obesidade, as espécies reativas de oxigênio acentuam a ativação do fator de transcrição nuclear kappa-B (NF-kappa-B), contribuindo para a progressão da inflamação crônica de baixo grau. Nesse sentido, estudos já demonstraram a influência de citocinas pró-inflamatórias na redução das concentrações séricas de vitamina C em indivíduos com obesidade (Izaola *et al.*, 2015; Wilson *et al.*, 2017).

Tais desordens metabólicas têm sido apontadas como os principais fatores que influenciam as concentrações da vitamina C em indivíduos com obesidade, uma vez que tal vitamina exerce tanto papel antioxidante quanto anti-inflamatório, ocorrendo aumento de sua demanda para realizar tais funções fisiológicas (Monacelli *et al.*, 2017; Gould; Pazdro, 2019; Calder *et al.*, 2011; Ellulu *et al.*, 2015).

Nessa perspectiva, estudos avaliaram marcadores pró-inflamatórios com o intuito de relacioná-los à condição nutricional desses indivíduos com relação à vitamina C. Os resultados evidenciaram concentrações reduzidas de vitamina C no plasma e ainda identificaram que tal redução pode comprometer tanto o sistema de defesa antioxidante quanto o anti-inflamatório (Petry *et al.*, 2013). A Figura 8 mostra a participação de desordens metabólicas associadas à obesidade na redução das concentrações plasmáticas de vitamina C.

Outro fator que também parece contribuir para a redução das concentrações plasmáticas de vitamina C em indivíduos com obesidade trata da redução da ingestão dietética dessa vitamina, visto que tal grupo populacional possui consumo limitado de alimentos fontes desse nutriente (Amin *et al.*, 2020; Rauber *et al.*, 2020; Singh; Singh, 2015).

Nesse sentido, os estudos realizados por Damms-Machado, Weser e Bischoff (2012) demonstraram prevalência elevada de indivíduos com obesidade que consumiam quantidades insuficientes de vitamina C. De forma semelhante, um estudo de base populacional conduzido por Langlois, Cooper e Colapinto (2016) evidenciou associação entre o consumo reduzido de frutas cítricas ou de suco de frutas com concentrações plasmáticas reduzidas de vitamina C na população com obesidade. O Quadro 3 apresenta alguns estudos sobre o consumo de vitamina D por indivíduos com obesidade.

Em situações de concentrações séricas reduzidas de vitamina C em indivíduos com obesidade, quer sejam oriundas de desordens metabólicas ou do baixo consumo alimentar, poderá ocorrer limitações na biossíntese de car-

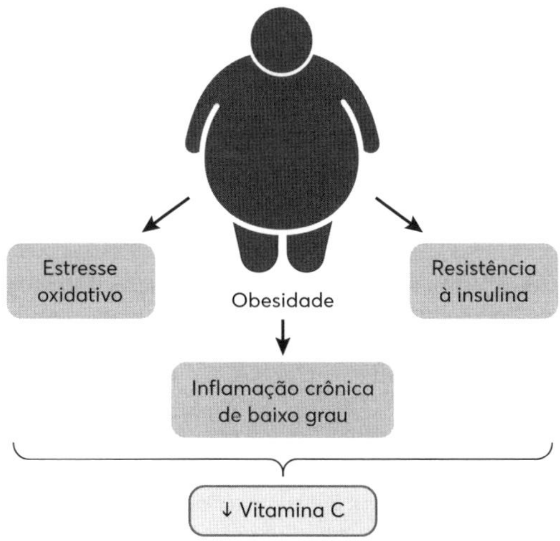

FIGURA 8 Participação de desordens metabólicas na redução das concentrações plasmáticas de vitamina C em indivíduos com obesidade.
Fonte: elaboração das autoras.

QUADRO 3 Consumo de vitamina C por indivíduos com obesidade

Estudos/ano	Resultados
Damms-Machado, Weser e Bischoff (2012)	Ingestão reduzida de vitamina C
Langlois, Cooper e Colapinto (2016)	Ingestão reduzida de frutas cítricas e suco de fruta
Dexter *et al.* (2005)	Ingestão reduzida de vitamina C
Azadbakht; Esmaillzadeh (2008)	Ingestão reduzida de vitamina C

Fonte: elaboração das autoras.

nitina, substrato responsável pelo transporte de ácidos graxos para a mitocôndria e posterior beta-oxidação, o que poderá comprometer mecanismos de oxidação de ácidos graxos e consequentemente a perda de peso (Thomas-Valdés *et al.*, 2016).

Com base na literatura sobre o tema, verifica-se que tanto a disfunção do tecido adiposo quanto a redução no consumo dessa vitamina C influenciam as concentrações séricas dessa vitamina em indivíduos com obesidade. Tais alterações na distribuição desse nutriente contribuem para acentuar a manifestação de desordens metabólicas importantes, como estresse oxidativo e inflamação crônica de baixo grau na obesidade. Portanto, a manutenção das concentrações adequadas de vitamina C é de fundamental importância para resposta antioxidante e anti-inflamatória. Destaca-se a necessidade de mais estudos que possam elucidar os mecanismos pelos quais a vitamina C esteja relacionada com desordens metabólicas associadas ao excesso de gordura corporal.

REFERÊNCIAS

AMIN, M. N. *et al.* Increased oxidative stress, altered trace elements, and macro-minerals are associated with female obesity. *Biological Trace Element Research*, v. 197, p. 384-393, 2020.

ANG, A. *et al.* Vitamin C and immune cell function in inflammation and cancer. *Biochemical Society Transactions*, v. 46, p. 1147-1159, 2018.

AZADBAKHT, L.; ESMAILLZADEH, A. Dietary and non-dietary determinants of central adiposity among Tehrani women. *Public Health Nutrition*, v. 11, n. 5, p. 528-534, 2008.

BARAZZONI, R. *et al.* Insulin resistance in obesity: an overview of fundamental alterations. *Eating and Weight Disorders – Studies on Anorexia, Bulimia and Obesity*, v. 23, n. 1, p. 149-157, 2018.

CALDER, P. *et al.* Dietary factors and low-grade inflammation in relation to overweight and obesity. *British Journal of Nutrition*, v. 106, Suppl. 3, p. 1-78, 2011.

CAMPBELL, E. J.; VISSERS, M. C.; Dachs, G. U. Ascorbate availability affects tumor implantation-take rate and increases tumor rejection in Gulo -/- mice. *Hypoxia (Auckl)*, v. 4, p. 41-52, 2016.

CARR, A. C.; MAGGINI, S. Vitamin C and immune function. *Nutrients*, v. 9, n. 11, p. 1211-1236, 2017.

CARR, A. C.; ROWE, S. Factors affecting vitamin C status and prevalence of deficiency: a global health perspective. *Nutrients*, v. 12, n. 7, 2020.

COLLIE, J. T. B. *et al.* Vitamin C measurement in critical illness: challenges, methodologies and quality improvements. *Clinical Chemistry and Laboratory Medicine*, v. 58, n. 4, p. 1-11, 2019.

DAMMS-MACHADO, A.; WESER, G.; BISCHOFF, S. C. Micronutrient deficiency In obese subjects undergoing low calorie diet. *Nutrition Journal*, v. 11, n. 34, p. 1-10, 2012.

DEXTER, C. *et al.* Plasma ascorbic acid concentrations and fat distribution in 19068 British men and women in the European prospective investigation into cancer and nutrition Norfolk cohort study. *The American Journal of Clinical Nutrition*, v. 82, n. 1, p. 1203-1209, 2005.

DOSEDEL, M. *et al.* Vitamin C: sources, physiological role, kinetics, deficiency, use, toxicity, and determination. *Nutrients*, v. 13, n. 2, p. 615-649, 2021.

EID, R. A. *et al.* Vitamin C administration attenuated artemether-induced hepatic injury in rats. *International Journal of Morphology*, v. 38, n. 1, p. 48-55, 2020.

ELLULU, M. *et al.* Effect of vitamin C on inflammation and metabolic markers in hypertensive and/or diabetic obese adults: a randomized controlled trial. *Drug Design, Development and Therapy*, v. 9, n. 1, p. 3405-3412, 2015.

ELLULU, M. Obesity, cardiovascular disease, and role of vitamin C on inflammation: a review of facts and underlying mechanisms. *Inflammopharmacology*, v. 25, n. 3, p. 313-328, 2017.

ELMADFA, I.; MEYER, A. The role of the status of selected micronutrients in shaping the immune function. *Endocrine, Metabolic & Immune Disorders* – Drug Targets, v. 19, p. 1100-1115, 2019.

EL-SENOUSEY, H. K. *et al.* Effects of dietary vitamin C, vitamin E, and alpha-lipoic acid supplementation on the antioxidant defense system and immune-related gene expression in broilers exposed to oxidative stress by dexamethasone. *Poult Science*, v. 97, n. 1, p. 30-38, 2018.

FEYAERTS, A.; LUYTEN, W. Vitamin C as prophylaxis and adjunctive medical treatment for Covid-19? *Nutrition*, v. 2020, p. 1-4, 2020.

FIGUEROA-MÉNDEZ, R.; RIVAS-ARANCIBIA, S. Vitamin C in health and diseases: Its role in the metabolism of cells and redox state in the brain. *Frontiers in Physiology*, v. 6, n. 397, p. 1-11, 2015.

GALAN, P. *et al.* Serum concentrations of b-carotene, vitamins C and E, zinc and selenium are influenced by sex, age, diet, smoking status, alcohol consumption and corpulence in a general French adult population. *European Journal of Clinical Nutrition*, v. 59, n. 1, p. 1181-1190, 2005.

GALARIS, D.; BARBOUTI, A.; PANTOPOULOS, K. Iron homeostasis and oxidative stress: an intimate relationship. *BBA – Molecular Cell Research*, v. 1866, n. 12, p. 1-15, 2019.

GNONI, A. Carnitine in human muscle bioenergetics: can carnitine supplementation improve physical exercise? *Molecules*, v. 25, n. 1, p. 182-196, 2020.

GORKOM, G. N. Y. V. *et al.* Influence of vitamin C on lymphocytes: an overview. *Antioxidants*, v. 7, n. 3, p. 41-55, 2018.

GOULD, R.; PAZDRO, R. Impact of supplementary amino acids, micronutrients, and overall diet on glutathione homeostasis. *Nutrients*, v. 11, n. 5, p. 1-21, 2019.

GROTTO, H. Z. Fisiologia e metabolismo do ferro. *Associação Brasileira de Hematologia e Hemoterapia*, v. 32 (Suppl. 2), p. 8-17, 2010.

INSTITUTE OF MEDICINE. *Dietary Reference Intakes*: the essential guide to nutrient requirements. Washington, DC: National Academy Press, 2006.

IZAOLA, O. *et al.* Inflamación y obesidad. *Nutrición y Obesidad*, v. 31, n. 6, p. 2352-2358, 2015.

JAKUBIAK, G. *et al.* Oxidative stress in association with metabolic health and obesity in young adults. *Oxidative Medicine and Cellular Longevity*, v. 2021, p. 1-19, 2021.

JOHNSTON, C. S. *et al.* Plasma vitamin C is inversely related to body mass index and waist circumference but not to plasma adiponectin in nonsmoking adults. *Journal of Nutrition*, v. 137, n. 7, p. 1757-1762, 2007.

KAWAI, T.; AUTIERI, M. V.; SCALIA, R. Adipose tissue inflammation and metabolic dysfunction in obesity. *American Journal of Physiology Cell Physiology*, v. 320, n. 3, p. 375-391, 2021.

KAZMIERCZAK-BARANSKA, J. *et al.* Two faces of vitamin C: antioxidative and pro-oxidative agent. *Nutrients*, v. 12, n. 5, p. 1501-1520, 2020.

KIMMONS, J. E. *et al.* Associations between body mass index and the prevalence of low micronutrient levels among US adults. *Medscape General Medicine*, v. 8, n. 4, p. 59, 2006.

KOJTA, I.; CHACINSKA, M.; BLACHNIO-ZABIELSKA, A. B. Obesity, bioactive lipids, and adipose tissue inflammation in insulin resistance. *Nutrients*, v. 12, n. 5, p. 1-19, 2020.

KUIPER, C. *et al.* Intracellular ascorbate enhances hypoxia-inducible factor (HIF)-hydroxylase activity and preferentially suppresses the HIF-1 transcriptional response. *Free Radical Biology and Medicine*, v. 69, p. 308-317, 2014.

LANE, D. J. R.; RICHARDSON, D. R. Bonnie and Clyde: vitamin C and iron are partners in crime in iron deficiency anaemia and its potential role in the elderly. *Aging-Us*, v. 8, n. 5, p. 1150-1152, 2016.

LANGLOIS, K.; COOPER, M.; COLAPINTO, C. K. Vitamin C status of Canadian adults: findings from the 2012/2013 Canadian Health Measures Survey. *Health Reports*, v. 27, n. 5, p. 3-10, 2016.

LEE, Y. Y.; MUDA, W. A. M. W. Dietary intakes and obesity of Malaysian adults. *Nutrition Research and Practice*, v. 13, n. 2, p. 159-168, 2019.

LINDBLAD, M.; TVEDEN-NYBORG, P.; LYKKEZFELDT, J. Regulation of vitamin C homeostasis during deficiency. *Nutrients*, v. 5, n. 1, p. 2860-2879, 2013.

LONGO, N.; FRIGENI, M.; PASQUALI, M. Carnitine transport and fatty acid oxidation. *Biochimica et Biophysica Acta*, v. 1863, n. 10, p. 2422-2435, 2016.

LYKKESFELDT, J. On the effect of vitamin C intake on human health: how to (mis)interprete the clinical evidence. *Redox Biology*, v. 34, n. 1, p. 1-13, 2020.

LYKKESFELDT, J. *et al.* Vitamin C. *Advances in Nutrition*, v. 5, n. 1, p. 16-18, 2014.

LYKKESFELDT, J.; TVEDEN-NYBORG, P. The pharmacokinetics of vitamin C. *Nutrients*, v. 11, n. 10, p. 2412-2432, 2019.

MACAN, A. M.; KRALJEVIĆ, T. G.; RAIĆ-MALIĆ, S. Therapeutic perspective of vitamin C and its derivatives. *Antioxidants*, v. 8, n. 8, p. 1-36, 2019.

MANCINI, A. *et al.* Thyroid hormones, oxidative stress, and inflammation. *Mediators of Inflammation*, v. 2016, p. 2-12, 2016.

MARDONES, L. *et al.* The glucose transporter-2 (GLUT2) is a low affinity dehydroascorbic acid transporter. *Biochemical and Biophysical Research Communications*, v. 410, n. 1, p. 7-12, 2011.

MASON, S. A.; KESKE, M. A.; WADLEY, G. D. Effects of vitamin C supplementation on glycemic control and cardiovascular risk factores in people with type 2 diabetes: a Grade-assessed systematic review and meta-analysis of randomized controlled trials. *Diabetes Care*, v. 44, n. 2, p. 618-630, 2021.

MAY, J. M. *et al.* Maturational loss of the vitamin C transporter in erythrocytes. *Biochemical and Biophysical Research Communications*, v. 360, n. 1, p. 295-598, 2007.

MIESZCZAKOWSKA-FRAC, M. CELEJEWSKA, K.; PŁOCHARSKI, W. Impact of innovative technologies on the content of vitamin C and its bioavailability from processed fruit and vegetable products. *Antioxidants,* v. 10, n. 52, p. 1-19, 2021.

MONACELLI, F. *et al.* Vitamin C, aging and Alzheimer's disease. *Nutrients*, v. 9, n. 7, p. 1-26, 2017.

MORAES, F. A. *et al.* Perdas de vitamina C em hortaliças durante o armazenamento, preparo e distribuição em restaurantes. *Revista Ciência & Saúde Coletiva*, v. 15, n. 1, p. 51-62, 2010.

MORAIS, J. B. S. *et al.* Role off magnesium in oxidative stress in individuals with obesity. *Biological Trace Element Research*, v. 176, p. 20-26, 2017.

PADAYATTY, S. J.; LEVINE, M. Vitamin C physiology: the known and the unknown and Goldilocks. *Oral Diseases*, v. 22, n. 6, p. 463-493, 2016.

PÉREZ-TORRES, I. *et al.* Oxidative stress, plant natural antioxidants, and obesity. *International Journal of Molecular Sciences*, v. 22, n. 4, p. 1-26, 2021.

PETRY, E. R. *et al.* Suplementações nutricionais e estresse oxidativo: implicações na atividade física e no esporte. *Revista Brasileira de Ciência e Esporte*, v. 35, n. 4, p. 1071-1092, 2013.

POHANKA, M. *et al.* Ascorbic acid: an old player with a broad impact on body physiology including oxidative stress suppression and immunomodulation: a review. *Mini-Reviews in Medicinal Chemistry*, v. 12, n. 1, p. 35-43, 2012.

PRZYBYLO, M.; LANGNER, M. On the physiological and cellular homeostasis of ascorbate. *Cellular & Molecular Biology Letters*, v. 25, n. 32, 2020.

PULLAR, J. M.; CARR, A. C.; VISSERS, C. M. The roles of vitamin C in skin health. *Nutrients*, v. 9, n. 8, p. 866-893, 2017.

QUADROS, L.; BARROS, R. L. S. Vitamina C e performance: uma revisão. *Revista Brasileira de Nutrição Esportiva*, v. 10, n. 55, p. 112-119, 2016.

RAUBER, F. *et al.* Ultra-processed food consumption and indicators of obesity in the United Kingdom population (2008-2016). *PloS One*, v. 15, n. 5, p. 1-15, 2020.

RIVAS, C. I. *et al.* Vitamin C transporters. *Journal of Physiology and Biochemistry*, v. 64, n. 4, p. 357-375, 2008.

RUMSEY, S. C. *et al.* Dehydroascorbic acid transport by GLUT4 in Xenopus oocytes and isolated rat adipocytes. *Journal of Biological Chemistry*, v. 275, n. 36, 2000.

SABOVÁ, M.; KOURIMSKÁ, L. Vitamin C and nitrates contents in fruit and vegetables from farmers' markets and supermarkets. *Journal of Food Sciences*, 2020.

SALTIEL, A. R.; OLEFSKY, J. M. Inflammatory mechanisms linking obesity and metabolic disease. *The Journal of Clinical Investigation*, v. 127, n. 1, p. 1-4, 2017.

SANTOS-SÁNCHEZ, F. *et al.* Antioxidant compounds and their antioxidant mechanism. *Antioxidants*, 2019.

SCHLEICHER, R. L. *et al.* Serum vitamin C and the prevalence of vitamin C deficiency in the United States: 2003-2004 National Health and Nutrition Examination. *The American Journal of Clinical Nutrition*, v. 90, n. 1, p. 1252-1263, 2009.

SHENOY, N. *et al.* Ascorbic acid in cancer treatment: let the phoenix fly. *Cancer Cell*, v. 34, n. 5, p. 700-706, 2018.

SINGH, K.; SINGH, S. Comparative study on malondialdehyde and certain antioxidants in North West obese Indians. *Journal of Cardiovascular Disease Research*, v. 6, n. 3, 2015.

SUBROTO, E. *et al.* Bioavailability and bioactivity of vitamin C: a review. *International Journal of Pharmaceutical Research*, v. 13, n. 2, p. 128-142, 2021.

THOMAS-VALDÉS, S. *et al.* Association between vitamin deficiency and metabolic disorders related to obesity. *Critical Reviews in Food Science and Nutrition*, v. 57, p. 3332-3343, 2016.

TSUKAGUCHI, H. *et al.* A family of mammalian Na+-dependent l-ascorbic acid transporters. *Nature*, v. 399, p. 70-75, 1999.

VILLAGRÁN, M. *et al.* Una mirada actual de la vitamina C en salud y enfermedad. *Revista Chilena de Nutrición*, v. 46, n. 6, p. 800-808, 2019.

WAHYUDI, H. *et al.* Targeting collagen for diagnostic imaging and therapeutic delivery. *Journal of Controlled Release*, v. 28, n. 240, p. 323-331, 2016.

WILSON, R. *et al.* Inadequate vitamin C status in prediabetes and type 2 diabetes mellitus: associations with glycaemic control, obesity, and smoking. *Nutrients*, v. 9, n. 9, p. 997-1012, 2017.

WU, H.; BALLANTYNE, C. M. Metabolic inflammation and insulin resistance in obesity. *Circulation Research*, v. 126, n. 11, p. 1549-1564, 2020.

YAZICI, D.; SEZER, H. Insulin resistance, obesity and lipotoxicity. *Advances in Experimental Medicine and Biological*, v. 960, p. 277-304, 2017.

YEL, M. D. *et al.* Vitamin C: sources, physiological role, kinetics, deficiency, use, toxicity, and determination. *Nutrients*, v. 13, n. 2, 2021.

21

Vitamina E

Dilina do Nascimento Marreiro
Talyta Quaresma Loureiro Valcarenghi
Thayanne Gabryelle Visgueira de Sousa

INTRODUÇÃO

Vitamina E é um termo genérico utilizado para designar oito compostos pertencentes a dois grupos, chamados tocotrienóis e tocoferóis, conhecidos por serem antioxidantes lipofílicos sintetizados apenas por plantas e outros organismos fotossintéticos (Dellapenna, 2005; Reboul, 2017). A estrutura comum a todas as formas dessa vitamina consiste em um anel cromanol ligado a uma cauda hidrofóbica isoprenoide com 16 átomos de carbono, o que lhe confere característica lipossolúvel. Assim, a diferença entre os grupos consiste no fato de que os tocotrienóis (alfa, beta, gama e delta) possuem cadeia lateral insaturada com três duplas ligações, enquanto os tocoferóis (alfa, beta, gama e delta) possuem cadeia lateral saturada. As formas alfa, beta, gama e delta diferem em relação ao número e à posição dos grupos metil no anel cromanol (Anunciação; Cardoso; Sant'ana, 2019), conforme mostra a Figura 1.

Entre os tocotrienóis, somente o alfa e o beta-tocotrienol parecem ter uma atividade vitamínica significativa; no entanto, entre o grupo de tocoferóis, o alfa-tocoferol destaca-se por ser o composto mais comum na natureza e também o de maior atividade biológica. Já o beta e o gama-tocoferol apresentam atividade vitamínica reduzida (de 15 a 30%), e o delta-tocoferol é quase inativo. Assim, as formas mais importantes dessa vitamina são os derivados naturais do alfa-tocoferol e as três outras formas estereoisoméricas, existindo ainda a forma sintética da vitamina E, que consiste na mistura de tocoferóis, tocotrienóis, RRR-alfa-tocoferol e alfa-tocoferol sintético (Luz, 2011; Miyazawa *et al.*, 2019; Reboul, 2017).

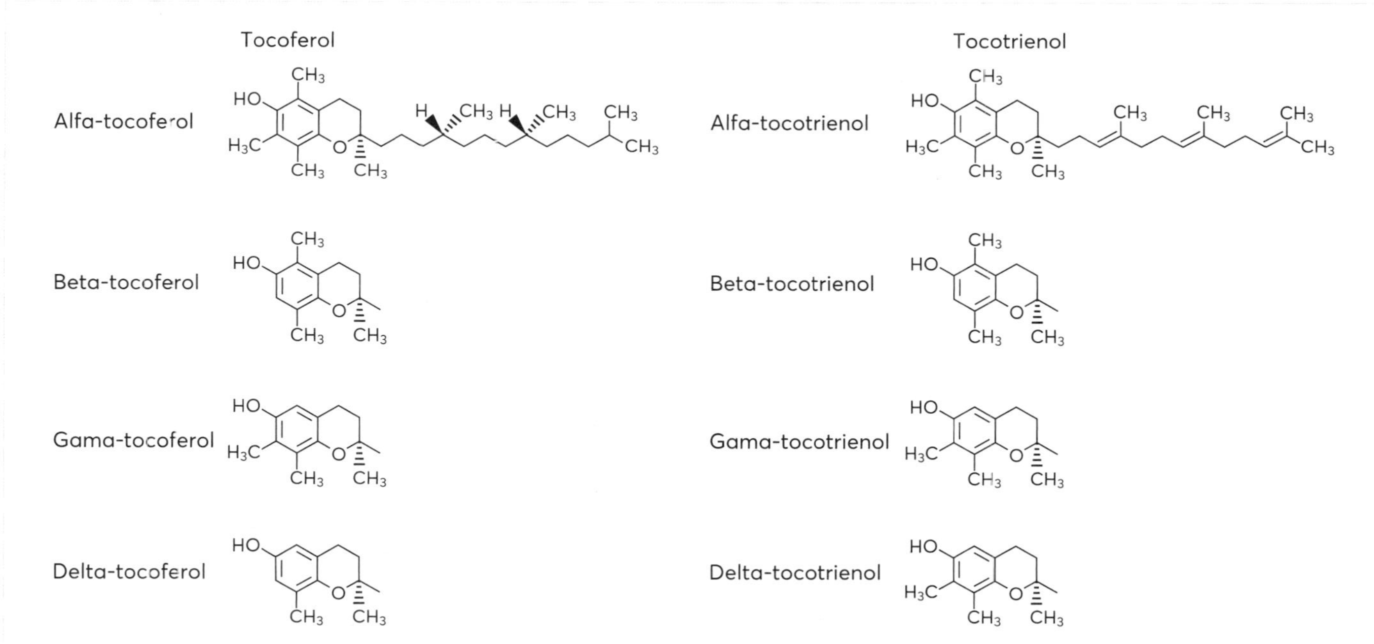

FIGURA 1 Isoformas da vitamina E.

Fonte: adaptação de Miyazawa *et al.* (2019).

Uma característica em comum entre esses compostos é que todos apresentam cor amarelo-clara e são sensíveis à oxidação na presença de oxigênio, luz ultravioleta, álcalis, íons metálicos como ferro e cobre e peróxidos lipídicos. Dessa forma, durante o processamento e o armazenamento de alimentos fontes de vitamina E podem ocorrer perdas consideráveis, resultando na redução de seu valor nutricional.

FUNÇÕES DA VITAMINA E

Ao longo de 100 anos após a identificação da vitamina E a partir de uma pesquisa sobre fertilidade e nutrição, estudos foram conduzidos para esclarecer as diferentes atividades biológicas dessa vitamina em células vegetais, animais e humanas (Evans; Bishop, 1922). Nesse período, já se demonstrou que a vitamina E exerce diversas funções no organismo, com destaque para sua função antioxidante. Contudo, essa vitamina também realiza outras funções biológicas, atuando na regulação de enzimas específicas envolvidas na transdução de sinal, bem como naquelas que participam da proliferação, estabilização e regulação de propriedades estruturais e funcionais das membranas celulares (Zingg, 2015; Kim; Han, 2019; Khadangi; Azzi, 2019).

Associado a isso, estudos têm mostrado a essencialidade da vitamina E para processos metabólicos importantes, como no armazenamento de creatina no músculo esquelético, no processo de absorção de aminoácidos e lipídios pelas células intestinais, na prevenção da oxidação da vitamina A e carotenos, além de possuir atividade neuroprotetora, anticancerígena e anti-inflamatória (Jiang *et al.*, 2004; McCary *et al.*, 2012; Rychter *et al.*, 2022).

Papel antioxidante da vitamina E

A vitamina E é um dos mais importantes antioxidantes não enzimáticos lipofílicos, atuando principalmente contra a peroxidação lipídica, processo caracterizado pela reação em cadeia que ocorre quando um radical livre reage com o oxigênio molecular para formar um radical peroxil, que subtrai um hidrogênio de ácidos graxos poli-insaturados na membrana e forma um hidroperóxido lipídico. Além disso, a vitamina E atua impedindo a adesão plaquetária, a formação de compostos nitrosos e protegendo as membranas celulares contra danos causados pela peroxidação lipídica (Traber, 2007; Valdés *et al.*, 2016).

Em geral, os efeitos antioxidantes dos isômeros da vitamina E dependem do número de grupos metil no anel cromanol. Dessa forma, a força da atividade antioxidante entre eles é da ordem de alfa > beta > gama > delta, e o tocoferol exerce esse papel de forma mais intensa que o tocotrienol. No entanto, os tocotrienóis, diferentemente dos tocoferóis, parecem atuar em tecidos específicos, como o cérebro e o fígado, por conta da cadeia lateral insaturada presente em suas estruturas químicas. Ressalta-se, entretanto, que ainda não foi definido qual desses compostos possui maior impacto no combate aos radicais livres (Zhang *et al.*, 2014; Miyazawa *et al.*, 2019).

O tocoferol atua como um antioxidante na membrana, interagindo com os radicais peroxil e impedindo a formação de novos radicais livres por meio da formação de um radical tocoferoxil bastante instável, que reage com outro radical peroxil formando hidroperoxil e tocoferoxilquinona, mais estáveis (Forman; Davies; Ursini, 2014). O alfa-tocoferol, ao interagir com o radical peroxil, é transformado em radical tocoferoxil, e este pode ser reduzido novamente para alfa-tocoferol pela reação com ascorbato, gerando o radical monodeidroascorbato, que por sua vez pode ser reduzido novamente para ascorbato ou sofrer dismutação para gerar deidroascorbato e ascorbato (Rimbanch *et al.*, 2010; Rychter *et al.*, 2022).

Ainda nesse ciclo, o ascorbato pode ser reduzido pela glutationa, formando glutationa oxidada, que pode sofrer redução pela enzima glutationa redutase, uma reação dependente de NADPH, constituindo um ciclo de interação entre moléculas com funções antioxidantes importantes como vitamina E, vitamina C e antioxidantes endógenos, conforme mostra a Figura 2 (Traber; Head, 2021).

Papel anti-inflamatório e imunomodulador da vitamina E

Nos últimos anos tem sido dada ênfase à participação da vitamina E na regulação da síntese da proteína quinase C (PKC), o que justifica a contribuição dessa vitamina na prevençao da deposição de lipídios na aorta, complicações vasculares diabéticas e agregação plaquetária. Além disso, a vitamina E atua na expressão gênica de marcadores envolvidos em vias de sinalização do processo inflamatório crônico, como o receptor ativado por proliferador de peroxissoma gama (PPAR-gama), fator nuclear derivado de eritroide 2-*like* 2 (NRF-2), fator nuclear kappa B (NF-kappa-B) e hipóxia fator induzível 1-alfa (Hif1-alfa) (Khadangi; Azzi, 2019).

A vitamina E também se destaca por seu papel imunomodulador. Estudos conduzidos em modelos animais, em células e em humanos demonstram a atuação dessa vitamina de forma direta e indireta em células do sistema imune, estimulando em particular a função das células T. As células imunes possuem estrutura de membrana celular enriquecidas em vitamina E, sendo tal característica o possível fator responsável pela proteção do elevado teor de gordura poli-insaturada da membrana, contra danos oxidativos decorrentes de sua alta atividade metabólica e de sua função defensiva normal.

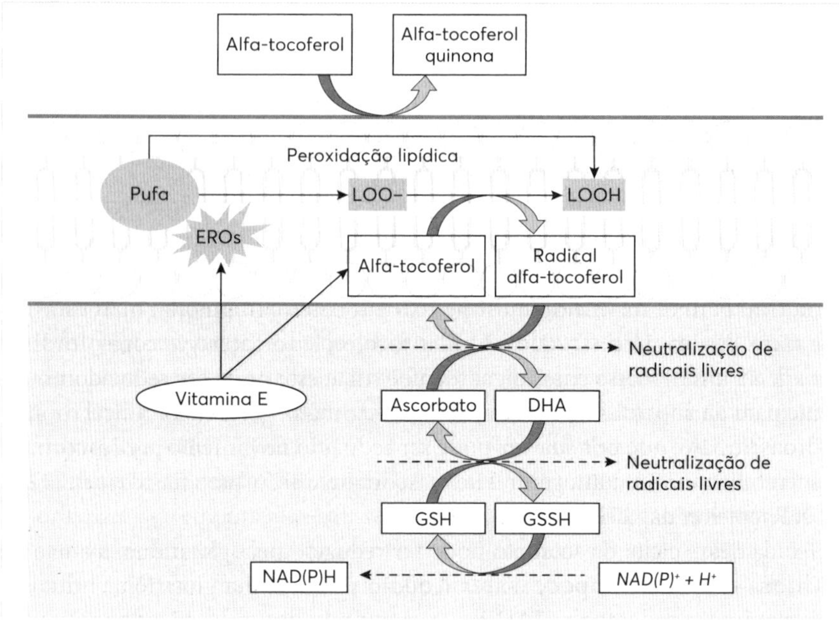

FIGURA 2 Atuação da vitamina E como antioxidante.

DHA: ácido graxo docosaexaenoico; EROs: espécies reativas de oxigênio; GSH: glutationa; GSSH: glutationa reduzida; H^+: íon hidrogênio; Pufa: ácidos graxos poli-insaturados; LOO-: radical peroxila; LOOH: hidroperóxido; NAD(P): nicotinamida adenina dinucleotídeo fosfato; NAD(P)H: nicotinamida adenina dinucleotídeo fosfato reduzida.

Fonte: elaboração das autoras.

As membranas das células imunes constituem o local primário de identificação e/ou percepção de sinais externos por essas células, os quais repercutem na modulação de genes reguladores em seu núcleo, resultando na resposta imune adequada. Assim, a vitamina E, ao auxiliar na manutenção das membranas, pode afetar diretamente a função dessas células, uma vez que estas são altamente dependentes da composição e estrutura de suas membranas (Wang; Quinn, 1999; Lewis; Meydani; Wu, 2019).

Em paralelo, a vitamina E exerce efeitos regulatórios indiretos nas células T por meio da modulação de mediadores inflamatórios, como citocinas pró-inflamatórias e prostaglandina E-2 (PGE-2). Os mecanismos envolvidos nessa atuação ainda não foram totalmente elucidados, mas presume-se que a vitamina E inibe a produção de PGE-2 e, dessa forma, impede que este aumente as concentrações de adenosina monofosfato cíclico (cAMP), responsável pela supressão da resposta das células T. Assim, a vitamina E parece reduzir o impacto negativo da PGE-2 sobre o sistema imunológico inato ou adaptativo (Wu; Meydani, 2008; Meydani; Han; Wu, 2005; Lewis; Meydani; Wu, 2019).

ASPECTOS FISIOLÓGICOS DA VITAMINA E

A absorção da vitamina E ocorre principalmente na porção superior do intestino delgado após sua hidrólise, resultando em tocoferóis e tocotrienóis livres, por meio da ação das enzimas digestivas lipase pancreática, tripsina e alfa-amilase, que promovem o processo de miscelização desses compostos para posterior absorção no lúmen intestinal (Traber, 2007; Traber; Head, 2021).

Na membrana apical dos enterócitos, após a hidrólise dos ésteres de tocoferóis em tocoferol livre, as micelas mistas contendo esses compostos são absorvidas por meio de um processo que, recentemente, estudos demonstraram envolver não apenas um processo passivo, mas também a atividade de transportadores que participam da absorção de lipídios, como o *scavenger receptor class B type I* (SR-BI), o *NPC1 like intracellular cholesterol transporter 1* (NPC1L1) e a glicoproteína de membrana CD36, conforme a Figura 3 (Reboul, 2017; Yamanashi *et al.*, 2017).

No interior das células intestinais, mais especificamente no aparelho de Golgi, a maior parte da vitamina E é incorporada aos quilomícrons antes de ser liberada na membrana basolateral dos enterócitos para o sistema linfático. Pequena fração da vitamina E parece ser incorporada à molécula de lipoproteína de alta densidade (HDL) na corrente sanguínea, no entanto os mecanismos envolvidos precisam ser mais bem fundamentados (Anwar; Iqbal; Hussain, 2007; Reboul, 2017; Kiyose, 2021).

Após a passagem pela circulação linfática, os quilomícrons atingem a corrente sanguínea, e assim a vitamina E é distribuída parcialmente aos tecidos periféricos, como músculo esquelético, medula óssea e tecido adiposo. Nesses tecidos, os quilomícrons são hidrolisados pela enzima lipoproteína-lipase, e a vitamina E é absorvida por meio do receptor de lipoproteína (Traber, 2007, Traber; Head, 2021).

Em seguida, os lipídios e a vitamina E remanescentes dos quilomícrons e de outras lipoproteínas seguem para o tecido hepático, que constitui um local importante de armazenamento do alfa-tocoferol, respondendo por um terço do conteúdo corporal total dessa vitamina (Rigotti, 2007). Sobre essa etapa, em condições de jejum, lipoproteína de baixa densidade (LDL) e HDL transportam a maior parte do alfa-tocoferol plasmático e também podem ser fontes importantes de vitamina E plasmática para absorção hepática. Alguns estudos sugerem que o HDL derivado do intestino também pode fornecer alfa-tocoferol diretamente às células do fígado (Kiyose, 2021).

Após a captação hepática, a forma alfa-tocoferol da vitamina E é preferencialmente ressecretada para a circulação. A proteína de transferência de alfa-tocoferol (alfa-TTP), uma pequena proteína hepática citoplasmática com afinidade diferencial para várias formas de vitamina E, é responsável pelo processo de biodiscriminação subjacente à ressecretação seletiva de alfa-tocoferol do fígado para o plasma.

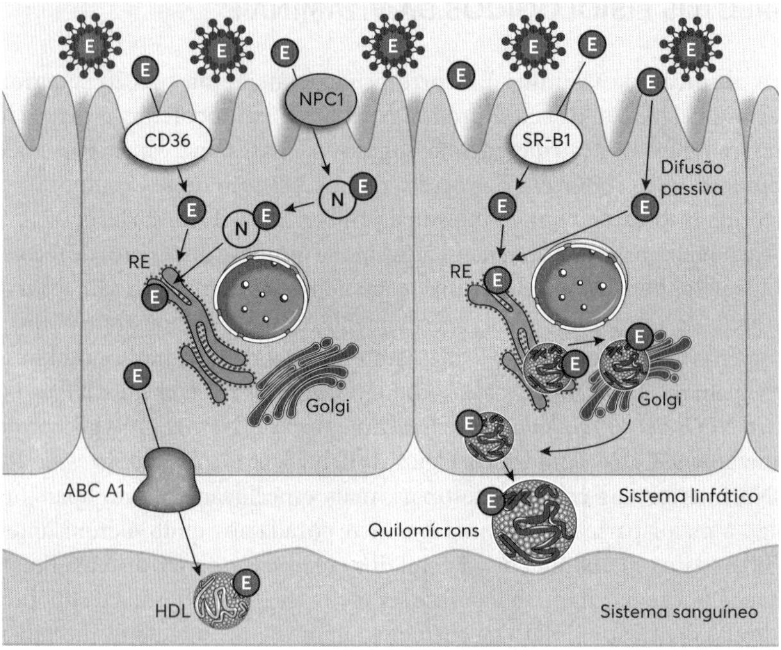

FIGURA 3 Mecanismos envolvidos no processo de absorção intestinal da vitamina E.
ABC A1: transportador A1 de cassetes de ligação ao ATP; CD36: determinante de cluster 36; E: vitamina E; HDL: lipoproteína de alta densidade; NPC1: *Niemann-Pick C1 Like 1*; RE: retículo endoplasmático; SR-B1: *receptor scavenger classe B tipo I*.
Fonte: adaptação de Kiyose (2021).

A proteína transportadora de alfa-tocoferol (alfa-TTP), em seguida, é incorporada às partículas de lipoproteína de muito baixa densidade (VLDL), onde esta pode sofrer ação da enzima lipase de lipoproteína, liberando triacilgliceróis e os tocoferóis associados, ou então a VLDL pode ser convertida em partículas de LDL. A vitamina permanece ligada a essa fração de colesterol no plasma, conforme mostra a Figura 4 (Galli *et al.*, 2016; Miyazawa *et al.*, 2019; Schmolz *et al.*, 2016)

A vitamina E acumula-se em tecidos extra-hepáticos, principalmente em locais de produção elevada de espécies reativas de oxigênio, como as membranas mitocondriais e do retículo endoplasmático de células de tecidos cardíacos e pulmonares. No entanto, o tecido adiposo e as glândulas suprarrenais são considerados os órgãos que possuem quantidade mais elevada de alfa-tocoferol. A quantidade de vitamina E incorporada em tecidos específicos depende da expressão de receptores presentes na membrana lipídica das células (Traber; Head, 2021).

A excreção de vitamina E ocorre principalmente por via fecal, como tocoferil-hidroquinona conjugado com ácido glucurônico, e cerca de 1% é

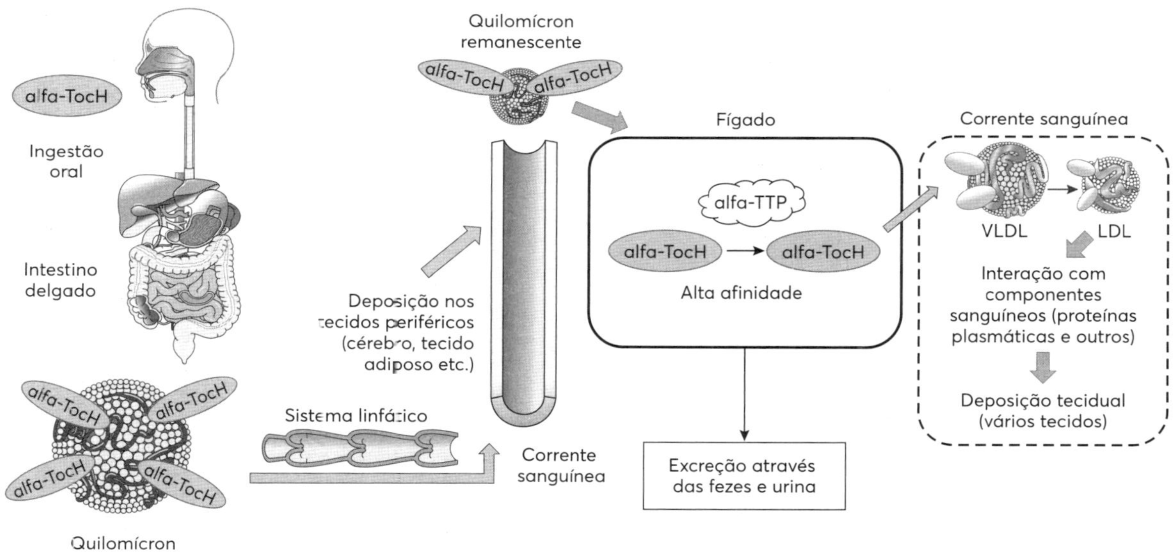

FIGURA 4 Metabolismo da vitamina E.

alfa-TocH: alfa tocoferol; alfa-TTP: proteína transportadora de alfa-tocoferol; LDL: lipoproteína de baixa densidade; VLDL: lipoproteína de muito baixa densidade.

Fonte: adaptação de Miyazawa *et al.* (2019).

excretado na urina como ácido tocoferônico, também conjugado, conforme mostra a Figura 4 (Traber, 2014).

BIODISPONIBILIDADE DE VITAMINA E

Existem alguns fatores considerados inibidores da biodisponibilidade de vitamina E, como o ácido retinoico, metabólito da vitamina A, que atua reduzindo a absorção intestinal de alfa-tocoferol. Os ácidos graxos poli-insaturados também podem contribuir para a depleção da vitamina E no organismo, pois podem promover *sequestro* dessa vitamina em tecido específico para manter a estabilidade oxidativa nas membranas celulares (Schmolz *et al.*, 2016).

Os fatores genéticos, como polimorfismos e/ou mutação nos genes envolvidos no metabolismo da vitamina E e na fisiopatologia de doenças capazes de reduzir a absorção de gorduras, por exemplo, a fibrose cística e ainda hormônios sexuais femininos, também podem reduzir a biodisponibilidade dessa vitamina. Por outro lado, alimentos fontes de lipídios na dieta são considerados fatores promotores do processo de absorção da vitamina E (Borel; Preveraud; Desmarchelier, 2013).

A vitamina E está presente nos alimentos na forma de ésteres de tocoferóis, os quais são hidrolisados pela hidrolase pancreática, e apenas os tocoferóis livres são absorvidos. Cerca de 50% dessa vitamina ingerida na dieta é absorvida. Além disso, esse micronutriente é sensível à oxidação na presença de luz ultravioleta, oxigênio, álcalis, íons metálicos (ferro e cobre) e peróxidos lipídicos. O processamento e o armazenamento também podem levar a perdas significativas da vitamina E nos alimentos (Shahid *et al.*, 2021)

Os sintomas de deficiência de vitamina E estão relacionados a danos neurológicos e ataxia espinocerebelar, que podem resultar tanto da absorção prejudicada de vitamina E quanto de alterações gênicas que reduzem a capacidade de secreção hepática dessa vitamina para a corrente sanguínea. A deficiência em vitamina E é mais comum em crianças do que em adultos, o que provavelmente se deve ao fato de estarem em fase de crescimento rápido, e por isso os sintomas tornam-se mais evidentes (Azzi, 2021; Jiang *et al.*, 2004; Schmolz *et al.*, 2016).

A ataxia decorrente da deficiência em vitamina E é uma síndrome neurodegenerativa hereditária caracterizada pela capacidade reduzida de coordenar movimentos voluntários e por neuropatia periférica, sendo considerada uma desordem progressiva que pode comprometer diferentes sistemas do organismo. Mutações do gene alfa-TTP comprometem a capacidade da proteína transportadora de alfa-tocoferol (alfa-TTP) de promover a secreção de vitamina E das células hepáticas para a corrente sanguínea. Assim, as formas graves dessa deficiência podem ser decorrentes de alterações genéticas na proteína transportadora de alfa-tocoferol (alfa-TTP), o que pode reduzir rapidamente as concentrações de vitamina E no plasma (Azzi, 2021).

A literatura destaca a complexidade e as limitações na interpretação da avaliação do estado nutricional dos indivíduos em relação à vitamina E, uma vez que as concentrações sanguíneas de alfa-tocoferol não se correlacionam bem com a quantidade ingerida dessa vitamina. As concentrações séricas de alfa-tocoferol são influenciadas por fatores como idade, sexo, hábitos alimentares, tabagismo, drogas, obesidade e gravidez. Além disso, as concentrações de alfa-tocoferol são altamente dependentes do tipo e da quantidade de lipídios na dieta e no sangue, incluindo as concentrações de colesterol, o que torna a interpretação da avaliação do estado nutricional dos indivíduos relativo à vitamina E de difícil entendimento (Malik; Eggersdorfer; Trilok-Kumar, 2021). Essa avaliação é realizada por meio da análise da concentração de alfa-tocoferol no plasma, sendo expressa por mol de colesterol ou por mg de lipídios plasmáticos totais. A medida da hemólise das células vermelhas, induzida pelo peróxido de hidrogênio diluído ou ácido dialúrico, também é utilizada para avaliar o estado nutricional dos indivíduos relativo a essa vitamina.

FONTES DE VITAMINA E

As principais fontes dietéticas de vitamina E são nozes e óleos vegetais comestíveis. A isoforma alfa-tocoferol constitui 60 a 70% da vitamina E consumida, enquanto o gama-tocoferol corresponde a 20 a 25%. Em geral, as nozes e óleos vegetais são ricos em tocoferóis, enquanto cevada, aveia, óleo de palma, farelo de arroz, centeio e gérmen de trigo são ricos em tocotrienol. Além disso, fontes naturais de ambos os isômeros da vitamina E são também encontradas em outros alimentos, como frutas, frutos do mar, queijo e ovos, podendo também ser encontrada em menor quantidade em frutas e hortaliças (Miyazawa *et al.*, 2019; Abraham *et al.*, 2019). A Tabela 1 mostra o teor de vitamina E em suas principais fontes alimentares.

TABELA 1 Teor de tocoferol nos alimentos (mg/100 g de óleo)

Alimentos	Alfa-tocoferol	Beta-tocoferol	Gama-tocoferol	Delta-tocoferol
Germe de trigo	151-192	31,20-65	TR-52,30	ND-0,55
Jatobá	88,60	NI	NI	16,90
Óleo de girassol	32,70-71,51	TR-4,71	1,40-9,81	ND-0,60
Buriti	45,15	76,19	5,67	13,95
Canola	25,75	4,82	49,76	1,94

(continua)

TABELA 1 Teor de tocoferol nos alimentos (mg/100 g de óleo) (*continuação*)

Alimentos	Alfa-tocoferol	Beta-tocoferol	Gama-tocoferol	Delta-tocoferol
Óleo de milho	18-25,70	0,95-3,58	44-75,20	2,2-12,65
Cevada	14,20-20,10	0,60-1,90	3,50-15,10	0,90-4,60
Quinoa	13.71-36.20	0,13-2,10	52,80-95,30	1,80-2,60
Óleo de oliva	11,90-51,54	ND-3,35	0,89-7,73	ND-7,51
Peixe	5,74-74	ND	0,23-131	0,11-60
Castanha-do-pará	ND-2,20	ND	13,80-16,80	0,81
Linhaça	0,54-1,20	ND-TR	40,70-57,30	0,70-0,95
Óleo de coco	0,20-1,82	TR-0.25	TR-0,12	ND-0,39

ND: não detectado; NI: não identificado; TR: traços.
Fonte: Shahidi *et al.* (2021).

A demanda de vitamina E aumenta durante os períodos gestacional e puerperal, sendo necessária a ingestão adequada de alimentos fontes dessa vitamina ou alimentos fortificados e/ou suplementos. A manutenção das concentrações adequadas de alfa-tocoferol no plasma é necessária durante toda a vida, com valores de 25 mcmol/L para adultos saudáveis. Concentrações plasmáticas inferiores a 12 mcmol/L são consideradas inadequadas para a manutenção das funções fisiológicas (Institute of Medicine, 2000).

Dessa forma, a recomendação dietética de vitamina E, segundo o *Recommended Dietary Allowance* (RDA), é de 15 mg/dia de alfa-tocoferol para adultos saudáveis de ambos os sexos. A necessidade média estimada (EAR) para essa vitamina é de 12 mg para adultos e de 5 a 7 mg/dia para crianças de 1 a 10 anos de idade, com ingestão máxima recomendada (UL) de 1.000 mg para adultos de ambos os sexos, conforme a Tabela 2 (Institute of Medicine, 2000).

TABELA 2 Valores de referência de ingestão diária de vitamina E

Vitamina E / alfa-tocoferol/mg/dia			
Grupo	EAR	RDA	UL
Lactentes	–	2,7	–
Crianças (1-3 anos)	5	6	200
Crianças (4-6 anos)	5	6	300
Crianças (7-10 anos)	6	7	300
Adultos	12	15	1.000
Gestantes	12	10	800
Lactantes	16	19	800

EAR: necessidade média estimada; RDA: ingestão dietética recomendada; UL: limite superior tolerado de ingestão.
Fonte: Brasil (2005); Vieira *et al.* (2008).

OBESIDADE E VITAMINA E

A obesidade é uma doença crônica, de etiologia complexa, considerada fator de risco importante para o desenvolvimento do diabetes *mellitus* tipo 2, hipertensão arterial sistêmica, doenças cardiovasculares, disfunção da tireoide, esteatose hepática e diversos tipos de câncer (Camarinha; Graça; Nogueira, 2016; Molica *et al.*, 2015; Scherer *et al.*, 2012).

A disfunção do tecido adiposo em indivíduos com obesidade contribui para o aumento da produção de citocinas pró-inflamatórias, da resistência à insulina, disfunção endotelial, fatores considerados relevantes para a manifestação do estresse oxidativo associado à obesidade. Além disso, a ingestão reduzida de nutrientes que participam do sistema de defesa antioxidante, por exemplo, a vitamina E, também contribui para acentuar o estresse oxidativo nessa doença, conforme mostra a Figura 5 (Rudish; Kanety; Bashan, 2007; Morais *et al.*, 2016).

Alguns fatores têm sido apontados como contribuintes para alterações nas concentrações de vitamina E em indivíduos com obesidade, como a ingestão reduzida dessa vitamina, a presença do estresse oxidativo, que aumenta a demanda de vitamina E para neutralizar a produção excessiva de espécies reativas de oxigênio produzidas pelo tecido adiposo, bem como a afinidade da vitamina E por lipídios, o que favorece seu armazenamento dentro dos adipócitos, contribuindo para reduzir suas concentrações no plasma.

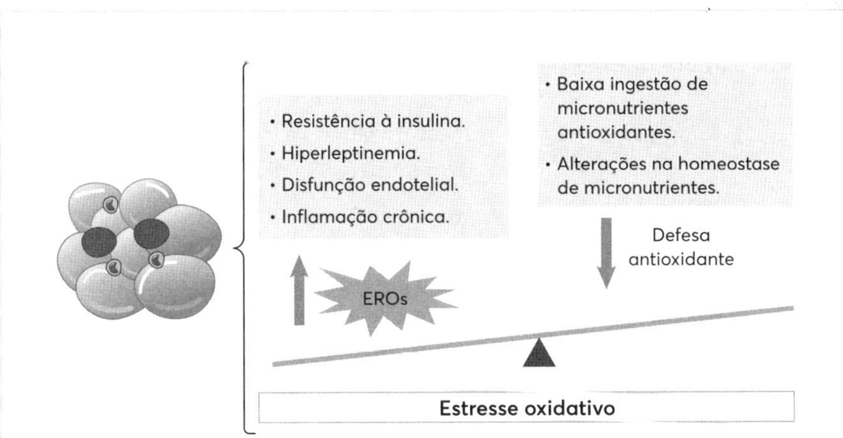

FIGURA 5 Fatores que contribuem para o estresse oxidativo na obesidade.
EROs: espécies reativas de oxigênio.
Fonte: elaboração das autoras.

Estudos mostram correlação negativa entre as concentrações séricas de alfa-tocoferol e parâmetros de adiposidade, como o índice de massa corporal (IMC) e a relação cintura/quadril. As concentrações séricas reduzidas de vitamina E em indivíduos com obesidade estão associadas com marcadores do estresse oxidativo, o que pode ser decorrente da ingestão inadequada desse micronutriente (Meulmeester *et al.*, 2021; Traber, 2014).

Estado nutricional relativo à vitamina E de indivíduos com obesidade

A literatura apresenta discordâncias em torno do estado nutricional relativo à vitamina E em indivíduos com obesidade, havendo ainda controvérsias quanto à relação entre as concentrações de alfa-tocoferol e parâmetros de adiposidade, por exemplo, o IMC e o percentual de gordura corporal. Além disso, os dados na literatura que mostram o impacto da distribuição da gordura corporal sobre os marcadores bioquímicos para vitamina E também diferem entre os autores. No entanto, a maioria dos estudos conduzidos nesse sentido relata uma associação inversa entre as concentrações de vitamina E e os parâmetros de adiposidade em indivíduos com obesidade, como pode ser observado no Quadro 1 (Hosseini; Saedisomeolia; Allman-Farinelli, 2017).

QUADRO 1 Estudos sobre o estado nutricional relativo à vitamina E em indivíduos com obesidade

Autores	Ano	Resultado/conclusão
Vioque *et al.*	2007	As concentrações séricas de alfa-tocoferol tiveram uma associação positiva significativa com todos os parâmetros de adiposidade em ambos os sexos ($P < 0,05$), exceto para percentual de gordura corporal em homens. Além disso, a circunferência da cintura e a relação cintura-quadril (RCQ) tiveram associação positiva significativa com as concentrações séricas de alfa-tocoferol em ambos os sexos ($P < 0,05$).
Wallström *et al.*	2001	As concentrações séricas de alfa-tocoferol foram correlacionadas com a adiposidade central, em que a circunferência da cintura e a RCQ tiveram uma associação positiva significativa com a concentração sérica de alfa-tocoferol em ambos os sexos ($P < 0,05$); no entanto, o IMC e o percentual de gordura corporal não apresentaram associação com o marcador da vitamina E.
Chai *et al.*	2010	As concentrações de gama-tocoferol foram significativamente maiores em indivíduos obesos ($P < 0,05$).

(continua)

QUADRO 1 Estudos sobre o estado nutricional relativo à vitamina E em indivíduos com obesidade (*continuação*)

Autores	Ano	Resultado/conclusão
Waniek *et al.*	2017	Encontraram associação positiva entre as concentrações de vitamina E e os parâmetros de volume de gordura hepática e de tecido adiposo. Além disso, observaram uma associação consistente entre a relação alfa e gama tocoferol/colesterol e o volume de adiposidade visceral; a relação gama-tocoferol/colesterol também esteve associada ao volume de tecido adiposo.
Galan *et al.*	2005	Não encontraram diferença significativa na vitamina E sérica entre indivíduos obesos e não obesos.
García *et al.*	2012	Não encontraram diferença significativa na concentração sérica de vitamina E entre indivíduos obesos e não obesos.
Ohrvall; Tengblad; Vessby	1993	Encontraram associação inversa entre a concentração sérica de alfa-tocoferol e o diâmetro sagital abdominal em 906 participantes suecos ($r = -0{,}24$, $P = 0{,}0001$).
Myara *et al.*	2003	As concentrações plasmáticas de vitamina E foram significativamente mais baixas nos participantes com obesidade graus II e III (IMC > 35 kg/m^2) quando comparados aos controles ($P < 0{,}0001$). Além disso, a concentração sérica de alfa-tocoferol foi negativamente correlacionada com o IMC ($r = 0{,}53$, $P < 0{,}0001$) e RCQ ($r = 0{,}40$, $P = 0{,}0003$).
Reitman *et al.*	2002	Observaram que os participantes obesos apresentaram concentrações mais baixas de vitamina E (6,5 ± 2,7 *vs.* 11,3 ± 4,8 mcg/mg) quando comparados ao grupo controle da mesma idade ($P < 0{,}001$).
Viroonudomphol *et al.*	2003	A concentração sérica média de alfa-tocoferol foi de 17,30 e 18,75 mcmol/L em 144 indivíduos com sobrepeso e controle, respectivamente ($P < 0{,}05$). Da mesma forma, o alfa-tocoferol sérico foi inversamente associado ao peso, IMC, circunferência muscular do braço (MAMC) e circunferências da cintura e do quadril em indivíduos com sobrepeso e obesos.
Strauss	1999	Verificaram que, após o ajuste para as concentrações séricas de triglicerídeos e colesterol, crianças obesas apresentaram menor concentração sérica de alfa-tocoferol (2,68 ± 0,59 *vs.* 3,17 ± 0,60, $P < 0{,}001$). Além disso, não foi observada diferença significativa quanto ao consumo de alfa-tocoferol entre crianças obesas e não obesas.

(*continua*)

QUADRO 1 Estudos sobre o estado nutricional relativo à vitamina E em indivíduos com obesidade (*continuação*)

Autores	Ano	Resultado/conclusão
Gunanti *et al.*	2014	As concentrações séricas de alfa-tocoferol foram inversamente associadas com os parâmetros de adiposidade de crianças mexicano-americanas de 8 a 15 anos.
Stenzel *et al.*	2018	O estudo mostrou correlação negativa entre a vitamina E e a circunferência da cintura de adolescentes com obesidade metabolicamente não saudável.
Zang *et al.*	2021	Observaram que as concentrações séricas de vitamina E foram negativamente associadas ao sobrepeso/obesidade em meninas adolescentes, mas não em meninos.

IMC: índice de massa corporal.
Cinza escuro: associação positiva entre as concentrações séricas de vitamina E e parâmetros de adiposidade. Cinza claro: ausência de associação entre as concentrações séricas de vitamina E e parâmetros de adiposidade. Branco: associação negativa entre as concentrações séricas de vitamina E e parâmetros de adiposidade.
Fonte: elaboração das autoras.

Alguns mecanismos têm sido propostos para explicar o impacto da obesidade na homeostase da vitamina E em indivíduos com obesidade. Um deles trata do aumento da demanda desse nutriente para a proteção contra o dano oxidativo promovido pela disfunção do tecido adiposo, condição que pode favorecer o esgotamento dos *pools* endógenos e exógenos de antioxidantes, dentre estes a vitamina E. Outra justificativa diz respeito ao aumento do armazenamento dessa vitamina nos adipócitos, na obesidade, por se tratar de uma substância lipossolúvel. Nesse sentido, a literatura destaca que, apesar de a vitamina E ser encontrada em diferentes órgãos, estima-se que 90% da quantidade total dessa vitamina seja armazenada no tecido adiposo, mais especificamente nas gotículas lipídicas dos adipócitos. Consequentemente, a concentração sérica de vitamina E torna-se reduzida em uma pessoa com massa gorda elevada quando comparada com um indivíduo magro com todos os outros fatores metabólicos semelhantes (Landrier; Marcotorchino; Tourniaire, 2012).

A ingestão reduzida de vitamina E também é um fator importante para a redução de suas concentrações no plasma de indivíduos com obesidade. Associado a isso, a peroxidação lipídica presente nesses indivíduos parece desregular a secreção de lipoproteínas no fígado, comprometendo o metabolismo desse nutriente, conforme mostra a Figura 6 (Gunanti *et al.*, 2014; Hosseini; Saedissomeolia; Allman-Farinelli, 2017; Traber, 2014).

Sobre a redução da ingestão dietética de vitamina E por indivíduos com obesidade, destaca-se que esta pode ser justificada pela qualidade das dietas ingeridas por esses indivíduos, que possuem fontes escassas de vitamina E, por

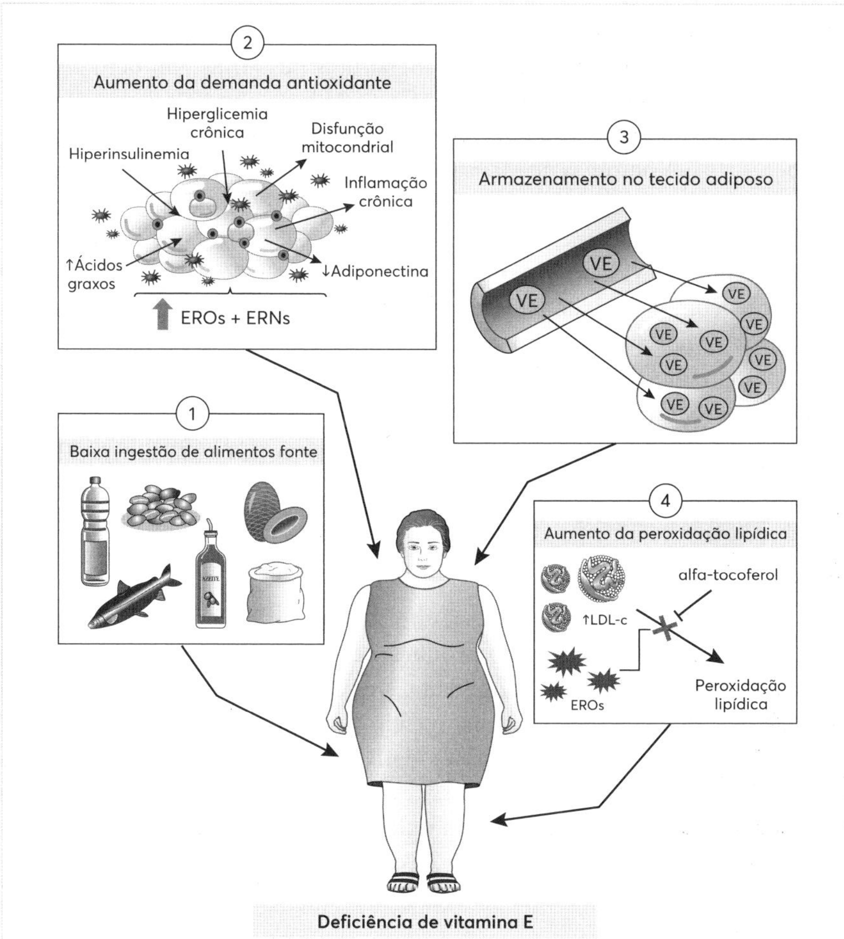

FIGURA 6 Fatores que contribuem para deficiência de vitamina E na obesidade.
ERNs: espécies reativas de nitrogênio; EROs: espécies reativas de oxigênio; LDL-c: colesterol da lipoproteína de baixa densidade; VE: vitamina E.
Fonte: elaboração das autoras.

exemplo, os óleos de semente de girassol, nozes e cereais integrais, e, ainda, baixa quantidade de algumas frutas e hortaliças. Nos estudos conduzidos por López-Alarcón *et al.* (2014) e Morais *et al.* (2016) também foi observado que o hábito alimentar da população com obesidade é caracterizado por grãos refinados e poucos vegetais, o que compromete o atendimento da recomendação diária de vitamina E por esse grupo.

A ingestão média reduzida de vitamina E por indivíduos com obesidade é considerada um aspecto negativo da dieta, pois pesquisas têm demonstrado que a baixa ingestão dessa vitamina está associada ao aumento de marcadores do estresse oxidativo e às alterações na secreção de lipoproteínas no fígado (Traber, 2014). A pesquisa de Mansego *et al.* (2015) verificou que uma ingestão reduzida de vitamina E esteve associada às concentrações plasmáticas elevadas de malondialdeído nesses indivíduos.

As alterações evidenciadas no estado nutricional relativo a vitamina E de indivíduos com obesidade parecem contribuir para a manifestação de danos oxidativos importantes, como alterações estruturais de proteínas, danos ao ácido desoxirribonucleico (DNA), disfunção mitocondrial, bem como a ocorrência de peroxidação lipídica nas membranas, que configuram fatores contribuintes para a manifestação de outras comorbidades, especialmente as doenças cardiovasculares (Rytcher *et al.*, 2022). Assim, estudos verificaram concentrações plasmáticas ou séricas reduzidas dessa vitamina em indivíduos com obesidade, bem como correlação negativa entre as concentrações de alfa-tocoferol plasmático e o IMC (Meulmeester *et al.*, 2021).

É importante destacar que a ingestão adequada de vitamina E pode contribuir para a proteção contra a produção excessiva de espécies reativas do oxigênio em indivíduos com obesidade. Nessa perspectiva, estudos têm sido realizados com o objetivo de avaliar o efeito da suplementação com a vitamina E na proteção contra o estresse oxidativo nesses indivíduos. Murer *et al.* (2014) verificaram redução do estresse oxidativo em crianças com obesidade suplementadas com vitamina E. Em outro estudo, realizado por Luzia *et al.* (2015), foi observada redução das concentrações plasmáticas de malondialdeído e do ácido tiobarbitúrico (TBARS) em indivíduos suplementados com essa vitamina.

De forma semelhante, D'Adamo *et al.* (2013) suplementaram crianças obesas com vitamina E (600 mg/dia) durante 6 meses e verificaram redução nas concentrações de marcadores do estresse oxidativo, como o isoprostano urinário (PGF-2-alfa), evidenciando que a suplementação com esse nutriente pode melhorar o perfil metabólico de indivíduos com obesidade. Além disso, o aumento das concentrações plasmáticas de vitamina E foi o principal determinante para a melhora cardiometabólica desses indivíduos.

Estudo randomizado conduzido em modelo animal com obesidade induzida pela dieta mostrou o efeito da vitamina E na redução da inflamação no tecido adiposo, no aumento da sensibilidade à insulina e na redução do dano oxidativo. Associado a isso, a vitamina E aumentou a expressão de enzimas antioxidantes e inibiu a produção de espécies reativas de oxigênio (Alcalá *et al.*, 2015).

Pesquisas têm demonstrado correlação positiva entre o estado nutricional relativo à vitamina E e a atividade ou expressão da enzima glutationa peroxidase em indivíduos com obesidade. Além disso, já foi verificado que, em situação de deleção do gene que expressa tal enzima, a suplementação com alfa-tocoferol parece ser capaz de proteger as células endoteliais e os hepatócitos contra o dano oxidativo (Carlson *et al.*, 2016; Wortmann *et al.*, 2013; Prabhu; Nandini, 2007).

A deficiência em vitamina E contribui para a lipogênese e, consequentemente, para o aumento da adiposidade e desordens metabólicas associadas. Nesse sentido, pesquisa realizada por García *et al.* (2013) demonstrou correlação negativa entre a ingestão dietética de vitamina E e as concentrações séricas de colesterol total, triglicérides, LDL-c e proteína C reativa (Gunanti *et al.*, 2014). Além disso, concentrações plasmáticas adequadas de alfa-tocoferol também têm sido associadas à redução do risco do desenvolvimento de sobrepeso e obesidade infantil.

Obesidade, estresse oxidativo e vitamina E

O estresse oxidativo é um desequilíbrio entre a produção de espécies reativas de oxigênio e o sistema de defesa antioxidante, e tem sido associado a eventos potencialmente danosos ao organismo, como a peroxidação lipídica e o dano oxidativo ao DNA (Freitas *et al.*, 2016; Rudish; Kanety; Bashan, 2007).

A disfunção do tecido adiposo presente em indivíduos com obesidade é considerada um fator contribuinte importante para a manifestação do estresse oxidativo. Nas pesquisas realizadas por Morais *et al.* (2016) e Habib *et al.* (2015) foram verificadas concentrações elevadas de TBARS em mulheres com obesidade. De forma semelhante, Uppoor *et al.* (2015) também encontraram valores elevados de malondialdeído em indivíduos com obesidade, indicando a presença de peroxidação lipídica nesse grupo populacional.

Estudos revelam aumento na atividade da enzima glutationa peroxidase eritrocitária na obesidade, sendo tal fato provavelmente decorrente de um mecanismo compensatório para neutralizar o estresse oxidativo presente nesses indivíduos (Duarte *et al.*, 2012). Nesse sentido, algumas pesquisas têm avaliado a influência da vitamina E sobre a expressão da enzima glutationa peroxidase e demonstrado resultados positivos, por exemplo, o estudo de Alcalá *et al.* (2015), que verificou que o aumento na ingestão dessa vitamina contribuiu para elevar a expressão da enzima. Prabhu e Nandini (2007) também demonstraram que a pré-administração de alfa-tocoferol em modelo animal favoreceu a manutenção das concentrações de glutationa peroxidase e ainda protegeu a célula contra o dano oxidativo.

A deficiência em nutrientes com função antioxidante, como a vitamina E, em indivíduos com obesidade parece contribuir para aumentar as concentrações de espécies reativas de oxigênio nesses indivíduos (Maciel *et al.*, 2012). Sobre esse aspecto, o estudo de Traber (2014) demonstrou associação negativa entre as concentrações séricas reduzidas de vitamina E e marcadores do estresse oxidativo. Nesse mesmo sentido, Uppoor *et al.* (2015) verificaram teor reduzido de vitamina E em dietas consumidas por mulheres com obesidade quando comparadas com eutróficas. Por outro lado, Zillikens *et al.* (2010) demonstraram teor adequado dessa vitamina quando comparado aos valores recomendados de ingestão de indivíduos com sobrepeso e obesidade. Nesse contexto, vale ressaltar que ainda não existem recomendações específicas no que diz respeito à ingestão de vitamina E para indivíduos que estão com sobrepeso ou obesidade.

Ressalta-se a importância da ingestão adequada de nutrientes com ação antioxidante por indivíduos com obesidade, por exemplo, a vitamina E, por sua atuação na proteção do organismo contra danos oxidativos. Essa vitamina constitui um antioxidante de membrana relevante, pois inibe a ação de espécies reativas do oxigênio ao reagir com os radicais peroxil, impedindo a formação de novos compostos reativos. Dessa forma, contribui para reduzir o processo de peroxidação lipídica (Traber, 2014).

Diante da importância de repercussões clínicas decorrentes do estresse oxidativo, em particular em indivíduos com obesidade, percebe-se um interesse crescente da comunidade científica em identificar substâncias que possam contribuir para o controle dessa desordem metabólica. Assim, a função antioxidante da vitamina E tem sido enfatizada, considerando sua importância na melhora da saúde metabólica desses indivíduos.

REFERÊNCIAS

ABRAHAM, A.; KATTOOR, A. J.; SALDEEN, T.; MEHTA, J. L. Vitamin E and its anticancer effects. *Crit Rev Food Sci Nutr*, v. 59, n. 17, p. 2831-2838, 2019.

ALCALÁ, M. *et al.* Vitamin E reduces adipose tissue fibrosis, inflammation, and oxidative stress and improves metabolic profile in obesity. *Obesity*, v. 23, n. 8, p. 1598-1606, 2015.

ANWAR, K.; IQBAL, J.; HUSSAIN, M. M. Mechanisms involved in vitamin E transport by primary enterocytes and in vivo absorption. *J Lipid Res*, v. 48, n. 9, p. 2028-38, 2007.

ANUNCIAÇÃO, P. C.; CARDOSO, L. M.; SANT'ANA, H. M. P. Vitamina E. *In*: ROSSI, L.; POLTRONIERI, F. (org.). *Tratado de nutrição e dietoterapia*. Rio de Janeiro: Guanabara Koogan, 2019. p. 186-191.

AZZI, A. Reflections on a century of vitamin E research: looking at the past with an Eye on the future. *Free Radical Biology and Medicine*, v. 175, p. 155-160, 2021.

BOREL, P.; PREVERAUD, D.; DESMARCHELIER, C. Bioavailability of vitamin E in humans: an update. *Nutrition Reviews*, v. 71, p. 319-331, 2013.

BRASIL. Agência Nacional de Vigilância Sanitária (Anvisa). Ministério da Saúde. *Resolução-RDC n. 269*, de 22 de setembro de 2005.

CAMARINHA, B.; GRAÇA, P.; NOGUEIRA, P. J. A prevalência de pré obesidade/obesidade nas crianças do ensino pré-escolar e escolar na autarquia de Vila Nova de Gaia, Portugal. *Acta Médica Portuguesa*, v. 29, n. 1, 2016.

CARLSON, B. A. *et al.* Glutathione peroxidase and vitamin E cooper atively prevent hepatocellular degeneration. *Redox Biology*, v. 9, p. 22-31, 2016.

CHAI, W. *et al.* Associations between obesity and serum lipid-soluble micronutrients among premenopausal women. *Nutr Res*, v. 30, n. 4, p. 227-32, 2010.

D'ADAMO, E. *et al.* Improved oxidative stress and cardio-metabolic status in obese prepubertal children with liver steatosis treated with lifestyle combined with vitamin E. *Free Radical Research*, v. 47, n. 3, p. 146-153, 2013.

DELLAPENNA D. Progress in the dissection and manipulation of vitamin E synthesis. *Trends Plant Sci*, v. 10, n. 12, p. 574-9, 2005.

DUARTE, B. G. B. *et al.* Serum levels of glutathione peroxidase in overweight and obese subjects from Central Mexico. *Archives of Medical Research*, v. 43, p. 541-547, 2012.

EVANS, H. M.; BISHOP, K. S. On the existence of a hitherto unrecognized dietary factor essential for reproduction. *Science*, v. 56, p. 650-651, 1992.

FORMAN, H. J.; DAVIES, K. J. A.; URSINI, F. How do nutritional antioxidants really work: nucleophilic tone and para-hormesis versus free radical scavenging in vivo. *Free Radic Biol Med*, v. 66, p. 24-65, 2014.

FREITAS, T. E. C. *et al.* Estresse oxidativo na obesidade: qual a participação do zinco?. *Nutrição em Pauta*, v. 24, p. 5-8, 2016.

GALAN, P. *et al.* Serum concentrations of beta-carotene, vitamins C and E, zinc and selenium are influenced by sex, age, diet, smoking status, alcohol consumption and corpulence in a general French adult population. *Eur J Clin Nutr*, v. 59, n. 10, p. 1181-1190, 2005.

GALLI, F. *et al.* Vitamin E: emerging aspects and new directions. *Free Radic Biol Med*, v. 102, p. 16-36, 2016.

GARCÍA, O. P. *et al.* Zinc, vitamin A, and vitamin C status are associated with leptin concentrations and obesity in Mexican women: results from a cross-sectional study. *Nutr Metab (Lond)*, v. 9, n. 1, p. 59, 2012.

GARCÍA, O. P. *et al.* Zinc, iron and vitamins A, C and E are associated with obesity, inflammation, lipid profile and insulin resistance in Mexican school-aged children. *Nutrients*, v. 5, p. 5012-5030, 2013.

GUNANTI, I. R. *et al.* Low serum concentrations of carotenoids and vitamin E are associated with high adiposity in Mexican-American children. *The Journal of Nutrition*, p. 489 495, 2014.

HABIB, S. A. *et al.* Pro-inflammatory adipocytokines, oxidative stress, insulin, Zn and Cu: interrelations with obesity in Egyptian non-diabetic obese children and adolescents. *Advances in Medical Science*, v. 60, p. 179-185, 2015.

HOSSEINI, B.; SAEDISSOMEOLIA, A.; ALLMAN-FARINELLI, M. Association between antioxidant intake/status and obesity: a systematic review of observational studies. *Biological Trace Element Res*, 2017.

INSTITUTE OF MEDICINE. *Dietary Reference Intakes for Vitamin C, Vitamin E, Selenium, and Carotenoids*. Washington, DC: National Academies Press, 2000.

JIANG Q. *et al.* Gamma-tocopherol or combinations of vitamin E forms induce cell death in human prostate cancer cells by interrupting sphingolipid synthesis. *Proc Natl Acad Sci U S A*, v. 101, p. 17825-17830, 2004.

KHADANGI, F.; AZZI, A. Vitamin E: the next 100 years. *IUBMB Life*, v. 71, n. 4, p. 411-415, 2019.

KIM, H. K.; HAN S. N. Vitamin E: regulatory role on gene and protein expression and metabolomics profiles. *IUBMB Life*, v. 71, p. 442-455, 2019.

KIYOSE, C. Absorption, transportation, and distribution of vitamin E homologs. *Free Radic Biol Med*, v. 177, p. 226-237, 2021.

LANDRIER, J. F.; MARCOTORCHINO, J.; TOURNIAIRE, F. Lipophilic micronutrients and adipose tissue biology. *Nutrients*, v. 4, n. 11, p. 1622-49, 2012.

LEWIS, E. D.; MEYDANI, S. N.; WU, D. Regulatory role of vitamin E in the immune system and inflammation. *IUBMB Life*, v. 71, n. 4, p. 487-494, 2019.

LÓPEZ-ALARCÓN, M. *et al.* Excessive refined carbo hydrates and scarce micronutrients intakes increase inflammatory mediators and insulin resistance in pre pubertal and pubertal obese children independently of obesity. *Mediators of Inflammation*, v. 7, 2014.

LUZ, D. A. Estudo da degradação da vitamina E (α-tocoferol) durante as etapas do refino do óleo de babaçu (*Orbignyaphalerata, Mart.*): validação de um método. Dissertação (Doutorado) – Universidade Federal da Paraíba, João Pessoa, 2011.

LUZIA, L. A. *et al.* Fish oil and vitamin E change lipid profiles and anti-LDL-antibodies in two diferente ethnic groups of women transitioning through menopause. *Nutr Hosp*, v. 32, p. 165-174, 2015.

MACIEL, E. S. *et al.* Consumo alimentar, estado nutricional e nível de atividade física em comunidade universitária brasileira. *Revista de Nutrição*, v. 25, n. 6, p. 707-718, 2012.

MALIK, A.; EGGERSDORFER, M.; TRILOK-KUMAR, G. Vitamin E status in healthy population in Asia: a review of current literature. *Int J Vitam Nutr Res*, v. 91, n. 3-4, p. 356-369, 2021.

MANSEGO, M. L. *et al.* The nutrigenetic influence of the interaction between dietary vitamin E and *TXN* and *COMT* gene polymorphisms on waist circumference: a case control study. *Journal of Translational Medicine*, v. 283, n. 13, 2015.

MCCARY C. A. *et al.* Vitamin E isoforms directly bind PKCα and differentially regulate activation of PKCα. *Biochem J*, v. 441, p. 189-198, 2012.

MEULMEESTER, F. L. *et al.* Association of measures of body fat with serum alpha-tocopherol and its metabolites in middle-aged individuals. *Nutr Metab Cardiovasc Dis*, v. 31, n. 8, p. 2407-2415, 2021.

MEYDANI, S. N.; HAN, S. N.; WU, D. Vitamin e and immune response in the aged: molecular mechanisms and clinical implications. *Immunol Rev*, v. 205, p. 269-284, 2005.

MIYAZAWA, T. *et al.* Vitamin E: regulatory redox interactions. *International Union of Biochemistry and Molecular Biology*, v. 71, n. 4, p. 430-441, 2019.

MOLICA, F. *et al.* Adipokines at the crossroad between obesity and cardiovascular disease. *Thrombosis and Haemostasis*, v. 113, n. 2, p. 1-14, 2015.

MORAIS, J. B. S. *et al.* Magnesium status and its association with oxidative stress in obese women. *Biol Trace Elem Res*, 2016.

MURER, S. B. *et al.* Antioxidant supplements reduced oxidative stress and stabilized liver function tests but did not reduce inflammation in a randomized controlled trial in obese children and adolescents. *The Journal of Nutrition*, p. 193-201, 2014.

MYARA, I. *et al.* Lipoprotein oxidation and plasma vitamin E in nondiabetic normotensive obese patients. *Obes Res*, v. 11, n. 1, p. 112-120, 2003.

OHRVALL, M.; TENGBLAD, S.; VESSBY, B. Lower tocopherol serum levels in subjects with abdominal adiposity. *J Intern Med*, v. 234, n. 1, p. 53-60, 1993.

PRABHU, H. R.; NANDINI, M. Inibition of selenium dependent glutatione peroxidase and superoxide dismutase in rats by diet hyldithio carbamate: effect of pre-administration of α-tocopherol. *Indian Journal of Experimental Biology*, v. 45, p. 465-468, 2007.

REBOUL, E. Vitamin E Bioavailability: mechanisms of intestinal absorption in the spotlight. *Antioxidants (Basel)*, v. 6, n. 4, p. 95, 2017.

REITMAN, A. *et al.* Low plasma antioxidants and normal plasma B vitamins and homocysteine in patients with severe obesity. *ISR Med Assoc J*, v. 4, n. 8, p. 590-593, 2002.

RIGOTTI, A. Absorption, transport, and tissue delivery of vitamin E. *Mol Aspects Med*, v. 28, n. 5-6, p. 423-36, 2007.

RIMBACH, G.; MOEHRING, J.; HUEBBE, P.; LODGE, J.K. Gene-regulatory activity of alpha-tocopherol. *Molecules*, v. 15, n. 3, p. 1746-61, 2010.

RUDISH, A.; KANETY, H.; BASHAN, N. Adipose stress-sensing kinases: linking obesity to malfunction. *Trends in Endocrinology and Metabolism*, v. 18, n. 18, p. 291-299, 2007.

RYCHTER, A. M. *et al.* Antioxidant effects of vitamin E and risk of cardiovascular disease in women with obesity: a narrative review. *Clin Nutr*, v. 41, n. 7, p. 1557-1565, 2022.

SCHERER, T. *et al.* Short term voluntary over feeding disrupts brain insulin control of adipose tissue lipolysis. *The Journal of Biological Chemistry*, v. 287, n. 39, p. 33061-33069, 2012.

SCHMOLZ, L. *et al.* Complexity of vitamin E metabolism. *World Journal of Biological Chemistry*, v. 7, 2016.

SHAHIDI, F. *et al.* Vitamin E as an essential micronutrient for human health: common, novel, and unexplored dietary sources. *Free Radical Biology and Medicine,* v. 176, n. 20, p. 312-321, 2021.

STENZEL, A. P. *et al.* Serum antioxidant associations with metabolic characteristics in metabolically healthy and unhealthy adolescents with severe obesity: an observational study. *Nutrients,* v. 10, n. 2, p. 150, 2018.

STRAUSS, R. S. Comparison of serum concentrations of alpha-tocopherol and beta-carotene in a cross-sectional sample of obese and nonobese children (NHANES III). National Health and Nutrition Examination Survey. *J Pediatr*, n. 2, p. 160-5, 1999.

TRABER, M. G. Vitamin E regulatory mechanisms. *Annu Rev Nutr*, v. 27, p. 347-362, 2007.

TRABER, M. G. Vitamin E inadequacy in humans: causes and consequences. *Advances in Nutrition*, v. 5, p. 503-514, 2014.

TRABER, M. G.; HEAD, B. Vitamin E: how much is enough, too much and why! *Free Radical Biology and Medicine*, v. 177, p. 212-225, 2021.

UPPOOR, R. B. *et al.* Oxidative stress in obese post menopausal women: an additive burden for atherosclerosis. *Journal of Clinical and Diagnostic Research*, v. 9 p. 3-5, 2015.

VALDÉS, S. T. *et al.* Association between vitamin deficiency and metabolic disorders related to obesity. *Critical Reviews in Food Science and Nutrition*, 2016.

VIEIRA, M. N. C. *et al.* Valores de referência de ingestão de nutrientes para avaliação e planejamento de dietas de crianças de um a oito anos. *Medicina (Ribeirão Preto),* v. 41, n. 1, p. 67-76, 2008.

VIOQUE, J.; WEINBRENNER, T.; ASENSIO, L.; CASTELLÓ, A; YOUNG, I. S.; FLETCHER, A. Plasma concentrations of carotenoids and vitamin C are better correlated with dietary intake in normal weight than overweight and obese elderly subjects. *Br J Nutr*, v. 97, n. 5, p. 977-86, 2007.

VIROONUDOMPHOL, D. *et al.* The relationships between anthropometric measurements, serum vitamin A and E concentrations and lipid profiles in overweight and obese subjects. *Asia Pac J Clin Nutr,* v. 12, n. 1, p. 73-79, 2003.

WALLSTRÖM, P. *et al.* Serum concentrations of beta-carotene and alpha-tocopherol are associated with diet, smoking, and general and central adiposity. *Am J Clin Nutr*, v. 73, n. 4, p. 7 77-785, 2001.

WANG, X.; QUINN, P. J. Vitamin e and its function in membranes. *Prog Lipid Res*, v. 38, p. 309-336, 1999.

WANIEK, S. *et al.* Vitamin E (α- and γ-tocopherol) levels in the community: distribution, clinical and biochemical correlates, and association with dietary patterns. *Nutrients*, v. 10, n. 1, p. 3, 2017.

WORTMANN, M. *et al.* Combined deficiency in glutathione peroxidase and vitamin E causes multiorgan thrombus formation and early death in mice. *Integrative Physiology*, 2013.

WU, D.; MEYDANI, S. N. Age-associated changes in immune and inflammatory responses: Impact of vitamin e intervention. *J Leukoc Biol*, v. 84, p. 900-914, 2008.

YAMANASHI, Y. *et al.* Transporters for the intestinal absorption of cholesterol, vitamin E, and vitamin K. *J Atheroscler Thromb*, v. 24, n. 4, p. 347-359, 2017.

ZANG, X. D. *et al.* Serum vitamin E concentration is negatively associated with body mass index change in girls not boys during adolescence. *World J Pediatr*, v. 17, n. 5, p. 517-526, 2021.

ZHANG, X. *et al.* Subacute oral toxicity of BDE-15, CDE-15, and Hode-15 in ICR male mice: assessing effects on hepatic oxidative stress and metals status and ascertaining the protective role of vitamin E. *Environ Sci Pollut Res Int*, v. 21, n. 3, p. 1924-1935, 2014.

ZILLIKENS, M. C. *et al.* Interactions between dietary vitamin E intake and SIRT1 genetic variation influence body mass index. *The American Journal of Clinical Nutrition*, n. 91, p. 1387-1393, 2010.

ZINGG, J. M. Vitamin E: a role in signal transduction. *Annu Rev Nutr*, v. 35, p. 135-173, 2015.

Índice remissivo

F

G

H

I

L

M

N

O

P

R

S

T

V

Z